Smile68

健康Smile68

恐怖的
自體免疫疾病
療癒聖經

The Paleo Approach

【暢銷紀念版】

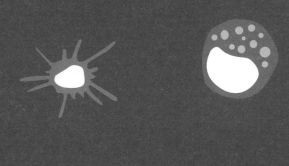

莎拉·巴倫汀（Sarah Ballantyne）/著　華子恩/譯

健康 Smile 68　恐怖的自體免疫疾病療癒聖經（暢銷紀念版）

原書書名	The Paleo Approach
原書作者	莎拉・巴倫汀（Sarah Ballantyne）
譯　　者	華子恩
美　　編	李緹瀅
特約編輯	王舒儀
主　　編	高煜婷
總 編 輯	林許文二

出　　版	柿子文化事業有限公司
地　　址	11677臺北市羅斯福路五段158號2樓
業務專線	（02）89314903#15
讀者專線	（02）89314903#9
傳　　真	（02）29319207
郵撥帳號	19822651柿子文化事業有限公司
投稿信箱	editor@persimmonbooks.com.tw
服務信箱	service@persimmonbooks.com.tw

業務行政	鄭淑娟、唐家予

初版一刷	2017年05月
二版一刷	2020年03月
定　　價	新臺幣499元
I S B N	978-986-98513-7-4

The Paleo Approach

Complex Chinese Translation copyright: ©2017, 2020 by PERSIMMON CULTURAL ENTERPRISE CO., LTD

Original English Language edition Copyright: ©2014 by Sarah Ballantyne

This edition is published by arrangement with original publisher, Victory Belt Publishing c/o Simon & Schuster, Inc

through Andrew Nurnberg Associates International Limited.

All rights reserved.

歡迎走進柿子文化網 http://www.persimmonbooks.com.tw
f 粉絲團搜尋 60秒看新世界

～柿子在秋天火紅 文化在書中成熟～

國家圖書館出版品預行編目(CIP)資料

恐怖的自體免疫疾病療癒聖經（暢銷紀念版）/莎拉・巴
倫汀(Sarah Ballantyne)/著. -- 二版. -- 臺北市：柿子文化,
2020.03
　面；　公分. -- (健康smile ; 68)
　ISBN 978-986-98513-7-4(平裝)
　1.自體免疫性疾病

415.695　　　　　　　　　　　109001222

好評推薦

吳映蓉，臺大營養學博士
黃苡菱，有盼望營養中心總營養師
Martyn，《生酮哪有那麼難！》作者

　　博聞強識，對細節確實且非凡的注意，巴倫汀博士的著作注定將成為給所有尋求精細、有科學依據和完整了解自體免疫及其與飲食間關係的人排難解惑的資料寶庫。

　　　　　　　——威廉·戴維斯醫師，紐約時報暢銷書《小麥完全真相》作者

　　不管你患有自體免疫疾病或其他慢性病，還是單純想了解攝取的飲食如何影響你的腸道健康、激素以及免疫系統，都該詳讀本書。這本書應當出現在你和你的醫師家中的書架上，還有每間醫院的候診室中。

　　——勞勃·沃爾夫，紐約時報暢銷書《風靡全美！舊石器時代健康法則》作者

　　說到藉由飲食和生活方式的改變來療癒有著龐大差異性的自體免疫疾病問題時，莎拉鉅細靡遺的提供了所有問題的解答——本書涵蓋了所有你該知道的科學解說及每日實踐的解決方案。

　　——黛安·聖菲麗帕，營養諮詢師、紐約時報暢銷書《實用返祖解決方案》作者

　　原始飲食生活攻略是截至目前為止，對自體免疫疾病最有效的療法。巴倫汀博士為科學精神和多年針對極為私密之健康問題的研究帶來令人愉快的結果。

　　——保羅·賈米內特博士，《完美健康飲食》作者、《演化與健康期刊》主編

哇！《恐怖的自體免疫疾病療癒聖經》是對付錯綜複雜的自體免疫疾病的珍寶，並以目前僅見、包含範圍最為廣泛的指南方式，為這個課題提供實際解決方案……把這本書列入你的必買清單中吧！

——米拉·卡爾登臨床營養師＆傑森·卡爾登博士
《不掩飾的熱量》及《營養食物與貧乏食物》作者

控管自體免疫疾病需要針對生活方式進行全面檢查，這在一開始是很難操作的。巴倫汀創造出一種全面並經過完善研究的指南，不僅能協助你控管你的自體免疫疾病，還很有可能會讓你感覺前所未有的良好。

——戴提斯·卡拉齊安博士，脊椎神經醫師
《為何我仍苦於甲狀腺病症？》及《為何我的大腦不工作？》作者

巴倫汀博士匯總了對數百個科學研究的深刻理解，建構了一個調節免疫系統、支持療癒，以及最終扭轉自體免疫疾病的完整程序。

——泰瑞·華爾斯醫師，《華爾斯方案：我如何利用原始飲食健康原則
和功能醫學擊敗多發性硬化症》作者

《恐怖的自體免疫疾病療癒聖經》是利用原始飲食自體免疫方案來減輕症狀並改善生活品質最可靠的指南。

——梅莉莎·哈特薇格
國際運動營養學會認證運動營養師、紐約時報暢銷書《一切始於食物》作者

見證分享

說原始飲食生活攻略解救了我的人生一點都不誇張。三十六歲的我身高一百七十五公分、體重一百四十五公斤——我並非單純的胖，而是病態的胖。我身上愈來愈多的健康問題不僅沒有因藥物治療改善，反而每況愈下。為了減肥，我無所不用其極，但磅秤的指針卻始終沒有動彈——甚至在採用無麩質飲食五年後還胖了十四公斤。直到我開始執行原始飲食生活攻略，體重終於開始消減。

——卡莉·德瑞斯科

在我找到原始飲食生活攻略前，我一直感到十分無助和困惑。我的症狀讓我痛苦難受，但又不知道該遵循哪一種建議。執行原始飲食生活攻略中的建議讓我的症狀消解，現在的我正走在康復之路上；藉由莎拉・巴倫汀的協助，我了解了其中的原因——我感到一切盡在掌握之中。

——瑞秋・墨瑞

當我首度開始通過飲食治癒我的類風溼性關節炎時，我選擇了消化道痊癒飲食（與完全的原始飲食很類似）。這把我從危機中拯救出來，降低了痛苦的關節炎發作強度和頻率，可是仍有一定程度的發炎反應無法緩解。在原始飲食生活攻略的協助下，我認識到我對茄科植物及堅果類的敏感性，這項資訊就是讓我的痊癒程度得以再上一層所缺失的拼圖一角。

——愛琳・雷爾德

在被診斷出多發性硬化症後不久，我決定不要再繼續服用處方中那些帶有毒性的藥物。我一頭栽進另類醫療的研究，並偶然發現了一段羅倫・柯爾登醫師關於原始飲食及多發性硬化症之間關係的影片。我幾乎立刻就開始實施原始飲食，遵循原始飲食六個月並改變我的生活方式後，我看見了症狀的緩解消退。當我對原始飲食生活攻略更為了解，我嘗試將茄科植物等排除，我可以很高興的說，我的病症已經超過四年沒有復發了。我恢復規律的瑜伽練習，而且剛開始混合健身的訓練。

——馬利-瑞爾斯・法朗克

遵行原始飲食八個月後，我感覺自己健康多了，但我失眠和夜間盜汗的問題並沒有消失。當我發現橋本氏症患者通常會對更多的食物產生不耐的問題時，我決定將茄科植物刪除，因為那似乎是最常見的罪魁禍首。僅僅一週後，我的睡眠問題完全消失，而我感覺徹底重獲新生。

——丹尼爾・索爾

我採用程度為六十％到九十％的舊石器時代飲食超過四年了，但我被診斷出橋本氏症，於是開始實施原始飲食生活攻略。出門旅行是我最大的擔憂，不過

經過練習和事先計畫，出門旅行日漸輕鬆而且是完全可行的。我現在會準備一個保冰盒，裝滿各色美食和草飼肉品出現在朋友家，並且在我抵達時便開始為大家烹飪；一改認為我是一位有特殊需求的問題賓客的印象，我已經轉變成一位會讓人欣賞、能提升大家對營養密集之真食物覺知的客人。

——迪安娜·利亞

由於對是哪些食物造成我身上的問題完全沒有頭緒，原始飲食生活攻略成為我最終釐清免疫系統與飲食間關聯的範本，同時讓我朝向掌握自身健康的道路大步前行。我遵行原始飲食生活攻略的原則整整一年，而且拜其之賜，我重拾在疾病症狀迫使我放棄之前所喜愛的跑步和重量訓練，現在我終於可以全心享受養育四歲女兒的家庭主夫生活。

——賈斯丁·巴索婁穆

我的兩個分別是兩歲半和十個月大的孩子和我一樣，有消化問題。我們三人仍在努力診斷出確切的問題所在，不過，藉著利用原始飲食生活攻略做為基礎工具，我已經能夠運用那些被允許出現的食物，並找出造成最嚴重問題的是哪些食物。我們利用像是FODMAPs等不同類型的食物來找出這種類型的食物是否奏效；我們愈來愈接近弄清楚為何我們的痊癒速度如此緩慢的原因——沒有莎拉·巴倫汀所提供的架構及資訊，我是無法做到這個程度的。

——布蘭妮·迪克森

近五年來，我一直為牛皮癬所苦，而當我採用無乳製品及無麩質飲食時，也曾感受輕微的改善。在二〇一一年，我無意間接觸舊石器時代飲食並因此再次看見病情的改善，但直到我認識了使飲食更進一步的原始飲食生活攻略，十週後，我身上牛皮癬的症狀獲得了緩解。莎拉·巴倫汀是無價的資源寶庫，我相信，一旦你看見自己的實踐成果，一定也會同意我的看法！

——克莉絲蒂·史陶林斯

序

在瀏覽送來讓我審稿的《恐怖的自體免疫疾病療癒聖經》時，第一個念頭是：「喔！天啊！這太經典了！」下一個想法是：「這是一本改變所有遊戲規則的書！」接著第三個想法是：「哇喔！我以前都不知道耶！」（基於我對這個主題已有廣泛了解的基礎上。）接著閃現在我腦中的無數個念頭，全都綜合了以上所有想法。儘管目前市面上已充斥為數眾多關於另類健康保健、舊石器時代飲食或原始飲食生活資源的相關書籍和食譜，仍然沒有一本比得上本書。

以前沒有人能寫出這樣一本書是有原因的：莎拉·巴倫汀博士在寫作本書方面擁有獨一無二的資歷。憑藉著她的醫學背景，在積累了超過一千兩百個病例研究結果和自身經歷的健康保衛戰後，她收集了無數推薦的飲食和生活方式，能夠調節免疫系統，讓免疫系統不再攻擊你的身體，進而達到痊癒的終極目標。

莎拉擁有一項非凡的才能，她能在不會過分簡化的前提下，用易於理解的方式將複雜的科學觀念解釋清楚。利用這項獨特的天賦，再加上了不起的圖解說明技巧，莎拉創造出這本賞心悅目、旨在解決自體免疫疾病這一重大公眾健康問題的參考指南。自體免疫疾病在美國已經影響了超過五千萬人，這個數字還在不斷增加當中，人們亟需脫離充斥著疲憊、痛苦還有醫藥治療副作用，找到更好的解決辦法，《恐怖的自體免疫疾病療癒聖經》的出版可謂是一場及時雨。

本書詳盡解釋我們攝取的食物如何跟我們的身體產生交互作用，進而直接影響健康，莎拉的寫作技巧會讓你覺得就像坐在餐桌邊與摯友討論保健問題——而且，天殺的這位摯友還真是聰明！在閱讀本書的過程中，你會發現自己學到細胞生物學和生物化學領域的詳盡知識，搞清楚了構成免疫系統的諸多成員及它們之間的交互作用，學會欣賞激素系統和神經傳導物質對免疫健康的貢獻，還發掘出生活在你腸道中數量超過七千萬兆腸道共生菌的健康與你自身健康間方方面面的關係。

莎拉將討論重點放在營養密度（營養成分【公克】與熱量【熱量】的比值，意即在相同熱量下，食物所含之各種營養素的種類與多寡），她提出的論述不再只是告訴大眾什麼不能吃，而是列舉出建議食用的食物列表及更加理想的飲食方針。有了這些指導

方針，除了認識該避免攝取、可能引起疾病的食物，你還會知道哪些食物中含有對身體痊癒有幫助的營養成分。

本書填補了保健書及營養學著作間的欠缺之處，莎拉不只把重點放在自體免疫疾病和免疫系統健康通論，更難得的是她還提出了包羅萬象的解決辦法。莎拉並不滿足於單純解釋飲食如何影響免疫與健康，她同樣重視生活方式，例如睡眠時間、運動量、壓力處理和體內激素的調控等因素——沒錯，看倌們，不光是你吃進嘴裡的食物這麼簡單的問題。

除了解說該做出改變的地方，《恐怖的自體免疫疾病療癒聖經》還能啟發並讓你有動力做出改變。這是本實實在在的參考指南，除了解釋為何你需要改變的緣由，還提供實行飲食和生活方式改變的策略，讓你有效的改善健康狀況。透過莎拉引人入勝又平易近人的解說，以及她創新又務實的概念，最終你會窺見這一簡單明白又可以做到的健康改善指南的全貌。

《恐怖的自體免疫疾病療癒聖經》提供了讓病人能夠尋求天然及有效並存之治療方式的終極對策。由於完全由當代的病例研究所啟發，本書為病人和提供治療的醫護人員間搭建起溝通的橋梁。最終，飲食和生活方式的調整將在病人照護計畫中佔據中心角色，自體免疫疾病患者將有一個能控制並扭轉其病症的長期解決之道。

不管你患有自體免疫疾病或其他慢性病，還是單純想了解攝取的飲食如何影響腸道健康、激素及免疫系統，都該詳讀本書。這本書應當出現在你和你的醫師家中的書架上，還有每間醫院的候診室中。

勞勃・沃爾夫
紐約時報暢銷書《風靡全美！舊石器時代健康法則》作者

自序

親愛的讀者，你將展開一場關於營養學的雲霄飛車之旅。本書的某些觀念將從根本顛覆所有你認為自己已知的健康觀念。但很快的你會發現，我所有的建議都有深厚的科學基礎。

我天生就是個科學家，也接受了讓我成為科學家的訓練，就我個人而言，了解事物的本源幫助我做出更好的選擇。我在生活中廣泛的使用這個概念，在我修復自身健康的過程中，這個概念扮演尤其重要的角色。我曾經歷充滿挫折與困乏感受的時刻，但了解這些負面情緒和我必須做出的抉擇背後的原因，讓我能為自己的健康做出正確的事。

我對科學知識總是充滿熱情。我相信，普羅大眾對科學知識的接受能力比一般普遍認為的要大得多，對，我就是在說你！我相信你能夠理解飲食和生活方式如何影響健康這件事背後的複雜科學觀念——就算你從沒有在培養皿裡養過任何東西，不知道元素週期表中到底有幾種元素（一百一十八種），甚或本書是第一本出現在你書架上的科普書籍。所以，本書能讓你搞懂關於健康的一些事實，幫助你做出能讓你的身體得到修復的選擇。

雖然本書內容側重在協助自體免疫疾病患者，但書中大量的科學知識幾乎人人都適用。例如，我詳加解釋了麩質和小麥胚凝集素等穀物中的蛋白質是如何同時影響腸道黏膜內壁和免疫系統——大多數人身上都能發現這些交互作用，並不只是出現在帶有易於罹患自體免疫疾病遺傳傾向的人身上；而受到自體免疫疾病折磨的病患也不是唯一感受到營養密度、睡眠時間和壓力控制是如何造成健康問題的群體。所以，就算你並未患有自體免疫疾病，我仍然希望藉由閱讀本書，你能對飲食和生活方式在你的生活福祉中所扮演的角色有更深入的了解。

感謝你閱讀本書！
祝願你身體安康！

莎拉

前言

　　自體免疫是現代社會的流行病，但這本是不應該發生的。

　　控制自體免疫疾病的過程，和解開一幅拼圖十分相似。想要正確拼湊出扭轉疾病方法的第一步，就是了解究竟是哪些因素的協同作用引發自體免疫疾病。那麼，哪些是正確的線索碎片呢？隨著科學家對自體免疫疾病的日漸了解，「遺傳僅是引發自體免疫疾病的原因之一」這個事實也愈來愈明顯。最新的證據顯示，自體免疫疾病與肥胖症、第二型糖尿病和心血管疾病一樣，與飲食和生活形態息息相關，它與上述其他疾病間的差異只有一項：牽涉自體免疫的未知拼圖碎片最多。不過別擔心，本書會幫助你將這些拼圖碎片一一找齊，讓你了解這些線索是如何環環相扣，最終得以拼湊出全貌。

　　我對自體免疫疾病的研究熱情根源於我與這個疾病對抗的親身經歷；沒錯，我也是此病的受害者之一。我在二○○三年春天發現自己患有扁平苔癬，幾個月下來，我發現好幾項生理機能障礙，但我的醫師並未做出恰當的診斷，直到我回家探視家人時去看了童年的家庭醫師，才獲得確診。當我回想起最終導致疾病發作前幾年的健康狀況，才發現其實早就出現了許多、許多警兆。

我也是受害者

　　無論做為一個嚴重超重的十幾歲青少年或剛邁入成年大關的青年，我一直認為肥胖是我主要的健康問題。在年少易感的歲月中，比起其他可能存在的健康隱患，「我很胖」似乎才是最大的悲劇。但實際上我的確有其他健康問題——而且還不少：脹氣、水腫、胃痙攣和腸躁症引起的便祕，還有偏頭痛、焦慮症、輕微的抑鬱症、成年期哮喘（極為嚴重）、嚴重的過敏（甚至對一些罕見的事物，例如身體局部對瓦楞紙板過敏）、胃食道逆流、輕微的膽囊疼痛、嚴重的粉刺問題、倦怠、關節痛、跟腱炎（診斷出跟腱炎時拍的X光照片已顯示關節炎的徵象）、腕隧道症候群、經常性的肺炎和鼻竇炎、溼疹、乾癬性頭皮屑再加上扁平苔癬。當時我還患有臨界高血壓、糖尿病前期，並受靜脈曲張疼痛之苦。

近三十歲時，我已經開始服用治療胃食道逆流、脹氣、便祕、哮喘、過敏、焦慮和偏頭痛的各種藥物，而且還要使用處方開立的外用類固醇、吸入式類固醇、鼻腔用類固醇及針對不同狀況使用的口服類固醇——上述所有藥物都伴隨著讓人很不舒服的副作用。

由於過重的體重和糟糕的整體健康狀態，我第一次懷孕伴隨著嚴重的併發症（後來我總算減重成功——整整五十四公斤——想為了孩子改善自己健康的願望激勵我減肥，心路歷程詳見部落格：ThePaleoMom.com）。許多我身上的疾病都在我為了控制血糖而改採行低碳水化合物飲食法時獲得改善，也因此，我懷第二胎時的健康狀況改善很多。

儘管找到了部分改善健康的拼圖碎片，哮喘、過敏（症狀已大幅改善）、頻繁發作的偏頭痛、輕微的焦慮症、所有消化問題和皮膚症狀等種種病症仍然困擾著我。尤其嚴重的是在二○一一年夏天，在訓練我的小女兒戒掉喝夜奶的習慣時，已經獲得控制好多年的扁平苔癬症竟然猛烈發作。

出於嚴重的挫敗感，我開始在網路上搜尋扁平苔癬症的成因，希望能找出改善健康的拼圖碎片——當時我並不知道，自己總算從功能醫學的角度找到了能夠控制病情的途徑。

從我的家族病史看來，我發現溼疹和某些食物過敏有關。我身上除了扁平苔癬，還常有一些溼疹發作的區域，我猜想，引發這兩種病症的或許是共通的原因。我發現食物和發炎反應間的關係遠不只食物過敏這麼簡單，我得知特定的食物會引起發炎反應，還會造成某些調控免疫系統的必要激素失衡；有些食物會刺激腸道內膜，干擾消化作用，從而削減身體所能吸收的營養；我攝取的主要食物中營養素都很少，而我所有的病症可能都是缺乏微量營養元素造成的。在知道皮膚健康（還有整體健康）與腸道健康有直接的關聯時，我真正開始能夠理解、描繪改善健康這幅拼圖的全貌，這個發現將我引領到原始飲食的道路上。

原始飲食法是攝取完全食物的飲食法，限定於能提供最高營養密度和維持健康水準的食物。以舊石器時代祖先生存時就已存在的食物為基礎，結合最新、品質最優良的營養素和生化研究提供的飲食建議，構成了現代版原始飲食策略，是達到最佳健康狀態的最佳飲食方式。如此一來，你不必擔心吃進會引起發炎反應或造成激素失衡的食物，或是那些已知與慢性疾病的發生有絕對關聯的食物。具體說來，原始飲食法包含優質的肉類、魚、蛋、蔬菜、水果、堅果和種子。

　　我的健康狀況在採用原始飲食法後獲得了極大的改善。腸躁症、偏頭痛、焦慮、哮喘和溼疹都不再困擾我，鼻竇炎也痊癒了；發生肺部感染時也不必一定要採用類固醇療程；我的體重減輕了更多，睡眠品質更好，感覺更快樂了。不過，這幅拼圖仍有所缺失，要能真正控制扁平苔癬症，我必須做的比標準的原始飲食法還要多……就在這個亟需改變的時刻，我發現扁平苔癬症其實是一種自體免疫疾病，沒錯，八年來，五個不同城市裡六位不同的醫師，沒有一位提到我罹患的病症本質上是一種自體免疫疾病。

　　原始飲食法的整個架構有調整過，那是為了自體免疫疾病而設計的（這在勞勃・沃爾夫的《風靡全美！舊石器時代健康法則》中被稱為自體免疫疾病的警示）。我一邊跟這份更為嚴謹的飲食法奮鬥，一邊鑽研這新飲食法背後的科學依據；我學到了為何某些特定的食物會加重我的病情，哪些食物會幫助我身體痊癒，以及有充足睡眠、控管好壓力與分出時間外出運動等生活因子扮演的重要角色。我把它稱為原始飲食生活攻略：針對自體免疫疾病產生的根本原因所提出的一系列綜合生活建議；這個學說將所有的拼圖碎片拼湊到了一起。

　　開始採行原始飲食生活攻略意味著我的自體免疫疾病或其他疾患不再需要採取治療手段，我不再需要任何藥物，還能成功的藉由飲食和改變生活方式控制糖尿病。原始飲食生活攻略不僅對我非常有效，還在其他數千人身上獲得成功的經驗，這套方法的其中一個版本甚至得到臨床應用，用來扭轉多發性硬化症。

原始飲食生活攻略能帶來什麼好處？

　　本書的目標在幫助你了解飲食和生活方式在控管疾病上的重要性，我會帶

領你預演那些飲食和生活方式的改變，它們將一同促進療癒、減輕發炎反應並調節免疫系統。除了了解執行方法和其背後的理由，我也會提供落實這些建議的具體執行策略和參考資源，繼而幫助你克服做出改變時經常遇到的障礙。

本書第一個部分會將重點放在拼湊自體免疫疾病的拼圖碎片，即理解自體免疫疾病的病因。第一章由介紹免疫系統如何作用和免疫系統如何出現錯誤而引起自體免疫疾病入門；接著解說遺傳和環境誘發因素，例如感染、毒素和激素在自體免疫疾病中扮演的角色；隨後介紹與罹患自體免疫疾病高風險飲食、生活方式直接相關的關鍵因素。

我將在第二章中解說充斥糖分、麩質、高度精製加工及含有大量omega-6脂肪酸的西式飲食習慣如何導致自體免疫疾病的發生──你會從中認識哪些食物該敬而遠之。尤其重要的是，我會解釋為何營養密度可能是解決自體免疫疾病問題最重要的一片拼圖。我還會帶領你們詳細了解特定食物如何和你的身體交互作用（特別是食物對腸壁、激素和免疫系統間的交互作用），還有這些被錯誤標示為有益於健康的食物如何在引發和加重自體免疫疾病的過程中佔據重要角色。

你會在第三章認識到，飲食在控管自體免疫疾病方面的重要性並非唯一，生活方式因子也扮演了分量相同的角色。你會學到，長期壓力、睡眠不足和久坐不動的生活習慣不僅讓你易於罹患自體免疫疾病，各種常見慢性病的發生機率也會提高。

第四章則會解釋原始飲食生活攻略的立論基礎，提供一些讓你可以和你的醫師一同合作做出改變的策略，並讓你準備好開始閱讀本書的第二部分。

本書的第二部分會將重點放在正面積極的角度──治癒方法。我非常清楚要遵循嚴格的飲食限制並且放棄大部分你喜愛的食物很不容易，也知道為了新的生活方式改變作息和行事安排的優先順序需要極大的努力和堅持不懈的毅力。根據我對抗自體免疫疾病和實際執行這套方法的經驗，我知道要做出這些改變，光是擺出科學論述是不夠的，更重要的是同時給出讓你能真正執行、專為你打造的實行訣竅！

第五章詳細列出你到底該攝取哪些食物，同時附上如何讓這個方法在每天的生活細節中落實的訣竅，其中包括了完整的食物清單、在生活費拮据時的建議替代方案，還有常見問題的解答等等。

第六章裡塞滿了如何制訂生活方式優先順序的策略，這些生活習慣將促進

你健康的改善、適度調節你的激素和免疫系統，其中包括一些簡單的減壓、分配優先權給睡眠和增加活動力的小撇步，目標是為你的身體打造一個修復的機會，並為它提供營養學上的支持。

第七章和第八章的內容則包括了如何轉換及施行這些飲食習慣的改變、該抱持怎樣的期待、如何和你的醫師合作、補充品和疑難排解。

第九章則帶領你學會如何在病情得到緩解後，將被排除的食物重新納入菜單中，同時為長期抗戰提供策略。

請記得，你愈早開始採納這些建議，完全扭轉病情的機會就愈高。如果你有自體免疫疾病的家族病史，或你正承受一些可能是自體免疫疾病的初期症狀，現在正是採取行動開始改變的最佳時機。現在就開始改善你的飲食習慣，將讓你得以避免未來的困境。我希望你能認真的持續執行這套程序二到三個月，這麼一來，你應該能和絕大部分承諾執行本方法的人一樣，感受到巨大的改善。最糟的結果也不過是你得放棄喜愛的食物和深夜節目一陣子，而最好的狀況則是你將感受到全新的活力、獲得控制和扭轉疾病的有效策略，還有充滿希望的未來。你將解開健康之謎的拼圖！

Contents

你可能也有自體免疫疾病

截至目前為止，已經有超過一百種疾病被確認為自體免疫疾病，還有更多疾病的起因則被懷疑與自體免疫有關。

各種病症的症狀五花八門，僵直性脊椎炎那種讓人感到虛弱的背痛、因多發性硬化症而對身體失去控制，還有因牛皮癬造成的皮膚發癢、紅腫及脫屑……但無論如何，造成自體免疫疾病的根本原因只有一個：我們的免疫系統——本該保護我們免受侵入的微生物危害的免疫系統轉而矛頭向內，開始攻擊我們自身的細胞。至於自體免疫疾病的種類和症狀，則是特定種類的細胞或蛋白質遭受攻擊後表現於外的結果。

光在美國就有5000萬名受害者

大多數的自體免疫疾病都屬於慢性病，在美國，慢性病是造成死亡和殘障的主要原因，而在現今美國人罹患的所有慢性病中，自體免疫疾病佔了一半。根據美國自體免疫相關疾病協會（AARDA）的評估，在美國，相較於患有癌症的一千二百萬人和患有心血管疾病的二千五百萬人，患有至少一種自體免疫疾病的人口數大約有五千萬人。這些數字不僅每一項單獨看來都龐大到令人難以置信，更重要的是，自體免疫疾病的流行程度正逐漸攀升。

患有一種或多種自體免疫疾病的病患常會感到無助、困於自身的疾患、無力改善自身健康狀況，其實不必如此。雖然這個觀念還沒有普遍被接受，但自體免疫疾病很可能和心血管疾病、肥胖及第二型糖尿病一樣，與飲食、生活方式有直接關聯；雖然自體免疫疾病的情況比上述提到的其他疾病複雜，但改變飲食和生活模式能為病況帶來強大而有益的影響——你甚至能夠全面扭轉病情！

大多數的自體免疫疾病病例仍然未能確診，受到此類疾病折磨的確切人數仍屬未知；舉例來說，患有乳糜瀉的病人能夠確診的估計只有五％。自體免疫疾病會普遍出現在同一家族，家族中女性罹患自體免疫疾病的機率是男性的三倍以

上。一旦發生一種自體免疫疾病，未來發生其他自體免疫疾病的風險會提高很多。目前還沒有可靠的篩檢方法檢驗某人是否屬於罹患自體免疫疾病高風險群，也還無法準確判斷病患是否已經出現初期自體免疫的症狀。

　　由於自體免疫疾病表現於外的通常是一系列模稜兩可的症狀（例如倦怠、頭痛、肌肉及關節疼痛），想確診自體免疫疾病極富挑戰性。這些症狀常被認為

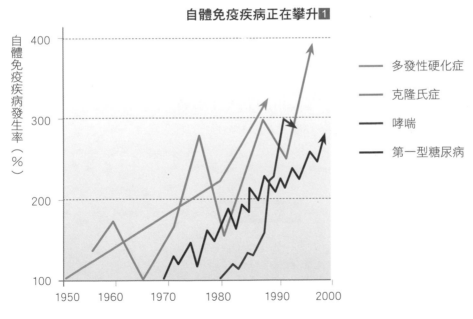

雖然哮喘是一種免疫疾病，而非自體免疫疾病，但可能有類似的病因。

是睡眠不足、工作疲勞、壓力、體重不足或過重、年齡等因素所引起，所以總被當做無關緊要。

事實上，一項由美國自體免疫相關疾病協會進行的調查顯示，大多數後來被發現患有嚴重自體免疫疾病的患者要獲得確診是一件很困難的事：在這些患者罹病的最初期，有四十五％的病人被認為是得了憂鬱症。自體免疫疾病的治療難度甚至比要確診還富有挑戰性。

醫療機構無法針對自體免疫疾病提出有效的治療方法，治療——更確切說來是控制管理的方法——視自體免疫疾病的種類而有所不同。一般說來，若疾病的起因是激素不足，治療方案便會以補充激素為主（甲狀腺機能衰退或第一型糖尿病都屬於這個範疇）；皮質類固醇常被用來抑制免疫系統，不過通常伴隨著許多討厭的副作用；病情極度嚴重的病人可以選擇藥效更強的免疫抑制藥物（包括疾病修飾抗風溼病藥物），但這伴隨著更高的風險——尤其是在需要長期使用的情形之下——例如更容易發生感染、罹患癌症的機率提高；在適當的時機，醫師也會開立控制疼痛的藥物。儘管飲食和生活方式的改變並不包含在典型療程中，愈來愈多的證據卻顯示這些因素與治療息息相關；事實上，許多人僅藉著改變飲食和生活方式便使得自體免疫疾病獲得控管，甚至扭轉病情。

從本質上來看，自體免疫疾病是免疫系統的背叛所造成。研究人員至今依然無法全盤了解患病的原因和染病途徑，所幸，已知資料指向三個關鍵因素：

(1)易於患病的遺傳體質。
(2)感染、環境刺激的誘發、運氣太差。
(3)飲食和生活方式。

你知道嗎？

。大約一％到三％的西方人罹患牛皮癬。
。在美國，有一百三十萬人罹患類風溼性關節炎。
。每二百八十位美國人中，就有一位患有第一型糖尿病。
。每二百八十位美國人中，就有一位受到多發性硬化症的侵襲。
。每一百三十三位美國人中，就有一人罹患乳糜瀉。
。每一百二十五位美國人中，就有一位患有自體免疫性甲狀腺疾病。

自體免疫疾病的代價

	病患人數	預估健保直接支出	2003年研究費用
癌症	1200萬	930億美金	61億美金
心臟病	2500萬	2730億美金	24億美金
自體免疫疾病	5000萬	1000億美金	5億9100萬美金

　　美國國家衛生院保守估計，自體免疫疾病每年支出的健保費用為一千億美金。

　　為自體免疫疾病實際付出的代價可能要高得多，僅僅為超過百種以上已知自體免疫疾病中的七種（克隆氏症、潰瘍性結腸炎、系統性紅斑狼瘡、多發性硬化症、類風濕性關節炎、牛皮癬和硬皮病），每年的健保支出就超過七百億美金。儘管自體免疫疾病的流行程度極廣，但針對自體免疫疾病研究領域提撥的經費卻令人尷尬的稀少，根據美國自體免疫相關疾病協會的評估，二〇〇三年美國國家研究院年度研究經費中，提撥到自體免疫疾病研究的不到六億美金，而提撥給癌症研究的經費則是其十倍以上。

　　在對付前兩項因素上，我們能做的十分有限，但是對於吃進口中的食物及怎麼過日子，我們卻有極大的主控權。你會發現，飲食和生活方式因子（例如睡眠、運動和壓力控制）是以如此錯綜複雜的方式與自體免疫疾病的發生糾纏在一塊兒。

　　更重要的是，飲食和生活方式同樣與身體的自癒能力有複雜糾結的緊密關聯，這一點非常關鍵，因為這意味著自體免疫疾病可以通過飲食和調整生活習慣獲得緩解。即便罹患自體免疫疾病，仍然有痊癒的希望，被診斷出有自體免疫疾病並不代表被自動判刑，未來只能過著充滿疼痛、倦怠和大把處方藥的人生。有了本書中羅列出的飲食和生活方式改變建議，你可以暫停疾病的進程，更甚者，你還可以全面緩解病情。

　　你將能重新贏回人生！

你患有自體免疫疾病嗎？

　　許多人從未從自己的醫生口中得知被診斷出的病痛其實是因自體免疫反應引起的，又或者他們曾被告知自己的病況與自體免疫有關，但並不真正了解這代表什麼意思。

以下是我的親身經驗，二〇〇三年初，我被診斷出患有扁平苔癬，之後的八年間，我換了分別在五個城市的六位不同醫師，沒有一位提及我的疾病本質上是自體免疫疾病，也沒有任何一位提供或許對病情有幫助、改變飲食或生活方式的建議；至於開立給我的藥物，無一例外都是強效的局部外用類固醇和低劑量口服類固醇。因此，我得自己搞清楚是怎麼回事。

已經確定的自體免疫疾病或是那些有有力證據顯示是由自體免疫引起的疾病清單，令人難以想像的長。如果你和我一樣，應該會很驚奇的在這份清單中發現一些相當常見的疾病，例如類風溼性關節炎和牛皮癬。你一定會開始懷疑，關於自己的疾病，到底還有多少是你所不知道的，例如疾病的根源，還有你能執行哪些簡單的改變讓病情改善。

還有很多疾病被懷疑是由自體免疫引起或有某種程度的關聯，但尚未被證實。要羅列這些有嫌疑的疾病是個不可能的任務，以下是其中一些記錄：

◦ 阿茲海默	◦ Vo化膿性汗腺炎	◦ 痴呆	◦ 癲癇
◦ 纖維肌痛症	◦ 帕金森氏症	◦ 硬皮病	◦ 神經性肌強直
◦ 精神分裂	◦ 僵直性肌陣攣	◦ 肌萎縮性脊髓側	◦ 德爾氏症（多發
◦ 慢性倦怠	◦ 漸進型發炎性神	索硬化症（漸凍	性脂肪瘤引起的
◦ 某些種類的癌症	經變性	人症）	軟組織痛）

自閉症系列障礙也與自體免疫疾病有關!?

也許自閉症系列障礙在未來會加進疑似自體免疫疾病的清單中，我們並不確知，但是針對罹患自閉症系列障礙兒童的研究顯示，自閉症與母系方的乳糜瀉、類風溼性關節炎有所關聯，同時也與家族性第一型糖尿病病史有關。這代表也許引發這些疾病的是相同的遺傳因子，抑或是確診出自體免疫疾病的媽媽懷孕時胎兒環境的改變。

你有罹病的風險嗎？

目前並沒有辦法可以預測你是否會得自體免疫疾病，雖說家族成員中若有人罹病，你患病的機率確實會較高，但就算你真的得了自體免疫疾病，病徵種類也不見得會和其他患病的家族成員相同。

值得注意的是，根據血液中帶有自體免疫抗體（會攻擊自身細胞的抗體）健康成年人比例的統計研究顯示，竟然有二十％到三十％的健康人可能已經患有非常初期的自體免疫疾病了（儘管自體免疫疾病的發展因素不僅有自體免疫抗體的形成這一項）！

　　早期自體免疫系統疾病的端倪尤其不容易歸因於某一類特定狀況，除了經歷下表中的輕微不適，很可能經年或數十年都沒有明顯症狀出現。任一符合以下所列的症狀都可能與早期自體免疫疾病有關：

◦ 過敏	◦ 焦慮和沮喪	◦ 消化系統的問題	◦ 極度倦怠
◦ 膽囊疾病	◦ 低血糖	◦ 記憶問題	◦ 偏頭痛
◦ 肌肉或關節疼痛	◦ 肌肉無力	◦ 經前症候群	◦ 反覆發生的頭痛
◦ 減重沒有效果	◦ 睡眠障礙	◦ 容易發生感染	◦ 腺體水腫

自體免疫疾病是如何診斷出來的？

　　由於自體免疫疾病還未被認為是一組包括多種不同疾病的疾病類別，因此沒有專精於自體免疫疾病的專科醫師。做為替代，病人必須視產生病徵的不同器官或系統尋找不同專科的醫師就診。一般說來，自體免疫疾病很難被診斷出來，大多數病患被困於不同的症狀，轉診於不同的專科醫師間，不停做著各種不同的檢驗──這些一點幫助也沒有，至少在病症發展到症狀更加嚴重、症狀特徵符合某一種特定自體免疫疾病前是無用的。很不幸的，沒有一種單一檢驗可以清楚確定你是否患有自體免疫疾病，更確切的說，醫師們必須由病歷、症狀、體檢結果、檢驗報告（通常是血液測試）、X光片和病理切片中尋找線索，拼湊出真相。能夠用來診斷自體免疫疾病的血液測試分析有：

◦ 抗核抗體（自體免疫抗體，是臨床上診斷自體免疫疾病使用率最高的項目）
◦ 自體抗體
◦ 全血細胞計數及／或全血細胞鑑別計數
◦ C反應蛋白（身體急性發炎及組織受損的指標）
◦ 紅血球沉降速率（紅血球沉降速度，對炎症、活動性病變等有參考價值）
◦ 食物敏感和過敏
◦ 激素濃度
◦ 微量營養素缺乏
◦ 器官機能
◦ 分泌性IgA抗體

∘ 甲狀腺的問題	∘ 酵母菌感染	∘ 莫名的不適（常	∘ 血壓改變（通常
∘ 長疹子或有其他	∘ 沒有原因的體重	覺得不舒服）	是變低）
皮膚問題	改變		

如果你有以上任何一種症狀，不要慌——這並不表示那一定會發展成自體免疫疾病（造成這些症狀或許另有原因），但如果你正經歷任何一種上述症狀，其實是可以不必忍受這些不適的。

上述症狀都可以藉由《恐怖的自體免疫疾病療癒聖經》中提到的飲食和生活方式的改變獲得緩解，最重要的是，你獲得了一個機會——預防自體免疫疾病發展的機會！

值得注意的是，已知有數種疾病經常伴隨自體免疫疾病一同發生。這些疾病是：

∘ 纖維肌痛症　　　　　∘ 慢性倦怠症　　　　　∘ 膽管炎　　　　　　　∘ 溼疹
∘ 多囊性卵巢症（PCOS），常伴隨自體免疫性甲狀腺疾病一起發生

這些疾病本身並非自體免疫疾病（或者說至少還沒有被證實如此），但是由於它們與自體免疫疾病間的關聯性，這些疾病可以視為自體免疫疾病存在的指標。如果你出現以上提到的任一病症，這便是你該改變飲食及生活習慣，以杜絕自體免疫疾病發生的警兆。

自體免疫疾病範圍

以下是已確認為自體免疫疾病或已有強力的證據顯示有自體免疫來源的疾病列表：

∘ 臂叢神經痛（也稱為腕管綜合癥、神經痛性肌萎縮症、臂叢神經炎、臂神經叢神經變性病、臂神經叢炎，以及Parsonage-Turner 症候群）
∘ 急性瀰漫性腦脊髓炎（ADEM）
∘ 急性壞死出血性腦脊髓炎
∘ 急性類乾癬（也稱為急性雨滴狀類乾癬、急性苔蘚樣糠疹、痘瘡樣類乾癬、急性水痘樣丘疹、Mucha-Habermann二氏病，以及類乾癬或急性痘瘡樣苔蘚樣糠疹）

- 愛迪生氏症（即慢性腎上腺皮質機能不全、腎上腺皮質機能不足及腎上腺機能衰退）
- 成人線狀A型免疫球蛋白大皰性皮膚病（也就是線狀A型免疫球蛋白大皰性皮膚病）
- 無γ球蛋白血症
- 過敏性肉芽腫血管炎（即查格-史特勞斯症候群）
- 圓禿（AA；即斑禿）
- 南美錐蟲病（即查加斯氏症）
- 澱粉樣蛋白疾病
- 過敏性紫斑症（即風濕病性紫瘢病、過敏性紫瘢）
- 血管濾泡性淋巴結增生（即凱撒曼氏症、巨大淋巴結增生，以及淋巴組織缺陷瘤）
- 僵直性脊椎炎（即貝德萊氏關節炎、Marie-Strümpell 氏症）
- 抗腎小球基底膜腎炎或抗腎小管基底膜腎炎
- 抗磷脂質症候群（APS或APLS；也稱為休斯症候群）
- 再生不良性貧血（也稱為自體免疫再生不良性貧血）
- 乾癬性關節炎（也稱為關節病型乾癬和牛皮癬性關節炎）
- 萎縮性多軟骨炎（也稱為系統性軟骨軟化症和復發性多軟骨炎）
- 自體免疫血管性水腫
- 自體免疫心肌症
- 自體免疫自主神經機能障礙
- 自體免疫溶血性貧血
- 自體免疫肝炎
- 自體免疫高脂血症
- 自體免疫免疫不全
- 自體免疫內耳疾病（AIED）
- 自體免疫心肌炎
- 自體免疫胰臟炎
- 自體免疫周邊神經病變（也稱為周邊神經病變）
- 自體免疫多內分泌症候群（APS）
- 自體免疫多腺體症候群，第一、二、三型
- 自體免疫性黃體素皮膚炎
- 自體免疫視網膜病變
- 自體免疫血小板缺乏紫斑症（ATP；也稱為血栓性血小板減少性紫瘢、血小板缺乏紫斑症、特發性血小板減少性紫瘢）
- 自體免疫甲狀腺疾病
- 自體免疫性蕁麻疹
- 自體免疫性葡萄膜炎（也稱為葡萄膜炎）
- 軸索型及神經性神經病變
- 巴洛病（也稱為巴洛同心圓性硬化）

- 白塞症候群（也稱為絲路病）
- 良性黏膜類天疱瘡（也稱為瘢痕性類天疱瘡、良性黏膜天疱瘡、瘢痕性天疱瘡及眼部瘢痕性類天疱瘡）
- 柏格氏症（也稱為A型免疫球蛋白腎病和併咽喉炎性腎絲球腎炎）
- 伯克結節病（也稱為類肉瘤病）
- 畢氏腦炎
- 膀胱疼痛症候群（也稱為間質性膀胱炎）
- 大水皰性類天疱瘡
- 乳糜瀉（也稱為麩質不耐症和乳糜腹瀉）
- 查加斯氏症（即南美錐蟲病）
- 小舞蹈病（也稱為辛登南氏舞蹈症）
- 慢性局部性腦炎（也稱為Rasmussen氏症候群、羅氏腦炎）
- 慢性脫髓鞘多發性神經炎（CIDP）
- 慢性淋巴細胞性甲狀腺炎（也稱為橋本氏甲狀腺炎）
- 慢性復發性多病灶性骨髓炎（CRMO）
- 以慢性蕁麻疹形式表現的血管炎（也稱為蕁麻疹性血管炎）
- Cogan's症候群
- 冷凝集素綜合症
- 先天性心臟傳導阻滯
- 柯薩奇氏病毒性心肌炎
- 顳動脈炎（也稱為霍頓動脈炎、巨細胞血管炎及顳動脈炎）
- CREST綜合症候群（也稱為限制型全身性硬化症或硬皮病）
- 克隆氏症
- Crow-Fukase氏症候群（也稱為Takatsuki氏症候群、PEP症候群，及POEMS症候群）
- 隱源性致纖維性肺泡炎（CFA；也稱為原發性肺纖維化和纖維性肺泡炎）
- 脫髓鞘性神經炎（也稱為特發性發炎性脫髓鞘症）
- 皮肌炎（DM）
- Devic's氏症（也稱為視神經脊髓炎）
- 糖尿病第一類型（也稱為胰島素依賴性糖尿病、第一型糖尿病，以及青少年糖尿病）
- 盤狀紅斑狼瘡（DLE）
- 卓斯勒症候群（也稱為後心肌梗塞症候群）
- Duhring氏症（也稱為泡疹樣皮炎）
- 漸進性心內膜炎（也稱為亞急性細菌性心內膜炎）
- 子宮內膜異位症
- 嗜伊紅性食道炎或腸胃炎
- 嗜伊紅性筋膜炎
- 結節性紅斑
- 原發性冷凝球蛋白症

- 紅血球母細胞缺乏症（也稱為純紅血球再生不良、純紅細胞再生障礙性貧血）
- 伊凡斯綜合症候群
- 實驗性過敏腦脊髓炎（EAE）
- 妊娠期類天疱瘡（也稱為膿疱性妊娠疱疹）
- 腎絲球腎炎
- Goodpasture症候群
- 肉芽腫併多發性血管炎（GPA；也稱為韋格納氏肉芽腫）
- 葛瑞夫茲氏症
- 格林-巴利症候群（也稱為Landry氏癱瘓和米勒費雪症候群）
- 橋本氏腦病變
- 低球蛋白血症
- 炎症性腸病（包括克隆氏症和潰瘍性結腸炎）
- IgG4 相關硬化性疾病
- 包涵體肌炎
- Kussmaul-Maier氏症（也稱為多發性結節性動脈炎）
- 藍伯－伊頓症候群（也稱為藍伯－伊頓肌無力症）
- 過敏性白血球破碎性血管炎
- 扁平苔蘚
- 硬化性苔癬
- 木樣結膜炎
- 限制型全身性硬化症（也稱為局限性全身硬皮症或CREST綜合症候群）
- 萊姆病、慢性淋巴結症候群（也稱為黏膜皮膚淋巴腺症候群和川崎氏症）
- 梅尼爾氏症
- 微觀多血管炎（也稱為顯微鏡下多血管炎）
- 混合型結締組織疾病（MCTD；也稱為夏普氏症候群）
- Moersch-Woltman二氏症（也稱為僵體症候群）
- 莫倫氏潰瘍
- 多發性硬化症
- 重肌無力症
- 肌炎
- 猝睡症
- 中性球低下
- 視神經炎
- Ord' s氏甲狀腺炎
- 復發性風濕症
- 附腫瘤性小腦變性
- 陣發性夜間血紅素尿症（PNH；也稱為Marchiafava-Micheli二氏症候群）
- Parry-Romberg二氏症候群（也稱為進行性面偏側萎縮症）
- 睫狀體平坦部炎（也稱為周邊葡萄膜炎）

- 合併鏈球菌感染的兒童自體免疫神經精神異常（PANDAS；免疫機轉造成的妥瑞氏症，也暱稱為「熊貓病」）
- 尋常型天疱瘡
- 靜脈旁腦脊髓炎
- 惡性貧血
- 風濕性多發性肌痛症
- 多發性肌炎（PM）
- 心包膜切開術後症候群
- 原發性膽汁性肝硬化（PBC）
- 原發性硬化膽道炎（PSC）
- 牛皮癬
- 乾癬性關節炎（也稱為銀屑病關節炎和關節病型乾癬）
- 風濕病性紫癜病（也稱為過敏性紫斑症和類過敏性紫斑）
- 壞疽性膿皮症
- 雷諾氏症候群
- 反應性關節炎（也稱為萊特氏症候群）
- 反射性交感失養症
- 復發性多軟骨炎（也稱為萎縮性多軟骨炎和系統性軟骨軟化）
- 不寧腿症候群（也稱為Willis-Ekbom二氏症）
- 視聽腦血管病變（也稱為蘇薩克氏症候群）
- 原發性後腹腔纖維化（也稱為Ormond氏症）
- 風濕熱
- 類風濕性關節炎
- 類肉瘤病（也稱為伯克結節病）
- 施密特氏症（也稱為第2型自體免疫多腺體症候群）
- 薛尼茲勒症候群
- 鞏膜炎
- 硬皮症
- 乾燥症候群（也稱為修格蘭氏症候群）
- 精子與睪丸自體免疫
- 史迪爾氏症候群（也稱為幼年型特異性關節炎、幼年型特發性關節炎或幼年型類風溼關節炎）
- 亞急性細菌性心內膜炎（SBE；漸進性心內膜炎）
- 交感性眼炎（SO）
- 系統性紅斑狼瘡（SLE；也稱為狼瘡）
- 高安氏血管炎或高安氏症
- Tolosa-Hunt 症候群
- 橫貫性脊髓炎
- 潰瘍性結腸炎
- 混合型結締組織疾病（UCTD）

- 蕁麻疹性血管炎（即以慢性蕁麻疹形式表現的血管炎）
- 血管炎
- 水泡性皮膚病
- 白斑症

不只適用自體免疫疾病的自救方案

數以千計的人因採用原始飲食生活攻略而受惠，你也可以成為其中一員。如果你曾被告知患有任何一種前幾頁列出的疾病，那原始飲食生活攻略絕對是為你量身打造的。

本書所列之飲食和生活方式建議都是為了減輕發炎反應、支持正常免疫系統功能和促進修復設計出來的。根據不同的病況診斷，你可以預期得到從暫停病情加重的過程、戲劇性的症狀改善，到病情的完全緩解──**這一切都在未使用藥物的情形下發生！**

對於認為自己可能已經進入自體免疫疾病初期，或是有罹患自體免疫疾病風險的人來說，採行原始飲食生活攻略也都會是個好主意，本書不只是為已經患有自體免疫疾病的人而寫的──本書是為所有想提升健康的人而做，這是因為《恐怖的自體免疫疾病療癒聖經》當中的推薦飲食，是由營養密度極高、抗發炎的食物所構成的──專指那些富含所有能強身健體之主營養成分和微量營養成分的食物。

患有自體免疫疾病以外之疾患的病人，也能藉由採行原始飲食法而受益匪淺：這種飲食法能明顯減少心血管疾病風險因子，控管第二型糖尿病，改善哮喘、過敏和其他非自體免疫之免疫相關健康問題。

值得一提的是，做為原始飲食生活攻略基礎架構的原始飲食法，對並未罹患自體免疫疾病或是不具自體免疫疾病風險因子的人來說，**是預防慢性疾病的絕佳方案。**

隨著對自體免疫疾病根源開始有全新的了解，飲食和生活方式的重要性也愈來愈讓人注意。

本書是第一本透過飲食和生活方式控管自體免疫疾病的完整指南，這是一

我在十二歲時開始出現關節疼痛、偏頭痛、胸痛、消化不良、躁鬱症、失眠和神經病變等症狀。每隔幾個月，我就要忍受醫師在我身上戳戳弄弄，但我前前後後看了四位醫師，他們都搞不清楚我到底怎麼了。當所有醫師做出共同結論——認為我在裝病，我自我安慰的想著，或許等我長大就沒事了。

可惜事與願違。等到我二十二歲時，我的偏頭痛已經嚴重到讓我無法出門上班，我整天都希望一死解脫。我的醫師認為我的健康一點問題也沒有：我運動、採行全食物蔬食飲食、有充足睡眠，還做釋放壓力的練習。可是為什麼我一點都不覺得自己是健康的？

儘管我的乳糜瀉和橋本氏甲狀腺炎的檢驗結果都是陽性，但是，截至目前為止，我看過的醫師中，沒有任何一位曾跟我提起這兩種疾病。根據我自己的研究，我得自己要求進行這些檢驗，而我的醫師仍堅持我一點毛病也沒有。悲哀的是，這是我們這些患有自體免疫疾病的患者經常遇到的場景，我們都想知道這個問題的答案：「如果連醫師能否做出正確診斷都無法信賴，那我們到底要怎麼樣治療身上的疾病？」

答案是——開始學著信任真正的專家：其他病友。拜莎拉和與她一樣熱心的病友之賜，他們在網路上只有寥寥幾個討論自體免疫疾病的部落格時，願意分享自己的故事、成功壓制病情的經驗和對抗病魔過程中的挫折，讓關於自體免疫疾病疑問的解答慢慢開始浮出水面。對於改變飲食就能夠改變人生這件事，我其實是不怎麼相信的，但我想我也沒什麼可損失的了。我逐漸將飲食習慣由嚴格素食主義轉換到自體免疫飲食計畫，幾乎所有的症狀都在幾個月內消失無蹤。

我發現所有穀類都會引起我的偏頭痛和情緒起伏，而不是只有麩質；而戒除了豆類、堅果和茄科植物改善了我的消化問題；限制水果的攝取和糖分的添加讓胸痛和神經病變得到控制。兼顧全職工作、家庭生活和社交生活的節奏不再像參加奧運會演出那般充滿壓力——事實上，從高中開始出現疾病症狀後，這還是我第一次開始享受人生！我認識到攝取進身體裡的東西會決定我是否會感到不適，而堅持原始飲食生活攻略則是擺脫糟糕感受的最佳解藥。

克里絲汀娜・林恩・芬戴爾在 A Clean Plate（aclean plate.com）的部落格

本我希望我的醫師在十年前，當我剛被診斷出自體免疫疾病時拿給我閱讀的指南，這也是一本我希望早在我青春期開始經歷早期自體免疫疾病徵象時就能夠發現的參考書。

希望本書能改變你控管疾病的方式，同時能夠幫助你以樂觀的態度展望未來。

所以，你準備好開始了嗎？

既然自體免疫疾病正在流行，為什麼病人無法找到更多資源？

　　造成實際受自體免疫疾病影響的純粹人數和對此之公眾意識間鴻溝的影響因素有很多。由於沒有能夠有效廣泛治療自體免疫疾病的藥物，導致通常做為疾病資訊提供者的藥廠對提供相關訊息興趣缺缺；而全球各地的政府——另一提供健康資訊的來源——仍然支持早就與生物學、醫學及營養學研究脫節超過二十年的營養指南，要引起公眾關注可能還需要一段時間。

　　另一個自體免疫疾病未被多數人察覺的原因，在於它並不真的被認為是一種疾病的分類（不像例如癌症這個稱呼中包含了多種疾病，或是像心血管疾病這個稱呼則會與許多不同的狀況有關聯），這也說明了為何沒有專攻自體免疫的專科醫師。

　　做為替代方案，你得針對有病徵出現的器官或系統去尋找對應的專科醫師，也因為這樣，就算這些疾病有著共同的源頭，但如果你得到的是關節炎，你得去看風濕病學專家；如果你得的是甲狀腺機能衰退，你得去看內分泌學家；如果你得了乳糜瀉，你得去找腸胃病學專家；如果你得了牛皮癬，你得去看皮膚科專家。

　　和沒有醫師專攻自體免疫疾病一樣的問題，自體免疫疾病的典型研究方法也只能夠遵循某一特定自體免疫疾病的背景脈絡進行。只有寥寥數個實驗室將研究重點放在找出自體免疫疾病間的共通之處，致力於辨識出致病根源。至於至今為止的流行病學研究，都只著重於單一自體免疫疾病。

　　不過，情況已經開始改觀，研究人員已經開始累積對自體免疫疾病產生根源更全面且深入徹底的了解，當這些資訊一點一滴滲入醫學領域和大眾的理解範圍時，會有更多人明白什麼是自體免疫疾病，而且判斷自己是否患病。

- Part 1 -

不能再輕忽的
恐怖流行病

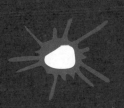

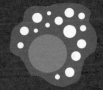

自體免疫疾病的起因

醫師開立他們所知甚少的藥物讓他們更不了解的身體服用，用以治療他們一無所知的疾病。

——伏爾泰

　　自體免疫疾病是基因與環境交互作用的結果——是綜合諸多不利因素而引起免疫系統無法分辨自體與入侵者的最糟狀況；參與其中的遺傳因子極為錯綜複雜。與由單一或少數基因突變直接引起的許多遺傳疾病不同，各種各樣不同的基因都有增加罹患或引發自體免疫疾病的可能，而很不幸的，這類基因只有極少數被辨識出來。

　　環境誘發因子同樣複雜，其中包括但不限於以下各項因素，諸如暴露在化學品、汙染物質及毒素中；曾經發生或正發生的細菌、病毒、真菌及寄生蟲感染；慢性或急性壓力；經生理調控或藥物調控的激素；飲食（不僅是食物過敏，還有飲食對腸胃健康及免疫系統的影響）；缺乏微量營養元素；藥物；發胖；體內胎兒紅血球的存在；暴露在UVB紫外線輻射下。

　　即使大多數誘發自體免疫疾病的環境因子難以捉摸，仍有部分相關的特定環境因素被辨識出來。例如乳糜瀉是因攝取麩質而引發，接觸溶劑會引起系統性硬皮病，而吸菸則會引發類風溼性關節炎陽性反應。

　　雖然飲食和自體免疫疾病間的關係尚未有明確的證明，但愈來愈多的自體免疫疾病和許多非自體免疫疾病都被認為與麩質過敏有關。縱然還需要更多研究證據，不過有些醫師和研究人員甚至已經開始相信麩質過敏可能是所有自體免疫疾病的重要誘發因子。另外，每一種自體免疫疾病都伴隨著腸道通透性增加的症狀（腸漏症），而所有檢查結果都顯示麩質會引發腸道通透性增加。

　　環境影響因子大致可分為兩大類，一類能夠輕鬆控制（例如飲食、睡眠和壓力），另一類則十分困難或甚至無法控制（例如前文中提到的感染問題和某些類型的化學品接觸）。你無法改變自己的基因組成或感染病史，但你可以控制自

己的飲食：戒除引發自體免疫疾病的飲食和生活方式，從而緩解疾病症狀。為了能更清楚解釋，我會將飲食和生活方式由其他環境因子中獨立出來討論。

認識蛋白質、抗體和免疫系統

所有的自體免疫疾病都起因於免疫系統的叛變：本應保衛我們不受入侵微生物傷害的免疫系統轉而將我們體內的正常蛋白質視為攻擊目標，將用來對付病毒、細菌或寄生蟲的攻擊力道使用在細胞的基礎建構物質上。這是因「自體免疫抗體」的產生所引起的：抗體是免疫系統重要的組成成分，職責在於辨識外來細胞的特殊蛋白質，這些蛋白質可能出現在諸如細菌、病毒和寄生蟲的外膜上；與侵入者蛋白質結合後，抗體便會發出訊號通知免疫細胞（例如白血球）攻擊目標的位置。但若發生自體免疫的情況，身體不僅產生針對外來蛋白質的抗體，還意外產生針對自我蛋白質的抗體：這些抗體便被稱為自體免疫抗體（將自體視為目標的抗體）。這種誤判的情況，被稱為交叉反應或分子擬態。

自體免疫抗體的形成是產生自體免疫疾病關鍵的第一步。遺傳基因決定了一個人的免疫系統意外產生自體免疫抗體的可能性，環境則是誘發疾病產生的因素。若某人只有少數會增加自體免疫機率的基因，那麼自體免疫抗體必須暴露於大量不同或高劑量環境誘發因子下才可能形成；假使體內易受影響產生自體免疫的基因眾多，那少數環境誘發因子便會破壞平衡，讓事態向錯誤的方向發展。

不過，產生自體免疫抗體與真正發展成自體免疫疾病並不是同一回事。下列條件成立下才能視為自體免疫疾病：

(1)自體免疫抗體形成。
(2)體內消除自體免疫抗體的備援系統失靈。
(3)免疫系統受到刺激，開始發出攻擊。
(4)體內細胞或組織受損明顯，達到可視為疾病病徵的程度。

遺傳基因和環境共同決定了免疫系統進行攻擊時的強度。這時，如何控制環境誘發因子便至關重要，就算在身體已經會製造自體免疫抗體的情形下，只要排除了環境誘發因子，便能排除讓免疫系統產生過激反應的刺激來源。

要了解飲食和生活方式如何在控制自體免疫疾病中成為關鍵，首要便是了解免疫系統是如何學會攻擊你自己的身體。在此之前，先讓我們花點時間複習與自體免疫疾病相關的一些基礎生物學知識。

不同結構，蛋白質功能就不同

蛋白質是建築生命的基石，由長鏈胺基酸構成（胺基酸是蛋白質的基本構成單位）。儘管已經在各類殊異生命型態中辨識出近五百種不同胺基酸，只有二十種被用於建構人體內所有的蛋白質，人體內還進一步發現三種合成後能用於建構蛋白質的胺基酸。

二十到大於兩千個不同組合的胺基酸結合成長鏈，可以想見，有數不清的方式可以用來串連二十個不同胺基酸；這也是二十個單純的建構單元如何形成你體內所有蛋白質的方式，從器官的細胞組成成分到在你血液中循環的激素都包括在內。

你可以把蛋白質想成由各種不同的環（可能是不同尺寸、形狀或顏色）串連起來的長鏈，蛋白質是由體內每個細胞中的特定胞器所製造（這些胞器可視為蛋白質工廠）。蛋白質是將個別胺基酸依照我們遺傳基因中之配方連接起來後的產物，蛋白質合成後還能夠依需求被進一步改造（這個過程稱為轉譯後修飾），完成後的產物會被運送到細胞內或細胞外的特定位置執行功能。

什麼是轉譯後修飾？

在蛋白質合成後（合成是由細胞中的蛋白質工廠執行），這些蛋白質還可以用各種不同的方式改造（一般都是經由酵素的作用），而這些改造會影響蛋白質的功能。這些改造被稱為轉譯後修飾，意思是這些改變是針對已被合成蛋白質的。以下是一些轉譯後修飾的例子：

◦ **醣化**：將醣基接到蛋白質上。
◦ **磷酸化**：將磷酸根加在特定胺基酸上（酪胺酸、絲胺酸或蘇胺酸）；磷酸化會活化或關閉蛋白質的功能（類似於開關的作用）。
◦ **多胜肽鏈的分割**：有些蛋白質必須先被切割成小塊，這些切割過後的小塊蛋白質才能發揮功用，胰島素就是其中一例，一開始被合成出來的是較長的胰島素原，隨後胰島素原便被分割成兩個蛋白質：胰島素和C胜肽。胰島素合成後，除非經過分割，否則便不會有活性，因此這個步驟能夠更好的控制胰島素的活性。基本上，胰島素可以在合成出來後以胰島素原的形式儲存在體

內，直到你需要時（血糖升高的時候）才被分割活化。另一個例子是抗體，抗體是由四段多胜肽鏈構成的。

◦ **甲基化**：將甲基加在特定胺基酸上（離胺酸或精胺酸）；甲基化會活化或關閉該蛋白質，影響該蛋白質與受體或基質結合的能力（另一種開關形式）。

◦ **與金屬螯合**：某些蛋白質必須與金屬離子（例如鐵、鋅和硒）形成複合物才能被活化。

　　轉譯後修飾的最終產物是有完整功能的蛋白質，能被傳送到需要的地方（不管是細胞內或細胞外）執行任務。

胺基酸建構單位

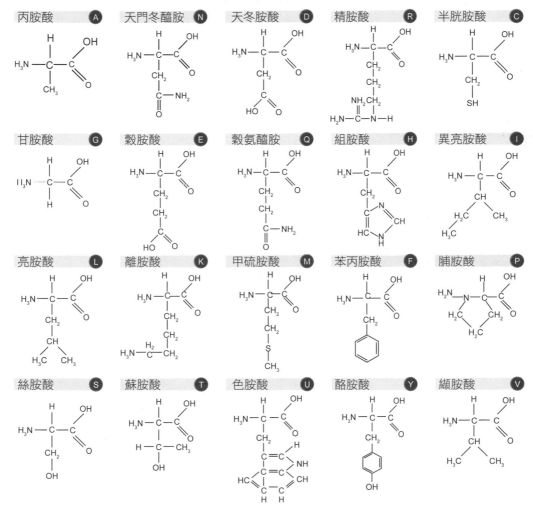

從胺基酸到蛋白質

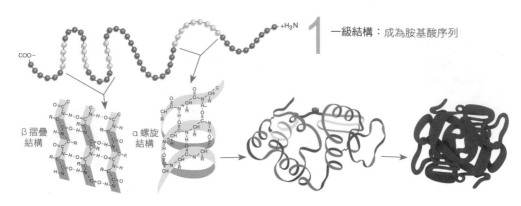

1 一級結構：成為胺基酸序列

2 二級結構：胺基酸分子間形成的氫鍵使胺基酸長鏈發生部分折疊，形成 α 螺旋結構、β 摺疊結構

3 三級結構：蛋白質三維結構是藉由胺基酸長鏈間各種不同的鍵結維持穩定

4 四級結構：由一條以上氨基酸長鏈構成的蛋白質

　　胺基酸的特定排列順序決定稍後合成的蛋白質種類，因此**胺基酸序列被稱為蛋白質的一級結構**。

　　構成蛋白質的不同胺基酸彼此會以稍有差異的方式連接——你可以想像要如何將一個三角形的環和一個圓形的環連接起來，或兩個正方形的環要怎麼接起來。因此，隨著構成序列的不同，連接好的胺基酸長鏈本身便會自然的形成彎曲和折疊。不同型態的彎曲或折疊會提供你那是某個蛋白質的二級或三級結構：二級結構指蛋白質結構中最小的規律重複結構，特定的胺基酸序列會讓蛋白質長鏈形成螺旋狀，另外還有一些序列會形成平板結構，這些基本架構即蛋白質的二級結構；三級結構則是在二級結構之上形成更大的彎曲和折疊所構成的複雜構造。不論二級結構或三級結構都是由一級結構，即特定胺基酸序列直接決定的——胺基酸之間的精準連結決定蛋白質折疊的方式。

　　還有一種四級結構，指數個相同或相異的蛋白質互相連結的情況（這樣的連結對某些蛋白質要能夠正常工作是必須的）。有些蛋白質是被稱為胜肽或多胜肽的短小蛋白質構成，胜肽和多胜肽本身並不能視為完整的蛋白質，它們比較像是蛋白質碎片，但是連接在一起後便能組合成完整的蛋白質。

　　蛋白質經過上述的改造和組合後得到的完成樣式，也就是「結構」，便能在體內執行相對應的功能。

二十種胺基酸是構成人體數千種不同蛋白質的構築基礎，其中八種屬於必需胺基酸，另十二種因為能在體內藉由其他胺基酸的協助合成出來，因此被視為非必需胺基酸，「非必需」這個用語很具有欺騙性，這些胺基酸不需要從飲食中獲得，並不是說這些胺基酸不是維持生命必要之物，相反的，它們十分重要。即便人體能自行合成非必需胺基酸，但合成的過程可能效率不彰，若你日常吃的不是蛋白質豐富且多樣化的飲食，很可能會導致此類胺基酸匱乏。

會辨認特定抗原的蛋白質──抗體

嚴格說來，抗體是一類被稱之為免疫球蛋白的蛋白質，這類蛋白質的任務是辨識其他蛋白質的序列。藉由將「與必要功能有關」的部分結構與外來蛋白質結合，抗體通常能讓外來蛋白質失去活性；最重要的是，抗體與外來蛋白質結合的同時，會傳遞給免疫系統「外來蛋白質出現，必須加以攻擊」的訊號。跟所有的蛋白質一樣，抗體的功能也是由結構決定的。

抗體是由四條多胜肽鏈所構成（多胜肽是短鏈胺基酸，並不是完整的蛋白質）：兩條較長的稱為重鏈，較短的兩條稱為輕鏈。這四條多胜肽組成一個Y型分子，Y字的兩個頂端區域即是抗原結合區，能與外來蛋白質（即抗原）的特定序列胺基酸（即抗原決定基）接合，抗體的設計便是要能夠辨識構成抗原決定基的胺基酸序列。你可以把抗體的Y字的頂端區域視為兩個相同的鎖，而外來蛋白質的胺基酸序列便是適配抗體鎖頭的鑰匙。

根據重鏈胜肽鏈的類型，抗體可分為五個類別，分別是：免疫球蛋白A、D、E、G和M。不

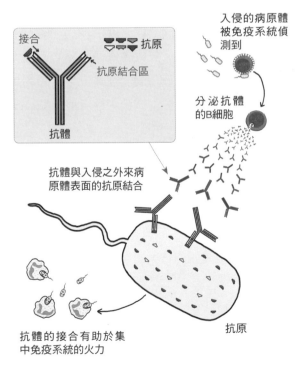

接合

抗原

抗原結合區

抗體

入侵的病原體被免疫系統偵測到

分泌抗體的B細胞

抗體與入侵之外來病原體表面的抗原結合

抗原

抗體的接合有助於集中免疫系統的火力

同類型的抗體決定了摧毀被辨識後結合之抗原的不同方式（進而摧毀侵入人體帶有該抗原的微生物）。

　　製造抗體還有摧毀被抗體辨識接合的外來入侵蛋白質都是免疫系統的職責。當抗原（外來蛋白質）結合時，它便是在通知免疫系統：「這裡有不該存在的東西。」儘管抗體與外來蛋白質接合的區域只是該蛋白質的一小部分，但是整個被接合的生物都會被標示為外來入侵者。免疫系統對付這些入侵者是非常有效率的，而且使用的方法也變化多端，了解免疫系統如何運作，對於了解自體免疫疾病是哪一個免疫系統環節出錯十分重要。

身體防衛軍──免疫系統（及抗體在其中的角色）

　　免疫系統就是身體的防衛部門，由各式不同的細胞、抗體、蛋白質和化學物質組成，彼此協同合作，就跟步兵、騎兵、海軍、空軍、特殊武器系統、核子潛艇、幽靈轟炸機、無人轟炸機之類的武裝力量一樣，在必要時集結起來，上場殺敵。免疫系統可分為兩個互補但不相同的防禦系統：(1)先天性免疫系統（又稱非專一性免疫系統）；(2)適應性免疫系統（又稱專一性或後天性免疫系統）。

先天性免疫系統

　　發炎反應這個詞你大概耳熟能詳，從擦傷傷口周圍發炎的皮膚、因腳踝扭

傷引起的腫脹、花粉熱造成的流鼻水，到最終可能引發心臟病的動脈硬化，都是發炎反應造成的結果。其實發炎反應是一個定義極廣的詞彙，用來描述先天性免疫系統的作用及反應，包括了好幾種細胞和許多特定蛋白質的活動，一同組成了身體抵抗感染的第一道防線，對損傷的修復也不可或缺。

先天性免疫系統的活化需要兩種細胞：巨噬細胞和不成熟樹突細胞（樹突細胞是抗原呈現細胞的一種 P45 ）。體內所有的組織都可以找到這兩種細胞，這些細胞就像哨兵，隨時準備在外來生物體（或其他異物）衝破身體防線時迅速反應，它們在屏障組織——泛指所有區隔身體內部與外在環境的組織，例如皮膚、腸道、鼻腔黏膜和肺臟黏膜——尤其顯得重要，若真有病原體突破防線，巨噬細胞和不成熟樹突細胞便能藉著細胞膜上帶有的特化受體（病原體辨識受體，其中包括類鐸受體）辨識出這些不速之客。一旦這些細胞在感染發生處或有發炎反應刺激的區域被激活，它們便會製造特殊化學訊息分子——細胞激素。

細胞激素對某些病原體有直接毒性，更重要的是，細胞激素能吸引其他巨噬細胞、樹突細胞和血液中的白血球、淋巴球前來協助抵抗入侵異物（這個行為稱為徵召）。最先反應的白血球是顆粒白血球（因細胞內有顆粒構造而得名），特別是其中一類被稱為中性球的細胞。

細胞激素同時會激活受召而來的炎性細胞，活化後的炎性細胞會製造出更多細胞激素（從而延長發炎反應）。除此之外，這些細胞還有另一個重要任務：這些炎性細胞（首先是巨噬細胞和樹突細胞，再加上從血液中徵召而來的顆粒白血球）擅長經由吞噬作用「吞食」異物和受損的細胞。這些「吞吃者」細胞（泛指所有具吞噬能力的細胞）被統稱為吞噬細胞，尤其特殊的是顆粒白血球，這

何謂細胞激素？

細胞激素是一群龐大又多樣的化學物質，由免疫系統的細胞分泌，主要功能是做為先天性免疫系統和適應性免疫系統細胞間的訊息分子。不同的細胞激素會引發不同的反應，有一些能夠活化免疫細胞（不同的細胞激素活化不同種類的免疫細胞），其他的能夠藉由停止免疫系統中細胞的活性來協助調節發炎反應和免疫系統的作用。

除了做為訊息傳遞分子，細胞激素也能直接作用於外來入侵者：有些細胞激素對病毒、細菌、黴菌和寄生蟲有極強的毒性，是身體防禦系統的強大火力；還有一些細胞激素是用來摧毀體內被感染的細胞或癌細胞。

類細胞一旦被活化，便會吞吃到細胞生命終結（膿的組成成分便是死亡的中性球）。用這種方式，先天性免疫系統便也能在受傷或感染處和身體的其他部分建立起一道物理或化學屏障。

先天性免疫系統的另外一部分被巧妙的命名為補體系統。補體系統是一群在血液中隨著血液循環流動的特殊蛋白質，它們被稱為補體，能迅速到達異物入侵或受傷的地方，同時直接與抗原作用。這些蛋白質在被活化後能夠召來炎性細胞，還能覆蓋外來蛋白質或微生物，做為讓炎性細胞吞吃的標示。補體蛋白質能夠直接殺死某些種類的入侵微生物；這些補體蛋白質確實能與先天性免疫系統的其他成員互補，才因此有了這個讓人有點困惑的名稱。補體系統的重要性在於能協助不具專一性的先天性免疫系統將攻擊集中，讓健康細胞受到的傷害能降到最低（雖然仍不如適應性免疫系統精準）。

先天性免疫系統還包括了如血小板之類的細胞和凝血酵素等蛋白質，它們是負責凝血的成員。還有各式各樣藉由擴張血管（也就是增加血管的直徑）進而控制血流的分子，也是由先天性免疫系統所製造的。血管通透性在這個過程中也會增加（或者說滲漏），讓血液中的液體成分──也就是血漿──能漏出血管，滲透到發炎組織（這也是造成腫脹──或是說水腫──的主要成分）。

先天性免疫系統動員起來速度很快，因此是身體的第一道防線。然而，快速反應的代價便是先天性免疫系統的非專一性、不夠精準，這代表不論被活化的原因為何，先天性免疫系統的反應都是大同小異的。而或許更重要的一點是，先天性免疫系統若少了補體蛋白質的標示，通常無法分辨外來侵入者、需要被清除的受損細胞和健康細胞（例如那些傷處或受感染區域周邊的細胞）。

由於先天性免疫系統不具專一性，健康的組織往往在對抗入侵者的戰鬥中遭受池魚之殃，像是吞噬細胞或細胞激素會傷害到恰巧在附近的健康細胞。這在小傷口時問題不大，因為發炎反應對小傷口的癒合至關重要，而且發炎反應相對來說是較容易控制的；但若面對的是長期壓力、反覆感染、某些激素不平衡或飲食中包含太多促進發炎的食物時，發炎反應會變成一種慢性症狀。如此一來，發炎反應會遍佈全身（即全身性的或普遍性的發炎），雖然此類發炎反應的特徵是出現在身體各部分，卻因持續發炎而會對體內所有健康組織造成傷害。

先天性免疫系統的反應速度很快，有時甚至能單獨處理整個感染問題（例如擦傷的癒合）。在這種情形下，為徵召其他細胞而分泌的細胞激素製造量會下

降，同時不同的細胞激素會合力關閉巨噬細胞和樹突細胞的活性，從而終止發炎反應。當先天性免疫反應不足以應付發生的感染或受傷時，適應性免疫系統就該出場了。當炎性細胞被徵召到感染或傷口所在地，它們同時經由被稱為抗原呈現（見以下說明）的步驟活化適應性免疫系統，隨後適應性免疫系統便接管戰局，用更複雜多樣的細胞和蛋白質對入侵者發起目標明確、行動組織有序的攻擊。

抗原呈現

當炎性細胞（特指巨噬細胞和樹突細胞）吞吃了外來入侵者，來自入侵者的一小片蛋白質碎片會被留在該炎性細胞自身的細胞膜表面。這片蛋白質碎片被接在一種包埋在細胞表面的特殊蛋白質上，此種蛋白質即為主要組織相容性複合物（MHC）。

MHC的任務就是將所吞噬的、來自外來入侵者的抗原呈現給適應性免疫系統，就好像說：「嘿！看我找到了什麼！」當這個炎性細胞遇到一類稱為輔助T細胞的白血球時（炎性細胞直接移動到淋巴結，或是因細胞激素或補體蛋白質徵召淋巴球前來感染區域），輔助T細胞辨識出MHC所呈現的抗原後便會被活化。一旦活

巨噬細胞「吞吃」病原體

抗原經過處理後呈現於主要組織相容性複合物上

在主要組織相容複合物上的抗原被送至巨噬細胞表面，並與B細胞和T細胞上的受體接合

巨噬細胞將抗原「呈現」給B細胞和輔助T細胞

B細胞分裂成漿性B細胞和記憶性B細胞

細胞激素

細胞激素活化其他T細胞、B細胞和炎性細胞

記憶性B細胞會將抗原記住

漿性B細胞製造針對該病原體的抗體

化之後，輔助T細胞便開始分裂，製造出能夠活化B細胞、其他類型T細胞及其他免疫細胞的蛋白質。

每個細胞都有包埋在細胞膜中的MHC蛋白，能讓細胞展示由細胞內送出的蛋白質碎片，這些碎片包括正常的蛋白質碎片，以及入侵微生物的碎片（如果有感染時）。

每個細胞持續展示蛋白質碎片有助於免疫系統偵察體內是否有受感染的細胞：就彷彿細胞在被感染後搖著小紅旗示警一樣。

免疫系統的構成要素及其功能

	物理性屏障		皮膚、腸道、肺臟、唾液等等，都可以為身體內部與外部提供病原體難以逾越的物理性屏障。	先天性免疫系統
細胞免疫	**吞噬細胞（「吞食者」細胞）** 能夠吞入並摧毀病原體的細胞。	**巨噬細胞**	常駐於體內的結締組織和器官，扮演哨兵的角色。這些「吞食者」細胞能產生會殺死病原體的細胞激素、刺激其他吞噬細胞並活化T細胞和B細胞。負責將抗原呈現給T細胞與B細胞。	
		樹突細胞	常駐在屏障組織中，擔任哨兵的角色。這些「吞食者」細胞能產生會殺死病原體的細胞激素、刺激其他吞噬細胞並活化T細胞和B細胞。負責將抗原呈現給T細胞與B細胞。	
		單核球	具有分裂並成熟成為其他類型免疫細胞的白血球，被徵召到感染區域用以替補巨噬細胞和樹突細胞。	
		顆粒白血球（中性球、嗜伊紅性球、嗜鹼性球）	被徵召到感染區域，具有絕佳「吞食者」能力的白血球。這些白血球能迅速吞食被抗體或補體附著的細胞，並且分泌能夠殺死病原體的細胞激素、刺激更多的巨噬細胞和樹突細胞。嗜伊紅性球同時具有將抗原呈現給T細胞和B細胞的能力。	
	肥大細胞		常駐於血管和神經周圍的組織。活化之後會分泌組織胺（過敏反應中的關鍵要素）、抗凝血肝素以及細胞激素，這些物質會引起水腫並吸引更多「吞食者」細胞。	
	自然殺手細胞		被徵召到感染區域的白血球，會專一摧毀體內被病毒感染的細胞。與殺手T細胞的作用類似，但反應速度更快。這些細胞也參與適應性免疫系統的作用，負責維持免疫記憶，與記憶T細胞和記憶B細胞功能類似。	
體液性免疫	**補體**		包含由肝臟製造的二十五種蛋白質，在血液中循環。活化後補體蛋白質會與病原體表面結合，有時候能直接殺死病原體，同時吸引巨噬細胞和中性球前來，並加速這些「吞食者」細胞的吞噬作用（吞食病原體的行為）。	

體液性免疫	細胞激素		為數眾多、在免疫系統中扮演細胞間傳訊者角色的化學物質。有些細胞激素能直接殺死病原體。	適應性免疫系統
	B細胞 由骨髓製造的淋巴球,順著血管和淋巴管循環全身,巡察是否有符合細胞上所帶抗體／受體的抗原。B細胞被活化後會快速分裂,製造大量漿性B細胞和部分記憶性B細胞。	漿性B細胞	生產抗體的工廠,將數以千計的抗體釋出,進入血液或結締組織中。	
		記憶性B細胞	在身體內巡邏,一旦發現相同的病原體感染便能加速啟動反應。	
	抗體		由漿性B細胞所分泌。抗體與抗原接合之後能直接讓病原體失去活性、刺激補體蛋白的釋放,並活化吞噬細胞、肥大細胞和自然殺手細胞。	
細胞性免疫	T細胞 由骨髓製造、在胸腺成熟的淋巴球,順著血管和淋巴管在體內循環,巡察是否有符合細胞所帶受體的抗原。T細胞可根據細胞膜上帶有的是CD4或CD8蛋白質概分為兩大類。未被細胞激素活化和受體接合的T細胞被視為未成熟的T細胞(當受體被接合,未成熟T細胞便會分化為以下所列子類型之一)。	殺手T細胞		CD8+T細胞專門攻擊體內遭到病毒和某些細菌感染的細胞。殺手T細胞會釋放一種被稱為細胞毒素的化學物質,使被感染的細胞因細胞自殺而死亡(細胞凋亡)。	
		輔助型T細胞 CD4+T細胞是適應性免疫系統主要的驅動力和調節者。未成熟的T細胞受何種特定細胞激素刺激會決定最終形成哪一種輔助型T細胞。	Th1細胞	釋放能徵召並刺激巨噬細胞和樹突細胞的細胞激素,此外也會分泌刺激未成熟CD8+T細胞成熟為殺手T細胞的細胞激素。	
			Th2細胞	活化B細胞,使其活化後能夠快速分裂成漿性B細胞和記憶性B細胞。	
			Th3細胞	保護腸道黏膜免受非病原性抗原的影響(非病毒、細菌、真菌和寄生蟲的外來異物)。Th3細胞通過壓制Th1和Th2細胞扮演免疫調節器的角色。	
			Th9細胞	與Th2細胞類似,Th9細胞能夠活化B細胞。	
			Th17細胞	與Th1細胞類似,Th17細胞能夠刺激炎性細胞。	

		Th22細胞	與Th1細胞類似，Th22細胞能夠刺激炎性細胞。	適應性免疫系統
		Tr1細胞	控制記憶性T細胞的活化，壓制Th1和Th2細胞媒介對病原體、腫瘤和「自體」的免疫反應。	
		濾泡輔助型T細胞	調節記憶性B細胞和記憶性T細胞的形成。	
	調節性T細胞		藉由壓制免疫與炎性細胞的活性，在免疫反應的尾聲關閉T細胞媒介的免疫力。調節性T細胞也能壓制樹突細胞的活化，並壓制所有將自體視為異物並會攻擊體內健康細胞的T細胞活性。	
	記憶性T細胞		與記憶性B細胞類似，但生命週期比較長。記憶性T細胞在身體內巡邏，一旦發現相同的病原體感染，便能加速啟動反應。	

適應性免疫系統

　　適應性免疫與先天性免疫的區別，在於適應性免疫對入侵的生物體有專一性。適應性免疫還能夠記憶入侵者（免疫力的記憶功能），因此在之後的感染，適應性免疫能夠更強力而快速的做出反應。適應性免疫是疫苗得以發揮作用的原因，也是我們一生只會得一次水痘的理由。適應性免疫系統的職責就是辨認出敵方，並區分外來抗原與體內正常健康的細胞與蛋白質。適應性免疫系統還會修改反應的方式，以最有效果和效率的方式消滅特定病原體或被病原體感染的細胞。

　　由於適應性免疫系統在自體免疫疾病中是攻擊身體的元凶之一，因此深入了解這個系統的細節絕對是值得的。適應性免疫反應分為兩大類：**體液性免疫**和**細胞性免疫**。

。**體液性免疫**：此類型免疫是由被稱為B細胞的白血球媒介所調控，B細胞又稱B淋巴球，其在骨髓中形成，在有需要時會被釋放到血液和淋巴系統中。B細胞能產生抗體，以對抗外來入侵者賦予適應性免疫系統專一性。每一個B細胞在細胞膜表面都帶有一種特定的抗體（B細胞受體）；身體每天都會製造出數以百萬計的不同B細胞，每一個都能辨識一種特定的抗原，當B細胞經由血液或

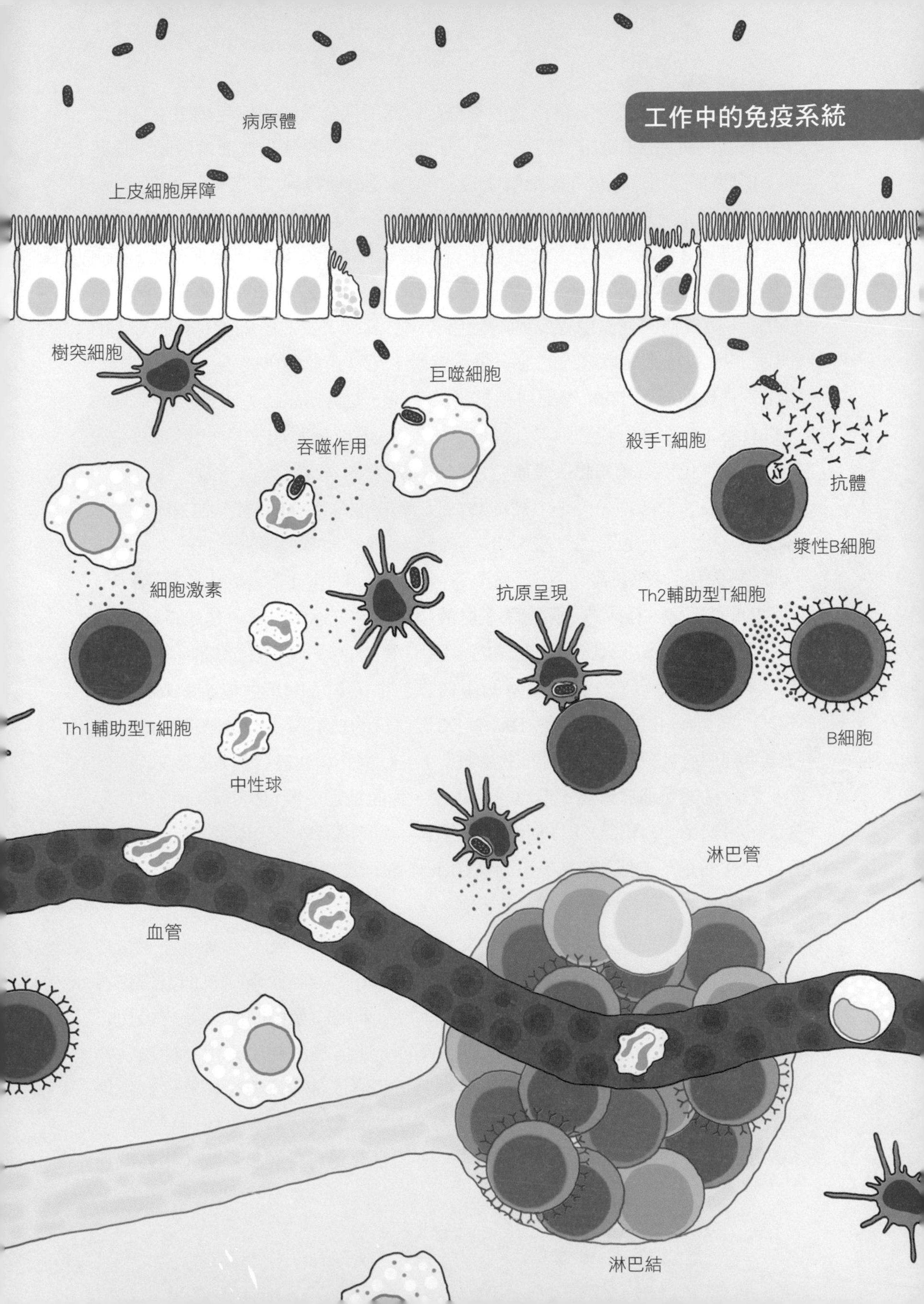

工作中的免疫系統

病原體

上皮細胞屏障

樹突細胞

巨噬細胞

吞噬作用

殺手T細胞

抗體

漿性B細胞

細胞激素

抗原呈現

Th2輔助型T細胞

Th1輔助型T細胞

中性球

B細胞

淋巴管

血管

淋巴結

淋巴系統在體內循環時，會沿途搜尋符合自己所攜帶受體的特定抗原；當找到了相符合的抗原，B細胞會與之結合，此時細胞內的觸發訊號便會啟動。這時候，B細胞需要由輔助型T細胞製造的蛋白質（細胞激素）才能完全活化。

一旦完全活化，B細胞便開始分裂，製造自己的分身（更多帶有能辨識該特定抗原受體的B細胞）。在這個過程中會生成兩種新類型的B細胞：漿性B細胞（製造並分泌大量抗體進入身體，用來協助推動免疫系統的攻擊）和記憶性B細胞（負責偵測身體曾經受到的感染）。大部分新生的B細胞都屬於漿性B細胞，漿性B細胞能以驚人的速率生產抗體，每秒還能釋出成千上萬的抗體，當由漿性B細胞釋出的抗體與目標抗原結合後，便會傳訊給先天性免疫系統的「吞食者」細胞（吞噬細胞）及補體蛋白質，通知它們有工作上門了。當先天性及適應性免疫系統如此這般通力合作時，痊癒的過程將快速有效。

- **細胞性免疫**：此類型免疫是由被稱為T細胞的白血球媒介所調控，T細胞又稱T淋巴球。這些細胞也是由骨髓製造，在尚未成熟時便會被釋放至血液中。隨後T細胞隨血流到達胸腺，並在胸腺中發育成熟（這便是T字首的由來 P57 ）。胸腺內的T細胞一旦成熟，便會隨著血液和淋巴系統巡遊至體內其他區域。

有兩大類T細胞會由胸腺釋放至體內，這兩類T細胞的區別在於細胞膜上所埋設的兩種不同醣蛋白（接有醣基的蛋白質），這兩種醣蛋白稱為CD4和CD8（CD代表「分化群」，這是CD4和CD8蛋白質的功能還不清楚時命名的，當時僅單純用於區分T細胞的兩大主要類型）。CD4和CD8被用做T細胞受體的輔助受體（功能類似於抗體，但專一性較差，因此這類受體可與數種不同抗原結合），這表示CD4和CD8與T細胞受體合作，共同辨識外來入侵者。

值得注意的是，T細胞有許多不同種類，分類的依據端看這些T細胞膜上擁有的CD4或CD8（有些情形下是兩者皆無）。

與B細胞受體（作用方式與抗體一樣）不同，T細胞受體所辨識的外來蛋白質是已經在細胞內被部分分解的蛋白質碎片。不管是屬於細胞的正常蛋白質或入侵生物體如病毒的蛋白質，都會不斷的在細胞內循環回收；這些蛋白質碎片通常會被運送至細胞表面，與細胞表面一種稱為主要組織相容性複合物（MHC）的特殊蛋白質結合。MHC是細胞被病毒或細菌感染後揮舞紅旗示警的重要手段。

多數細胞在被感染後都會進行抗原呈現，並且活化適應性免疫系統（相對於巨

噬細胞及樹突細胞是在「吞吃」外來入侵者後再將抗原呈現給適應性免疫系統而言）。如果細胞是健康的，那麼呈現出來的便只有正常的蛋白質（此蛋白質與T細胞受體接合並不會活化T細胞）；如果細胞受到感染，外來蛋白質的碎片（混合著一些屬於細胞的正常蛋白質）便會被呈現出來。當T細胞受體與外來蛋白質接合，T細胞便會被活化——就好像打開開關，讓細胞知道該開始工作了。接下來會發生的事取決於何種類型的T細胞被活化。

T細胞若不是CD4陽性（CD4+）就是CD8陽性（CD8+）。當T細胞離開胸腺時，分類的依據是細胞上所攜帶的是CD4或CD8，但這些T細胞並未「完全分化」，意思是這些T細胞還未完全成熟成為特定亞型。每個CD4+或CD8+T細胞都有潛力成為任一種不同的成熟（完全分化）T細胞。T細胞成熟（分化）的最後階段需要經過受體結合（代表T細胞發現與MHC接合的外來蛋白質）和細胞激素的作用（其他炎性細胞或免疫細胞分泌的化學訊號）。好比學生自學校畢業，準備進入職場，有許多條件適合的工作可供申請，他會申請各種不同的職缺，在完成面試、獲得錄取和培訓後才能開始工作。當T細胞剛離開胸腺時被稱做未成熟T細胞（有點像對職場毫無概念的社會新鮮人），所處的不同環境會引發這些細胞轉變為特定類型T細胞。

那麼，有哪些不同類型的T細胞，它們分別又負責什麼任務？

▷ **殺手T細胞**屬於CD8+T細胞，會攻擊體內被病毒或某種細菌感染的細胞。殺手T細胞跟哨兵一樣，巡邏找尋有外來蛋白質碎片呈現的MHC。殺手T細胞也會被能夠進行抗原呈現的細胞活化，例如巨噬細胞和樹突細胞、B細胞，還有輔助型T細胞。殺手T細胞在被活化後（由細胞激素和找到外來蛋白質碎片啟動）便會殺死被感染的細胞（殺手T細胞採取的是比較隱密的方法，會煽動細胞進入稱為細胞凋亡的自殺程序）。殺手T細胞也會攻擊癌細胞，也可能與移植的排斥反應有關。

▷ **輔助型T細胞**屬於CD4+T細胞類型，是適應性免疫系統主要驅動力與調節者。這些T細胞不會直接殺死受感染的細胞或清除病原體；應該說，輔助型T細胞藉由引導免疫系統內的其他細胞執行任務進而控制免疫反應。輔助型T細胞是經由先天性免疫反應的抗原呈現而活化 P45，活化之後，輔助型T細胞便會快速分裂並釋放細胞激素（發炎反應中的訊息分子），形成數個輔助型T細胞亞型，包括Th1、Th2、Th3、Th9、Th17、Th22、Tr1細胞和濾

泡輔助型T細胞；不同的亞型會分泌不同的細胞激素來加速不同類的免疫反應。未成熟T細胞最終會分化（細胞成熟）成何種特定亞型，是由抗原呈現細胞收到的特定信號所決定。

Th1、Th2、Th9、Th17、Th22是驅動免疫系統和發炎反應的重要輔助型T細胞亞型。Th1細胞負責徵召和調節如巨噬細胞等不具專一性的免疫細胞，並分泌能刺激T細胞成熟為殺手T細胞所需的細胞激素。Th2細胞負責活化B細胞（B細胞活化後便會快速分裂並分泌抗體）。Th9細胞與Th2細胞類似（這兩者是由不同的細胞激素活化），主導對抗寄生蟲感染的防禦（尤其是蟎蟲感染），但是與形成慢性過敏性發炎反應、氣喘治療中的氣道重塑和自體免疫疾病可能也有所關聯。

Th17細胞與Th1細胞類似（這兩者分泌不同的細胞激素），與發炎反應高度相關，在面對特定細菌和寄生蟲時會被活化。某些自體免疫疾病會出現過

何謂Th1和Th2重點調控？

　　一般相信輔助型T細胞亞型間的不平衡是自體免疫疾病的影響因素之一，明確說來，某些特定的自體免疫疾病可能與Th1和Th2細胞的過度活化有關，分別被稱為Th1或Th2調控。不過並沒有證據確鑿和快速確認的方法。舉例來說，橋本氏甲狀腺炎最有可能與Th1調控相關，但並非每個罹患此症的病例皆然；也曾出現Th2調控型的橋本氏甲狀腺炎病例。

　　也許更重要的是，所謂調控型會因對不同刺激——例如營養狀態的反應，快速的往復調整（意思是許多微量營養素的缺乏或過量會導致Th1調控型轉變為Th2調控型，反之亦然）。

　　Th1與Th2調控型間的拮抗對疾病的發展或治療有何影響仍然不清楚，尤其在辨識出其他輔助型T細胞後顯示這個系統比原先預想的要複雜許多。有些另類療法的治療師採用刺激Th1或Th2細胞（由血檢結果決定，刺激對象為細胞數量較少者）的策略（通常是草藥），讓免疫系統重新取得「平衡」（這有時候能奏效，因為Th1細胞與Th2細胞會互相抑制）。然而，Th1與Th2細胞的不平衡也代表了Th3細胞、Tr1細胞和調節性T細胞的數量不足或效能不彰，而這無法用這些「免疫平衡」的策略解決。另外，這些策略也無法解釋Th9、Th17、Th22細胞的作用與關聯性。

　　Th1和Th2細胞間的平衡（還有確實存在於Th9、Th17、Th22細胞間的平衡關係）還能經由降低全身性發炎反應、去除免疫系統誘發因子以及支援健康Th3細胞、Tr1細胞和調節性T細胞的產生和活性而達成。基本上，採行原始飲食生活攻略便能自然而然達到平衡——完全不需刺激免疫的草藥！

多被活化的Th17細胞，這很可能是這些自體免疫疾病，包括類風溼性關節炎、多發性硬化症和腸道炎症等發生組織損傷的原因。有證據顯示，Th17細胞或許和Th3或Tr1細胞一樣，具有調節的功能，不過並沒有明確的研究結論。Th22細胞也類似於Th1細胞（Th22細胞分泌的細胞激素不同於Th1和Th17所分泌的），疑似與牛皮癬、異位性皮膚炎和接觸型過敏性皮膚炎等發炎性皮膚疾病有關。

還有些輔助型T細胞扮演免疫調控者的角色：它們的主要任務是抑制免疫系統。Th3細胞（亦即適應性調節性T細胞或稱為誘發性調節性T細胞）能保護腸道內層（腸道黏膜，也就是腸道的黏膜屏障）免於非病原性抗原（病毒、細菌、真菌和寄生蟲以外的異物）的危害。Th3細胞還會抑制Th1和Th2細胞，這讓Th3細胞成為重要的免疫調節者。第一型調節性T細胞（也被稱為Tr1細胞）與Th3細胞類似（但分泌與Th3細胞不同的細胞激素），掌控記憶性T細胞的活化，同時抑制Th1和Th2媒介產生之針對病原體、腫瘤和「自體」的免疫反應。

濾泡輔助型T細胞（又被稱為Tfh細胞）在記憶性B細胞和記憶性T細胞的形成中是重要的調控者。記憶性T細胞與記憶性B細胞很相似，不過生命週期較長（記憶性B細胞和記憶性T細胞的生命週期視它們所「記憶」的病原體種類而不同，從數週到幾年，甚至數十年）。當入侵者試圖再次侵入身體，記憶性B細胞和記憶性T細胞會幫助免疫系統更快速的反應：在你察覺有任何症狀發生前，入侵者就已經被清掃乾淨了。CD4+或CD8+T細胞都能成為記憶性T細胞。

- **調節性T細胞**（過去被稱為抑制性T細胞）屬於CD4+T細胞，在調節先天性免疫系統中扮演關鍵角色。這類型細胞在免疫反應接近尾聲時抑制免疫和炎性細胞，藉此關閉T細胞媒介的免疫力作用。由於調節性T細胞同時能夠抑制樹突細胞的活化，因此這群細胞的免疫調節能力可以延伸到先天性免疫系統。調節性T細胞能維持「免疫耐受性」，也就是免疫系統容忍並選擇不攻擊某種抗原（這在某些狀況——例如懷孕時，非常重要）。除此之外，調節性T細胞最關鍵的任務便是抑制任何會辨識自體蛋白質，從而有可能攻擊體內健康細胞的T細胞；調節性T細胞的缺失或活性降低被認為在引起自體免疫疾病中扮演關鍵角色。Th3細胞分泌的細胞激素可能對活化調節性T細胞十分重要。

Th3細胞、Tr1細胞和調節性T細胞的功能十分相近，而它們在體內扮演哪些不同角色仍然不是很清楚。Th3細胞和Tr1細胞被認為屬於誘發型調節性T細胞，意思是說：開始時，這些細胞都是由胸腺釋出到體內的未成熟T細胞，當在身體周邊被特定細胞激素活化後才會分化，達到完全成熟。相反的，調節性T細胞（也被稱為自然發生調節性T細胞）的分化發生在胸腺內，這類細胞同樣能抑制免疫系統的活化（藉由釋放能關閉發炎反應和降低免疫細胞活性的細胞激素）；調節性T細胞經由直接與免疫細胞反應進而抑制其活性（雖然詳細機制仍然不清楚）。

好啦，這些資訊可是相當海量的。我知道所有這些不同細胞類型的命名聽起來根本就是八股至極，但是我希望 P46 ~ P48 的表格能夠幫助你理順這些細胞間的關係。而且我保證，如果你跟著我一起繼續探索，所有的一切都會開始明白起來。

每種細胞類型在免疫系統中都有自己的任務，而且它們彼此間的交互作用也十分複雜。更重要的是，實際上還有未被辨識出來的免疫細胞類型。除了參與發炎反應、辨認並摧毀受感染的細胞及外來入侵者，以及製造抗體的細胞類型之外，更需要被了解的是，還有數種細胞類型的任務是在入侵者被打敗後負責抑制免疫系統。當這些細胞無法執行任務時，你便會罹患免疫和自體免疫疾病。

身體如何／為何製造出攻擊自身的抗體？

如果沒有自體免疫抗體（辨識我們自身細胞會出現蛋白質之胺基酸序列的抗體）被製造出來，自體免疫疾病就不會存在。但是自體免疫抗體究竟是如何形成的？你也許聽過類似下面這則生物學趣味小知識：人類和蚯蚓的遺傳基因有六十七％的相似度，這是因為生命的基本原則都是相通的。很多不同生命型態中出現的一些蛋白質具有極大的共通性，從人類到試圖感染我們的病毒，還有我們吃下肚的植物（其中仍然存在很多差異，但是在談到自體免疫疾病時，正是相似度會帶來麻煩）。

如果你回顧 P41 的內容，會發現抗體辨識的只有蛋白質極小的一部分，通常是只有十五個胺基酸長的序列，而所有真核生物的蛋白質都是由相同的二十種胺基酸構成的。真核生物是細胞內具有稱為「胞器之內部結構」的生命形式，胞

器官間則以細胞膜做為區隔，所有的動物（從人類到寄生蟲）、植物還有真菌（比如酵母菌）都屬於真核生物。儘管二十種胺基酸有上百萬種不同排列組合以形成獨特蛋白質，但有些特定的序列會重複出現在許多蛋白質分子中——包括我們身體內的蛋白質和其他物種間的蛋白質。當你開始檢視這些小塊的蛋白質，你會發現抗體能辨識的十五個胺基酸序列可能就只有這麼幾個。當針對某個蛋白質的抗體形成時（或者說，病原菌細胞壁所帶蛋白質的一小部分），這個抗體也有可能會與另一個蛋白質結合，這種情況稱為分子擬態或抗體交叉反應；如果剛好這個抗體能與數個不同種類的細菌接合那就十分有用，因為這樣一來就能保護我們免於感染，但如果這個抗體會與人體內正常蛋白質接合，那就一點幫助也沒有。基本上說來，自體免疫抗體的出現完全是意外。

有一些特定因子會增加自體免疫抗體生成的機率。遺傳基因是關鍵要素，不過環境誘發因子也是不容忽視的（在 P59 、 P62 還會有更詳細的討論）。有些感染有極大可能會導致自體免疫疾病，尤其是在一些特定基因發生突變的前提之下。

舉例來說，假設HLA-B27基因發生變異 P61 的人受到克雷伯氏肺炎菌的感染，在之後形成僵直性脊椎炎這種自體免疫疾病的風險會增加。然而，如果同一位基因變異者受到奇異變形桿菌的感染（會引起腎結石和肺炎的一種細菌），其後罹患類風溼性關節炎的風險將會增加。飲食中的麩質是另一個非常重要的誘發因子，飲食中的麩質除了很明確是引起乳糜瀉的誘發因子，在許多其他自體免疫疾病中也扮演了重要的角色。

從很多方面來說，本應攻擊外來入侵者的抗體轉而攻擊人體內的蛋白質這件事純粹是運氣不好，但由於一些蛋白質在不同物種之間皆有所相似的緣故，對大多數人來說，某些時候這個壞運氣發生的機率高得嚇人——事實上，這件事必然會頻繁出現在幾乎每個人身上。那麼，問題來了，如果意外出現自體抗體是正常狀況，為什麼在某些人身上會引起自體免疫疾病，而有些人卻不受影響？

身體自有一套方法使意外形成的自體抗體不會讓免疫系統槍口對準自身的蛋白質，其中一種方式稱為**篩選**，在篩選過程中，能辨識自體蛋白質的T細胞和B細胞都會被摧毀。篩選會在胸腺和骨髓進行，稍後會繼續討論。

另一種方法稱為**抑制**：調節性T細胞、Th3細胞和Tr1細胞會抑制逃過篩選之細胞製造自體抗體的功能。但在自體免疫疾病中，抑制這一項功能發生了故障，

而這種情形是如何造成的仍然未獲得全盤了解。有可能是那些遺傳基因有易於罹患自體免疫疾病傾向的人，意外製造出超過系統可抑制數量的自體抗體；也有可能那些遺傳基因有易於罹患自體免疫疾病傾向的人，同時容易發生大量發炎反應，以至於免疫系統被這些發炎反應淹沒而無法執行淘汰自體抗體這項重要工作。胸腺和骨髓在防止會辨識自體的B細胞和T細胞釋放這件事（經由篩選作用）並不是那麼有效。遺傳基因有易於罹患自體免疫疾病傾向的人也許無法製造出足夠數量的調節性T細胞、Th3細胞和Tr1細胞來抑制會辨識自體之免疫細胞的活性。同時，外在誘發因子的刺激強度當然也是重要的影響因素。

因此，與其探討身體如何學會製造出辨識自體的抗體，不如釐清為何這些製造出自體抗體的細胞會在體內存活。

抗體分類與免疫系統

抗體可以自由在血液或其他體液中（由漿性B細胞所分泌）循環流動，或固定接合在B細胞的細胞膜表面。抗體可分為五大主要類別，每一種在免疫系統中都有其特定任務。

- **免疫球蛋白A**：此類型抗體主要出現在黏膜區域（即區隔身體內部及外部的屏障），例如腸道、呼吸道和泌尿生殖系統。唾液、眼淚和母乳中也有此類抗體存在，主要功能在防止病原體進入循環系統。此類抗體的生成是由Th3細胞調控。
- **免疫球蛋白D**：此類抗體位在尚未接觸過任何抗原的B細胞（意即未成熟B細胞）細胞膜表面，主要做為抗原受體。已知此類型的抗體能活化其他免疫細胞（嗜鹼性球和肥大細胞），使其分泌細胞激素（發炎反應中的化學訊息分子）。
- **免疫球蛋白E**：此類抗體會與過敏原接合，刺激特定細胞（肥大細胞和嗜鹼性球）分泌組織胺從而引起過敏症狀。此類抗體對於對抗寄生蟲感染也十分重要。
- **免疫球蛋白G**：此類抗體是由漿性B細胞所分泌，在對抗病原體時負責大部分抗體為基礎的免疫力，約佔隨時在體內循環抗體總量的七十五％。此類抗體也是唯一能穿過胎盤、為胎兒提供被動免疫保護的抗體。
- **免疫球蛋白M**：此類抗體會表現在B細胞之細胞膜上，在體液性免疫啟動初期、還沒有足夠免疫球蛋白G時，漿性B細胞也會分泌此類抗體做為替代。此類抗體與先天性免疫系統相互作用，引導補體蛋白質和巨噬細胞攻擊被此類抗體接合的抗原。

所有的T細胞都是由骨髓中特定的幹細胞所產生。T細胞被釋放後，隨血流循環至胸腺中才成熟和分裂。胸腺的主要作用是「教育」在那裡成熟的T細胞。胸腺中未成熟的T細胞稱為胸腺細胞，最年輕的胸腺細胞（即雙負細胞）其細胞膜上不帶有CD4或CD8；隨著發育過程，這些細胞會進入雙正時期，即細胞膜上會同時表現CD4和CD8蛋白質。最終這些細胞會成熟為單正胸腺細胞（CD4+或CD8+），然後做為未成熟T細胞由胸腺釋放至身體的其他部位執行任務。

在發育的過程當中，大約有九十八％的胸腺細胞因未能通過由胸腺中的細胞對其進行的兩項測試而死亡。

第一項測試為正向測試，此測試的對象是雙正胸腺細胞。正向測試的過程會查核出能與主要組織相容性複合物（MHC， P45 ）交流互動的胸腺細胞，未能通過測試（無法與MHC交流）的胸腺細胞會死亡。正向測試亦能引導通過測試的雙正時期胸腺細胞變化為CD4+或CD8+胸腺細胞。

淋巴球的一生

淋巴球來源：
骨髓

淋巴球的成熟：
骨髓（B細胞）
胸腺（T細胞）

淋巴球的活化：
脾臟
淋巴結

淋巴球的運輸：
淋巴管
血管

▶ 有趣的事實 ◀

事實上，主要組織相容性複合物蛋白質有兩種類型。胸腺細胞與這兩者間的哪一種互動更密切將決定此細胞未來會成為CD4+或CD8+胸腺細胞。

第二項測試為**負向測試**，檢查確認胸腺細胞不會與自體胜肽（蛋白質碎片）發生強烈反應。未通過負向測試的胸腺細胞（因為它們會辨識自體從而攻擊人體內的正常健康細胞）會死亡或被篩選成為調節性T細胞。只有正向篩選和負向篩選測試都通過的胸腺細胞才會被釋放進入體內，胸腺細胞在被釋放後稱為未成熟T細胞，因為這些細胞仍需要經由受體接合才會被活化，並需要藉細胞激素的刺激才能夠分化——也就是說，到這個階段這些細胞才會成熟成為相對應的T細胞類型。

在被釋放進入循環系統前，未成熟的B細胞也會在骨髓中接受對自體胜肽辨識能力的測試。如果B細胞受體（埋在B細胞細胞膜上的抗體）與「自體」抗原的結合太過緊密，這樣的B細胞不會有成熟的機會。根據與自體抗原結合的緊密程度，這樣的B細胞可能會有死亡、受體經過修改後再重新測試、或被關閉進入永不起反應的狀態（進入此狀態的B細胞不會死亡，但也不具有任何活性）。

免疫系統還有進一步重複檢驗的方法。如果真的有會辨識自體的T細胞或B細胞逃過了篩選進入循環系統（血液或淋巴），調節性T細胞、Th3細胞和Tr1細胞理論上會將這些脫逃者關閉（透過抑制活化、關閉活性或直接殺死這些漏網的T細胞或B細胞）。

有趣的是，隨著年齡漸長，胸腺所製造出的細胞數量會隨之下降。人到中年，胸腺便會以每年約三％的速度萎縮，伴隨著由胸腺製造之未成熟T細胞數量的縮減，僅餘周邊T細胞的擴充成員（經誘導產生的調節性T細胞，也就是Th3細胞和Tr1細胞）在保衛老年人免受病原體侵襲的任務中佔據分量較重的角色。

一旦罹患了一種自體免疫疾病，病人進而發生第二、第三種自體免疫疾病的風險會大幅增加。只要免疫系統開始攻擊體內任何一種細胞類型，學會攻擊其他細胞類型一點也不是什麼困難的事。

一旦免疫系統崩壞到無法再區分自體和入侵者時，唯一的應對方法就是很快再製造出另一種自體抗體，到這個境地，任何飲食習慣、感染或其他環境誘發因子都會引發新的自體免疫疾病。

自體免疫疾病的3大促成因素

自體免疫疾病的發生是由於免疫系統失去辨別自我和外來入侵者的能力。除此之外，免疫系統在開始攻擊自身細胞前還必須受到刺激。實際上，其發生的機制非常複雜，牽涉到三個主要因素的交互作用：

(1)易受影響變異的基因。

(2)環境的刺激、感染和壞運氣。

(3)飲食和生活方式。

　　如同我之前所提到的，對基因易受影響這件事我們束手無策；對於感染甚至環境的刺激，我們也沒有多少控制能力。然而，多了解這些因素對於理解掌控我們力所能及的要素——也就是飲食和生活方式，是很重要的。

遺傳基因

　　與地中海型貧血、囊腫纖維症和某些類型的乳癌等遺傳疾病都有單一基因或一小群基因發生突變的狀況不同，自體免疫疾病中牽涉到的基因非常多。單一或數個與免疫系統相關的基因集體發生突變（或稱為變異，指的是每個人由父母雙方或單方遺傳而來之特定基因型態）會更加易於罹患自體免疫疾病。疾病並不是因你遺傳到的特定基因出現特定缺陷而導致的（至少大部分病例都符合這個情形），相對的，你遺傳到的是——在發展成自體免疫疾病前，必須與環境發生交互作用的一群基因。

　　遺傳基因具有劑量效應，明確的說，如果遺傳到愈多「自體免疫基因」，在不考慮環境刺激的影響下，你會愈容易罹患自體免疫疾病。如果你只有遺傳到少數自體免疫基因，那麼所有的環境誘發因子——從感染、化學品曝露、飲食、到壓力——都變得十分重要，因為這關乎你是否會發生自體免疫疾病。

　　易受影響變異的基因是自體免疫疾病出現家族遺傳的原因，但家族成員不一定都會罹患同一種自體免疫疾病，因為雖然基因易於發生變異會增加患病的可能，但變異的基因本身並不是造成自體免疫疾病的直接原因；更確切的說，自體免疫疾病是遺傳基因和環境因素惡性合作的結果。

　　單就特定基因突變及其在自體免疫疾病中扮演的角色都能寫一本厚厚的書了，事實上，我們還沒弄清楚、關於何種基因在造成何種自體免疫疾病中有所貢獻的部分，早就多到足以填滿一個圖書館了。不過，我會重點挑出幾個比較知名的自體免疫基因突變（特定基因DNA序列發生改變現象的一般通用稱呼）或變異（基因的特定改變具有遺傳性，並且出現在超過一％的人口身上）為例，說明基因突變或變異增加自體遺傳疾病罹患機率的各種作用方式。

喬安的自體免疫家族病史（及相關健康問題）

　　自體免疫疾病在我的直系親屬間十分常見。我的家庭——連我的雙親在內——是一個七口之家。我的母親患有虹膜炎、關節炎、骨質疏鬆、黃斑部病變和僵直性脊椎炎，她的膽囊也已切除。我父親在四十多歲時有過一次嚴重的心臟病發作，當時他甚至被宣告死亡了十二分鐘！他還有高膽固醇、大腸癌、皮膚癌、高血壓、慢性偏頭痛、經常性眩暈等問題，他的膽囊也切除，還經年患有黴漿菌引起的肺炎（會走路的肺炎）。我的大姊患有嚴重的克隆氏症候群（或稱為局部性腸炎，是一種發炎性腸道疾病），伴隨爆發的還有關節炎及虹膜炎；今年她開刀切除了整段大腸，她的膽囊同樣已經摘除。

　　到目前為止，我的兄弟似乎逃過了自體免疫疾病的厄運，他沒有高血壓，出生時僅有一顆腎臟，最近有一次腎結石發作。我的二姊是個幸運兒：她的健康一點問題也沒有！然後談到我自己，我患有僵直性脊椎炎、甲狀腺機能低下、大腸激躁症和偏頭痛，另外從三十多歲開始，我就蒙受骨質缺乏和骨質疏鬆症之苦。最近我開始到新的醫師處就診，這位醫師在看過我的病歷和家族病史後戲謔的跟我說：「小姐，妳需要的是新的家族遺傳基因！」

· **RAG-1和RAG-2基因突變**：在釋放到循環系統前，B細胞的自體免疫能力會在骨髓加以測試，未通過此項測試的B細胞（這些細胞的受體會辨識自體蛋白質）會經過稱為受體編輯的步驟將受體改造後再測試，若受體編輯失敗，這些B細胞便會死亡。此過程是由重組活化蛋白基因（RAG）調控；重組活化蛋白基因（包括兩個類型，RAG-1及RAG-2）出現缺陷代表受體編輯無法運作（代表那些細胞會死亡）。RAG基因突變可能與嚴重複合型免疫不全症有關。

· **FoxP3基因突變**：自然發生的T細胞和其他T細胞的區別在於它們具有稱為FoxP3的細胞內蛋白質。FoxP3基因的突變會阻礙調節性T細胞的發育，造成致命但不常見的IPEX症候群。

· **製造唾液酸乙醯基酯酶之基因突變**：唾液酸乙醯基酯酶是一種會降低B細胞受體訊號強度的酵素，對建立免疫耐受性（免疫系統「容忍」並選擇不攻擊特定抗原的機制）是必需的。如果沒有唾液酸乙醯基酯酶的阻止，製造自體抗體的B細胞不會被抑制，會持續製造並釋放自體抗體到體內。一項研究顯示，二％患有自體免疫疾病的病人體內的唾液酸乙醯基酯酶基因有突變出現（患有類風溼性關節炎和第一型糖尿病的病患尤其如此）。儘管自體免疫疾病的發生不必然需要唾液酸乙醯基酯酶基因的突變，但突變仍然大幅提高了患病的風險。

· **Trex1基因突變**：3' 修復核酸外切酶（Trex1）是在DNA合成中扮演校對角色

的酵素，這個酵素在負責偵測病毒DNA的干擾素——刺激反應中的重要構成要素（基本上是刺激細胞激素的釋放），並抑制抗病毒反應。人體Trex1基因的突變會引起Aicardi-Goutières症候群和凍瘡樣紅斑性狼瘡，並可能與許多其他的自體免疫疾病有關。

・**PTPN22基因的突變**：此基因攜帶的是一種主要出現在淋巴組織的酵素之基因序列，這個酵素的名稱是蛋白質酪胺酸磷酸酶、非受體類型22（淋巴系統的），即PTPN22。PTPN22影響T細胞和B細胞受體的反應靈敏度，PTPN22基因的特定突變與自體免疫疾病發生機率增加有關。尤其是PTPN22基因發生R620W突變已被發現與許多自體免疫疾病有著密切關聯，包括第一型糖尿病、類風溼性關節炎、紅斑性狼瘡、白斑和葛瑞夫茲氏症（最常見的一種甲狀腺機能亢進症）。

・**亞甲基四氫葉酸還原酶（MTHFR）基因突變**：亞甲基四氫葉酸還原酶是甲基循環中，控制速率限制步驟的酵素（意即酵素的作用速率會決定整個循環運作的速率）。甲基循環是身體循環利用甲基的機制，能藉由甲基化轉譯後修飾控制大量不同種類蛋白質的活性 P38 。藉由甲基化能夠控制一些極度重要的激素，例如皮質醇和褪黑激素，還有一些極為重要的神經傳導物質，例如腎上腺素和血清素。

MTHFR的活性缺失，例如MTHFR基因發生C667T變異的狀況，會導致體內一種非蛋白質類胺基酸——高半胱胺酸的堆積，引起包括心血管疾病、腎臟疾病、神經退化性疾病、骨質疏鬆和癌症等各種病痛。高半胱胺酸濃度的升高已知會提高多種自體免疫疾病發生的風險，包括糖尿病、橋本氏甲狀腺炎、阿茲海默症（疑似自體免疫疾病）和精神分裂症（疑似自體免疫疾病）。

・**HLA-B基因突變**：人類白血球抗原（HLA）基因攜帶主要組織相容性複合物（MHC，在人體內能與HLA交替作用 P45 ）的基因序列。已知HLA-B27這個特殊的HLA基因變異（B*2701-2759亞型）與數個自體免疫疾病有關，包括僵直性脊椎炎、反應性關節炎（萊特氏症候群）、血清陰性脊椎關節病變、某些眼科疾病（急性前葡萄膜炎和虹膜炎）、乾癬性關節炎、發炎性腸道疾病（主要是指克隆氏症及潰瘍性結腸炎兩種疾病），還有潰瘍性結腸炎引起的脊椎滑脫症。雖然還不清楚細節，但是這個特殊的基因變異似乎會影響MHC將抗原呈現給T細胞的能力。大約八％的白人、四％的北非人、二％～九％的中國人

和〇・一％～〇・五％日本人身上可以找到HLA-B27基因變異。HLA基因的其他變異與乳糜瀉高度相關：超過九十％患有乳糜瀉的患者都具有DQ2和DQ8的HLA基因變異。

上述的基因突變和變異有些十分普遍，有一些則十分罕見，尚未被鑑別出來、會大幅增加罹患自體免疫疾病風險的基因突變或許還有數十種或更多。不過有一點必須強調一下，雖然遺傳到一或多個這類基因可能增加你罹患某些特定自體免疫疾病的風險，但是，帶有這些「自體免疫基因」並不代表你一定會罹患某些自體免疫疾病——你甚至有可能根本不會患病。

所以，基因的影響到底有多重要？

自體免疫疾病在家族中流傳的原因是由於，讓患病機率增加的基因是會遺傳的，但基因和遺傳也只能對患病機率做出三分之一的解釋；其餘的三分之二是由於……再次重覆——因為這正是本書的重點所在：環境、飲食和生活型態。

環境誘發因子

有些環境誘發因子與自體免疫抗體的形成有關 P42 。例如有些感染會因為致病的病毒、細菌或寄生蟲的蛋白質與人體蛋白質太過相似而更容易產生自體免疫抗體。其他的環境誘發因子則與適應性免疫系統有關，例如缺乏維生素D已知會直接影響體內調節性T細胞的數量 P100 ；當身體沒有生產出足夠數量的調節性T細胞時，免疫系統就會無法抑制自體免疫。環境誘發因子也在將免疫系統推向被攻擊的火線上扮演了一定分量的角色，舉例來說，已知會造成系統性紅斑狼

做自體免疫疾病的基因篩檢值得嗎？

大部分情況下，基因篩檢的結果都不會影響診斷或治療。然而如果能建立特定基因的易受影響性（根據某個已知與自體免疫相關基因變異測試的陽性結果所做出的結論），家族成員便可依此結果進行針對該基因的篩檢測試，這也許會影響他們用多積極的態度應對自己的飲食與生活形態問題。

此外，有些基因突變或許暗示著某些能控制自體免疫疾病之特定營養補充的缺乏，例如額外提供維生素B_6和B_{12}（由富含維生素B群的食物補充或針對性的營養品攝取）能支援甲基循環，對MTHFR的C667T基因變異有幫助。

瘡的抗體會出現在使用矽膠植入物的病人體內，但這些抗體在將植入物（也就是誘發因子）移除後便會消失。

　　一部分的環境誘發因子——如微量營養元素的缺乏（不論是飲食或生活形態造成的結果）或長期暴露在化學物質下等等，是可以解決的。然而有這麼多的環境誘發因子，一旦暴露在這些因子中，一定會造成一定的傷害（例如感染）。

感染

　　感染與自體免疫疾病密不可分，但感染是否是所有自體免疫疾病的促成因素仍然未知。了解「自體免疫疾病的發展中有感染的參與」、「感染直接導致自體免疫疾病發生」兩者的區別是很重要的，不像感冒、水痘及小兒麻痺等傳染性疾病，自體免疫疾病並不直接由引起感染的生物體所造成（病毒、細菌、真菌或寄生蟲），倒不如說，被特定病原體感染會增加罹患某些自體免疫疾病的機率。

　　這其中的機制似乎與自體免疫抗體的形成有關。特定的病毒、細菌、真菌和寄生蟲會增加那些也會識別自體蛋白質之抗體形成的可能性。更具體的說來，特定的感染僅與部分自體免疫疾病聯繫在一起，可能是因為引起感染之微生物的蛋白質與我們體內的特定蛋白質有高度相似性。

　　儘管我可以就這個話題不停討論下去，我還是決定選擇幾個已知的特定感染與特定自體免疫疾病為例，說明其中的關聯。

- **伯疏氏螺旋體**：伯疏氏螺旋體是一種螺旋菌，通常藉由虱子和壁蝨傳播（萊姆病便是由螺旋菌引起的）。類風溼性關節炎、結節病、精神分裂症（已更名為思覺失調症，疑似自體免疫疾病）以及痴呆症（亦為疑似自體免疫疾病）都與螺旋菌感染有關。
- **肺炎衣原體**：衣原體常引起急性咽喉炎、支氣管炎和非典型肺炎（走路型肺炎），被認為與關節炎、心肌炎、格林-巴利症候群（急性多發性神經炎，一種急性周邊神經病變）、阿茲海默症（疑似自體免疫疾病）、慢性疲勞症候群、慢性肺栓塞（疑似自體免疫疾病）、多發性硬化症和妥瑞氏症等疾病有關。
- **腸病毒**：腸病毒（感染腸胃道的病毒）與許多不同類別的疾病有關，舉凡一般感冒到手足口病、急性出血性結膜炎、無菌性腦膜炎及小兒麻痺。肌萎縮性脊髓側索硬化症（漸凍人症，疑似自體免疫疾病）、慢性疲勞症候群（疑似自體

免疫疾病）、第一型糖尿病、格林-巴利症候群以及思覺失調症皆與腸病毒感染有關。

◦ **梨形鞭毛蟲**：由於梨形鞭毛蟲在溪流和河流中繁衍，儘管有時候並沒有明顯的症狀出現，但這種微生物會全面摧毀腸道黏膜屏障表層，或許最著名的就是會引起海狸熱（beaver fever）和旅行性下痢（backpacker's diarrhea）。神經性自體免疫疾病與這種寄生蟲的侵襲有關，例如多發性硬化症、肌萎縮性脊髓側索硬化症和帕金森氏症（疑似自體免疫疾病），此外慢性疲勞症候群、關節炎和葡萄膜炎也與此寄生蟲感染有關。

◦ **幽門螺旋桿菌**：幽門螺旋桿菌是一種見於腸胃道上端的細菌，全球有半數以上的人口身上都找得到它的蹤跡（其中大部分在開發中國家）。儘管八十％的受感染者不會產生任何症狀，幽門螺旋桿菌的確是造成慢性胃炎的罪魁禍首，症狀包括非潰瘍性消化不良、胃痛、噁心、脹氣、打嗝，有時甚至還有嘔吐和血便。幽門螺旋桿菌已知與胃潰瘍和胃癌罹患風險增加有關，也與免疫性血小板低下、牛皮癬及結節病有密不可分的關聯。

◦ **疱疹病毒**：疱疹病毒的家族相當龐大，其中好幾個成員與自體免疫疾病密切相關，像是格林-巴利症候群和系統性紅斑狼瘡都和受到巨細胞病毒屬的病毒感染有關。雖然大部分受感染的人完全不會表現出症狀，但有些人會經歷類似單核球過多症的症狀（喉嚨痛、腺體腫脹、長期發熱和輕微的肝炎反應）。然而巨細胞病毒感染會潛伏在體內，當年歲漸長、免疫能力受損時便可能爆發，引起重大疾病。全球成年人約四十％都曾感染過巨細胞病毒。

人類疱疹病毒是疱疹病毒家族的一員，是引起傳染性單核球過多症（或稱為淋巴腺熱）的罪魁禍首。人類疱疹病毒感染與皮肌炎、系統性紅斑狼瘡、類風溼性關節炎、薛格連氏症候群和多發性硬化症皆有關聯。

人類疱疹病毒第六型是另一個疱疹病毒家族成員，感染的典型綜合症狀是起疹子和發燒（玫瑰疹這種兒童疾病便是其中一例）。人類疱疹第六型已知與多發性硬化症有密切關聯，感染此病毒也會增加慢性疲勞症候群發生的風險。

◦ **諾羅病毒**：諾羅病毒是引起病毒性腸胃炎最常見的病原（腸胃型感冒；諾瓦克病毒大概是這個屬最有名的成員）。發生感染的症狀特徵是噁心、反胃、腹瀉和肚子痛，也有可能出現嗜睡、體虛、肌肉疼痛、頭痛、咳嗽和低燒等等症狀。克隆氏症也與諾羅病毒感染有關，事實上，科學家已經藉由結合諾羅病

毒、特定易受影響變異之基因（ATG16L1）及以化學毒素引發腸道損傷等因素，成功在動物實驗中複製出克隆氏症。

- **B19微小病毒**：B19微小病毒會在兒童身上引起紅疹，被稱為第五發疹病（俗稱蘋果病，病人臉頰上會出現像被打耳光的紅斑）。此病毒還會造成特定形式的急性關節炎，至於急性關節炎是否直接導致類風溼性關節炎仍然有所爭議。不過B19微小病毒和類風溼性關節炎、系統性紅斑狼瘡以及血管炎似乎都有所關聯。

- **鏈球菌**：你有沒有罹患膿毒性咽炎的經驗？沒錯，就算單純的鏈球菌感染都會增加自體免疫疾病——尤其是妥瑞氏症——發生的風險。

- **弓漿蟲**：這是一種常見於鳥類和貓身上的寄生蟲，也是孕婦不該清理貓砂盆的原因。西方國家有四十％到七十％的人口有弓漿蟲感染的問題，但是除非有免疫抑制的問題或是在懷孕期發生感染，一般都是毫無症狀出現的（如果感染發生在懷孕之前，胎兒不會受到任何影響，但如果感染發生在妊娠期便會對胎兒健康造成嚴重影響）。

  儘管弓漿蟲普遍被人們認為是一種完全無害的良性寄生蟲，但感染此寄生蟲仍然會提高罹患阿茲海默症（疑似自體免疫疾病）、帕金森氏症、妥瑞氏症、抗磷脂症候群、系統性硬皮病和發炎性腸道疾病的風險。

大多數情況下，僅是在人生的某個時刻被這些微生物感染，就足以讓這些微生物在自體免疫疾病的發展過程中有所貢獻。記載這些常見感染的名單非常長，許多這類感染還被視為兒童時期的「成長慣例」。無論如何，這些感染讓自體免疫抗體有形成的機會，但單靠自體免疫抗體並不足以引起自體免疫疾病。

重複感染

重複感染是另一個值得注意的問題，因為重複感染不會出現症狀。這些感染可能是潛在的，入侵的微生物處於休眠狀態，並不活動；也有可能是緩慢感染，入侵的微生物繁殖的速度很慢（因為病原菌數量少，並不足以引發明顯症狀）。這些「沉默的」感染可能來自病毒、細菌、真菌或寄生蟲，卻很可能是造成自體免疫疾病的主要元凶；這與單純誘發自體免疫抗體形成的感染不同：潛伏性感染會持續影響適應性免疫系統。

以下是三種會引發自體免疫疾病最常見的重複感染病原：

。**幽門螺旋桿菌**：幽門螺旋桿菌經常被認為是引起並加重自體免疫疾病的原因
（也是被研究的最為透澈的重複感染）。前段章節中已經有提到，幽門螺旋桿
菌在將近半數人口的上消化道內都找得到，已知會使容易受到感染的人引發胃
潰瘍。幽門螺旋桿菌還會藉由複雜的交互作用調節適應性免疫系統的作用，這
些交互作用十分複雜，以至於若在年少時期感染幽門桿菌，反而會預防未來免
疫和自體免疫疾病的發生；反之，如果在成年後感染幽門螺旋桿菌（這在西方
國家十分常見），發生免疫功能障礙的風險會增加。

當幽門螺旋桿菌被吃進樹突細胞（吞噬作用），會與樹突細胞細胞膜表面影響
細胞激素分泌的受體發生交互作用。還記得嗎？未成熟T細胞在不同的細胞激
素環境影響下，會發育成不同的輔助型T細胞，事實上，幽門螺旋桿菌能決定
樹突細胞是促進Th1細胞還是Th2細胞形成的轉換，不過通常會偏向促進Th1細
胞形成的條件。幽門螺旋桿菌還會藉由影響巨噬細胞、B細胞和T細胞所分泌
之細胞激素種類，進一步與免疫系統發生交互作用。這些細胞激素會損傷胃壁
和小腸前段的內壁細胞，同時刺激發炎細胞——例如中性球——的聚集。此
外，幽門螺旋桿菌還會引發胃壁細胞異常分泌胃酸，以及改變小腸前段內壁細
胞的黏液分泌。藉由阻礙T細胞分泌重要的細胞激素，幽門螺旋桿菌便能阻撓
適應性免疫系統，從而確保自己的存活——在此同時也造成慢性胃炎（胃和小
腸前段的發炎現象）。

慢性腸道發炎會使腸子的通透性增加（也就是所謂的腸漏），這不僅會造成自
體免疫疾病，還會引發令人難以置信的各種慢性疾病（稍後會針對腸漏在引起
自體免疫疾病方面所扮演的角色加以討論）。

當幽門螺旋桿菌感染持續發生，體內的Th1和Th2細胞比例會愈來愈不平衡。
非常重要的一點是，適應性免疫系統受到刺激以及Th1或Th2細胞的重點調控
也會引發易受影響的個體出現自體免疫疾病。其實，幽門螺旋桿菌會在刺激
Th1或Th2細胞形成間互相轉換，藉此控制這些細胞，讓它們成為活靶 P52 。
看來，受感染的個體攜帶之易受影響基因，似乎決定了幽門螺旋桿菌會「選
擇」更常刺激哪一種Th細胞的形成，以及對轉換兩種Th細胞形成的刺激頻率
（如果發生轉換的話）。

- 弓漿蟲：最近有一項研究，內容是分析評估健康人和患有十一種自體免疫疾病中任一種的病患體內帶有弓漿蟲抗體的比例（抗體的出現代表正處於被感染的狀態），結果顯示健康人只有二十九％帶有弓漿蟲抗體，而這個比例在自體免疫疾病患者身上則提高到四十二％。在感染弓漿蟲初始，巨噬細胞和自然殺手細胞都會被活化，從而刺激發炎反應。腸道腸壁受損，使得腸內的細菌進入身體，這進一步刺激免疫系統發動攻擊。

一般情況下，弓漿蟲感染會引起高效的Th1反應，接著這些Th1細胞會釋放細胞激素，強迫入侵的寄生蟲進入休眠狀態（但此時感染並未根除）。但在易受自體免疫疾病侵襲的人體內，發炎和免疫反應會持續增幅而非達到平衡狀態，造成這個現象的機制以及腸內微生物群 P85 在其中扮演的角色仍然未知。弓漿蟲感染還會削弱巨噬細胞及樹突細胞分泌特定細胞激素的能力（這在某種程度上加速了Th1細胞反應），這減弱了人體防止細菌離開腸道的能力，進而引起慢性二次發炎反應與免疫系統的活化。

- 細胞壁缺陷細菌：兩項針對為數不多的病患所進行的最新研究顯示，極大比例的結節病患者在以四環素這一類抗生素治療後，有好轉的趨勢；使用抗生素的動機是源於在其他研究中發現，許多不同種類的細胞——包括那些結節病患者的巨噬細胞中，都出現細胞壁缺陷細菌（一種有抗生素抗性的細菌，能在人體內長期維持休眠或緩慢生長的狀態）。這類細菌引起自體免疫疾病的方式可能是，經由自身完成正常生活史循環並死亡時，將細菌性毒素（即內毒素）釋放進入巨噬細胞；如此大量的毒素會導致刺激Th1細胞生成的細胞激素分泌。系統性紅斑狼瘡的病人體內也曾發現細胞壁缺陷細菌的蹤跡。

重複感染可能是、也可能不是造成你的自體免疫疾病的因素。與保健醫師通力合作，以自然療法或藥物治療是控制自體免疫疾病極為重要的一部分，然而對大多數人而言，進行飲食和生活方式的改變，便足以讓身體在不需要藥物干預的情形下應付這些感染。而另一方面，對某些人來說，僅是正確診斷並治療潛在的感染，就能完全逆轉自體免疫疾病問題，不需要立刻改變飲食和生活方式。不過很重要的是，這一類人要記得自己仍屬於很可能舊病復發的體質，而在《恐怖的自體免疫疾病療癒聖經》書中提出的建議，將是他們預防自體免疫疾病捲土重來或罹患另一種自體免疫疾病最有效的行動方案。

一些潛在的感染（尤其是寄生蟲感染）似乎會干擾妨礙控制自身的自體免疫疾病，就算完全遵照原始飲食生活攻略所提出的建議行事也不例外，這表示這些感染無法單純藉由改變飲食和生活方式壓制。雖然在第八章會進一步深入探討，不過在這裡要強調的是，飲食和生活方式的改變需要與感染治療互相配合才能有良好的預後結果。

暴露在毒素、汙染物、化學物質和藥物中

自體免疫疾病已知與各式各樣的環境毒素及汙染物、職業場所的有害物質還有由許多其他方式接觸到的化學物質有密切關聯。

依據毒素種類、暴露嚴重程度及自體免疫疾病的種類，排除引起問題的化學物質有可能會為健康帶來好處。在某些病例中，排除引發自體免疫疾病的誘因便可能完全康復；其餘已經造成傷害的病例中，排除有害物質無法促進痊癒（這不代表你無法康復，這只是說明飲食和生活方式比想像中還要重要）。

這些誘發因子的範圍包括了所有的人造和天然物質。在這裡我著重說明幾個最為人了解的幾項：

∘ **重金屬**：汞、鎘、鉛、鋁和金是二十三種被分類為「重金屬」的金屬物質家族中的成員，這些金屬在微量時不具毒性（事實上，其中許多還是生存必須），但在高濃度時有毒，並會引發自體免疫疾病。重金屬毒性與自體免疫疾病間有強而有力的相關性，已知在某些病例中，螯合治療（能將重金屬離子由血液中濾出的方法）能完全逆轉自體免疫疾病的病情。不過，重金屬與自體免疫疾病間的關係並不總是這麼一目了然，舉例來說，金或許可以用來治療類風溼性關節炎，但同時也會引發與腎臟相關的自體免疫疾病。重金屬篩檢測試（有數種類型可選擇）能確認你的自體免疫疾病是由何種重金屬毒性所引發。

∘ **處方藥**：有三十八種藥物與遺傳上易於罹患狼瘡病患的發病有關聯（相對於系統性狼瘡，這種情形稱為藥物誘發型狼瘡，但病症本身沒有區別）。最容易引發這個問題的三種藥物分別是肼苯噠嗪（降血壓藥）、普魯卡因胺（抗心律不整藥劑）和異菸鹼醯肼（抗結核藥劑），只要及早停止服用這些藥物，就能完全扭轉病情的發展。儘管如此，還是有許多人未

來仍會出現狼瘡的症狀，也可能產生狼瘡或其他自體免疫疾病復發的問題（這或許可以歸咎於這些人的遺傳特性是屬於自體免疫疾病好發類型的緣故）。

◦ **異十八烷**：異十八烷是存在於石油中的天然碳水化合物，常用做潤滑劑、免疫佐劑和防腐蝕劑，異十八烷也是生物醫學實驗室常用的化學物質。已知暴露於異十八烷中會大幅提高罹患類風溼性關節炎和系統性紅斑狼瘡的風險，事實上，新墨西哥州霍布斯的居民因為居住在曾用做廢油料掩埋坑的土地上而暴露在高濃度的異十八烷和汞之下，後來發現，這些居民罹患關節炎的風險較其餘美國人高十倍，罹患狼瘡的比例則高於一般美國人三十％（以霍布斯郡來說，除了異十八烷外，同時暴露在高濃度的汞之中讓情況更雪上加霜）。

◦ **矽粉塵**：矽粉塵是常見於礦工、切石工、採石工、爆破工人、道路及建築工人和農人的職業傷害，已知系統性硬化症與暴露在矽粉塵中有關。舉例來說，暴露在矽粉塵中的礦場工人罹患系統性硬化症的機率較一般人高出約二十四倍。系統性硬化症也會因暴露在如苯、三氯乙烯（一種工業用金屬清潔劑）和全氯乙烯（用於乾洗）等溶劑中而被誘發產生（這些溶劑都是原油衍生物質）。

◦ **吸菸**：吸菸與良好的健康完全不相容這件事已經是常識了，然而若你患有自體免疫疾病，那麼這點應能提供你戒菸的額外動力。吸菸是造成血清陽性類風溼性關節炎的重要因子之一，可能也是誘發其他自體免疫疾病的重要因素，事實上，超過三分之一的血清陽性類風溼性關節炎病例可直接歸咎於吸菸（在HLA基因帶有DRB1 SE變異的群體中，因吸菸而引起的類風溼性關節炎病例比例為五十五％）；有吸菸習慣的關節炎患者也較不易對治療產生反應。如果你正在跟某種自體免疫疾病奮鬥而且仍然保有吸菸習慣，我強烈建議你，趕緊戒掉吧！

◦ **紫外線**：我們需要陽光中的紫外線將體內的膽固醇轉換成維生素D，曬太陽是維持健康必須且重要的一環 P201 。在多發性硬化症的情況中，愈少曬太陽，得病的可能性會愈高：缺乏足夠日照是多發性硬化症的環境誘發因子。值得注意的是，以上結論在不考慮維生素D的生成之情況下仍然成立（雖然維生素D濃度過低也會引起自體免疫疾病 P100 ），這也反映了曬太陽的其他好處。然而過多的日曬不見得能帶來更多好處：過量暴露在紫外線中會增加皮肌炎發生的風險（尤其是在與其他類型肌炎的發生機率相比較時）。

◦ **多重化學物質敏感（MCS）**：是另一種值得討論的毒素暴露問題，對多種汙

染物嚴重的過敏或類過敏反應為其特徵，這些汙染物包括溶劑、揮發性有機化合物（VOCs）、香水、汽油和柴油、煙霧，以及護膚產品、肥皂、洗髮精和家用清潔劑中的化學物質，甚至還可能包括花粉、塵蟎和寵物身上的皮屑。對於多重化學敏感是否真實存在一直有激烈的爭議，不僅因為每位病患的症狀和過敏程度都不同，還因為引起多重化學敏感的根源尚未找到。

多重化學物質敏感有可能是自體免疫疾病的初期症狀，也可能只是一種相關或次要的情況，但與自體免疫疾病間似乎有一定的關聯性，雖然在多數情況下，並不清楚何者是先出現的。不少人發現，在生活環境中去除化學物質——包括儲存食物的塑膠容器——能讓身體的舒適度和痊癒程度有所提升。天然且環保的產品現今極易取得；網路上甚至能找到無毒配方的美容及清潔產品。

激素

正如本書開頭的介紹中所提，女性罹患自體免疫疾病的情形較男性更為常見，保守估計顯示，七十八％受自體免疫疾病影響的人是女性，這或許反映了某些特定激素（尤其是性激素）的影響力。雌激素、黃體素和睪固酮等激素不僅在調節生殖功能上扮演重要角色，對代謝和免疫功能同樣不可或缺。雖然男性及女性體內都具有這些激素，但做為要角的雌激素在女性體內的含量較高。

此外，女性更有可能刻意調整自身的激素含量（藉由口服避孕藥、生育治

什麼是激素？

激素是一種會與體內所有類型細胞都有實質接觸的化學信使，它們會在細胞有所需求及你體內化學環境發生改變時做出回應，確保你體內的細胞獲得保持健康所需的一切。已知有超過五十種激素由內分泌系統中的各種腺體製造並在體內循環，每種激素負責傳遞不同訊息。與我們討論主題相關的激素有：

- **性激素**：包括雌激素、黃體素及睪固酮。
- **代謝及飢餓激素**：包括胰島素和升糖素 P159 、 P179 。
- **脂肪與飢餓激素**：瘦體素 P178 。
- **飢餓激素**：飢餓肽 P182 。
- **壓力激素**：皮質醇 P193 。
- **睡眠激素**：褪黑激素 P203 。
- **愛情激素**：催產素 P201 。

療或激素補充療法等方式），但女性同時也對出現在飲食和環境中的類雌激素等激素的改變更為敏感。

　　免疫系統受性激素影響的方式十分複雜，舉例來說，雌激素會因不同組織、引起發炎的刺激源不同，以及所發生之不同發炎反應或免疫反應，在與其他因子的協同作用下，產生促進發炎或抗發炎的作用。雌激素會在刺激免疫系統中的某些物質（例如B細胞活性和特定細胞激素）同時抑制其他物質的作用（例如Th1細胞活性和其他種類的細胞激素），其實，性激素似乎對免疫系統幾乎所有的組成成分都有影響。除此之外，其餘的激素——例如雄性激素和黃體素，會中和雌激素的某些作用，讓整個系統不但極為複雜難懂，更容易因外在因子的影響而失衡。這也是激素在某些自體免疫疾病中扮演了誘發因子的角色，卻對另一些自體免疫疾病採用激素療法時有顯著效用的原因。

　　這不是單純的讓激素濃度維持在中庸程度這麼單純。激素濃度會隨著女性生理期和正常的日夜週期節律產生高低變化（日夜週期節律指的是幫助你的身體感知晝夜的激素循環 P202 ）。整個系統極為變化多端，而激素濃度變化的時機與激素的濃度高低一樣重要。

　　某些病例中，異常的激素表現與其說是自體免疫疾病的誘發因子，不如說是自體免疫疾病的症狀更為恰當。許多引起自體免疫疾病的生活方式因子（第三章內會詳細討論）像是長期壓力和紊亂的日夜週期節律（例如藉由攝取咖啡因和安眠藥等藥物、熬夜看電視或整日足不出戶），也會影響雌激素的濃度。發炎性細胞激素，像是在自體免疫疾病中會出現的那些，也會對雌激素、雄性激素和黃體素造成影響。甚至用來治療某些自體免疫疾病的皮質類固醇藥物對雌激素的濃度也會有很大的影響。

・**身體自行製造的激素**：對於激素和自體免疫疾病間複雜交互作用的了解才剛起步。一些特定的自體免疫疾病——精神分裂症、第一型糖尿病、腎炎、僵直性脊椎炎和史迪爾氏症——有極大可能在青春期就出現徵兆，其他的自體免疫疾病——包括愛迪生氏症、乳糜瀉和克隆氏症——甚至延遲青春期的來臨。就症狀發生的嚴重程度而言，自體免疫性黃體素皮膚炎、系統性紅斑狼瘡和類風溼性關節炎這些疾病會隨著女性體內每個月性激素濃度的變化而循環出現病徵。一些自體免疫疾病症狀，例如系統性紅斑狼瘡，會在更年期來臨時消失。已知

懷孕和使用口服避孕藥能緩解許多自體免疫疾病症狀，但同時也會使其餘為數眾多的自體免疫疾病爆發。

◦ **合成激素藥物：**像是性腺激素釋放素之類的生殖激素已知與自體免疫甲狀腺功能障礙相關；終止激素療法並不能立刻讓症狀緩解，病情在停用激素後仍會延續兩年以上。值得注意的是，由於不孕也是自體免疫疾病的可能症狀之一，或許在服用生殖激素藥物前自體免疫疾病就已發生，使用藥物控制激素只不過是導致病徵爆發罷了。

只有少數研究分析口服避孕藥對罹患自體免疫疾病風險的影響，研究結果並沒有定論，舉例來說，廣泛使用口服避孕藥會增加罹患克隆氏症及系統性紅斑狼瘡的機率，但同時卻會減低類風溼性關節炎發生的風險。

◦ **環境雌激素：**環境雌激素指的是在生活環境中隨處可見的雌激素或模擬天然雌激素的化合物。亞麻籽、大豆和其他豆科植物會自然產生植物雌激素；黴菌合成雌激素則是由黴菌和其他真菌所產生（同時也常見於紫花苜蓿），為常見的食品汙染源；畜養期間施用過激素的肉類、蛋和乳製品可能含有高濃度的雌激素；仿雌激素則是出現在如殺蟲劑、塑膠製品及清潔劑等工業產品中的一類環境激素；重金屬中會發現金屬性雌激素。

那懷孕的時候呢？

懷孕對自體免疫疾病來說有可能帶來兩個極端現象之一——緩解或爆發，這是因激素及免疫系統在懷孕期間所發生的變化所造成。儘管許多人認為在懷孕期間免疫系統會受到抑制，但這並不完全正確：免疫系統有部分是被抑制的，但其他方面是受到刺激的。這更像是操作系統的轉換：不同的細胞類型和體液介質（介質是控制或活化其他細胞之功能的分子，作用類似訊號或指令；像是細胞激素和抗體）成為主要的保衛者，舉例來說，自然殺手細胞 P46 的增多。或許更重要的是，對自體免疫疾病患者來說，Th1細胞會被抑制，而Th2細胞則有激增的傾向。

在某些情況下，當女性懷孕時，自體免疫疾病會進入完全緩解。在另一些例子中，懷孕婦女會感受到自體免疫疾病病況的惡化。重要的注意事項是許多自體免疫疾病在孕期減輕的女性會在生產（產後前幾週內，在她們體內的激素和免疫系統回復「正常」時）或孩子斷奶時（當另一次激素轉移發生時）經歷疾病的爆發。與之相對，在孕期經歷症狀加重的女性通常會在產後發現症狀的消退。

針對孕期及哺乳期女性的特殊建議，之後在 P270 及 P358 會討論。

上述所有的環境雌激素在高濃度下時皆有免疫毒性（對免疫系統有毒害）。儘管這些物質對一般人體健康的確切影響還有所爭議，同時也需要進一步的研究，但因暴露在特定環境激素下而導致自體免疫疾病發生的關聯性已經確立。以下是一些能讓你減少暴露在環境激素下的方法：

▷避免食用植物雌激素含量高如亞麻籽、大豆、全穀類和玉米等食物，以及畜養過程有施用激素的動物。其他植物雌激素含量較少的食物來源包括所有的堅果和種子（尤其是芝麻、開心果、葵花籽和栗子；杏仁、核桃、腰果和榛果中的植物雌激素含量則更少）、所有豆類（尤其是扁豆、白豆、四季豆、花豆、蠶豆，還有鷹嘴豆、綠豌豆和黃豌豆）。苜蓿芽因常見的真菌感染共生導致其黴菌合成雌激素的含量極高（包括冬南瓜、青豆、羽衣甘藍、綠花椰菜、捲心菜還有梅乾等在內的許多蔬果並不是完全沒有，而是也含有微量植物雌激素。大多數人沒有必要迴避這些食物，然而已知有生殖激素失衡問題的人適量並偶爾攝取這類食物是有益的）。

▷保存食物時減少使用塑膠製品（絕對不要在使用微波爐烹調時用塑膠容器加熱食物）。

▷選擇食用有機成長飼育並採行有機放牧的肉類。

▷仔細評估家中使用之清潔用品、洗衣劑和化妝品裡可能出現的仿雌激素。

如果妳是患有自體免疫疾病卻同時正在服用口服避孕藥或正進行激素療程的女性，這時候該怎麼做呢？這很難有明確的答案，但是《恐怖的自體免疫疾病療癒聖經》中所提供的建議或許能讓妳實際感受到自身健康狀況的改善——不論妳是否停止使用這些合成激素。

然而，如果症狀並沒有在實行飲食與生活方式的改變後好轉，那麼妳應該再次檢視引發疾病的誘發因子。以口服避孕藥或其他激素為本的避孕藥劑來說，衡量是否換一種避孕方式還是冒著加重自體免疫疾病反應的風險繼續使用這些避孕藥，是十分個人的決定——只有妳自己可以作主。至於因有其他治療目的而使用的激素藥劑，可以嘗試尋找替代藥物或調整激素藥劑的使用劑量，而非完全停止治療。對許多女性來說，在生理期期間進行激素濃度測試，以辨識出濃度不正常的特定激素是有好處的：這項資訊能協助妳與自己的衛生保健護理師合作，讓妳的激素濃度及激素濃度的變化隨著時間的自然循環更為正常。

飲食與生活習慣

有一派稱為「衛生假說」的論述認為，清潔程度太高可能會與自體免疫疾病的發生有關。這個概念起源於世界衛生組織的流行病學研究資料，資料中顯示，某些自體免疫疾病（例如第一型糖尿病和多發性硬化症）在非洲和亞洲的鄉村或以傳統生活方式生活的族群中十分罕見，但同一族群在移居到較為現代化生活地區後，這些疾病變得更加常見。

遷居到已開發地區的問題可不是只有乾洗手和抗菌溼紙巾，有問題的還有包裝食品、加工食品、高果糖玉米糖漿、基改作物、被不符合食性食物餵養並在飼養過程中施打抗生素以試圖抵銷不當飼育影響的動物肉品，還有種植在養分貧瘠土地上的作物，不僅需要施打各式化學藥物，更是必須在真正成熟前採收，好讓這些作物能跋涉千里運送到你居住城市的雜貨店內。別忘了抗生素、阿斯匹靈和制酸劑。早晨有咖啡負責振奮你的精神，夜晚則有安眠藥助你入睡。噪音和光害、交通狀況、鬧鐘、各種事物的最後期限、帳單、電燈泡、網路世界還有深夜電視節目……全都是問題版圖的一部分。

當然，如果能謹慎使用，部分科技能提升我們的生活品質，但有一些則會導致壓力、紊亂的生理時鐘及發炎反應。這也表示：在大城市中，自體免疫疾病患者的增加無法僅歸咎於生活中缺少鄉村環境中常見的有益微生物。

玩泥巴和選擇非洗選、本地出產的有機作物（這一部分在第五章和第六章有更多討論）絕對是有益處的，然而，我的主張並不是說乾洗手和抗菌溼紙巾會直接引起自體免疫疾病，而是認為──西方文化的飲食、生活方式再加上都會生活，才是頭號嫌犯。

寄生蟲療法？

某些寄生蟲對特定自體免疫疾病有有效療效的發現是支持衛生假說的因子之一（不過別擔心，你不需要主動尋求寄生蟲感染來治療身體還有扭轉自體免疫疾病）。這些居住在我們腸道及身體各部位的寄生蟲及其共生的細菌和真菌 P85 已知是與人類共同演化，建立互利共生的關係。這是衛生假說的最新理論，就稱為「老朋友假說」，其主旨主張，缺乏接觸能正常調節我們免疫系統（尤其是在發育初期）之有益微生物（例如益生菌和一些特定寄生蟲）的機會，最起碼也是引起自體免疫疾病和免疫相關病症肇因的一部分。

讓不良基因發作的腸漏症和麩質

你可能開始覺得，如果身負易受影響的基因，那麼會引發自體免疫疾病的誘發因子似乎無所不在。儘管有運氣不好的成分在其中，但有一些影響因子十分常見，幾乎在所有的自體免疫疾病中都能找到蹤跡。藉由檢視這些普遍出現的影響因子，我們便能夠找出飲食和生活方式中能改善自體免疫疾病病情的部分，做出相應改變。

儘管針對自體免疫疾病共通性的研究還在起步階段，但整體而言，醫學文獻已經揭示出許多驚人的模式，最幸運的發現是，腸漏症（更嚴格的說來應該稱為「消化道通透性增加」）是發展成自體免疫疾病前的必經階段。這是什麼意思呢？這代表的是，要發展成自體免疫疾病，首先你必須有易於患病的遺傳體質，然後接觸某一項誘發因子，同時你還必須患有腸漏症。在各式各樣會增加自體免疫疾病患病機率的基因和同樣種類繁多的潛在環境誘發因子存在的狀況下，腸漏症可說是引發自體免疫疾病因子中最單純的因素。

腸漏症是由飲食和生活方式因子所引發。藉由重點關注這些致病因子，腸漏症是可以被治癒的，而治癒腸漏症代表你可以徹底改善自體免疫疾病！

除了遺傳體質及暴露在非自體抗原誘發因子之外，失去與環境互動之黏膜屏障（主要是消化道和肺部黏膜）的保護作用，是自體免疫疾病得以壯大的必要條件。

——摘自阿萊西奧‧法薩諾，「腸漏症與自體免疫疾病」過敏免疫學臨床評論，第四十二卷（二〇一二年）第七十一頁至第七十八頁

什麼是腸漏症？

人體免疫系統極大的一部分皆分布於消化道周邊的組織中，這是因為腸道是分隔身體內部與外部不可或缺的屏障，沒錯，腸道內部其實是身體的外部。整條消化道——從食物進入的起點到廢物排出的終點——基本上是一條連續不斷的管道。小腸是身體吸收營養成分的主要場所，但此處也不是門戶大開（至少不應該發生這個狀況）：營養成分被吸收，此外其餘的東西都被排除在外。

食物必須被分解到最簡單的組成結構才能夠通過小腸腸壁，這個分解過程是由胃壁細胞所分泌的酸和消化酵素，由肝臟製造並儲存在膽囊、待需要時動用的膽鹽，由胰臟製造並分泌至小腸中更多（或不同種類）的消化酵素，甚至還包括了腸道微生物群（居住在腸道內的友善菌叢）所共同完成的。被身體吸收利用前，蛋白質必須分解成胺基酸，脂肪要分解成脂肪酸，碳水化合物則必須被分解成單醣（簡單糖類）。

一旦食物被分解成最小組成單位，小腸內壁細胞身體無法吸收的物質會被當做廢物排出體外（同時排出的還有生命循環終了死去的腸內細菌）。令人驚訝

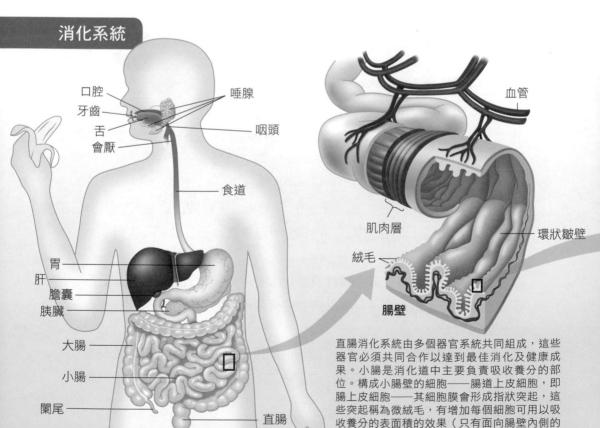

消化系統

口腔
牙齒
舌
會厭
唾腺
咽頭
食道
血管
肌肉層
絨毛
環狀皺壁
胃
肝
膽囊
胰臟
大腸
小腸
闌尾
直腸
肛門

腸壁

直腸消化系統由多個器官系統共同組成，這些器官必須共同合作以達到最佳消化及健康成果。小腸是消化道中主要負責吸收養分的部位。構成小腸壁的細胞——腸道上皮細胞，即腸上皮細胞——其細胞膜會形成指狀突起，這些突起稱為微絨毛，有增加每個細胞可用以吸收養分的表面積的效果（只有面向腸壁內側的細胞膜會形成這種突起）。

的是，僅有單一一層高度特化的細胞——即腸上皮細胞——區隔了身體的內與外。這些特殊的細胞有兩項非常獨特的任務：(1)將消化完成的營養素由「腸內」側的細胞輸送到「腸外」側的細胞。(2)將營養素以外的其他東西隔絕在腸道內（使其無法進入體內）。

緊鄰這一層障壁的是消化系統中重要的兩個部分：(1)腸道常駐免疫細胞，這些細胞的任務是保護我們免受可能通過腸上皮細胞障壁的病原體侵襲。(2)血管和淋巴管網絡，會將食物中的營養素輸送到有需要的身體各部位。

胺基酸、單醣、礦物質和水溶性維生素經由血液運輸，而脂肪酸和脂溶性維生素經由淋巴系統運輸。

了解腸道的障壁作用對人體健康的重要性是很必要的，因為這項障壁功能缺失是引發自體免疫疾病的關鍵因子。

腸道障壁的第一個構成成分稱為**黏液層**，的確很名符其實：黏液層是由杯狀細胞所分泌之厚厚的黏液所構成，杯狀細胞會沿著腸道上皮細胞以規律的間隔分佈。黏液層在腸道內部與身體內部間形成一層物理屏障，黏液層的位置是被由腸道上皮細胞所分泌、稱為醣外被的一層黏性分子所維持。面對腸道內部的腸道上皮細胞，其細胞膜會形成被稱為微絨毛的突起（請見下圖），這一層連續不斷的微絨毛被稱為刷狀緣，然而由於這層刷狀障壁的兩項主要功能之一是吸收營養

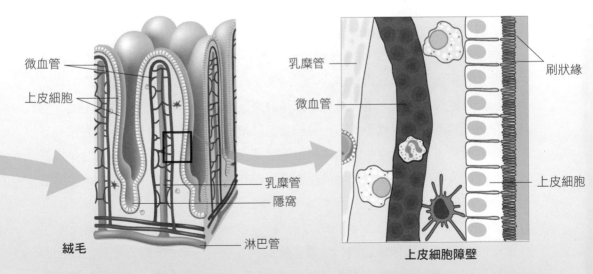

細胞排列成柱狀結構，此結構稱為絨毛，絨毛間有被稱為隱窩的深谷分隔。這樣的構造能增加排列在腸道表面之腸道上皮細胞的數目（同時增加養分吸收的表面積）。小腸本身具有被稱為環狀皺壁的大型皺摺，你可以想像成將一張絨毛地毯捲成柱狀，然後沿著這個柱狀一路產生皺摺；甚至其中的每一根絨毛都是由捲曲並具有皺摺的纖維所構成。這些結構讓腸道擁有極大的表面積——大約有一個網球場的大小！每根絨毛（也就是一根腸上皮細胞形成的柱狀突起）都有微血管網路分佈其中，還有被稱為乳糜管的精細淋巴管網路分佈在接近絨毛表面。這裡是吸收營養素的位置，也是腸道常駐免疫細胞隨時準備保衛身體、對抗入侵病原體的待命地點。

素，因此這一層障壁並不是完全無法通透的：也就是說，病原體和其他非營養素物質仍然有機會由此處通過。

緊鄰腸上皮細胞內側的是腸道常駐免疫細胞：主要種類有巨噬細胞、樹突細胞、分泌免疫球蛋白A的B細胞和Th3淋巴細胞。這些細胞都是腸道障壁的哨兵，蓄勢待發、防禦對身體的攻擊。腸道也是淋巴器官的一員（體內最大的淋巴器官），位於其中的淋巴組織統稱為腸道相關淋巴組織，這個組織內聚集了大量的未成熟T細胞和B細胞（與脾臟內的數量相當），因此適應性免疫系統近在咫尺，能隨時準備參與對抗入侵病原體的防禦。

當單一或成群的腸上皮細胞受損或將這些腸上皮細胞穩固連結起來的蛋白質受損時，便會造成腸漏症發生 P81 。當這個情況出現時，腸道內容物會經由所形成之微小孔洞滲漏到血流和淋巴系統中——最重要的是，會直接落在守株待兔的腸道常駐免疫細胞手裡。滲漏出去的並不是大塊的食物碎片，而是各種病原體的組合：包括未消化完全的蛋白質、細菌或本應停留在腸道內之益生菌的碎片、可能出現在腸道內的感染性生物，或是各式各樣本應被排除的有毒物質和廢物。當這些病原體經由腸道受損而出現的小孔滲漏出來時，腸道常駐免疫細胞會將這些物質判別為外來入侵者，並且發動攻勢加以對抗，由腸道相關淋巴組織召集更多免疫細胞前來。當大量的病原體脫逃時，身體的其他部位，尤其是肝臟，也會在免疫反應中出力——激活遍及全身的發炎反應，同時使免疫系統進入加速狀態；此一免疫反應的明確性質取決於滲漏出物質的確切種類和數量。

有部分病原物質（例如細菌碎片和毒素）會觸發發炎性細胞激素（在血液中循環並能指示白血球進行攻擊的化學信使）釋放，召來先天性免疫系統的細胞而引起全身性發炎反應。還記得嗎？此種發炎反應並非針對特定目標，因此，體內所有的細胞都有可能無辜受害。這些毒素必須經由肝臟的獨特功能過濾，一旦肝臟負荷過量，毒素便會在體內堆積，使發炎反應擴散，進而引發適應性免疫系統的反應加入戰局。這類型的發炎反應是引起許多健康問題的罪魁禍首，並不限於自體免疫疾病。

其他物質（例如未完全消化的蛋白質）會刺激適應性免疫系統，從而產生多種不同反應，引起像是過敏和自體免疫疾病等疾病。當B細胞分泌將由食物而來的特定蛋白質視為攻擊目標的免疫球蛋白E時，會引發過敏：例如若抗體攻擊酪蛋白便會引起乳類過敏；B細胞分泌免疫球蛋白A、D、M和G等抗體時都會

引發類似的反應。嚴格來說，這種免疫反應被認為是一種食物不耐症（並非過敏），但仍然會導致類似過敏的症狀，還有通常不會被認為是因過敏引起的問題，諸如疼痛、疲勞和溼疹。有些被製造出來的抗體可能也是自體抗體。細胞激素也會被刺激釋放，進一步召集更多先天性免疫和適應性免疫系統的細胞。這是拼圖的最後一角。

　　腸漏症為身體製造自體抗體還有讓適應性免疫系統攻擊所需的額外刺激兩者提供了誘發因子，這是引發自體免疫疾病三種要素中的其二（第三種是易受影響的遺傳基因）。

　　腸漏症在某些人身上的發展很緩慢——數年甚至數十年，壓力、睡眠不足和某些感染會迅速讓情況惡化（而且是在猝不及防的狀況下）。**一旦出現腸漏症，很快的，其他疾病便會陸續發生**。腸道破壞的嚴重程度、滲漏出物質的確切種類和基因組成，決定了因腸漏症所引起的發炎反應和免疫反應會累積成大量不同的健康問題，其中不乏包括自體免疫疾病在內這類會導致生命危險的疾病。

　　一旦由腸道滲漏出去，甚至正常的益生菌都會成為引發自體免疫疾病的刺激來源。一篇最近的研究報告顯示，腸道益生菌之雙歧菌屬和乳酸桿菌（典型生活在所有人腸道中的菌種）內的蛋白質，其胺基酸序列與負責胸腺功能的兩種重要蛋白質——甲狀腺過氧化酶及甲狀腺球蛋白——驚人的相似。事實上，研究確實顯示，拮抗這些胸腺蛋白質的抗體也會與益生菌結合：這些抗體是自體胸腺疾病的臨床特徵。

　　導致腸漏症發生的原因各式各樣，但究其根源都來自於飲食與生活方式因子的影響。其他造成腸漏症的原因還有藥物，例如皮質類固醇和非類固醇抗發炎藥物，以及感染，例如本章之前所曾敘述的例子。以短期藥物治療或感染引起的腸漏症而言，其後的飲食和生活方式帶來的外加負面影響才是讓腸漏症持續發生的原因，而以慢性感染來說，飲食和生活方式因子會削弱免疫系統，直到無法抵禦入侵的微生物。

　　腸漏症發生在所有能檢測出的自體免疫疾病中，包括風溼性關節炎、僵直性脊椎炎腸道炎症（克隆氏症和潰瘍性大腸炎）、乳糜瀉、多發性硬化症和第一型糖尿病。腸漏症會出現在乳糜瀉、克隆氏症和潰瘍性大腸炎是顯而易見的，畢竟都是腸道病變！但在這三種自體免疫疾病中，腸道通透性的增加都是發生在病症發展之前，沒錯，腸漏症是先出現的。

派氏結（集合淋巴結）

　　派氏結是小腸中讓腸內環境與免疫系統有更直接互動的特殊區域。派氏結之所以存在是基於警戒的原因：在派氏結中的免疫細胞能夠評估腸道內是否有需要身體戒備防衛的病原體存在。

　　相對於高聳的絨毛和如深溝般的隱窩而言，派氏結是小腸表面微小的穹狀突起區域。這些穹狀區域覆蓋在淋巴組織之上，此處淋巴組織中聚集了比其他小腸部位更多的免疫細胞。排列在這些突起區域的細胞之一便是M細胞，因細胞膜表面的形狀而得名（此類細胞腸道內側的那一面細胞膜會形成微皺褶結構，而非微絨毛）。M細胞表面有一層厚厚的醣外被（用來控制與腸道中潛在病原體的互動），但不會分泌黏液，因此在派氏結外並不會形成厚黏液層。缺少黏液層讓M細胞和樹突細胞（樹突細胞會在M細胞間還有向腸道的方向延伸出觸手，可說是樹突細胞版本的潛望鏡）能方便巡察腸道內部的抗原。若是遭遇抗原，在派氏結內免疫細胞的密度能讓免疫系統在極短的時間內發揮作用。

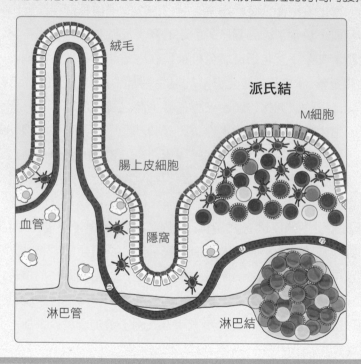

　　也許可視為一項警訊，少數研究顯示，患有如僵直性脊椎炎等自體免疫疾病病患的健康親屬，腸道通透性有增加的趨勢；這些人與他們的阿姨、表親或姊妹同樣身懷自體免疫疾病好發基因。腸漏症的發生——可能是源於家族成員間共通的飲食和生活方式因素——應該被視為鮮明的警告標誌。

你不見得知道自己是否患有腸漏症，也不見得會出現消化道的症狀，小腸障壁被破壞會導致發炎，這在疾病發生初期不一定會有明顯的症狀。小腸吸收營養的表面積減少會導致微量營養元素的匱乏（缺乏維生素和礦物質），這種匱乏會以各種不同的方式顯現。腸道上皮細胞層受損會導致乳糖和果糖不耐，以及完全消化脂肪及吸收脂溶性維生素的能力受損，不過，你可能並不認為腸漏症是這些問題的罪魁禍首。任何情況下，假如你因自體免疫疾病所苦，你十分可能已患有腸漏症。

▶ 有趣的事實 ◀

儘管大部分營養成分都是由小腸吸收，有些維生素和礦物質是由口腔、胃和大腸所吸收，水分則主要是由大腸吸收。

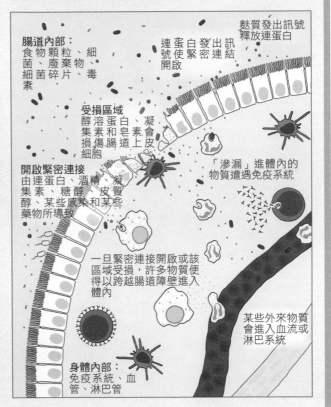

腸漏症是怎麼發生的？

有數種方式會讓腸道上皮細胞障壁遭到破壞和損傷。某些蛋白質會與腸道上皮細胞刷狀層中的物質運輸分子結合，設計腸道上皮細胞將這些蛋白質運送通過腸道障壁，另一些蛋白質會引起細胞發炎和損傷，還有一些蛋白質會影響腸道上皮細胞間的接合。

· 腸道上皮細胞損傷：特定物質會跟沿著腸道排列的細胞發生交互作用，引發這些細胞的損傷和破壞。這些有害物質包括病原體和毒素，還有一些食物中的特定蛋白質，其中最重要的有

腸道內部：
食物顆粒、細菌、廢棄物、細菌碎片、毒素

麩質發出訊號釋放連蛋白

連蛋白發出訊號使緊密連結開啟

受損區域
醇溶蛋白、凝集素和皂素會損傷腸道上皮細胞

開啟緊密連接
由連蛋白、酒精、凝集素、糖醇、皮質醇、某些感染和某些藥物所導致

「滲漏」進體內的物質遭遇免疫系統

一旦緊密連接開啟或該區域受損，許多物質便得以跨越腸道障壁進入體內

某些外來物質會進入血流或淋巴系統

身體內部：
免疫系統、血管、淋巴管

醇溶蛋白、凝集素和皂素，這些蛋白質在穀類、豆類和茄科蔬菜中含量最為豐富（醇溶蛋白、凝集素和皂素引起腸道上皮細胞損傷的確切機制會在第二章中進一步討論）。任一腸道上皮細胞的死亡都會在腸道障壁上留下一個漏洞，腸道內容物便會由此滲漏出來。在健康人體內，這樣的漏洞很快便會被封閉，但若腸道細胞的死亡迅速蔓延（例如在受到特定感染的人體內，或對麩質及醇溶蛋白過敏的人，還有攝取過量醇溶蛋白、凝集素和皂素含量豐富食物的人，腸道菌叢不良，以及遺傳基因帶有特定受影響趨勢的人），身體無法趕上修補需求時，腸漏症便應運而生。飲食中缺乏有效修補腸道障壁所需之重要營養素是一項令許多人感到困惑的因素（這一點在第二章也會加以討論）。

- **緊密連接**：排列在腸道上的細胞是以稱為緊密連接的構造連結在一起的。緊密連接是由許多不同種類的蛋白質形成的複合結構，這些蛋白質由細胞內部向外延伸，穿過細胞膜以達細胞外。這些蛋白質以如同編織一般的方式與相鄰細胞的蛋白質折疊在一起，形成緊密連接；緊密連接的構造對腸道上皮細胞障壁的形成是不可或缺的。除此之外，緊密連接也身負將腸道上皮細胞之細胞膜分隔為兩部分的任務，也就是頂部（細胞「上方」，也就是面向腸道內部的那一側）和基底（的「側面」和「底部」，也就是面向體內的那一側）。由於這些不同部分的細胞膜各自有其功能，因此功能健全的緊密連接是細胞功能健全的關鍵。事實上，當緊密連接之功能未正常發揮，上皮細胞的極性（細胞辨識上方側和基底側細胞膜的能力）便會發生缺失，而這正是引發癌症的關鍵先驅因素。

能讓緊密連接的結構破壞洞開的方法有很多。其實，緊密連接並非靜態的固定結構，它們被設計成能夠開閉，好讓特定的營養成分能藉此被吸收。當平時受到嚴密控制的緊密連接開閉調控失效，使緊密連接保持在開啟的狀態時，問題便由此產生。這不只是打開了一個讓腸內物質滲漏進體內的洞口，當情況持續未加以改善，還會成為促使細胞發生細胞凋零（也就是細胞自毀）的訊號。

連蛋白是會使緊密連接打開的機制之一。連蛋白是腸道上皮細胞分泌進入腸道的蛋白質，本應調控緊密連接的快速開閉，然而現在發現，連蛋白可能在自體免疫疾病的發展中扮演關鍵角色，已知患有乳糜瀉的病人體內連蛋白含量會增加，刺激數量更多的緊密連接打開，可能還能延長打開的時間。**攝取麩質（或更精確的說，麩質所含蛋白質中的麥膠蛋白）會刺激這些病人體內連蛋白的分泌**。因麩質引起連蛋白製造的增加同時也在第一型糖尿病病發前引起腸漏症。一般相信這個機制可能在所有自體免疫疾病中作祟，這同時也意味著麩質以及在其他穀類、仿穀物（闊葉植物之高澱粉含量的種子，例如藜麥）中可見的類似蛋白質可能是所有罹患自體免疫疾病的患者身上發現腸漏症的起因（更多相關內容請見 P123 ）。

緊密連接還會因受其他飲食中的蛋白質、酒精、皮質醇增加、某些藥物、某些感染性微生物，以及一些現在或許還未辨識出的物質影響而打開。第二章和第三章會有更多關於這些影響因素的討論。

自體免疫疾病與麩質

對多數罹患自體免疫疾病的人而言，麩質過敏可能是造成腸漏症的單一最大原因。當拮抗麩質的抗體產生便會造成麩質不耐，麩質是存在於小麥和許多其他穀物中的蛋白質，估計有二十％到四十％的人口會被麩質影響。

麩質不耐可藉由檢驗血液中針對麩質中麥膠蛋白的免疫球蛋白E（技術上說來是一種過敏原）、免疫球蛋白A、免疫球蛋白G，有時還有免疫球蛋白M等抗體加以測量，但至今還沒有可檢測針對麩質之免疫球蛋白D抗體形成的方法。此外，麩質敏感的人也有可能並不會產生相對應的抗體。麩質引發腸漏症的方式可能是經由與腸道上皮細胞間的緊密連接的交互作用而來 P81 、 P123 。麩質也會活化免疫細胞，並且直接誘發補體的釋放 P44 。不幸的是，並沒有針對最後這兩種情形的診斷測試，測試麩質過敏唯一可靠的方法就是停止攝取含麩質的食物並觀察是否有所改變。

麩質是醇溶蛋白家族的一員，為富含脯胺酸 P39 的凝集素。凝集素的分類屬於醣類接合蛋白質，在所有生命體中都能找到。雖然普遍來說，凝集素常背負了引起腸漏症元凶的惡名，但實際上只有其中一種分類（通常是醇溶蛋白和凝集素）扮演重要角色，主要是因為這些蛋白質難以消化，並且已知它們會與小腸的刷狀緣發生強而有力的交互作用。人體為了消化醇溶蛋白吃盡苦頭：我們的消化酵素並不擅長分解兩個醇溶蛋白間的連結。造成的結果可分為兩部分：第一，已知麩質會因此以未消化或部分消化的狀態通過腸道障壁；第二，麩質（及其他醇溶蛋白）為腸道中的細菌提供不均衡的養料，導致腸道內菌叢生態失調（在 P87 、 P126 、 P150 會加以討論）。

麩質會用直接穿過腸道上皮細胞（在過程中常會造成細胞損傷）或穿過細胞之間（通常在通過後會讓緊密連接維持在開啟的狀態）的方式通過腸道障壁。麩質似乎有誘騙腸道上皮細胞、利用至少兩種不同的途徑使其運送自己通過細胞的方法，而且將麩質輸送到體內會損害甚至殺死腸道上皮細胞（更多細節會在第二章討論）。已知麩質也會刺激連蛋白的釋放，而連蛋白會直接作用在腸道上皮細胞間的緊密連接使其開啟，讓腸道內容物滲漏出來。麩質一旦滲漏出腸道，便會與腸道中的免疫系統產生交互作用。有一點很重要，由於醇溶蛋白胺基酸序列中有許多片段與人體自身的蛋白質十分相似，因此麩質和其他穀物中的醇溶蛋白也會刺激自體抗體的產生。

我們已經辨識出一百四十種自體免疫疾病，而麩質過敏是對於引發自體免疫疾病唯一達成的科學共識。自體免疫疾病的確有其他誘發因子，感染會誘發自體免疫疾病，缺乏維生素會誘發自體免疫疾病——特別是缺乏維生素D，但麩質似乎有成為慣常出現之中央核心樞紐的傾向。

——彼得・奧斯朋，麩質過敏專家

無庸置疑，麩質是引起乳糜瀉、多發性硬化症、疱疹樣皮炎和大水疱性類天疱瘡的環境誘發因子。病例研究已經開始顯示，麩質過敏可能是其他自體免疫疾病的重要誘發因子；在某些病例中，達到完全康復需要的治療方式僅是採行去除麩質的飲食。此外，患有乳糜瀉病人發生二級（和三級）自體免疫疾病的盛行率，也支持麩質為其他自體免疫疾病誘發因子的概念。儘管麩質在

✚ 惠特妮・羅斯・格雷的見證 ✚

多發性硬化症是很可怕的！我曾短暫失去視覺和行走能力。婚禮前兩週我被診斷出患有多發性硬化症，因此我必須和我的未婚夫談談他可能會有一個殘廢妻子的可能性。這些事情完全出乎我的意料之外，我從不認為我是「病人」，但這疾病就這麼出現在我的生命和病歷中，我只能接受，別無他法。

但真的是這樣嗎？當我聽聞剔除麩質和其他食物以控制多發性硬化症的方法時，我沒辦法做到。食物是我的生活重心，我是一個來自紐澤西的美食主義者，而麵包已經根深蒂固的存在於我的生活中，我甚至曾說出：「我寧願忍受多發性硬化症也不想戒吃麵包。」

幸好我無意識間把關於飲食干預的資訊記住了，而當我的腿無法活動時，我想起了這些資訊。不幸的是，在我幾乎完全喪失行走能力時，我才找到改變生活方式的動力。

這些改變奏效了。我戒除了被其他人分類為誘發因子的食物，而後在一年之內我便恢復正常——事實上是比正常還要好。除了多發性硬化症的症狀消失，我的體重還減輕了不少，而且身體也從容易激動發怒轉變為溫柔順服。這是極為巨大的改變，我根本無法停止談論這件事！我想站在屋頂大聲宣告，因為這個改變差點無法出現，我差點只因為無法想像不吃麵包的生活而讓痊癒的機會溜走。這無可避免的讓我成為這種生活方式的擁護者。最近有一位健身房的伙伴說我是通過飲食和生活方式治癒多發性硬化症的典型代表，這讓我很開心！我很樂意收下這份榮耀！

摘自惠特妮・羅斯・格雷在Nutrisclerosis（nutrisclerosis.com）的部落格

大部分自體免疫疾病中所扮演的角色仍然難以捉摸，不過麩質過敏與腸漏症之間的關聯性是相當令人信服的，以至於許多此一領域的專家都相信，麩質過敏在所有的自體免疫疾病中都有所貢獻。

破壞腸道障壁是麩質的拿手好戲，破壞過程中會引發腸漏症，然後便會直接活化免疫系統。如果你患有自體免疫疾病而且還在食用麩質，我極力主張在接下來的日子裡，你應該將麩質由飲食中剔除，你的身體會因此感謝你的。

腸道生態失調

每個人的腸道內約有五百到一千種微生物（人類全體體內大約共有三萬五千種），雖然九十九％都來自三十到四十種細菌。不同物種對消化道內的居住區域有不同的偏好，因此在小腸最前段（十二指腸）生長的細菌和居住在結腸的絕不相同。有些細菌喜歡埋在接近腸道上皮細胞的黏液層中生長，其他細菌則喜愛遠離腸壁（小腸的這一部分被稱為腸腔）、被部分消化的大塊物質。這些細菌被稱為消化道微生物相，由於這些細菌有益於健康，因此也被稱為益生菌。

我們的腸道還是許多細菌以外微生物的棲息地，例如古細菌（與細菌相似）、病毒和單細胞真核生物（例如酵母菌）。事實上，人體腸道內微生物的數量是人體全身細胞數目的七到十倍！這些微生物統稱為消化道微生物相（生物相一詞涵括了細菌以外所有的有益微生物物種，例如酵母菌），有時也稱之為腸道生物群，而我們的健康和生存都需仰賴這些生物。

其實整條消化道，從口腔到結腸，都有細菌居住——不是僅大腸有細菌棲息。然而細菌的數量的確有明顯的差異，一般說來，愈往消化道的後段，細菌數量便逐漸增加，舉例來說，胃和十二指腸每公克物質中（你所消化的東西）只有十到一千顆細菌，小腸的第二和第三節（分別是空腸和迴腸）每公克物質中有一萬到一千萬顆細菌，而結腸中每公克物質則有千億顆到萬億顆細菌。

▶ 有趣的事實 ◀

人體內有將近十萬億顆細胞及將近一百萬億微生物分別存在於腸道（七十％）及其他障壁組織（三十％）當中。

腸道微生物群執行各式各樣對我們的健康至關重要的功能，它們在消化過

程扮演的角色或許是最廣為人知的。我們體內的微生物群有能夠分解食物中特定醣類、澱粉和纖維的酵素，讓我們得以消化這些食物並吸收其中的營養素。細菌也會發酵腸道中特定的碳水化合物，製造出短鏈脂肪酸——例如醋酸、丙酸和丁酸——這些都是極為豐富的有益能量分子，對調節代謝作用十分不可或缺。這些短鏈脂肪酸也會幫助礦物質的吸收，例如鈣、鎂、銅、鋅和鐵。我們腸道中的細菌也能以其他方式輔助礦物質的吸收：腸道細菌能幫助複合在植酸（在所有以植物為本的食物中所見、不定含量的抗營養素，會與礦物質結合使其難以吸收；見 P142 ）中礦物質的釋放，讓這些礦物質能夠被吸收。腸道細菌還會合成維生素——特別是維生素B和維生素K，隨後便被身體吸收（這能為我們提供由其他管道無法充分攝取的微量營養素）。腸道細菌可能也在加速飲食脂肪酸吸收上扮演重要的角色，進而促進重要的脂溶性維生素A、D、E和K的吸收。已知上述微量營養素的匱乏是引發免疫疾病發生的因素，第二章中會詳細討論。顯然我們的腸道微生物群是非常重要的。

我們的腸道微生物群同時也會直接影響免疫系統，如何產生影響的細節正緊鑼密鼓的研究當中。健全的腸道微生物群對免疫系統發育成熟的過程非常關鍵，不同的細菌組成能夠調控免疫系統的不同部分。舉例來說，腸道微生物群若完全缺失，會導致大部分CD4+ T細胞發生嚴重缺陷，但Th2細胞數量卻會增加。已知部分構成細菌能夠藉由調控樹突細胞的活化平衡Th1、Th2和Th3細胞總數（視情況增加或減少樹突細胞的活化）。部分構成細菌會刺激Th17細胞的生成，一部分會調控自然殺手細胞的活化，另一部分則會影響位於免疫細胞表面的抗原接合體與抗原間的交互作用。這些友善的細菌不僅在健康時讓免疫系統受到控制，更能在對抗入侵病原體時為免疫系統的防禦貢獻力量；比如說刺激對抗外來微生物之抗體的生成。

我們腸道中的微生物能夠幫忙維持免疫系統所需的精細平衡，讓各種免疫細胞維持在受到控制的狀態，並且調控這些細胞的活性。因此要達到免疫系統的

何謂抗營養素？

抗營養素就是飲食中會干擾由食物中會吸收營養成分的物質。有些抗營養素是自然生成的（這些是本書主要討論對象），有一些是人工合成的。

健康平衡有賴於腸道微生物族群的健康，在正確的區域繁殖出正確的數量，同時維持適當的多樣性。

腸道微生物群出現任何不正常狀態都統稱為**腸道生態失調**，包括了在消化道不同區域中的微生物生長數量過多或過少，不對的微生物種類或不同微生物族群間不正確的平衡，以及在錯誤區域出現的微生物。上述任何一種狀況對消化及免疫系統的調控都有深刻的影響。腸道生態失調常出現在自體免疫疾病中。

最常見的生態失調是小腸中細菌和酵母菌的過量繁殖，這種情況被稱為小腸細菌過度生長，簡稱SIBO（這個詞彙也可以用來指稱酵母菌的過度生長，不過細菌的過度生長更為常見）。**小腸細菌過度生長現在被認為是腸躁症發生的原因**（至少對某些種類的腸躁症而言為真，這些腸躁症可能是許多還有待辨明的疾患匯總的表現），每一種小腸細菌過度生長狀況被加以評估的自體免疫疾病也發現，小腸細菌過度生長的情形十分普遍。非常重要的一點是，小腸細菌的過度生長會成為腸漏症發生的直接原因。

造成腸道生態失調的因素有很多。已知使用抗生素，還有食用來自飼養時曾使用抗生素之動物的肉及乳製品會給腸道微生物群帶來不利影響——不論是在數量或多樣性方面（特定菌種會被抗生素殺死，導致其餘菌種過度繁殖）。我並不是主張完全避免使用抗生素，而是建議避免過量和不合理的使用（ P229 會有更為詳細的說明）。同時我會建議你避免食用飼育過程中使用抗生素之動物製成的產品。

飲食是導致腸道生態失調極為重要卻經常被忽視的問題起因。**由於腸道中的細菌以你攝取的食物維生，所以你吃下肚的東西會直接影響它們的數量。**穀類尤其如此，我們身體並未完全適應消化穀類，而同時穀類又為我們腸道中的微生物提供了大量結構複雜的碳水化合物。過量的食物讓我們的腸道微生物繁殖數量超出正常——也就是說，它們過量生長了——直接導致小腸細菌過度生長。不過，**所有難以消化的食物都會讓細菌過度生長**，當有其他消化障礙出現，諸如胃酸過少、胰臟分泌之酵素不足或膽鹽的量不夠時，更是如此。

健康的腸道所代表的意義不只是修復產生滲漏的腸道，這也意味著恢復腸道微生物群的恰當數量、分佈位置和其多樣性。遵循原始飲食生活攻略中的指導原則會自動創造出對發展健康微生物相有益的腸道環境，不過第五章和第七章也會詳列推薦的益生菌輔助品和補充品。

盡你所能著手改變

現在你已通篇讀完本章，學到了自體免疫疾病並不是由單一事件引起，反而是多重因素的組合共同促成了利於自體免疫疾病發展的環境：遺傳、環境誘發因子還有因飲食和生活方式引起的腸漏症。訣竅在於將環境向有利健康，而非利於疾病發展的方向改變。

那麼你能做些什麼？你能夠藉由改變攝取的食物和過日子的方式改善你腸道的環境，你可以提供身體治癒所需的營養，你可以藉由將睡眠、休閒娛樂和輕度活動鍛鍊列為優先，來調整你的生理時鐘和壓力激素。這些行動能治癒你的腸道、減少發炎反應，並停止免疫系統所受到不間斷的刺激。

雖然飲食和生活方式為自體免疫疾病提供了充分的理由，我並不希望你認為不當的飲食導致了你的自體免疫疾病，它是促成因素，並非根本原因。你並非是在無知的情況下選擇的食物和沒有一週健身五天而讓自己陷入困境，然而，向健康推進仍然需要捨棄一些食物，重要的是了解什麼不該吃及其背後的原因。

複習

○免疫系統可以分為兩部分：先天性免疫系統和適應性免疫系統。

○先天性免疫系統不具有專一性（非針對特定對象），會引起一般發炎反應。當情況超過先天性免疫系統能處理的範疇，適應性免疫系統便會介入。

○適應性免疫系統具有專一性（針對特定的入侵異物），抗體會將外來入侵者蛋白質中的小段胺基酸序列視為攻擊目標。適應性免疫系統負有記憶外來入侵者的任務，使其在後續攻擊中能更快速的反應（這也是為什麼你僅需接種一次水痘疫苗）。

○在自體免疫疾病中，適應性免疫系統喪失了辨別來自人體與外來入侵者間蛋白質和細胞差異的能力。

○在自體免疫疾病中，免疫系統被刺激展開攻擊，這會導致身體細胞和組織的損傷，而這些損傷便是疾病所表現出的症狀。

○遺傳是一個人是否會罹患自體免疫疾病三分之一的原因。單一自體免疫基因並不存在，更確切的說，是各種基因的組合共同提高了風險。

○餘下三分之二的罹患自體免疫疾病之風險則來自於環境誘發因子、飲食和生活方式。

○環境誘發因子包括過去受到的感染（病毒性、細菌性、真菌和寄生蟲），持續性感染（病毒性、細菌性、真菌和寄生蟲）、暴露在毒素中，以及身體的激素環境。

○麩質可能是所有自體免疫疾病的重要引發因子。

○腸漏症在自體免疫疾病的發展中是必要的。

導致免疫系統暴走的錯誤飲食

你吃下肚的食物中，四分之一是用來維持你的生命，其餘的四分之三是用來確保你的醫生的生存。

——埃及陵墓中之象形文字

　　自體免疫疾病的普遍性正在以每年二％到十％的預估速度增加。這樣的增加速率有一部分確實要歸因於大眾日益增加的警覺性以及診斷技術的進步，不過在醫師、醫學領域研究者或普遍的共識認為，診斷技術的改善只能解釋部分疾病發生率上升的問題。這個趨勢完美的反應出過去四十年來所觀察到肥胖症、第二型糖尿病及心血管疾病的增加。引起這些問題的因素是否有共通性？既然肥胖症、第二型糖尿病及心血管疾病都能與飲食聯繫在一起（精確的說，是含有精製碳水化合物、反式脂肪和omega-6脂肪酸，而纖維素及微量營養素含量極低的飲食），那麼，我們的飲食內容是否也可能是促成自體免疫疾病發生的原因？

　　答案是肯定的！儘管只了解部分機制，目前掌握的資訊仍可分為三類：

　　⑴會造成營養素匱乏的飲食因素。
　　⑵會引起腸漏症或腸道生態失調的飲食因素。
　　⑶會引起發炎反應或免疫活化反應的飲食因素。

　　因未攝取足夠營養成分密集之食物（或這些食物未加以適當消化）導致的微量營養素匱乏會使免疫系統出現缺陷，並阻礙身體的自癒能力。已經發現缺乏不同種類的礦物質和維生素與自體免疫疾病有密不可分的關聯性。

　　了解哪些飲食因子會促進自體免疫疾病，有很大一部分也是在了解那些會促進腸漏症或腸道生態失調的飲食因子，你攝取的食物（還有那些該攝取卻沒吃的食物）會在各方面影響你的腸道健康。有些食物會刺激腸道內壁、損害腸道上皮細胞並且形成孔洞，使腸道內容物滲漏到體內；有些食物會讓細菌和酵母菌過

度生長，導致腸道生態失調（更明確的說，導致小腸細菌過度生長），而腸道生態失調本身就會造成腸漏症。

也有會引起發炎反應的食物，儘管這些食物不會直接促成自體免疫疾病，但持續攝取這類食物會使自體免疫疾病難以痊癒。還有一些食物則扮演了佐劑的角色，這意思是說，這些食物並不會引起自體免疫疾病，但是會刺激免疫系統發動攻擊。佐劑最常見的應用是疫苗，疫苗中加入佐劑能使針對抗原的反應增幅，確保免疫力能夠形成；由於用做疫苗的病原體都是已死亡或被改造成毒性減弱的狀態，因此佐劑的加入對保證身體能夠形成免疫力十分必要。由於疫苗中的病原體無法複製繁殖，因此疫苗中必須包含能刺激免疫系統形成抗體的物質，而該物質便是佐劑。在疫苗裡的佐劑是好東西，但在食物裡的就未必了。

飲食和營養狀態是人體健康決定因素中最重要且可加以改變的，也就是說，你選擇的食物對你的健康有極大的影響，而且你對其有絕對的控制權。你可以將本章視為介紹「該避免的食物」的章節，讓我們開始發掘科學知識吧！

營養不良的健康飲食!?

營養物質及營養狀態（你的身體是否獲得所需的營養物質）對免疫功能、對抗感染的能力和自體免疫都有極為深刻的影響。營養素會影響免疫系統，增強或抑制免疫活性，這些都取決於營養素的種類，及其消耗及吸收的量。特別是膳食營養素缺乏——尤其是與攝取過量碳水化合物和特定發炎性脂肪同時發生時，已經被證實與自體免疫疾病的發生與病情演進有關。

西式飲食，也就是標準美式飲食，是含過量碳水化合物及發炎性脂肪（這也解釋了如此多疾病增加的原因）之營養不良飲食的最佳例證。一般說來，我們吃得很好但營養不足。你可能認為我是指那些飲食內容是速食、加工食品及垃圾食物的人，的確是，但同時我也是在說那些自認為採行健康飲食的人——也就是充斥著全穀類和低脂乳製品的飲食。

▶ 有趣的事實 ◀

主要營養素是指你所攝取食物中的碳水化合物、脂肪和蛋白質。微量營養素則是指維生素、礦物質和植化素。

經常無法達到種類繁多之維生素和礦物質建議攝取量的美國人比例驚人，以超過兩歲的美國人而言，這個比例視所缺乏之維生素和礦物質種類的不同，分佈在十七％（針對維生素B$_{12}$）到七十三％（針對鋅）。平均說來，美國人同時也缺乏其他種類維生素B、維生素A、維生素D、鐵、鎂、鈣——這份名單還會更長。缺乏數種上述的維生素和礦物質已牢牢與自體免疫疾病的發生掛勾。

為什麼西式飲食中的維生素和礦物質會如此缺乏？從很多方面來看，穀類都是罪魁禍首。即便是全穀類，也不屬於高營養密度的食物：就連蔬菜都至少含有許多維生素和礦物質（比穀類高十倍以上）。唯一例外的是鈉和鎂，這兩者在穀類及蔬菜中的含量相當，硒在穀類中的含量也較高（不過在肉類、海鮮、家禽類、堅果和蛋中的含量更高）。此外，乳製品的營養成分也是不足取的。當這些食物取代了飲食中的肉類、魚、蔬菜和水果，我們飲食中的微量營養素密度便會降低，我們的身體便會變糟。造成我們的營養陷入如此悲慘狀態的因素包括因工業化農耕導致土壤中的微量礦物質耗竭，還有因工廠式畜養、餵食穀類養殖導致營養價值越發降低之動物所產出的肉類。穀類和乳製品的問題有其他的原因，本章稍後會加以討論。

西式飲食的營養多不足？ 2

微量營養素	未達每日攝取量的人口百分比
維生素A	56.2%
維生素B1（硫胺素）	30.2%
維生素B2（核黃素）	30.0%
維生素B3（菸鹼酸）	25.9%
維生素B6（吡哆醇）	53.6%
維生素B9（葉酸）	33.2%
維生素B12（鈷胺酸）	17.2%
維生素C	37.5%
鈣	65.1%
鐵	39.1%
鎂	61.6%
磷	27.4%
鋅	73.3%

本表羅列十三種美式飲食中最為缺乏的維生素和礦物質，及所有兩歲以上未達到美國每日最低建議攝取量之人口百分比

先有雞還是先有蛋？微量營養素缺乏和自體免疫疾病孰先？

儘管流行病學研究揭示了飲食中特定營養素攝取量太低——也就是經由血檢測出的營養素匱乏，與罹患自體免疫疾病之風險增加有所關聯，這些研究主要目的是為未來的研究建立基礎，而非確立其中的因果關係。在大多數的病例中，我們不知道營養素匱乏是自體免疫疾病的前導，抑或是其引發的結果，當然，兩者皆有可能。事實上，許多患有自體免疫疾病的患者的確也有缺乏各式微量營養素的問題，顯然兩者間必有關聯。

許多微量營養素都是免疫系統的調節物，意思是說，這些物質的量必須足夠才能夠調控免疫系統。因為發炎和腸漏症所導致維生素無法由飲食中足量攝取或吸收不良，可能會引起自體免疫疾病中免疫系統被過度刺激的現象。然而，在有發炎反應出現時，這些微量營養素的需求也會增加。其中一種可能性是：罹患自體免疫疾病的人在免疫系統發生過度反應狀態時，身體會需要更多這些維生素、礦物質和抗氧化物以協助控制發炎反應，從而發生營養匱乏。無論是哪一種情況，為了協助控制發炎反應、調控免疫系統及修復身體，都需要增加這些重要營養素的攝取。

當代西式飲食同時極度缺乏優質脂肪，缺少脂肪會引起脂溶性維生素的匱乏，這也是自體免疫疾病最大的風險因子之一。一九七〇年代中期，脂肪——尤其是飽和脂肪，背上據稱是心血管疾病罪魁禍首的汙名後，必要的脂肪在我們的飲食中所佔比例愈來愈低。雖然已有研究證實，**飽和脂肪並不會增加心血管疾病**

穀物和蔬菜中微量營養素之比較[3]

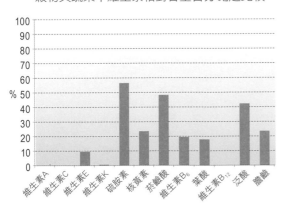

穀物與蔬菜中維生素相對含量百分比之比較

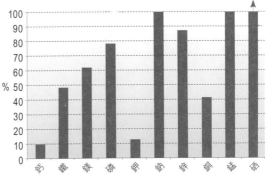

穀物與蔬菜中礦物質相對含量百分比之比較

這些圖表顯示了維生素和礦物質在穀類與蔬菜中含量的相對比例，根據熱量含量調整，由八種營養成分最密集的全穀類食品及五十種常見蔬菜為樣品進行比較。所得數值以維生素或礦物質之穀類比蔬菜含量百分比表示（例如，穀類中維生素E含量只有蔬菜含量的百分之十）。

　　胃酸不足是一個常見但並未獲得太多注意的問題。老化是引起胃酸不足的主要原因，其他重要因素則包括了腎上腺衰竭（更專業的說法是腎上腺機能低下）、飲酒、細菌感染、長期壓力 P192 和藥物 P221 。

　　進食時，胃壁上的細胞會分泌胃酸及少數消化酵素。胃酸和酵素開始將食物分解成個別組成成分，之後經由腸道上皮細胞被輸送通過腸道障壁，進入血流或淋巴系統。胃酸對將蛋白質分解成胺基酸的過程尤其關鍵，而幾乎一切事物都需要胺基酸。當胃裡的酸性物質清空，進入小腸的第一段（十二指腸）時，這些食糜中的酸性會成為胰臟分泌消化酵素到小腸及膽囊釋放膽汁進入小腸的訊號（膽汁中含有膽鹽，膽鹽由肝臟製造，能夠幫助脂肪的消化）。胃酸還能保護胃部，使其免受細菌和真菌過度生長的危害（細菌和真菌無法在酸性環境大量繁殖），並且對許多維生素和礦物質的吸收極為必要。

　　胃酸不足表示胰臟和膽囊無法分泌足夠的酵素或膽汁——這會直接影響身體消化食物的能力。不足的胃酸和消化酵素代表你攝取的食物沒被適當的消化，因此最終進入小腸中的將是「大塊」的食物，造成的後果之一便是營養素吸收不良（包括主要及微量營養素）。更令人擔心的是，**未消化的食物會成為小腸及結腸內細菌及酵母菌絕佳的食物來源，導致腸道生態失調**。這些大塊食物殘渣會使腸子蠕動變慢，進而使通過時間（食物由消化道一端進入到由另一端離開所花的時間）增加。細菌和酵母菌增生快得跟兔子一樣（或更糟，快得跟細菌和酵母菌一樣），最後小腸細菌過度生長（SIBO），導致腸道內壁的破壞、發炎反應，還會產生必須由肝臟過濾清除的毒素。

　　注意，**胃酸不足的症狀與胃酸過多的症狀幾乎一模一樣**。小腸中細菌數量的增加會引起氣體生成增加，再伴隨著變慢的消化過程，小腸體積的增加會對你的胃和負責讓食物進入胃部、並防止胃酸逆流的下食道括約肌造成壓力。這會使下食道括約肌無法執行任務，胃酸和胃的內容物便會脫離胃部，進入食道，引起胃灼熱、消化不良和胃酸逆流。其他因胃酸不足引起的症狀有腹瀉、便祕、脹氣、打嗝、排氣、口臭、噁心、嘔吐、直腸搔癢和痔瘡，更不用說因小腸細菌過度生長和腸漏症所引起之腸道損傷及發炎反應引發的許多疾病，例如自體免疫疾病。或許你正在治療你認為是胃酸過多的問題（可能是因為出現胃酸逆流），而使用制酸劑、氫離子幫浦抑制劑和組織胺阻斷劑 P225 ，但實際上，你需要更多胃酸，而不是減少！除非已經明確診斷出胃酸分泌過多，不然解決的方式應該是停止服用制酸藥物，同時開始使用幫助消化的補充品（ P367 會討論），與此同時，採行原始飲食生活攻略。其他幾個重要的訣竅包括坐在餐桌前用餐、確保在平靜祥和的時段用餐、徹底咀嚼食物，以及在兩餐之間，而非用餐當中，攝取一日所需的大部分飲料。

▶ 有趣的事實 ◀

　　胰臟也會為了在小腸進行之下一階段消化作用釋放碳酸氫鈉來中和胃酸。

的風險（會增加風險的是糖），不過要讓這個訊息在整個社會中擴散開來，恐怕得花費很長時間（低脂飲食並不能預防心血管疾病，反而會使你罹患其他疾病的風險增加，此一認知已經超過十年以上，但是低脂飲食仍舊為許多營養學家和醫師廣為推薦）。

一部分的問題出在以物理方式分離出的種籽油（如菜籽油、玉米油、大豆油和紅花籽油）取代了我們飲食中相對更加健康的飽和脂肪（如奶油、豬油、牛脂和椰子油）。這些種籽油含有非常大量的omega-6多元不飽和脂肪，會導致omega-3及omega-6間脂肪酸吸收的嚴重失衡 P112、P170 。

消化不良、受損發炎的腸道以及腸道生態失調也會造成營養不良。就算你只選擇食用營養密度最高的食物，仍然會因為身體無法適當的消化和吸收營養素而發生營養不良。

營養不良是發生自體免疫疾病最大的風險因子。不只是因為我們現今的飲食無法提供讓我們保持健康所需足夠的必要營養素，還因為我們無疑並沒有攝取能幫助自體免疫疾病治癒之額外補充的微量營養素。

許多特定微量營養素的缺乏已被發現與增加自體免疫疾病發生風險有關。其餘的微量營養素缺乏並未直接與自體免疫疾病的發生掛勾，但已知會促進發炎反應發生。雖然這絕不是一份會促進自體免疫疾病發生的可能微量營養素缺乏明細，卻可能是最重要的一些。

加工食物讓抗氧化物缺乏

氧化物（氧自由基或自由基）是我們代謝作用自然產生的副產物。氧化物是會引起我們體內蛋白質（並因此導致細胞的）氧化破壞並刺激發炎反應的化學物質，事實上，長達一輩子累積下來的氧化物損傷正是導致老化並最終走向死亡的原因。此外，氧化物是由發炎性細胞生成，做為身體天然防衛機制的一環，也就是說，患有自體免疫疾病的人會承受更多的氧化壓力（用來指稱身體中所累積之氧化損傷）。

氧化物在我們體內有其正常功能（包括擔任免疫細胞的工具，殺死外來侵入者），不過這些氧化物的生成／濃度必須保持嚴格的控制。我們的身體已經發展出許多不同方式來保護體內的組織，並且將氧化傷害降至最低（這也是為何需要八十年以上這些損傷才會影響我們）。

加工食物的問題

　　食物加工或精製的程度愈高，由食物中被剝離的營養成分愈多。舉例來說，甜菜根中所含有的一流微量營養素（含量最豐富的是維生素B_6及錳，其他還有維生素A、B_1、B_2、B_3、B_5、B_6及維生素C，以及鈣、鉀、鎂、磷、鋅、銅和硒）與砂糖中所含微量營養素的差距簡直就跟大峽谷一樣懸殊，即使是由甜菜根加工所得，但砂糖中不含任何維生素或礦物質。除了精製和加工會將重要的營養成分由該食物中去掉的事實之外，加工過程通常會加入或產生抗營養素（妨礙由你攝取的食物中吸收營養素的物質），更不用說那些對健康產生令人疑慮之作用的其他化合物——例如防腐劑（**一般在低劑量時就具有毒性**），在 P155 會進一步討論。

	甜菜根 （100克或3/4杯）	砂糖 （7克或2茶匙）
糖	7克	7克
維生素A	2微克	0微克
維生素B_1	31微克	0微克
維生素B_2	40微克	1微克
維生素B_3	334微克	0微克
維生素B_5	200微克	0微克
維生素B_6	67微克	0微克
維生素B_9	109微克	0微克
維生素C	4.9毫克	0微克
鈣	16毫克	0微克
鉀	325毫克	0微克
鎂	23毫克	0微克
磷	40毫克	0微克
鋅	400微克	0微克
銅	100微克	0微克
硒	0.7微克	0微克
錳	300微克	0微克

1微克＝1/1000000克

　　保護方式中的一種是經由具有抗氧化活性的多種化合物，這些化合物會與氧化物結合（此作用稱為清除）或使用其他方式使氧化物變得無害。這些抗氧化物大致可分為三類：

(1)**蛋白質和酵素：**由我們的身體所生成（又被稱為內源性酵素），例如穀胱甘胺酸過氧化酵素（一種含硒酶）、超氧化物歧化酶和一氧化氮合成酶。

(2)**脂溶性有機化合物：**具抗氧化劑活性的脂溶性有機化合物，例如生育醇（維生素E）、胡蘿蔔素和類胡蘿蔔素（維生素A），以及還原型輔酶（輔酶Q10）。

(3)**水溶性有機化合物：**具抗氧化劑活性的水溶性有機化合物，例如植物多酚或類黃酮化合物、抗壞血酸（維生素C）、硫辛酸（一種有機硫化物）以及穀胱甘肽（由L-半胱胺酸、L-谷胺酸及甘胺酸構成的胜肽）。

　　健全的抗氧化物補充不只是對於控制體內的氧化損傷十分關鍵，對發炎反應的控制也很重要。氧化物會使免疫細胞增加細胞激素的生成，做為對發炎性刺激的反應。在自體免疫疾病的背景下，這代表過量的氧化物會使發炎反應和對免疫系統的刺激增加。

　　飲食中糖和複合碳水化合物過高——例如標準美式飲食——的直接結果便是提供了過多氧化物。雖然所有的食物都會導致氧化物的產生（這是因為氧化物是代謝天然副產物），評估高升糖負荷飲食（會大幅使血糖增加的飲食，例如穀類和充滿糖分的垃圾食物）的研究顯示，高升糖負荷飲食引起的發炎反應比升糖負荷低的飲食要來得更多。事實上，富含高升糖負荷食物的飲食——例如小麥、馬鈴薯和燕麥——的確會增加發炎性基因以及發炎反應的標誌。這並不代表你需要奉行低碳水化合物飲食，不過這確實表示你不該選擇高碳水化合物的飲食方式。調節血糖還有維持胰島素的靈敏度對控制氧化物與發炎性細胞激素的生成非常關鍵，更多細節將在 P156 討論。

　　雖然飲食中缺乏抗氧化物並不能明確的與自體免疫疾病聯繫在一起，增加飲食中的抗氧化物或服用抗氧化物營養補充品已經被證明對好幾種自體免疫疾病有好處，包括自體免疫甲狀腺炎、第一型糖尿病以及類風溼性關節炎。而且，某些內源性抗氧化物（身體自行生成的抗氧化物，尤其是穀胱甘肽）在自體免疫疾病患者體內的生成量較少，這可能單純是因為自體免疫疾病患者需要更多來自飲食或營養補充品中的抗氧化物，才能對抗自己的免疫細胞所生產出來之大量氧化物，並且全面減低發炎反應。

　　儘管不同的食物中含有不同的抗氧化物，本書所建議的所有食物全都富含

了抗氧化物。許多礦物質也因它們在抗氧化物的貢獻而十分重要,包括銅、錳、硒和鋅。食用多樣蔬菜、動物內臟、魚還有骨頭湯,與此同時避免攝取高升糖負荷的食物,如此便有助於建立抗氧化物及氧化物間的健康平衡,進而減輕身體的發炎反應。

但食用飽和脂肪和膽固醇不是會導致心臟病嗎?而且不是會讓我發胖嗎?

食用動物性脂肪——包括飽和脂肪和膽固醇,**已經被反覆證實並不會增加罹患心血管疾病的風險**,事實上,食用足夠的脂肪對維持生命非常必要。你細胞中所有細胞的細胞膜都是由脂肪分子所構成。許多激素是由脂肪構成,更明確的說,是由膽固醇構成;神經傳導物質要能正常發揮功能需要膽固醇,你的大腦組成有六十%是脂肪,你吸收脂溶性維生素也需要脂肪。如果你攝取的脂肪——包括膽固醇,有所不足,你體內所有系統都會受到損害。

那麼是什麼因素讓罹患心血管疾病的風險增加呢?答案是大幅過重以及富含精製碳水化合物的飲食。

此外,飲食中富含脂肪——尤其是優質動物脂肪、魚油,以及椰子、酪梨和橄欖中的油脂——**不只不會讓你發胖,還能幫助你達到更健康的體重**。部分原因是因為胰島素的釋放會促進能量的儲存。造成肥胖症發生的確切飲食因子仍然是熱門研究主題,不過大量攝取含糖飲料是最為一致的關聯性。最近的研究已經將此一關聯性擴大到所有的糖,不過僅限於高熱量飲食(指攝取的熱量超過一日所需),這代表飲食中過多的糖和過剩的熱量是肥胖症發生的重要促進因素。

當飲食中的糖被優質脂肪取代時,人們會有體重減輕的傾向,同時他們罹患心血管疾病的風險也會減低——可能是因為血糖的穩定、對調控飢餓和代謝之激素的影響、營養狀態的改善,以及身體生成維生素D之能力的提升。膽固醇之正常、健康的合成需要飲食中的脂肪(還有一些重要的微量營養素)。膽固醇是所有類固醇激素的建構基石,類固醇激素包括皮質醇、雌激素以及睪固酮。身體甚至會在受到陽光刺激時,將膽固醇轉變成維生素D,而維生素D缺乏與心血管疾病的發生有密切關聯。難怪在飽和脂肪被誹謗為心血管疾病根源後,這些疾病竟然不減反增。

所以這是不是表示歸根結底來說,高血脂對你沒有危害?很不幸的,並不是。膽固醇的重要性並不代表當它們在體內累積過多時你不需要擔心,不過在細胞內的膽固醇和在血流中的膽固醇代表的意義差異非常大,雖然血液中的高含量膽固醇並不是心血管疾病發生的原因,但這個因素一旦與血液中的高三酸甘油酯和高濃度發炎反應指示物(例如C-反應蛋白)聯合在一起,就象徵了心血管疾病的高風險因子。儘管如此,要加以強調的是,雖然減低這些風險因子十分重要,但避免飲食中的脂肪並不是一個好方法。

你需要食用脂肪以保持健康。

脂溶性維生素缺乏易得病

　　所有的脂溶性維生素（A、D、E和K）都有強大的免疫調控特性（意思是它們能調控免疫系統），而且每一種對自體免疫疾病都有潛在療效。

　　許多自體免疫疾病都已被發現與脂溶性維生素缺乏有關，尤其是維生素A、D和E（維生素E是新加入的角色，對其在發炎反應與免疫中所扮演角色的研究還不多）。事實上，這些維生素的缺乏現今蔓延的越發嚴重，這要歸咎於優質動物性脂肪（例如奶油、豬油、牛脂和培根油——最好是取自放牧的動物）被由食用和烹飪中剔除，轉而使用通常營養密度較差的蔬菜油（例如橄欖油、菜籽油和紅花籽油）。

　　由於原始飲食生活攻略接受優質脂肪來源的健康攝取——煉油脂、脂肪含量豐富的冷水域魚類，還有放牧及以牧草餵養之動物的肉——這自然促進了脂溶性維生素的健康濃度。

· **維生素A**：維生素A是參與從骨骼保健、眼睛保健到免疫健康等種類繁多的各式生理功能之基礎營養素。維生素A與自體免疫疾病最為相關的角色便是調控免疫系統。

黏液層障壁——如腸道上皮——的維護及正常的再生都必然需要維生素A。維生素A對發炎性細胞，如中性球、巨噬細胞和自然殺手細胞的正常功能也至為關鍵。維生素A缺乏與免疫能力受損和易受感染性疾病影響有密切關聯，同時也已知與斑禿、多發性硬化症及自體免疫性肝炎等數種自體免疫疾病有關。

維生素A的含量水平對不同T細胞子族群、細胞激素和許多个同抗體子集合的製造有深遠的影響。尤其是維生素A缺乏會減弱由Th2細胞主導的抗體媒介免疫反應，進而導致Th1細胞的過度刺激。或許最具說服力的是一項近期發現的證據，顯示維生素A（以維生素A酸的型態存在）能支援T細胞的生成（藉由刺激胸腺內的CD4+ T細胞特化為調節性T細胞），這點在自體免疫疾病的場合中來說非常重要，或許這就是在補充維生素A的研究中觀察到其有所助益的關鍵之處。補充維生素A已經顯示能讓自體免疫性關節炎的模式生物體內Th17細胞數量減少，除此之外，為體內有多種腸道病原體（包括大腸桿菌和梨形鞭毛蟲）的孩童補充維生素A會減少發炎標誌物並解除感染。維生素A的補充也已顯示對罹患斑禿和多發性硬化症的病人極有助益（這些改善都能直接歸因於維

生素A產生的免疫調控）。

- **維生素**D：被了解得最為透澈，換句話說，就是指了解其在自體免疫疾病中所扮演角色的脂溶性維生素是維生素D。而在所有脂溶性維生素當中，維生素D缺乏是導致（或至少是一項促進因素）自體免疫疾病成因的證據是最

動物性脂肪和植物油消耗量之比較 4

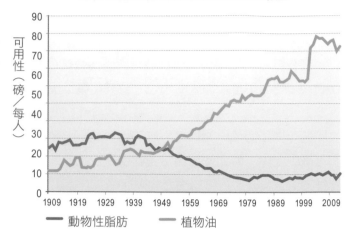

可用性（磅／每人）

可用性從動物性脂肪轉移為植物油也因為所攝取油脂種類的改變而影響健康，這個主題第一百一十二頁及第一百七十頁會進一步加以討論。

為有力的。事實上，維生素D缺乏可以解釋某些自體免疫疾病與地理環境間的關係：例如類風溼性關節炎在遠離赤道（以及那些終年有強烈陽光照射）的地區較常發生。

維生素D是以埋在皮膚細胞（上皮角質細胞和真皮纖維母細胞）中之外層細胞膜內的膽固醇為原料，在吸收了陽光中之UVB紫外線後合成的，是一種控制超過兩百個基因的表現及那些基因所調控之蛋白質的類固醇激素。維生素D對礦物質的代謝（維生素D調控鈣、磷及鎂的吸收和運輸）、骨骼的礦化及生長不可或缺。神經營養因子的生物合成機制、調控重要激素——例如血清素的釋放（血清素不只維持心理健康，對健康的消化作用也很必需 P207 ），也需要維生素D的參與。

維生素D協助控制細胞生長，因此對癒合十分必須；維生素D還會活化腦中負責生物節律的區域 P203 。科學家正在繼續發掘維生素D對人體健康的必要功能；現在已有證據顯示維生素D可能可以預防癌症。

維生素D對調控免疫系統中的數個重要組成成分也十分關鍵，其中包括重要抗氧化物的生成以及控制T細胞子族群。最重要的是，調節型T細胞的功能必須依賴維生素D（這意思是說，沒有維生素D，調節型T細胞便無法執行任務）。另外，維生素D會令Th1細胞數目降低，已知維生素D能幫助維持Th1及

食用麩皮會使維生素D減少！

　　一九八〇年代早期進行的流行病學研究顯示，大量食用未發酵全穀類麵包的人群發生維生素D缺乏和佝僂症（一種因維生素D、磷及鈣缺乏引起，具有軟骨特徵的疾病）的機率極高，就算有足夠的日曬也是如此。

　　為了了解其中的原因，一組研究人員比較兩組志願者血漿中的維生素D濃度，其中一組志願者採用「正常」飲食，而另一組則在每日飲食中額外添加了六十克麩皮。三十天後發現，飲食添加麩皮的志願者血液中維生素D的濃度明顯偏低。儘管食用麩皮如何對維生素D濃度造成影響尚未十分確定，不過作者群推測，麩皮中的某種物質會干擾維生素D代謝物的腸肝循環（也就是維生素D由腸道到肝臟的循環利用 P145 ），因而導致腸道中維生素D被加速排除（結果維生素D並未在腸道內被重新吸收，反而被排出體外）。鈣的缺乏也可能促進肝臟中維生素D的去活性作用。

Th2細胞族群間的平衡。維生素D還能夠調整巨噬細胞、樹突細胞還有T細胞及B細胞的活性。

維生素D缺乏與自體免疫疾病間有強大的關聯性，而且也被認為是系統性紅斑狼瘡、第一型糖尿病、自體免疫間質性肺疾病、多發性硬化症、類風溼性關節炎、乳糜瀉、牛皮癬以及發炎性腸道疾病的環境誘發因子之一。針對補充維生素D_3或增加飲食中維生素D攝取量的初步研究已經顯示自體免疫疾病的一些減少。**維生素D並不是單獨作業，這代表僅補充高濃度的維生素D_3並非解決之道**；還需要其他脂溶性維生素、植物性抗氧化物甚至雌激素的協同作用。然而，對付維生素D缺乏，尤其是在同時也要應付腸道健康、激素調控、壓力以及其他微量營養素缺乏的背景下，對能從自體免疫疾病中康復是極為重要的。

。**維生素E**：維生素E其實是由八種脂溶性化合物構成的群體，其中包括生育酚和生育三烯酚。維生素E在免疫系統中所扮演的主要角色似乎著重在其做為抗氧化物的活性，不過也有證據顯示維生素E能促進胸腺中T細胞的成熟。或許對自體免疫疾病來說最重要的是，維生素E似乎能夠影響胸腺中的正向篩選 P57 ，這意思是說，維生素E的缺乏會對不同類型T細胞的相對數量以及它們執行相對應功能的能力都有極深遠的影響。

維生素E缺乏已經被認為與牛皮癬、白斑病、斑禿以及類風溼性關節炎有關。補充維生素E已知能減輕類風溼性關節炎病患體內的發炎反應。這些效應在加入共軛亞麻油酸後會被放大 P177 。

技術上來說，會。然而，這些維生素之間重要的協同關係會協助預防過量的問題，舉例來說，維生素D有強大的防範維生素A中毒的能力，相對的，維生素A也能防範維生素D中毒。**只要兩種維生素一同攝取，就算服用量很高仍然是相當安全的。**動物實驗顯示維生素A及D的理想攝取量其實相當高（高於目前的每日建議攝取量），然而我並不是建議你大量補充這些維生素——畢竟脂溶性維生素之間的平衡是很脆弱而且複雜的。舉例來說，大量的維生素A和D會使維生素K_2的需求增加，不過你不需要計算這些：這些維生素在優質動物性食品中都會以恰當的比例存在。評估脂溶性維生素毒性的研究針對的是特定單獨一種維生素，當這些維生素以完全食物的型態（例如肝臟）被吸收時，完全沒有必要擔心毒性的問題。

○ **維生素K：**維生素K對凝血因子的生成十分必要是早已知曉的事實。即使如此，維生素K其實有兩種形式——K_1（葉綠醌）和K_2（甲基萘醌）——這一點讓維生素K在人體內能夠扮演的新角色被發掘出來。儘管對維生素K_2的了解仍在初始階段，目前已知維生素K_2對骨骼和牙齒健康非常必要，目前藉由補充維生素K_2治療骨質疏鬆症的研究正在進行中。與自體免疫疾病較為相關的是，維生素K_2具有抗氧化劑和抗發炎的特性，更明確的說，維生素K_2能保護神經細胞，免受由甲基汞誘發的氧化傷害 P251。飲食中增加維生素K_2的攝取能降低冠狀動脈疾病、動脈粥狀硬化，甚至是全死因死亡率（意思是說，你飲食中的維生素K_2愈多，愈不容易有任何東西能輕易造成你的死亡，甚至包括衰老！）。一項多發性硬化症的動物研究顯示，補充維生素K_2能改善症狀、發炎反應及免疫功能。

維生素K_2的最佳來源是動物性產品（尤其是放牧的動物）以及發酵食品，不過你小腸中的腸道微生物相也能利用飲食中的維生素K_1為原料生成維生素K_2，而維生素K_1在綠色葉菜類中的含量非常豐富。

水溶性維生素和免疫系統的關聯

相比於脂溶性維生素，水溶性維生素缺乏與自體免疫疾病有關的證據較少，這也許反應了水溶性維生素缺乏較不常見的事實，或者代表了它們在免疫系統中比較沒有佔據那麼根本的角色。即便如此，仍有一些值得一提的有趣關聯：

- 維生素C：維生素C，也就是抗壞血酸，是一種極為重要的抗氧化物 P95 。足量的維生素C對預防胃炎十分重要（不論是源於自體免疫、化學性或感染性引起的胃炎），對控制如幽門螺旋桿菌一類的持續性感染也很有幫助。已經發現患有扁平苔蘚和原發性血小板缺乏紫斑症的病患體內維生素C的濃度偏低。儘管維生素C或許並未扮演直接調控免疫系統的角色，它的抗氧化能力似乎對控制因發炎性細胞生成之氧化物引起的損傷極為重要。

- 維生素B群：維生素B群中有八個成員（跟維生素E等其他維生素相似，部分維生素B群中的成員其實是極為相似的一群化合物，而非每個維生素名稱與數字代表單一一種分子），每一個對代謝作用都很重要。維生素B_6（吡哆醇）、B_9（葉酸）和B_{12}（鈷胺素）對維持甲基循環十分關鍵 P61 。很重要的一點是，DNA甲基化的變化（太多或太少）已知可能與像是紅斑性狼瘡等自體免疫疾病有關，因此這三種維生素B被特別與自體免疫疾病聯繫在一起一點也不令人意外。

▷維生素B_6會被轉換為輔酶，即吡哆醛-5-磷酸酯（PLP），作用在胺基酸和脂質的代謝，也參與在糖質新生的過程中（糖質新生是由胺基酸或脂肪酸為原料製造葡萄糖的作用）。神經傳導物質和血紅蛋白的生成也有吡哆醛-5-磷酸酯的參與。吡哆醛-5-磷酸酯缺乏已知與第一型糖尿病有關。

▷維生素B_9在體內會被轉換成四氫葉酸（THF），作用在核酸和胺基酸的代謝中。正常的細胞分裂和紅血球的製造也需要四氫葉酸。飲食中的葉酸與自體免疫疾病間的關係仍然不清楚。被活化的巨噬細胞和一些與某些自體免疫疾病有關的T細胞細胞膜上確實具有葉酸受體——這一點已在牛皮癬、類風溼性關節炎、多發性硬化症和系統性紅斑狼瘡中被調查過了。一種名為氨甲蝶呤的葉酸活化劑是用來治療類風溼性關節炎的標準藥物，不過若未同時補充葉酸則此藥物會引起多方面的副作用 P228 ，用氨甲蝶呤來治療其他自體免疫疾病則是得到各種混合結果。看起來就好像是氨甲蝶呤對自體免疫疾病的影響與其所具備的拮抗能力（也就是將葉酸轉換為四氫葉酸的能力）無關，而這也讓該補充或避開葉酸的攝取沒有什麼爭議發生。然而相對的，一些顯示低葉酸濃度與某些自體免疫疾病有關聯的研究則為主張要確保飲食中攝取足量葉酸的說法提供了立論基礎。

▷維生素B_{12}在自體免疫疾病中所扮演的角色是被了解得最為透澈的。維生素

B$_{12}$是所有維生素中最大且分子結構最為複雜的，對體內每個細胞中碳水化合物、蛋白質和脂質的代謝都十分必要。維生素B$_{12}$對DNA的合成及調控、脂肪酸的合成和產生能量尤其重要，並且在血球細胞、神經鞘和蛋白質的製造中扮演關鍵角色。維生素B$_{12}$是由四個非常相似的分子所組成，儘管人體能將這些B$_{12}$化合物互相轉換，卻只有細菌能從原料合成維生素B$_{12}$——意思是說，此一維生素的食物來源極為重要（我們的腸道細菌似乎能夠合成，但產量不足）。還有一項要注意的重點在於維生素B$_{12}$僅見於動物性食品，例如魚類、貝類和肉類（肝臟中的含量尤其高）：這些食物富含維生素B$_{12}$的原因是因為那是被牠們的腸道細菌合成出來的。維生素B$_{12}$是甲基循環 P61 中兩種重要酵素的必須因子：這兩種酵素分別為甲基丙二醯-CoA變位酶和5-甲基四氫葉酸高半胱胺酸甲基移轉酶（MTR，有時也被稱為甲硫胺酸合成酶）。對那些亞甲基四氫葉酸還原酶基因變異的人來說，從飲食中攝取足夠的維生素B$_{12}$尤為重要。多發性硬化症、乳糜瀉、自體免疫性萎縮性胃炎和第一型糖尿病的病患都已被發現有維生素B$_{12}$缺乏的問題。

礦物質不夠會出問題

　　許多種礦物質都是生命所需，包括硼、鈣、氯、鉻、鈷、銅、氟、碘、鐵、鋰、鎂、錳、鉬、磷、鉀、硒、矽、鈉、硒、硫和鋅 P106 。這些礦物質有的會構成重要胺基酸和酵素的骨架，有一些礦物質是酵素作用過程中重要的輔助因子（這意思是說，若沒有這些礦物質，這些酵素便無法發揮作用），還有些礦物質為蛋白質活化或去活化時所必須，或在細胞間溝通時也需要。缺乏特定礦物質已知與自體免疫疾病有密切關聯。

· **銅**：銅對骨骼的形成和維護很重要，鐵的吸收和利用也需要銅，而且對結締組織的形成不可或缺（要與鋅和維生素C聯合作用）。核醣核酸（RNA）、磷脂質和三磷酸腺苷（ATP；所有細胞之基礎能量分子）的生成以及蛋白質代謝都需要銅的參與。在免疫系統中，由T細胞釋放的某些細胞激素的維持製造及T細胞增殖（細胞分裂）的調控都需要銅，而飲食中的銅對抵抗感染也很重要。類風溼性關節炎和尋常型天疱瘡的病患都有缺銅的問題。

· **碘**：碘對甲狀腺的發育和適當的發揮功能都非常重要，也是甲狀腺激素必要的

組成成分。碘在人體中扮演的完整角色仍不甚清楚，可以確定的是，碘是乳腺組織中的重要抗氧化物，並使因壓力反應升高的腎上腺皮質類固醇激素回復至正常水準（皮質醇與自體免疫疾病間的關聯將在第三章討論）。碘或許也參與免疫功能，因吞噬性白血球（吞噬病原體）會製造各種包括T4甲狀腺激素在內的含碘蛋白（含有碘的蛋白質分子）。

儘管過量和不足的碘都曾被認為與自體免疫疾病有關，但要注意的重點是碘和硒在甲狀腺功能方面的關係。過量的碘會抑制激素的合成；然而人體中有一種酵素（鈉碘轉運體）其主要功能便是負責處理多餘的碘，使甲狀腺功能可以儘快恢復正常。近期的研究顯示，這個酵素在缺乏硒蛋白硫氧化還原蛋白還原酶時無法作用，這意思是說，**過量的碘和自體免疫甲狀腺疾病間的關聯事實上可能源於硒的缺乏**（或至少一部分原因在此）。

○ **鐵**：鐵是血紅蛋白關鍵組成成分，血紅蛋白是紅血球中負責攜帶氧分子，將其由肺臟傳遞至身體中所有其他細胞的蛋白質。明確的說，鐵是被稱為原血紅素的分子其中一部分：四個原血紅素分子是血紅蛋白的一部分，鐵正是與氧結合的部分。血紅蛋白並不是體內唯一具有原血紅素結構的蛋白質。原血紅素也是一群與防止氧化損傷有關之蛋白質的關鍵組成。維生素B群的代謝也需要鐵的參與，鐵還是許多酵素的必要輔助因子，對蛋白質代謝也很重要，鐵的缺乏是自體免疫溶血性貧血、自體免疫再生不良性貧血及惡性貧血的特徵。缺鐵也被認為與類風溼性關節炎、自體免疫性胃炎、系統性紅斑狼瘡和乳糜瀉有關。

○ **鎂**：你體內的細胞中有超過三百種酵素需要鎂才能正常運作，包括每個使用或合成三磷酸腺苷的酵素還有合成DNA及RNA的酵素。鎂也是骨骼和牙齒的構成成分，對神經-肌肉收縮很重要，睪固酮和雌激素的生成也需要鎂的參與。鎂對磷、鈣、鉀、鈉、綜合維生素B群和維生素C的代謝都很重要。鎂也是甲基化反應 P61 的輔助因子，也是解毒功能的必要因子。

很重要的是，已知鎂若是被用盡對胸腺會造成深遠的影響 P57 ，而這與所有的自體免疫疾病都有所牽連。飲食中較高含量的鎂也已被認為與停經後女性系統性發炎反應的降低有關（還記得當年齡漸長，胸腺會隨之萎縮）。儘管鎂的缺乏與自體免疫疾病間的關係並未廣泛加以研究，但缺鎂與系統性紅斑狼瘡間的關聯性已經建立。

○ **硒**：硒是兩個特殊胺基酸的組成成分——硒半胱胺酸和甲硫胺酸硒。這兩個

　　儘管這些礦物質的缺乏尚未被明確證明與自體免疫疾病有關，我們的飲食仍需要充足攝取表列的所有礦物質。

- **硼**：硼會支持骨骼健康，在體內維生素D和鈣的利用上不可或缺。
- **鈣**：除了形成骨骼外，鈣對細胞中的許多活動都不可或缺，包括神經傳導物質的釋放以及肌肉的收縮——還包括你心臟的跳動！
- **氯**：胃在製造胃酸時需要氯離子（因丟失一個電子而帶一個淨電荷的單一氯原子），對電解質的平衡也很重要。
- **鉻**：鉻在糖及脂肪的代謝上很重要。
- **銅**：銅在鐵的吸收、儲存、代謝，以及紅血球的生成中都有參與。
- **碘**：碘是甲狀腺的組成成分之一，因此在體內扮演各種不同的角色。對乳汁分泌很重要，也在免疫系統中扮演一定角色。
- **鐵**：鐵是血紅蛋白的關鍵組成成分，血紅蛋白是你體內與氧結合並將其運送至身體各處的蛋白質。
- **鎂**：鎂對於細胞的生存是必須的。你的細胞中有超過三百種不同的酵素需要鎂才能正常運作，包括每個使用或合成三磷酸腺苷的酵素，還有合成DNA及RNA的酵素。
- **錳**：錳對保護及修復體內因自由基造成損傷的酵素十分必要。
- **鉬**：鉬是肝臟中執行解毒功能之關鍵酵素必須的輔助因子。
- **磷**：磷在體內所有代謝反應中都有參與，對脂肪、碳水化合物和蛋白質的代謝十分重要。
- **鉀**：鉀對每顆細胞的功能都十分關鍵；神經功能、心臟功能和肌肉收縮都需要鉀。
- **硒**：硒在二十五到三十種不同酵素的活性中都十分必要（硒酶），這些酵素的作用是預防腦和其他組織遭受氧化作用的傷害。
- **矽**：矽對於結締組織的形成十分必要。
- **鈉**：鈉在平衡電解質，調節血壓、血量、血液酸鹼度，控制液體通過細胞膜的輸送，以及神經功能中都很必要。
- **硫**：硫在生化反應過程中被廣泛使用，是所有蛋白質的組成成分，對許多酵素及抗氧化分子的功能也很重要。也是支援肝臟解毒功能的關鍵要素。
- **鋅**：鋅在幾乎所有的細胞功能中都有參與。因此體內每個系統都需要鋅，包括免疫系統對其的需求。
- **微量礦物質**：許多其他礦物質——包括金、砷、鈷、鎳、鍶、鋰、釩、碲，甚至氟——也被認為在體內有一定角色，儘管究竟是何種角色依然成謎。

胺基酸並不是建構蛋白質的基礎材料，而是在蛋白質進行轉譯後修飾時加入的 P38 。包含了一個或多個這些胺基酸的蛋白質被稱為硒蛋白，這些硒蛋白

在細胞——每一個細胞——的抗氧化防禦系統中扮演樞紐的角色。硒蛋白也在各種酵素反應中扮演催化劑的關鍵角色。一般相信有超過一百種不同的硒蛋白存在，僅十五種被徹底研究，而每一種看來都對人體健康至關重要。

硒蛋白穀胱甘胺酸過氧化酶（具有四種不同型態的酵素，包括對防禦因攝取被稱為過氧化氫脂質的氧化脂肪所造成傷害非常關鍵的消化道穀胱甘胺酸過氧化酶）是遍佈全身的關鍵抗氧化物，常見於細胞內，或包埋在細胞膜中，還有分佈在細胞外（血液中或組織細胞之間）。另一種名為硫氧化還原蛋白還原酶的含硒酵素在調控細胞氧化還原反應中扮演關鍵角色。

無數人體內的化學程序（包括最基本的細胞對能量的使用）都屬於氧化還原反應，代表這些反應都涉及將電子由一個分子移到另一個分子。這些電子的移動需要嚴密的控制，硫氧化還原蛋白還原酶是能達成這個目的的酵素之一（藉由還原電子貢獻方，即硫氧化還原蛋白的電子）。很重要的是，硫氧化還原蛋白的堆積（因為沒有足夠的硫氧化還原蛋白還原酶）已知與癌症的成長有關。

另一類硒蛋白是甲狀腺去碘酶，是一種能將T4甲狀腺激素原（甲狀腺素）催化轉換至具活性之T3激素（三碘甲狀腺胺酸）的酵素。甲狀腺激素是否能發揮完全之活性有賴於此一轉換，轉換後的T3激素對全身的細胞代謝作用有深遠的影響。

硒對免疫系統的許多方面都非常重要。硒的缺乏會增加病毒感染的風險，硒似乎對T細胞功能不可或缺（這一點在以愛滋病毒感染做為背景的研究中已詳加探討），還會活化中性球和自然殺手細胞，並且防禦數種發炎性細胞激素以及調控數種發炎反應標誌分子的製造。硒能保護細胞免受砷、鎘和汞的毒性傷害。**硒對維生素E的吸收很重要**，同時已知能預防某些形式的癌症、減低心血管疾病的風險還能減少加護病房中併發症發生的風險。

不意外的，硒的缺乏已知與自體免疫甲狀腺疾病有著複雜難解的關聯性，硒的補充已被廣泛研究做為橋本氏甲狀腺炎及葛瑞夫茲氏症的治療方式（已有部分成功病例）。硒的缺乏也被認為與尋常型天疱瘡和扁平苔蘚有關。

○ **鋅**：鋅是人體內含量僅次於鐵的金屬元素，將近三百種不同酵素的活性都需要鋅的作用；鋅在人體內扮演了許多重要角色。

鋅對DNA和RNA的轉錄（即「閱讀」DNA圖譜以製造蛋白質的過程）十分必要，因此控制了**基因表現及細胞間的溝通**，蛋白質的製造也需要鋅的參與。鋅

能夠調控細胞凋亡（計畫性細胞自殺，在許多情況下是正常的）。鋅對維生素B群的吸收和活性都很重要，肌肉收縮、胰島素及睪固酮的生成也需要鋅。膠原蛋白的生成、健康的免疫系統和身體的傷口癒合能力全都需要鋅。鋅還是維生素D受體（細胞中與維生素結合的分子）的關鍵組成成分，這表示維生素D的功能至少部分取決於鋅。

已有證據顯示，鋅能夠藉由控制T細胞的發育和活化直接影響免疫系統，還有研究顯示，鋅能減少Th1和Th17細胞所生成的細胞激素。鋅的缺乏可視為自體免疫疾病中最常見的微量營養素缺乏。鋅的缺乏已被認為與類風溼性關節炎、多發性硬化症、尋常型天疱瘡、阿茲海默症、自體免疫性肝炎、原發性膽汁肝硬化、自體免疫性甲狀腺疾病、系統性紅斑狼瘡以及第一型糖尿病有關。所有評估鋅的補充所產生之影響的疾病都觀察到病情的改善，有些還包括了病情的戲劇化好轉。

50年來嚴重攝取不足的纖維素

　　過去五十年來西式飲食最大的改變之一是相比於所攝取的碳水化合物百分比而言，飲食中膳食纖維的大幅減少。這種由纖維素豐富食物到精製碳水化合物偏移是飲食與心血管疾病、第二型糖尿病和肥胖症罹病風險間最有力的連結（沒錯——是精製碳水化合物，不是飽和脂肪！）。事實上，膳食纖維或許比全部的

植酸與礦物質的吸收

　　所有種子都含有一種叫做植酸的抗營養素（其實植物的其他部分也有，只不過含量少很多）。植酸是六磷酸肌醇的鹽類型態——意即植酸是六磷酸肌醇與礦物質結合的結果。六磷酸肌醇在種子中的主要功能是做為磷的儲存分子，不過也能當做儲備能量，並為植物中的各種化學反應提供陽離子（帶正電的離子），還能做為一種名為肌醇的細胞壁先驅物的來源。我們的身體無法消化植酸。

　　植酸在穀類和豆類中的含量尤其高，主要集中在種子的外膜和麩皮中。由於植酸是在六磷酸肌醇與礦物質結合時生成——代表的有鈣、鎂、鐵、鉀和鋅——因此這些礦物質便無法被腸道吸收（這也是植酸被認定為抗營養素的原因）。因此，食用穀類和豆類會導致礦物質缺乏，特別是當這些植酸豐富的食物取代了飲食中其他礦物質含量豐富的食物時。

　　此外，過量植酸可能會刺激腸道內壁而引起腸漏症 P142 。

近期研究顯示,飲食中鹽的濃度(更明確的說,是氯化鈉的濃度)愈高,被活化的Th17細胞數目愈多,由Th17細胞分泌的促炎性細胞激素(會導致普遍發生的發炎反應)的量也愈多。一項針對患有多發性硬化症老鼠的研究顯示,給予高鹽飲食的老鼠症狀會明顯惡化,這直接歸因於Th17細胞的增加分化(成熟)、增殖(細胞分裂)和活化。因此飲食中大量的鹽分可能因其對Th17細胞的刺激而成為自體免疫疾病的重要風險因子。

然而,鈉和氯都屬於必要礦物質 P106 ,對體內許多系統要正常且健康的發揮功能都不可或缺;和其他礦物質一樣,過量和不足都會造成問題。再者,優質的鹽——例如喜馬拉雅粉紅岩鹽或凱爾特海鹽(有時被稱為灰鹽),是微量礦物質的重要來源(粉紅岩鹽通常含有超過八十種不同的礦物質),包括那些已知對患有自體免疫疾病患者極為重要的礦物質,例如鐵、碘、鉬、硒、鋅和銅。

相對於採行典型西方式飲食,藉由減少食用加工食品、速食和絕大多數包裝食品,同時遵循原始飲食生活攻略的步驟,鹽的攝取量會大幅降低。對大部分人來說,這種方式會讓鹽的攝取量自動降回健康範圍。同時我建議烹飪時只使用粉紅岩鹽或灰鹽,如此可以由這兩種鹽當中富含的微量礦物質中獲益,不過請謹記要適量使用。

碳水化合物加起來都還來得重要(這一點可以從二十一世紀前半人們攝取大量碳水化合物,當時飲食中纖維素的比例比目前高出許多,疾病發生率卻較低的現象推論而來)。

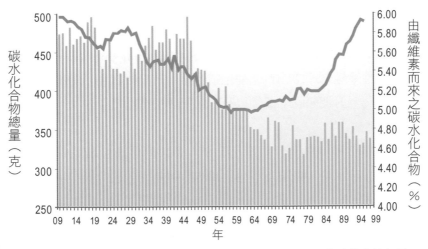

一九〇九年至一九九七年間,美國消耗碳水化合物總量變化(藍曲線)及由碳水化合物中攝取之纖維素所佔比例(綠直條)5

纖維素很重要。纖維素能調節消化作用，讓胰島素緩慢釋放；纖維素能增加鎂的吸收；纖維素在系統性發炎反應中可能也扮演關鍵角色，已知纖維素豐富的飲食引起的發炎反應程度較輕微。還記得我們的健康腸道細菌在消化我們所吃進的纖維素時所生成的那些短鏈脂肪酸嗎 P86 ？短鏈脂肪酸，例如甲酸、丙酸和丁酸，也有抗發炎的效果。纖維素會影響T細胞族群，並降低回應抗原刺激之發炎性細胞激素的生成。這些短鏈脂肪酸還能保護腸道免受發炎性腸道疾病的損傷，並可能能夠預防癌症（在腸道及肝臟中）的發生。事實上，纖維素會提供快樂且正常的腸道微生物群。

　　纖維素有許多種類（就好像糖類以及澱粉分子也存在著許多不同的型態一般）。纖維素可大致分為可溶性——也就是會溶解於水中，以及不溶性——也就是無法溶解於水中。這兩種纖維素對消化的影響不同，帶來的代表性健康效益也有所不同。

- **可溶性纖維：**可溶性纖維會在腸道形成一種膠狀物質，會減緩物質通過消化道的動作。可溶性纖維通常會很快因結腸內的細菌作用而發酵（即便不是所有種類的可溶性纖維都是可發酵的），進而產生氣體和具有生理活性的副產品（例如短鏈脂肪酸和維生素），水溶性纖維有可能具有益生源性質或黏液性質，也可能兩者兼具（益生源的意思是指該纖維是可發酵的，意即能夠餵養腸道益生細菌）。已知水溶性纖維能幫助降低血液中膽固醇以及調控血糖濃度。
- **不溶性纖維：**不溶性纖維會加速物質通過消化道的動作。許多種類的不溶性纖維是可發酵的，也會產生氣體和具生理功能的副產品（例如短鏈脂肪酸和維生素）。不溶性纖維會藉由物質在消化道中移動時吸收其中水分的方式增加糞便體積（這被認為對調節腸子蠕動以及控制便祕很有助益）。

　　那麼攝取哪一種纖維有什麼區別嗎？大多數評估膳食纖維對人體健康影響的研究並沒有發現水溶性纖維及不溶性纖維有何差異，研究結果顯示凡是纖維素對健康都有益處。

　　由少數能夠區分水溶性纖維及不溶性纖維影響的研究結果中，我們發現攝取大量的不溶性纖維能降低大腸癌、胰臟癌和憩室炎的發生風險，並且相較於水溶性纖維，不溶性纖維更能降低C反應蛋白（發炎反應的標誌分子）濃度（水

溶性纖維也能減輕發炎反應）。還有證據顯示，不溶性纖維能改善胰島素敏感度 P158 、調控進食後的血糖濃度、協助膽鹽的再吸收 P145 ，並且對調控飢餓激素——尤其是飢餓肽，十分必要 P182 。然而，為數眾多評估纖維素——尤其是菊苣纖維（高度可發酵、高果糖可溶性纖維，常見於地瓜、椰子、蘆筍、韭蔥、洋蔥、香蕉和大蒜）——對健康益處的動物研究顯示，**纖維素會降低腸道通透性，並調控免疫系統**。基於這個理由，水溶性纖維獲得極大關注。相對的，研究也顯示不溶性纖維會改善實驗動物的潰瘍性結腸炎，還有一些研究結果顯示，在未伴隨不溶性纖維同時攝取的情況下，極大量攝取水溶性纖維有潛在的負面健康效應。或許纖維素對健康的助益取決於**該纖維素是否可發酵**（也就是說，你的腸道細菌能以之為食），而非水溶性或不溶性——儘管水溶性纖維通常都是能立即發酵的，大部分水溶性及不溶性纖維都屬於益生源。醫學文獻目前並不能為水溶性纖維還是不溶性纖維較值得攝取提供答案，然而眾多研究顯示二者對理想的健康都很必要。

所以，要到哪裡找到你需要的纖維素呢？我們都很習慣性的認為要獲得膳食纖維就必須要食用「健康的全穀類」，但實際上**穀類所含的膳食纖維並不比水果和蔬菜量多或更優質，然而，穀類當中所含糖分對纖維素的比例甚至比水果還高**！沒錯，水果的每克纖維素中所含的糖分比穀類中的要少（過多糖分和澱粉的害處會在 P157 討論）。當你遵循原始飲食生活攻略時，你一定可以從各種不同水果和蔬菜中獲得足夠的纖維素，纖維素補充品是不需要甚至不建議的。

菊苣纖維小筆記

菊苣纖維是被研究的最為透澈的益生源纖維素（光是評估菊苣纖維之研究的數量可能就是為何水溶性纖維誤打誤撞獲得比不溶性纖維更多注意的原因）。菊苣纖維對我們的消化酵素來說高度的無法消化，但因富含果糖，因此極易於發酵，這使得菊苣纖維成為我們腸道微生物群的優質糧食（這也使菊苣纖維成為發酵性碳水化物FODMAP P275 ）。

然而，菊苣纖維對我們的腸道微生物群來說是如此理想的食物，因此也會導致細菌和酵母菌的過度生長。菊苣纖維來源最豐富的食物，菊苣根、菊芋和椰子，並未被明確排除在原始飲食生活攻略的規劃之外，但食用的頻率和分量都強烈建議需要謹慎，尤其是那些出現小腸細菌過度生長症狀的人。添加菊苣纖維的食品和菊苣纖維補充品應完全避免食用。

(2)單元不飽和脂肪酸：單元不飽和脂肪酸碳氫化合物鏈的碳原子鍵結其中之一是以雙鍵連結相鄰的兩個碳原子（意即相鄰的兩個原子共享兩個電子的分子鍵結，這一個雙鍵也取代了兩個氫原子）。如果雙鍵位在碳氫化合物鏈的中央，在雙鍵兩側的碳原子便只能與一個氫原子鍵結，因此碳氫化合物鏈便不再是被氫原子所「飽和」（如果雙鍵的位置出現在碳氫化合物的非羧基端——也就是omega端——那麼最尾端的碳原子只會與兩個氫原子鍵結，而另一個碳原子則是與一個氫原子鍵結）。

雙鍵也能讓碳氫化合物鏈產生曲折或彎曲，曲折發生的位置取決於氫原子相對於雙鍵的位置，這個曲折被稱為「順式」結構，是自然界中脂肪酸雙鍵最常見的結構。另一可能的結構是「反式」結構，此結構中的碳氫化合物鏈在雙鍵的位置並未發生曲折；的確有少數天然發生的反式脂肪，但並不多見。相比於飽和脂肪，單元不飽和脂肪較不穩定，在室溫下呈液態。**要想分解單元不飽和脂肪做為能量來源也需要比分解飽和脂肪更多的酵素。**單元不飽和脂肪——例如橄欖油和酪梨油——已知能帶來各種健康益處。

(3)多元不飽和脂肪酸的碳氫化合物鏈具有兩個或更多的雙鍵將碳原子連結在一起（如此雙鍵再度取代了碳氫化合物鏈中的氫原子）。和單元不飽和脂肪一樣，這些雙鍵結構會讓碳氫化合物鏈產生曲折形成順式結構，或維持平直，形成不發生曲折的反式結構。多元不飽和脂肪酸很容易被氧化，這代表它們易於與氧發生化學反應，這些化學反應會打斷脂肪酸，產生氧化物（自由基）；被氧化的多元不飽和脂肪酸會導致身體發生氧化損傷。多元不飽和脂肪——例如亞麻籽油、玉米油和紅花籽油——在室溫下為液態，當儲存在陰涼處時最為穩定（光照和高溫都會催化氧化反應）。

多元不飽和脂肪酸也能大致分為omega-3、omega-6和omega-9脂肪酸。這些脂肪酸的分類和第一個雙鍵相對於碳氫化合物鏈尾端的位置有關（是的，就是脂肪酸的omega端）。如果第一個雙鍵位在第三和第四個碳原子間，此分子便是omega-3脂肪酸，若雙鍵在第六和第七個碳原子間，此分子屬於omega-6脂肪酸，而如果雙鍵位於第九和第十個碳原子間則是omega-9脂肪酸。

　　脂肪會在消化道內被分解成脂肪酸，而脂肪酸會在我們的細胞中分解做為能量使用（這個過程被稱為**氧化作用**，是由每個細胞中具備的特殊酵素執行。**飽和脂肪是最容易被分解的**）。脂肪酸也被當做人體內部結構——例如每個細胞之細胞膜——的建構基礎材料。很重要的一點是，每個細胞內都具有各式各樣能根據細胞需求、將一種脂肪酸轉換為另一種的酵素；這些不同脂肪酸在發炎反應和免疫當中扮演的角色會在 P170～P176 中詳細討論。

　　只有兩種脂肪酸屬於必需脂肪酸，兩種都是人體無法自行製造的多元不飽和脂肪酸，分別為：**α-次亞麻油酸**（ALA），人體所需的其他omega-3脂肪酸皆可由α-次亞麻油酸合成而來；以及**亞麻油酸**（LA），人體所需的其他omega-6脂肪酸皆可由亞麻油酸合成而來。不過儘管α-次亞麻油酸及亞麻油酸被標明為所謂的必需脂肪酸，其實你真正需要的只是食用任何在omega-3與omega-6位置帶有雙鍵的脂肪，這是因為人體能將一種omega-3脂肪酸轉換成另一種omega-3脂肪酸，omega-6脂肪酸也能夠做相同轉換。α-次亞麻油酸和亞麻油酸之所以被譽為「必需」僅只是因為這兩者分別是最短的omega-3和omega-6脂肪酸，長度只有十八個碳氫化合物，事實上許多專家認為這個稱號是不正確的，因為鏈長更長的omega-3脂肪酸EPA（二十碳五烯酸）和DHA（二十二碳六烯酸）有更為重要的生物意義 P170 ，而α-次亞麻油酸轉換為DHA或EPA的效率卻低得讓人尷尬。

　　那麼哪些必需脂肪酸對自體免疫疾病很重要呢？西式飲食中的omega-3脂肪酸令人難以置信的不足，就是這樣。了解飲食中缺乏omega-3脂肪酸與體內omega-3與omega-6比例失衡有關聯是十分重要的，**理想的omega-6與omega-3脂肪酸比例在一比一到四比一之間**，但是在典型的西式飲食中，這個比例會高達十比一到二十五比一！這泰半要歸因於加工過的種子油、穀類和含有較高omega-6比例之穀飼動物的肉和奶製品。評估飲食中omega-3脂肪酸在人體健康扮演角色的研究顯示，omega-3脂肪酸與omega-6脂肪酸的比例比這些脂肪實際的量要來得

重要——這是在假設你攝取的脂肪足夠滿足基本需求的前提下。儘管有些研究藉由控制omega-3與omega-6脂肪酸的攝取來評估兩者間的絕對比例，但多數科學研究已採用補充omega-3脂肪酸的方式——通常是用我們的身體確實會使用的兩種長鏈omega-3脂肪酸，EPA和DHA。僅少數研究有評估EPA與DHA所扮演的不同角色，在 P170 進一步探討。

常見脂肪酸舉例

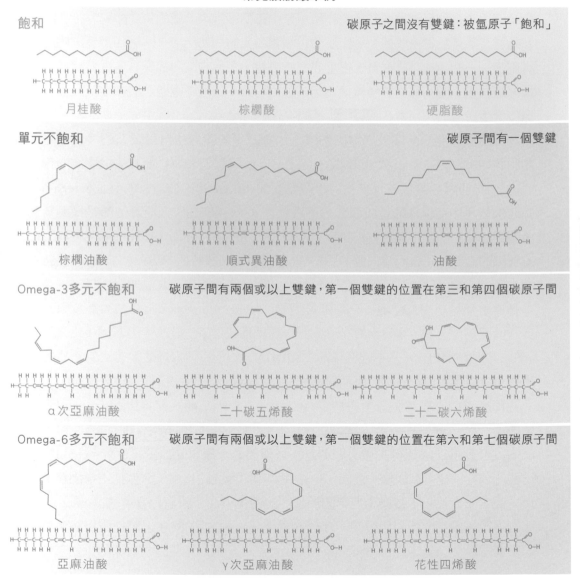

飽和　　　　　　　　　　　　　　　碳原子之間沒有雙鍵：被氫原子「飽和」

月桂酸　　　　　　　　　　棕櫚酸　　　　　　　　　　硬脂酸

單元不飽和　　　　　　　　　　　　　碳原子間有一個雙鍵

棕櫚油酸　　　　　　　　順式異油酸　　　　　　　　　油酸

Omega-3多元不飽和　碳原子間有兩個或以上雙鍵，第一個雙鍵的位置在第三和第四個碳原子間

α次亞麻油酸　　　　　二十碳五烯酸　　　　　　　二十二碳六烯酸

Omega-6多元不飽和　碳原子間有兩個或以上雙鍵，第一個雙鍵的位置在第六和第七個碳原子間

亞麻油酸　　　　　　　γ次亞麻油酸　　　　　　　花性四烯酸

已有研究評估飲食補充魚油（儘管相對含量各不相同，但其中都有大量DHA和EPA）在數種發炎性疾病和自體免疫疾病——包括類風溼性關節炎、克隆氏症、潰瘍性大腸炎、牛皮癬、系統性紅斑狼瘡、多發性硬化症、自體免疫媒介腎絲球腎炎以及偏頭痛（這不一定與自體免疫疾病有關）——的益處。從不太明顯到非常戲劇化的益處都是證據確鑿的。

蛋白質還是很重要

只有在嚴重的營養不良情況下，飲食中缺乏蛋白質會與自體免疫疾病發生關聯。並沒有研究對特定胺基酸缺乏是否會對疾病——例如自體免疫疾病——有任何影響進行評估，因此想從飲食欠缺完全蛋白質是否對自體免疫疾病有任何意義得到任何結論是不可能的。然而，我們體內的每一顆細胞都包含大量不同的蛋白質，每一種蛋白質有其獨特功能，而飲食中的蛋白質為所有這些體內蛋白質補充了必要的基礎建構材料。儘管不是用來建構蛋白質，全部二十個胺基酸嚴格來說都是必需的（由因為身體無法自行製造，必需從食物中攝取的角度而言），這些胺基酸對我們的健康仍是十分重要，而由一種胺基酸生成另一種的過程常常都是效率不彰的 P38 。

蛋白質對修復十分必要，身體修復最簡單的方式就是最好能在飲食中攝取到所有二十種胺基酸。這完全可以單純透過攝取動物性食物達成，包括肉類、家禽、魚和貝類（如果能夠接受的話，你也可以食用昆蟲）。這也包括食用動物的每個部位，因為不同蛋白質在不同的組織中含量也不同 P258 ，就好像當說到吃

那麼，去皮去骨的雞胸肉哪裡不對了？

為了避開飽和脂肪酸轉而食用較瘦的肉類，代表雞肉成為多數人食用肉類的主要選擇。如此一來不僅剝奪了存在於紅肉及魚類中的必需營養素，還導致飲食中omega-6脂肪酸和omega-3脂肪酸比例的偏移。事實上，**依循一般方式畜養的雞，其omega-6脂肪酸的含量遠高於其他任何肉品**，而omega-6脂肪酸在放養的雞隻體內含量較低（取決於這些雞隻飲食中的補充品種類）；比起其他肉類，mega-6脂肪酸在家禽類中含量較高是很正常的。雞肉和其他禽類肉品依舊能夠提供寶貴的營養，並未被排除在原始飲食生活攻略之外，但是野外捕獲的魚類和貝類，草飼牛、羊和野牛，放養的豬和狩獵而來的野味（如果可能的話）還是蛋白質來源更好的選擇（還有別忘了內臟 P254 ）。

肉，你不會只想吃漢堡，食用皮、內臟、關節組織和骨頭（通常是骨頭高湯）也是很重要的。就環保角度來說，確保沒有浪費也是很重要的，這也是十分經濟實惠的飲食方法。

「人如其食」這句話的確是適用的，當身體需要治癒時，能提供你身體修復需求的基礎建構材料通常都能在動物對應於你需要治癒的部位找到；這並不是說如果你發生皮膚問題時，你就該只吃豬皮，倒不如說，我們需要了解將含有豐富結締組織的肉類（例如皮，還有骨頭及像是頰肉等部位的肉品）列入菜單的重要性。

值得深思的事

某些礦物質攝取過量看起來會類似自體免疫疾病，舉例來說，過量的鉬會引起痛風，堆積在軟組織和關節中，並誘發類似關節炎的症狀；過量的鉬也會導致銅的缺乏，進而引起貧血、腹瀉和兒童生長遲緩（這些症狀可能被誤診認為源自自體免疫疾病）。礦物質攝取過量可能也與某些自體免疫疾病相關，高濃度的碘有時會在自體免疫甲狀腺功能失調的病人體內發現，多發性硬化症病人體內則曾發現高濃度的銅。每種微量營養素都有其健康攝取範圍：不足會為健康帶來負面影響，過量亦然。

不同微量營養素間存在重要的協同作用，這些微量營養素全都彼此通力合作，而且它們之間的適當比例是讓人體功能維持最佳狀態的關鍵。其中一種微量營養素的過量可能是另一種營養素缺乏所導致的；對某些微量營養素來說，攝取與相對其他微量營養素來說恰當的比例遠比攝取「足夠」或「過量」來得重要多了。不過當你攝取多樣化、營養密度高的食物時，你就能從中獲取所需。

某一種微量營養素過量是有害的，這也是我通常不支持使用補充品的原因，尤其是在你未檢測過體內營養素水平的狀況下。無疑地，在保健專家監護下目標明確、並定期複查的營養補充對某些微量營養素缺乏是有幫助的——尤其是如果你剛開始你的療癒之路，特別是患有乳糜瀉或發炎性腸道疾病的患者，嚴重的吸收不良在這些疾病中相當常見（營養補充在第八章有更詳盡的討論）。對大多數人來說，更好的方法是在充分包含各色高營養密度之完全食物的完整飲食中，將攝取富含自身所缺乏之特定微量營養素的食物規劃在內。

如果你被診斷出微量營養素匱乏，請盡可能選擇富含你所缺乏營養素的食

物，讓你能以自然且安全的方式應對這些匱乏。不過我要說清楚一件事：對大多數人而言，單純採取高營養密度的完全食物就能提供所有健康所需的維生素和礦物質，而且會是最利於身體吸收利用、比例適當的攝取量。所以就算營養素缺乏確定是自體免疫疾病的引發因素之一，在你遵循原始飲食生活攻略的情況下，並不需要將注意力集中在個別的微量營養素上。

傷害腸道的食物

如同第一章中所討論過的，現在一般都相信，腸漏症和腸道生態失衡對自體免疫疾病的發生是必要的。這表示如果你有健康的腸道障壁和腸道微生物相，其餘的環境誘發因子和遺傳影響都無關緊要。引起腸漏症的飲食和生活方式因子是原始飲食生活攻略中所有建議裡最重要的焦點，關鍵點是要避免已知會刺激和損傷腸道以及會引起腸道生態失調的食物。

幸運的是，這些食物可以被精簡的集中歸類。已經熟悉原始飲食法的人都知道，**穀類、仿穀類、豆類和乳類製品都會引起腸漏症和腸道生態失調，這些也是西方式飲食中營養成分最低的食物。**

與蔬菜相比，穀類中的維生素和幾乎所有的礦物質含量都比較少（而且通常是少非常、非常多）。乳製品只有少數營養素的含量很高，這些營養素也很容易由肉類和蔬菜中獲得，而肉類和蔬菜中同時還包含了營養密度和種類都遠高於乳製品的其他營養素。經常被建議做為肉類替代品的豆類根本無法提供與動物性蛋白質相同的營養效力，穀類和豆類也含有豐富的omega-6多元不飽和脂肪酸，造成omega-6與omega-3脂肪酸的嚴重失衡。每天都攝取穀類、豆類和乳製品時，我們飲食中的營養密度會大幅減低，進而造成營養缺乏，更糟的是，這些食物也會對腸道造成傷害，並支持小腸中細菌和酵母菌的過度繁殖。這些食物不應該出現在我們的飲食中。

因為患有自體免疫疾病的人更容易產生腸漏症，並對由腸道中滲漏出的物質產生強烈的免疫反應，還有一些其他食物應該避免食用，其中包括所有堅果和種子以及茄科的蔬菜，稍後會簡單討論。

穀類、仿穀類、豆類、乳製品、堅果、種子還有茄科蔬菜全都含有能直接（藉由直接損傷腸道上皮細胞或打開細胞間的緊密連接）或間接（經由餵養小腸

中的細菌和酵母菌，使其過度生長）增加腸道通透性的物質。這些有害物質包括外源凝集素（特別是醇溶蛋白和凝集素）、消化酵素抑制劑、皂素（特別是配醣生物鹼）和植酸。

外源凝集素：不只會造成自體免疫疾病

原始飲食法的中心原則之一是要避免有時被稱為外源凝集素、有時又稱為毒性外源凝集素的物質。毒性外源凝集素一詞源自凝集素，而凝集素是一種能在所有食物（並且確實在所有生命形式）中找到的碳水化合物接合蛋白，不過只有這些被稱為毒性凝集素的類別有礙人體健康（因此有凝集素與毒性凝集素的對照）。會造成問題的外源凝集素有兩種重要性質：一是很難被消化，而且已知有兩大類：醇溶蛋白和凝集素。

攝取毒性外源凝集素與許多疾病有關（不只是自體免疫疾病），原因是這些蛋白質會增加腸道通透性（導致腸漏症）並活化免疫系統。含有這些蛋白質的食物，例如草本植物的種子（也就是穀類）和豆類是在一萬五千年至一萬年前的農業革命後才佔據了人類飲食的大部分版圖。兩項因素的通力合作讓上述事件成真：用火烹飪（此法已經流傳數十萬年之久）以及農業的興起（植物種子可以保存並在受到控制之環境下種植）。

農業的興起讓人類能組織大型且穩定的聚落，最終演化成村落、鄉鎮和城市。這些大型聚落使我們能分享知識和新發現；大型聚落也導致分工現象，進而激發科技的進步（從輪子到iPhone的演進）。農業是文明發展的根源，也是我們現今享受舒適、科技為本的現代生活方式之本。以今日的文明進程來說，就算食用穀類可能導致了我們現在所面對的絕大多數非傳染性疾病，農業曾做為現代人類（是的，指的就是我們）發展推手此一事實仍是值得讚賞的。

穀類、豆類和仿穀類中的外源凝集素毒性並不會讓我們在食用後立刻重病（否則人類根本無法馴化這些植物！），倒不如說會在不知不覺中造成影響，在很多年後才以疾病的方式顯露出端倪。此外，人們對這些食物的反應各不相同，

對某些人來說，這些食物的有害影響十分嚴重而且在人生早期便會出現症狀（乳糜瀉就是最佳例證），其他人能一輩子吃這些食物而且完全沒有任何不適感。

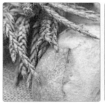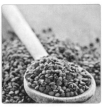

穀類、仿穀類及豆類

穀類是草本植物的種子，包括：

- 大麥
- 裸麥
- 斯佩爾特小麥
- 小米
- 米

- 燕麥
- 非洲全小米
- 卡姆小麥
- 黑小麥
- 薏仁

- 玉米
- 高粱
- 畫眉草籽
- 野米

- 麥子（所有種類，包括單位小麥、都蘭小麥和粗粒小麥粉）

仿穀類則是闊葉植物富含澱粉的種子，包括：

- 莧菜籽
- 奇亞籽
- 蕎麥
- 藜麥

豆類屬於豆類家族的成員（也就是豆科植物），通常只食用豆子的部分，不過有時會連同豆莢一起食用，例如荷蘭豆和四季豆。豆類包括：

- 紫花苜蓿
- 木豆
- 苜蓿
- 羽扇豆
- 綠豆

- 紫花豌豆或豌豆
- 鷹嘴豆
- 皇帝豆
- 黃豆

- 花生
- 扁豆
- 紅花菜豆
- 牧豆

- 角豆
- 南非國寶茶
- 菜豆
- 蠶豆

　　豆類中會造成健康問題的物質在種子（也就是豆子）當中含量最高，但也存在於豆芽中。成熟的葉片（例如豆苗會用於沙拉，或南非國寶茶是由一種豆科灌木的葉片浸泡而來）或只使用豆莢（像是大多數的角豆粉和一部分牧豆粉）一般來說都是安全的食用方式。此外，健康的腸道對傳統上會生食或與豆莢一起食用的豆類，例如豌豆、四季豆、荷蘭豆、甜豆和紅花菜豆，一般而言都有極佳的耐受性，因此**可以在疾病的症狀確實緩解後，將這些豆類納入你的飲食當中。**

　　多數人的情況是介於上述兩個極端中間：**穀類的不良影響過於隱晦，以至於人們從未聯想到自身可能發生的健康問題與所吃的食物間是有關聯的。**舉例來說，食用黏性強的穀類被認為與肥胖症的發生有關，而肥胖症又與許多疾病之高患病風險相關，不過，除了過重以外都還算健康的人或許沒想過麩質跟這一切有什麼關係。

　　遺傳基因的易受影響程度在對這些食物的敏感度上確實扮演著關鍵的角

色，有一些外源凝集素造成傷害的途徑只針對帶有特定基因的人（一般說來這些基因也使這些人有罹患自體免疫疾病的傾向）。不過外源凝集素在各方面來說對每個人都有害。

那麼讓我們來談談醇溶蛋白和凝集素——最會造成問題的兩類外源凝集素。了解這些蛋白質如何通過並傷害腸道障壁對了解由你的飲食中將含有這些物質的食物刪去——是永遠刪去——是多麼必要。

醇溶蛋白（也就是麩質蛋白）

穀類、豆類和仿穀類中含有豐富的醇溶蛋白（更明確的說，富含於植物的種子，包括小麥、燕麥、大麥、藜麥、米、花生和大豆當中）。麩質是最為人所知的醇溶蛋白，也是被研究得最為透澈且危害性最高的。近來麩質蛋白一詞被創造出來，以強調與這一群蛋白質其他成員間的關聯以及麩質的影響。現今對於醇溶蛋白對腸道障壁以及對整體免疫系統之影響的大部分了解都來自針對麩質的研究（更準確的說，是麩質中稱為穀膠蛋白的蛋白質成分），這些研究通常是用乳糜瀉做為研究背景。儘管關於麩質蛋白的知識還有待大眾理解，當知識普及，或許人們能更容易體認在無麩質的穀類以及仿穀類和豆類中，同樣存在類似的、對健康不利的蛋白質。

醇溶蛋白在植物中的功能是做為儲存蛋白，同時是種子萌芽的主要蛋白質來源，事實上，所有穀類中的蛋白質有將近一半是醇溶蛋白。醇溶蛋白有許多不同種類，其共通的特徵就是全都帶有大量的脯胺酸。幾個醇溶蛋白的例子包括小麥中的穀膠蛋白（當麩質的四級結構被分解，你所得到的產物主要是穀膠蛋白和麥蛋白 P40 ），大麥中的大麥蛋白，黑麥中的黑麥醇溶蛋白，高粱中的蜀黍蛋白，米中的米穀蛋白還有燕麥中的燕麥蛋白。

▶ 有趣的事實 ◀

醇溶蛋白中也含有大量麩醯胺酸，而且只溶於濃縮酒精溶液。

通常食物中的蛋白質會被消化酵素（稱為胜肽酶或蛋白酶）分解成非常小段的胜肽或單獨的胺基酸才會被輸送通過腸道上皮細胞，然而醇溶蛋白在正常消化程序中無法被徹底分解，這一類蛋白質的結構無法與我們的消化酵素相容（這

對將富含脯胺酸的蛋白質分解為單獨的胺基酸十分不利）是原因之一，另一原因則是含有醇溶蛋白的種子也含有蛋白酶抑制因子（阻止我們的酵素分解蛋白質的化合物，屬於種子天然防禦機制的一部分，在 P140 會加以討論）。因此，大量醇溶蛋白的碎片行經消化道，也在幾乎完整的狀態下通過腸道障壁，也因為如此而損傷腸道障壁，導致腸漏症。

現今對醇溶蛋白如何通過並損傷腸道障壁的了解都來自對各種穀膠蛋白片段的研究（麩質被我們的蛋白酶部分消化分解時便產生穀膠蛋白）。根據其對腸道障壁的影響以及活化先天性和適應性免疫系統的能力，數個穀膠蛋白片段的特質已經被充分的描繪出來。

穀膠蛋白片段通過腸道障壁的途徑有二：

(1)細胞間隙運輸——由排列在腸道上之細胞**之間**通過。
(2)跨細胞運輸——**穿過**排列在腸道上之細胞（這包括兩個路徑）。

就某些人而言，上述兩種運輸方式任一種都可能成為主要運輸方式（這可能取決於遺傳因子），對其他人來說，這兩種運輸方式都是造成腸漏症的重要因子。儘管醇溶蛋白經由何種途徑導致腸道滲漏並不重要，對這些途徑的了解卻對理解避開穀類、仿穀類及豆類的必要性十分重要。

○ **細胞間隙運輸：**就像在第一章中討論過的，已知麩質會使腸道上皮細胞間的緊密連接開啟（至少對那些遺傳上易受影響的人而言，見 P81 ）。這是因為由於麩質存在的刺激，使得腸道上皮細胞所製造之連蛋白增加的結果（更精確的說，是特定穀膠蛋白片段與腸道上皮細胞細胞膜上的第三型趨化因子受體——即C-X-C或CXCR3——接合的結果）。請記得連蛋白是一種由腸道上皮細胞釋放到腸道中的一種蛋白質，作用是調節緊密連接的快速開啟與關閉，讓健康的個體能夠吸收特定營養素。

已知患有乳糜瀉的人體內連蛋白的含量會增加，刺激更多的緊密連接開啟，可能還會延長它們開啟的時間。當緊密連接打開，腸道內容物便會混雜的通過腸道障壁；這些腸道內容物接著會遭遇腸道相關淋巴組織，並同時刺激先天性和適應性免疫系統。細胞激素的生成和刺激免疫反應發生會導致腸道上皮細

胞的損傷（腸道上皮細胞是先天性免疫系統非專一性反應的無辜旁觀者），從而引起腸漏症。此外，許多滲漏進入腸道的蛋白質也為自體免疫抗體的形成提供了機會。

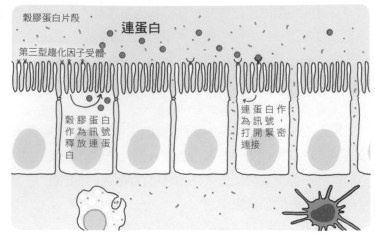

穀膠蛋白片段

連蛋白

第三型趨化因子受體

穀膠蛋白作為訊號釋放連蛋白

連蛋白作為訊號，打開緊密連接

細胞間隙運輸

- **跨細胞運輸**：跨細胞運輸有兩條途徑——反轉移胞飲作用和溶酶體。穀膠蛋白的反轉移胞飲作用直到最近才被確認，截至目前為止只有在乳糜瀉一項疾病背景下研究過。然而反轉移胞飲作用的機制並不必然只限於乳糜瀉，而是可能發生在所有有麩質不耐和鐵質缺乏的人身上。溶酶體途徑也不僅出現在有針對麩質之抗體或遺傳易受影響的人身上。

▷ **反轉移胞飲作用**：正常來說，由腸道相關淋巴組織中的B細胞所製造的免疫球蛋白A是從腸道上皮細胞的基底側（朝向身體內部的那一側）往頂部（朝向腸道內部的那一側）運送，然後進入腸腔中（腸道內部的空間），這被稱為轉移胞飲作用（基本上就是穿過細胞的運輸方式）。免疫球蛋白A抗體在刷狀緣和小腸腸腔能執行各種不同功能，其中包括免疫排除，也就是干擾抗原（包括病毒、細菌、細菌毒素和特定的酵素）黏附並穿越腸道障壁。接著免疫球蛋白A會經由被稱為反轉移胞飲作用的機制回收，意即這些抗體會由細胞頂端運送到細胞基底，也就是說從腸道傳送回體內。反轉移胞飲作用除了回收這些免疫球蛋白A抗體以外，還能容許在可控制狀態下腸道內部對免疫系統的抗體呈現 P45 。

很重要的一點是，反轉移胞飲作用能夠保護腸道上皮細胞免於受到病毒和細菌感染（經由與細胞內的抗原結合），從而維持腸道障壁的健全與完整。同時，免疫球蛋白A的反轉移胞飲作用是一種受到保護的跨細胞運輸方式，意即在運送穿過細胞時，免疫球蛋白A不會被分解或改變（被分解或改變在

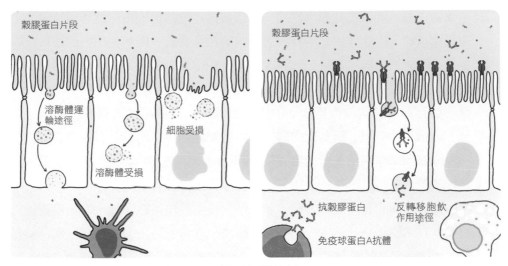

穀膠蛋白片段

溶酶體運輸途徑

細胞受損

溶酶體受損

穀膠蛋白片段

抗穀膠蛋白

反轉移胞飲作用途徑

免疫球蛋白A抗體

跨細胞運輸途徑

許多其他穿越細胞的運輸方式中會發生，例如溶酶體運輸，稍後會加以討論）。被製造出來對抗穀膠蛋白的免疫球蛋白A會和小腸腸腔中的特定穀膠蛋白片段接合並形成穩定的複合物，此複合物會與腸道上皮細胞頂部細胞膜的特定受體相合（該受體名為運鐵蛋白受體，一般用於鐵的吸收）。這些複合物會經由反轉移胞飲作用輸送，因此導致原封不動的穀膠蛋白片段被送到腸道上皮細胞的基底側，並在該處使免疫系統活化。穀膠蛋白的反轉移胞飲作用已在乳糜瀉中有詳盡的研究。一旦跨越細胞，穀膠蛋白片段便會被傳送到腸道相關淋巴組織，刺激先天性及適應性免疫系統，此一刺激導致的細胞激素生成和發炎反應刺激會引起腸道上皮細胞受損，因而引發腸漏症。

這些針對穀膠蛋白的免疫球蛋白A抗體是哪裡來的？沒有人知道，不過小腸腸腔中大量對穀膠蛋白專一的血清免疫球蛋白A抗體不僅在正患有乳糜瀉的病人體內能找到，也同樣出現在健康人體內。很重要的是，患有乳糜瀉病患的腸道上皮細胞中，含有超出正常標準的大量運鐵蛋白受體，這些受體負責將免疫球蛋白A-穀膠蛋白複合體運送至細胞內。運鐵蛋白受體的增加可能是因鐵的缺乏所引起（缺鐵性貧血在乳糜瀉病患中極為常見），構成另一項與微量營養素匱乏的連結 P105 。

穀膠蛋白藉由反轉移胞飲作用通過腸道障壁時，基本上便是利用了細胞原本為保護腸道障壁細胞免受感染性生物傷害的正常循環途徑和機制。

▷ **溶酶體運輸：**就算在健康人體內，穀膠蛋白片段都會經由胞飲作用被腸道上皮細胞吸收。胞飲作用是所有體內細胞的正常功能，細胞藉由胞飲作用吸收物質分子（例如無法通過細胞膜或埋藏在細胞膜中之特定運輸蛋白的長段蛋白質），將要吸收的物質（和其他複合物）吞噬包裹在膜結構中（有點像是一個泡泡，而構成泡泡表面的膜在胞飲作用發生前是外層細胞膜的一部分）。這些「泡泡」稱為胞內體，胞內體使細胞得以用具針對性的方式將蛋白質分類和循環利用（蛋白質的循環利用對每個細胞的功能都非常重要，因為這讓蛋白質得以再次被使用，比建構新的蛋白質有效率多了）。

胞內體有不同的類型，在這個例子當中，被胞飲作用吞噬進來的蛋白質被約束在稱為**溶酶體**的一類胞內體中。溶酶體中含有能將蛋白質分解為個別胺基酸的酵素（稱為溶酶體酸性蛋白酶），接著溶酶體便移動到基底側的細胞膜（也就是朝身體內部的那一側），溶酶體中的內含物在此處經由胞吐作用釋放（與胞飲作用相反的機制，胞吐作用使溶酶體的內容物釋出細胞外，而構成溶酶體外壁的膜則與細胞膜合併）。即便蛋白質只是由細胞的頂部前進到基底部，這也都算是跨細胞轉移（因為這是這些蛋白質穿過細胞的正常運輸方向）。

在許多健康人體內，穀膠蛋白胜肽能在溶酶體中被徹底消化，但在乳糜瀉病患身上卻並非如此。自體免疫疾病患者體內有多少比例的穀膠蛋白胜肽可能還保持未被消化狀態尚且未知。

▶ **有趣的事實** ◀

溶酶體也為主要組織相容性複合體提供蛋白質片段，用做向免疫系統做抗原呈現之用 P45 。

還有證據顯示，**溶酶體遇上穀膠蛋白可能也會發生受損的狀況（有趣的是，牛奶中的酪蛋白也會有同樣的情況）**，如果溶酶體受到損傷，進入細胞質的不僅是完整無缺的穀膠蛋白，還有溶酶體裡面的酵素，而這些酵素隨後便會攻擊細胞內的蛋白質，損害並可能殺死細胞——基本上如果溶酶體在消化並運送蛋白質穿過細胞的過程中受損，使溶酶體內容物釋放在細胞內，將會導致細胞死亡。受損或死亡的細胞會打開一個開口，使腸道中其他物質滲漏進

入體內並活化免疫系統，這是穀膠蛋白（以及酪蛋白）導致腸漏症的機制之一，這機制甚至在並無麩質過敏或不耐的健康人身上也會出現。是否有導致溶酶體受損的飲食門檻存在，或此一門檻是否因遺傳或其他影響因子而有所不同尚屬未知。

溶酶體運輸的另一項附加效應是經由產生氧化物而刺激發炎反應的發生。特定穀膠蛋白在溶酶體中的堆積會在不引起溶酶體損傷的情況下，導致活性氧物種（即氧化物 P95 ）的生成增加。儘管這個過程的所有細節並未被完全釐清，但已發現其中一部分訊息傳遞路徑，顯示某些穀膠蛋白片段會刺激已知能驅動發炎反應的訊號生成。氧化物的生成也會導致細胞損傷，從而改變細胞型態（指細胞形狀的改變，這也會影響細胞的功能）以及細胞分裂（也就是增殖），還可能影響細胞的存活並導致細胞凋亡。同樣的，腸道上皮細胞的損傷或死亡會在腸道障壁上留下空洞。

另一個溶酶體運輸穀膠蛋白引起的傷害影響是胞內鈣離子儲存的調動，這會引發內質網壓力（因內質網是細胞內鈣離子濃度最高的胞器，在鈣離子流失的狀態下無法正常發揮功能）。內質網是每個細胞內負責蛋白質合成、脂質代謝、碳水化合物代謝和解毒作用的胞器，當內質網壓力發生時便無法有效發揮作用。在完好的溶酶體中，鈣離子會因應穀膠蛋白片段而被調動──儘管如何發生的機制我們還不是十分了解。

組織性轉麩胺酶：麩質與自體免疫疾病間的另一連結

做為對飲食中麩質的反應，通常會有一種針對我們體內組織性轉麩胺酶（tTG，也就是轉麩胺酶2，TG2）之抗體形成。事實上，抗組織性轉麩胺酶免疫球蛋白A抗體的分泌被認為是乳糜瀉的特徵，不過這類抗體（免疫球蛋白A或免疫球蛋白G）並非獨見於乳糜瀉，在疱疹樣皮炎、類風溼性關節炎及第一型糖尿病患者身上都曾分離出抗組織性轉麩胺酶抗體。這些自體免疫抗體的形成不同於更為常見的分子模倣（分子模倣中的抗體是針對恰巧與我們的任一蛋白質結合之抗原所形成 P54 ）。

組織性轉麩胺酶是體內所有細胞必需之酵素：當蛋白質在細胞內被製造出來後的重要修飾是由此酵素進行。按照類別來說，組織性轉麩胺酶屬於鈣依賴性酵素家族一員，負責催化兩種蛋白質修飾：胺基轉移作用和脫醯胺作用。

食用麩質之後，組織性轉麩胺酶在腸道內壁的活性會隨之提高（鋅的缺乏可能也是造成此一活性增加的必要條件 P107 ）。當上述情況出現時，組織性轉麩胺酶會催化麩質蛋白質片段（穀膠蛋白或穀膠蛋白片段）中富含脯胺酸

區域的脫醯胺作用（脫醯胺作用是將一個醯胺基由蛋白質移除的修飾作用，是蛋白質分解過程當中代表性的一個步驟）。

而此一作用的結果就是組織性轉麩胺酶和被部分修飾的穀膠蛋白彼此形成複合體。基於一些未知的原因，這個穀膠蛋白-組織性轉麩胺酶

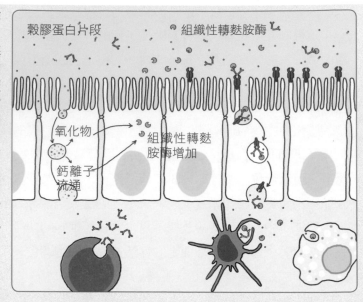

穀膠蛋白片段　　　　　　組織性轉麩胺酶

氧化物

組織性轉麩胺酶增加

鈣離子流通

複合物會被當做抗原出現在主要組織相容性複合物中，呈現給適應性免疫系統 P45 。接著T細胞會分泌能夠刺激B細胞製造同時針對穀膠蛋白和組織性轉麩胺酶抗體的細胞激素 P48 。

問題之一是組織性轉麩胺酶活性的增加會提高免疫活化和抗麩質之自體免疫抗體產生的可能性（尤其是穀膠蛋白）。然而，抗組織性轉麩胺酶的抗體可能也會成為問題，組織性轉麩胺酶能刺激傷口的癒合，但如果有抗組織性轉麩胺酶抗體的形成，一旦這些抗體被小腸（或體內任何其他區域的受損組織）發炎區域的受損細胞釋放，組織性轉麩胺酶不僅無法幫助癒合周遭的組織，反而使其轉而成為免疫系統的攻擊目標；這是另一種麩質造成腸漏症的方式。事實上，抗組織性轉麩胺酶抗體的形成已知會抑制腸道上皮細胞分化（細胞成熟）、誘導腸道上皮細胞增生（細胞分裂）、增加上皮細胞的通透性（不只是腸道，還有體內其他上皮細胞障壁，例如肺和皮膚）、活化炎性細胞（特別是單核球），還會干擾血管新生（新血管生成的過程，為癒合所必需）。更重要的是，每當有抗組織性轉麩胺酶形成時，體內所有細胞和器官都成為了潛在攻擊目標。

採行無麩質飲食會減少抗組織性轉麩胺酶自體免疫抗體的出現，並同時減少循環中的CD4+T細胞，這顯示攝取麩質、抗組織性轉麩胺酶抗體的形成和免疫系統的活化三者之間是有所關聯的。

儘管其他醇溶蛋白對抗組織性轉麩胺酶抗體形成的影響還未被深究，值得注意的是，組織性轉麩胺酶抗體是因反應麩質中的脯胺酸含量而形成的——因此組織性轉麩胺酶抗體形成可能是針對所有穀類、豆類和仿穀類中醇溶蛋白的反應。既然如此，遺傳的易受影響性便成為一項影響因子：已知有兩個HLA基因 P61 的變異顯示出更易於製造該抗體的傾向。

以乳糜瀉而言，氧化物的產生和鈣離子的調動驅使一開始的組織性轉麩胺酶增加 P125，而且很重要的一點是，當內質網壓力狀況十分嚴重或持續時間很長時，細胞就會死亡（透過細胞凋亡），這再度在腸道障壁上造成缺口。在溶酶體受損的情況中，無法確知有飲食門檻或遺傳上的傾向是否為影響因子；然而，這兩種機制一般來說似乎都成立。活性氧物種的產生和鈣離子的調動也可能是特定穀膠蛋白片段藉由反轉移胞飲作用進入細胞的結果。

這裡的重點是什麼？醇溶穀膠蛋白（麩質的蛋白質組成成分之一）跨越還有損壞腸道障壁的方法不只一種——就算是在遺傳上不易受影響發生腸漏症和並未診出麩質敏感的人身上亦然。不管是藉由細胞間隙運輸或跨細胞運輸，一旦這些蛋白質片段進入體內，便會與腸道相關淋巴組織互相作用，刺激發炎性細胞激素的釋放，並活化先天性以及適應性免疫系統中的細胞。

穀膠蛋白有各種不同的方法造成腸道上皮細胞的損傷和死亡，導致腸道障壁形成孔洞，而腸道中各式各樣的內容物便會由這些孔洞中滲漏出來。發炎反應會被跨越腸道障壁的穀膠蛋白片段和其他用同樣方式通過的部分消化食物蛋白質、腸道細菌、細菌碎片和廢棄物或毒素所誘發，而這會進一步活化免疫系統，導致發炎反應和腸道障壁損傷之間的惡性循環。

遺傳上的易受影響性有多重要？易受影響的程度必然涉及連蛋白對穀膠蛋白的反應。儘管遺傳因子在由因物質輸送引起的腸道上皮細胞損傷中所扮演的角色並未被研究過，遺傳上的傾向可能可以解釋小麥導致的損傷嚴重程度為何在每個人身上有所差異。每個食用小麥的人很可能都會在腸道障壁上造成一些損傷，不過遺傳能夠解釋為何某些人在攝入小麥後會發生嚴重的腸漏症或自體免疫疾病，而其他人似乎沒有感受到任何明顯的健康問題。

醇溶蛋白也會引起腸道生態失衡，如同在第一章中討論過的，僅是腸道生態失衡就足以導致腸漏症產生。醇溶蛋白不僅先天就不易被我們的身體消化，還會干擾小腸刷狀緣中的重要消化酵素，尤其是穀膠蛋白已知會抑制三種重要酵素的活性：**乳糖酶、蔗糖酶和雙基胜肽酶-4**。這些酵素對將碳水化合物分解為單醣以及將蛋白質分解為胺基酸以便輸送通過腸道上皮細胞障壁十分重要（乳糖酶分解乳糖；蔗糖酶分解蔗糖；雙基胜肽酶-4則有消化、代謝及免疫調節等多重功能）。這對於腸道生態失衡可能造成深遠的影響——尤其是對於過度生長來說，

麩質交叉反應與汙染？

　　儘管自體免疫患者中對麩質會產生免疫反應（也就是會產生抗穀膠蛋白抗體）的比例未知，部分研究者和醫學專家相信麩質過敏可能普遍出現在自體免疫疾病患者中；確實有不得不避免食用麩質——尤有甚者，不得不避免食用所有穀類——的理由存在。另一個值得顧慮的層面是，麩質屬於會產生交叉反應的食物，這一點不僅對乳糜瀉患者和麩質不耐的人，說不定對所有患有自體免疫疾病的人來說都尤其重要。

　　就如同身體針對病原體及食物蛋白質所生成的抗體也有可能會辨識身體自身蛋白質（也就是分子模倣，或稱為抗體交叉作用，會引發自體免疫抗體的生成；見第一章），拮抗某種食物中蛋白質的抗體也可能會辨識另一種食物中的蛋白質，這種情況對麩質來說尤其常見。近期一項測量抗穀膠蛋白抗體與另外二十五種食物中之蛋白質的結合能力分析研究顯示，這些抗體也會與牛乳蛋白（酪蛋白、酪啡肽、嗜乳脂蛋白以及乳清蛋白——這或許能夠解釋乳糜瀉患者對乳製品過敏的高發生率）、燕麥、釀酒酵母和麵包酵母、即溶咖啡、高粱、小米、玉米、稻米和馬鈴薯起反應。儘管不是所有麩質不耐的人對上述食物也會產生不耐，但這些食物的確伴隨著會刺激免疫系統的高風險。

　　麩質汙染則常見於食品補充劑中：許多本質上應該是無麩質的穀類和麵粉可能仍然有麩質存在其中。這些食物在種植和製造的過程中有無數被麩質汙染的機會。有些作物與小麥輪種（常見的有大豆和燕麥），由於這些作物在不同年分共用同一片耕地，部分小麥會像雜草般在作物間生長，混入最終產品當中；其他汙染的來源包括收穫、儲存、運輸和製造時共用的器械。常見會受到汙染的穀類製品有小米、精米粉、蕎麥粉、高粱粉和黃豆粉，由於以上產品常用在無麩質烘焙產品中，必須極為謹慎注意。

因為抑制這些酵素的活性代表著有更多的食物提供給消化道深處的腸道細菌。事實上，在以含麩質或不含麩質飲食餵食老鼠的研究中顯示，**食用含麩質飲食的老鼠體內的腸道細菌數量要高出許多。**

　　儘管各種不同的因素會造成腸道生態失衡，消化不良——因缺少消化酵素或胃酸 P94 或因攝取的食物本質上難以消化（舉例來說像是穀類、豆類和仿穀類當中的醇溶蛋白）所引起——是十分常見的肇因。當食物未被我們的身體消化吸收，這些過剩的食物便餵養了小腸中的細菌，讓這些細菌繁殖過量，這便是一種腸道生態失衡。

　　另外，富含醇溶蛋白的食物只能餵養特定腸道細菌，因此只有特定菌種的數量會增加，導致菌種間的不平衡，形成另一種形式的腸道生態失衡。當某些特定菌種過量繁殖，一般都是由大腸開始出現生長過度的情形，不過這種情況蔓延

到迴腸（小腸的最末段）只是時間的問題，而在最極端的狀況下，生長過度的情形會延伸到空腸、十二指腸（小腸的最前端兩段），甚至是胃。

因此假設對醇溶蛋白的了解都來自對麩質和乳糜瀉的研究，那麼我們從何得知這是否適用於所有的醇溶蛋白？

不同穀類和豆類中醇溶蛋白的結構和功能（源於胺基酸序列同源，也就是相似）有許多相似之處。儘管尚未有評估所有食物來源中醇溶蛋白對健康之負面影響的全面研究，已經有關於不含麩質穀物及仿穀物中類似蛋白質之令人信服的證據支持我們將這些物質由飲食中全面移除。舉例來說，有研究顯示，藜麥、玉米和燕麥中的醇溶蛋白會導致腸道損傷，並以與穀膠蛋白完全相同的方式刺激乳糜瀉患者的免疫系統，這顯然代表了乳糜瀉患者絕不應該食用這些穀類或仿穀類。但同樣的，因為了解麩質可能是所有自體免疫疾病的嫌疑犯（如同在第一章中討論過的），任何被確診出自體免疫疾病的人（或甚至只是確定有較高罹患自體免疫疾病風險）都應該絕對避免食用穀類、仿穀類和豆類。

凝集素

穀類和豆類中另一種會引起問題的凝集蛋白是凝集素。凝集素是一種蛋白質，其特徵是會引發紅血球凝結成團（也就是凝集作用）。某些凝集素——例如

由麩質傷害中徹底痊癒要花多長時間？

如同之前解釋過的，腸道上皮細胞被組織成山丘和山谷的形狀（用以幫助腸道表面積的最大化），形成被稱為絨毛的指狀圓柱，絨毛之間被稱為隱窩的凹陷所分隔 P77。腸道上皮細胞會不斷自我再生（一群常駐幹細胞能夠補充新生的腸道上皮細胞），當細胞逐漸成熟，這些細胞會愈往絨毛尖端的方向移動，最終會剝落進入腸道、被再次消化（是的，我們不斷的在自我相食），這被稱為腸道上皮的「轉換」。

在正常、健康的腸道中，腸道上皮細胞的壽命是一到六天（最典型的是二到三天），這代表所有絨毛細胞全數汰換一次所需要的時間（隨著年齡漸長，這個時間會隨之變慢）；往隱窩底部移動的細胞則有二到三週的壽命（這些被稱為班尼斯氏細胞）。這表示對一個健康人來說，小腸內壁每二到三週就會全面換新一次。

修補小腸（因攝入毒素、感染或其他原因而受損）是非常錯綜複雜的過程，受到身體嚴密的調節和控制。癒合時間隨受損程度而異：探討腸道常駐幹細胞的研究顯示，在沒有其他減緩癒合之因子存在的情況下，小腸腸壁隱窩和

絨毛結構受損後的修復需**二到十二週不等**（取決於幹細胞本身是否受損）。

這代表什麼意義？對健康人來說，由麩質和其他醇溶蛋白造成之個別細胞及細胞間緊密連接的受損復原得相當快——由數天到三週不等，對這些人來說，這段時間可能是無症狀產生的。許多採行無麩質或原始飲食的人則在意外攝取了麩質後，表示有產生症狀，持續時間由僅僅幾個小時到數天。

對於那些帶有會破壞身體修復努力之混擾因子的人來說，癒合需時更久。這些混擾因子為數眾多，包括麩質不耐或敏感、腸道中無法控制的發炎反應、營養匱乏、腸道生態失衡、感染、壓力、全身性發炎反應以及慢性胰島素上升……全都會妨礙癒合的過程。這些因子幾乎全數都會在自體免疫疾病中作怪。

那麼，這些因子會拖

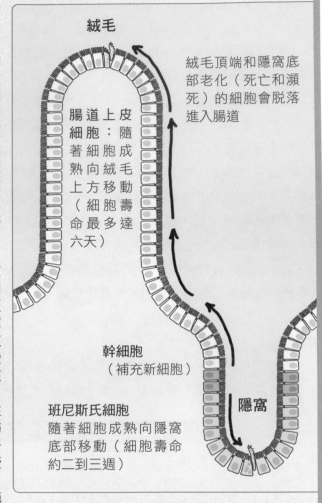

絨毛

腸道上皮細胞：隨著細胞成熟向絨毛上方移動（細胞壽命最多達六天）

絨毛頂端和隱窩底部老化（死亡和瀕死）的細胞會脫落進入腸道

幹細胞
（補充新細胞）

班尼斯氏細胞
隨著細胞成熟向隱窩底部移動（細胞壽命約二到三週）

隱窩

慢多少癒合速度呢？最極端的狀況就是乳糜瀉，乳糜瀉的特徵之一就是絨毛會縮短或變鈍（由小腸病理切片中可以看得出來），健康的人絨毛長度通常是乳糜瀉患者的三到五倍。一項研究顯示，六十六％的乳糜瀉患者在嚴格執行無麩質飲食五年後，體內的絨毛結構是正常的，**這代表就算經過五年的時間，仍然有三十四％的乳糜瀉患者無法康復**。不幸的是，這對多數病患來說代表了一條漫長、緩慢的康復之路。

即使如此，這些研究是針對無麩質飲食而非原始飲食法，因此許多不適宜或甚至有害的食物可能仍會被食用。而且就算康復的速度緩慢，在復原過程的早期通常就能看見症狀的改善，這些改善也會在整個康復過程中持續出現。雖然無法預估在採行原始飲食生活攻略的狀況下，要花多少時間達成你身體的復原，一些零星報告顯示復原速度是會加快的。

如何避開小麥／麩質？

避開麩質得花點功夫。由小麥和其他含有麩質穀類衍生的原料可見於眾多包裝食品及加工食品中，但在一些不被認為是加工食品的原料中也會出現：

- 越南米春捲皮
- 印度麵粉
- 培根（檢視成分表）
- 大麥
- 大麥苗
- 大麥芽
- 啤酒（除非是無麩質的）
- 漂白或未漂白的麵粉
- 麥麩
- 麵包用麵粉
- 麵包粉
- 釀酒酵母
- 小麥片
- 油炸粉
- 聖餐餅
- 調味品
- 非洲小米
- 斯佩爾特小麥
- 杜蘭小麥
- 單粒小麥
- 雙粒小麥
- 粗穀粉

- 麩質
- 麩質胜肽
- 麥蛋白
- 澱粉
- 炸薯條
- 麩（乾燥的麩質）
- 穀膠蛋白
- 某些信封、郵票和標籤使用的膠
- 全麥麵粉
- 肉汁
- 水解小麥麩質
- 水解小麥蛋白
- 冰淇淋（可能有麵粉做為抗結晶劑）
- 仿魚類製品
- 卡姆小麥
- 午餐肉
- 邁達（印度麵粉）
- 麥芽
- 麥芽醋

- 醃泡汁
- 猶太逾越節薄餅
- Mir（一種小麥與黑麥雜交的品種）
- 營養及草本補充品
- 燕麥
- 香料飯（含有大麥）
- 加工食品（通常含有麩質）
- 穀類加工食品（通常含有大麥芽）
- 黑麥
- 沙拉醬
- 醬汁
- 素肉（麩質）
- Self-basting的家禽肉（有注射鹽水以增加肉的飽水度）
- 粗粒小麥粉

- 某些藥物（處方藥或成藥）
- 豆漿或米漿（製造時可能使用了大麥芽或麥芽酵素）
- 醬油（除非是無小麥的）
- 澱粉
- 綜合香料（通常小麥被用來做為其中的防結塊劑、填充劑或增稠劑）
- 餡料
- 糖漿
- 增稠劑
- （人工培殖）黑小麥
- 小麥
- 小麥麥麩
- 小麥胚芽
- 小麥草
- 小麥澱粉
- 湯料和肉湯

常見之麩質／小麥汙染來源

- 小米、精米粉、蕎麥粉、高粱粉和黃豆粉
- 大量販售的食品（經常被用於其他容器以及麵粉粉塵所汙染）
- 處理含麩質食品的廚具、鍋具、器皿、設備和油脂

- 麵粉粉塵
- 刀具（塗抹過麵包後再重複放入抹醬中的刀具會留下麵包屑）
- 橡膠手套內側的粉末（可能由小麥取得）
- 水果和蔬菜上的某些蠟或樹脂

- 顏料、黏土、膠水和麵粉黏土（可容許因未洗手而誤食）
- 家庭用品（有轉移到唇上被誤食的可能）
- 個人用品，尤其是洗髮精（有轉移到唇上被誤食的可能）

如何避開玉米？

　　由玉米衍生出的原料常見於大部分包裝食品和加工食品中。如果你對玉米衍生產品非常敏感，避開這些普遍可見的原料會是無可避免的，然而，**避免食用加工食品通常就能造成巨大的不同**。你可能並不需要做到避開所有可能有玉米衍生物原料（例如藥品）蹤跡的程度；然而，意識到玉米可能從哪些地方偷偷出現在你的生活中能夠幫助你辨別那是否會造成問題。以下列表中包括了某些隱藏──還有不那麼隱密──的玉米來源。玉米衍生原料：

- 醋酸
- 酒精
- 生育醇（維生素E）
- 人工香料
- 人工甘味劑
- 抗壞血酸鹽
- 抗壞血酸
- 阿斯巴甜
- 蝦紅素
- 泡打粉
- 大麥芽
- 漂白麵粉
- 混合糖
- 黑糖
- 檸檬酸鈣
- 延胡索酸鈣
- 葡萄糖酸鈣
- 乳酸鈣
- 醋酸鈣鎂
- 硬脂酸鈣
- 硬脂酸乳酸鈣
- 焦糖和焦糖色素
- 羧甲纖維素鈉
- 微晶纖維素
- 甲基纖維素
- 粉狀纖維素
- 鯨蠟硬脂基葡糖苷
- 柑橘類起雲乳化劑

- 氯化膽鹼
- 檸檬酸
- 椰油基甘油酯
- 糖粉
- 玉米油
- 玉米甘味劑
- 玉米糖
- 玉米糖漿
- 玉米糖漿固型物
- 粗玉米粉
- 玉米澱粉
- 交聯羧甲基纖維素鈉
- 結晶葡萄糖
- 結晶果糖
- 環糊精
- 麵糰調整劑
- 癸基葡萄糖苷
- 聚癸葡萄糖
- 糊精
- 葡萄糖（例如單水化合物或無水化合物；也見於靜脈注射液中）
- 葡萄糖酸
- 蒸餾的白醋
- 乾燥劑
- 異抗壞血酸
- 赤藻糖醇
- 乙醇

- 乙基纖維素20
- 乙酸乙酯
- 乙基纖維素
- 乳酸乙酯
- 乙烯
- 乙麥芽醇
- 難消化性糊精
- 調味劑
- 澱粉
- 果糖
- 濃縮果汁
- 延胡索酸
- 胚芽／胚芽粉
- 葡萄糖酸鹽
- 葡萄糖酸
- 葡萄糖酸 δ-內酯
- 葡萄糖酸內酯
- 葡萄糖胺
- 葡萄糖漿（也見於靜脈注射液）
- 麩胺酸鹽
- 麩質
- 麩質飼料/蛋白粗粉
- 甘油酯
- 甘油
- 果葡糖漿
- 粗磨穀粉
- 玉米粥
- 蜂蜜

- 水解玉米
- 水解玉米蛋白
- 水解植物蛋白
- 羥丙基甲基纖維素
- 羥丙基甲基纖維素鄰苯二甲酸酯
- 肌醇
- 轉化糖漿／糖
- 碘鹽
- 乳酸鹽
- 乳酸
- 月桂基葡糖苷
- 卵磷脂
- 亞麻油酸
- 離胺酸
- 反丁烯二酸鎂
- 蘋果酸
- 丙二酸
- 麥芽／麥芽萃取物
- 由玉米提煉的麥芽糖漿
- 麥芽糖醇
- 麥芽糊精
- 麥芽糖
- 甘露醇
- 人造奶油
- 甲基葡糖醇聚醚
- 甲基葡萄糖苷

- 微晶纖維素
- 修飾纖維素膠
- 修飾玉米澱粉
- 修飾澱粉
- 糖蜜（可能有玉米糖漿在其中；要了解你購買的產品）
- 單甘油酯和雙甘油酯
- 味精
- 天然香料
- 人造油脂／蔗糖聚酯
- 玉米糕
- 聚葡萄糖
- 聚乳酸
- 聚山梨糖醇酯（也就是聚山梨醇酯80）
- 聚乙酸乙烯酯
- 檸檬酸鉀
- 延胡索酸鉀
- 葡萄糖酸鉀
- 糖粉
- 預膠化澱粉
- 丙酸
- 丙二醇
- 1,2-丙二醇單硬脂酸酯
- 糖精
- 細粒麵粉（除非是小麥所製造的）
- 聚甲矽康
- 羧甲基纖維素鈉
- 檸檬酸鈉
- 異抗壞血酸鈉
- 延胡索酸鈉
- 乳酸鈉
- 羥基乙酸澱粉鈉
- 硬脂福馬酸鈉
- 山梨酸鹽
- 山梨酸
- 去水山梨醇
- 山梨醇油酸酯
- 去水山梨醇三油酸酸酯
- 山梨糖醇
- 高粱（糖漿或穀物顆粒可能混有玉米）
- 三氯蔗糖
- 澱粉
- 硬脂酸
- 硬脂醯
- 蔗糖素
- 蔗糖
- 糖
- 滑石粉
- 蘇胺酸
- 檸檬酸三乙酯
- 未修飾澱粉
- 天然香草香料
- 純化或萃取之香草
- 香草精
- 蒸餾的白醋
- 醋酸乙烯酯
- 維生素C
- 維生素補充劑
- 三仙膠
- 木糖醇
- 酵母
- 各種不同品種的玉米
- 玉米蛋白

來自蓖麻子外殼的蓖麻蛋白，毒性十分強烈，如果不慎經由靜脈或肌肉吸入或注射（假定是意外發生），僅一毫克便會致死。一毫克蓖麻毒素究竟有多少？大概和一粒沙子差不多大小，事實上，保加利亞異議人士喬治‧馬可夫在一九七八年於倫敦遭到暗殺，使用的凶器便是一顆含有〇‧二毫克蓖麻毒素的彈丸，據說彈丸是利用雨傘尖端刺入或注射到他的大腿中。

凝集素是種子的天然防禦機制之一，儘管這些凝集蛋白在保護種子中所有的角色還有待發掘，我們能夠確知的是，這些凝集蛋白能夠保護種子不受黴菌感染，可能也能夠防止昆蟲的掠食。事實上，經過基因改造的種子通常含有更高量的凝集蛋白，協助工業作物抵抗害蟲；麥胚凝集素（WGA）抵抗昆蟲的能力非常強大，以至於麥胚凝集素基因甚至已經被使用在基因改造玉米中。

和醇溶蛋白一樣，因我們缺乏能將凝集素分解成胺基酸的蛋白水解酶（能夠分解蛋白質的酵素），使得凝集素很難被消化（凝集素在高溫和酸性環境也十分穩定，所以不論是烹煮或是酸在分解凝集素方面都幫不上忙）。

麥胚凝集素是被研究得最為透澈的凝集素，同時可能也是最有害的（儘管

大豆凝集素的危害程度也不遑多讓；稍後我們會談到）。濃度與一般食物中相當的麥胚凝集素對腸道上皮細胞並沒有直接毒性，但因為無法被我們的身體消化，麥胚凝集素便幾乎維持完好的通過小腸，麥胚凝集素非常容易與小腸之刷狀緣發生交互作用，如此一來便會增加腸道通透性（哈囉，腸漏症）。麥胚凝集素也是名聲響亮的免疫系統刺激物，麥胚凝集素在腸道的活動已經讓它符合具生物活性蛋白的條件，這對我們食物中的蛋白質來說並不正常（也不健康！）。

每顆細胞的外膜都是由脂肪分子所構成的雙層結構（稱為雙層脂質），有許多具有各種功能的蛋白質（受體為其中之一）鑲嵌在其中（見下圖）。一部分埋在細胞膜內的脂質和蛋白質帶有黏附在細胞膜外側的糖分子（對許多正常的細胞膜功能很重要）。

這些糖分子被稱為膜醣，有二％到十％的細胞膜實際上是由膜醣所構成。膜醣是由以下八種不同碳水化合物之一所構成：葡萄糖、半乳糖、甘露糖、海藻糖、木糖、N-乙醯半乳胺糖、N-乙醯葡萄胺糖和唾液酸。

麥胚凝集素會專一與兩種糖接合（N-乙醯葡萄胺糖和唾液酸），這兩種糖正好是所有動物細胞的膜醣，並且是腸胃細胞醣外被的關鍵組成部分 P77 。經由這些膜醣，麥胚凝集素對人類小腸細胞有非常高的結合速率，同時麥胚凝集素便可能藉著胞飲作用迅速的進入腸道上皮細胞內部 P124 。

表皮生長因子（EGF）受體是會與麥胚凝集素結合的膜醣蛋白之一（與該膜

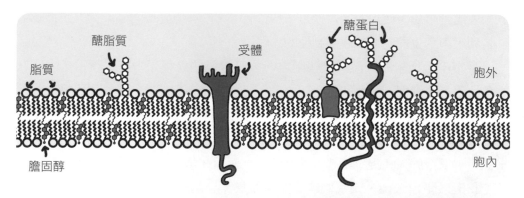

細胞膜是由被稱為脂雙層的兩層脂肪分子所構成。各種不同的其他分子被包埋在脂雙層中，例如蛋白質（像是受體）。部分包埋在脂雙層中的蛋白質和脂肪會外接碳水化合物（成為醣蛋白和醣脂質），這些外接的碳水化合物統稱為膜醣。

醣蛋白的碳水化合物組成部分結合）。眾所周知，表皮生長因子受體會促進受體媒介之胞飲作用，這也可能是麥胚凝集素之所以能如此迅速被腸道上皮細胞吞吃的原因。儘管更重要的是，表皮生長因子受體負責調控上皮細胞細胞間隙的通透性──這意思是說，當表皮生長因子受體被活化（例如經由與麥胚凝集素的接合），便會有訊號傳遍整顆細胞，導致腸道上皮細胞間的緊密連接開啟。一般認為，表皮生長因子受體在維持上皮組織結構及通透性方面扮演生理上的重要角色，從而維持了腸道障壁的健全。

濃度相當低的麥胚凝集素（但卻十分可能是透過飲食即可獲得的量）就能增加腸道上皮細胞的通透性，這表示麥胚凝集素會導致上皮細胞間的緊密連接打開到足以讓分子通過（至少科學家們已藉由測量實驗室中分離研究的細胞得知這一點）。

麥胚凝集素會在溶酶體中堆積（這是否會如同穀膠蛋白的累積一樣，造成溶酶體的損傷還未曾被研究），而部分麥胚凝集素會分毫無損的通過上皮細胞障壁（即使我們還不清楚這是如何辦到的）。儘管跨越上皮細胞障壁的麥胚凝集素量很少，卻確實足夠對免疫系統產生巨大的影響，事實上，就算在如此低的濃度下，麥胚凝集素依然能夠刺激促炎細胞激素的分泌。

已知麥胚凝集素對先天性以及適應性免疫系統都有深刻的影響。某些被麥胚凝集素誘導產生的促炎細胞激素會導致發炎反應發生，包括刺激中性球的吞噬作用（白血球「吞吃」物質 P43 ）和刺激活性氧物種的生成（氧化物 P95 ）。而再一次地，這樣一視同仁的發炎反應會使無辜的周邊上皮細胞受損。麥胚凝集

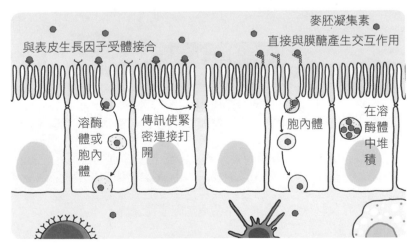

麥胚凝集素
與表皮生長因子受體接合
直接與膜醣產生交互作用
溶酶體或胞內體
傳訊使緊密連接打開
胞內體
在溶酶體中堆積

素也能誘發已知會增加所有輔助型T細胞增殖（細胞分裂）之細胞激素的生成。然而麥胚凝集素也會和T細胞上的細胞激素受體接合，並因而抑制細胞增殖（這可能反而引起某個T細胞子類型的過度刺激，常見於自體免疫疾病及免疫相關疾病）。麥胚凝集素也會刺激B細胞製造抗體。同時麥胚凝集素會和血液衍生之免疫細胞結合，提高發炎性細胞的活性，並增加白血球的細胞凋亡。

麥胚凝集素進入腸道上皮細胞的效率如此之高，以至於被拿來研究做為口服藥載體的可能性，靈感來自於麥胚凝集素能夠與藥物分子接合，並幫助藥物被身體所吸收。幸運的是，麥胚凝集素可能產生的毒性對利用其做為藥物載體的想法發出了危險訊號，研究顯示，麥胚凝集素可能是多種消化道疾病的源頭。

其他凝集素又是如何呢？儘管大部分並未像麥胚凝集素一樣曾被廣泛研究，由其他植物所產生的凝集素已知具有與麥胚凝集素相似的效果。菜豆中大量含有一種毒性極強且具免疫性的凝集素，稱為植物血凝素（有時被稱為菜豆外源凝集素），植物血凝素在白腰豆、敏豆和蠶豆當中也找得到，不過含量較少。只要少少五顆生菜豆就能導致極度的腸胃不適，症狀表現會和食物中毒很相似（不是每個人都會食用生的菜豆）。雖然浸泡和烹煮能夠大幅減低植物血凝素的活性，但仍然不能完全去除，特別是在低溫烹調的狀況——例如使用慢鍋。植物血凝素會通過腸道障壁，增加腸道通透性並刺激免疫系統，事實上，在被食用後，植物血凝素很容易便能在血液中檢測出來。植物血凝素也被發現會導致小腸中大腸桿菌的大規模過度生長（部分大腸桿菌是正常的，但這是小腸細菌過度生長的問題根源）。

其他凝集素，例如花生凝集素（PNA），在食用後也會迅速進入血流中，

茄科植物中的凝集素

儘管此段落的重點放在穀類、仿穀類和豆類中的醇溶蛋白及植物凝集素，這些惹是生非的物質在茄科蔬菜中也找得到 P148 。番茄的凝集素是被了解得最為透澈的茄科植物凝集素，那是凝集素的一種，嚴格來說應該稱為番茄凝集素（LEA）。

與麥胚凝集素一樣，番茄凝集素會接合到上皮細胞的表面，已知能夠跨越腸道障壁。因為其活化抗體生成的能力，番茄凝集素被研究用來做為鼻內疫苗的佐劑（刺激免疫之化學物質）。由曼陀羅（茄科植物中的一屬，其中數種被當做草藥之用）中得到的凝集素也會增加腸道通透性。

如何避開大豆？

　　大豆是另一種滲透進食物供給中的原料種類。大豆凝集素和大豆蛋白在包裝食物中尤其常見。以下是由大豆所衍生食物的列表：

- 豆腐（高野豆腐）
- 豆芽
- 巧克力（大豆凝集素可能使用在製造過程中）
- 毛豆（未成熟的大豆）
- 水解大豆蛋白（HSP）
- 味噌（發酵的大豆泥）

- 單酸甘油脂和雙甘油脂
- 味精（MSG）
- 納豆
- 煮豆
- 豆渣
- 醬油
- 大豆白蛋白
- 仿真乾酪
- 大豆纖維
- 大豆粉（黃豆粉）
- 大豆粗碎片

- 大豆冰淇淋
- 大豆卵磷脂
- 大豆粕
- 豆漿
- 大豆堅果
- 大豆蛋白（濃縮、水解或分離出來的）
- 黃豆芽
- 大豆優格
- 大豆義大利麵
- 黃豆（大豆）
- 豆腐皮

- 大豆油
- 天貝
- 照燒醬
- 組織化植物蛋白（TVP）

需要加以標注之有潛在交叉汙染風險的食物
- 「可能有大豆成分」
- 與大豆處理共用製造器械
- 加工場所同時也處理大豆產品

通常會含有大豆的產品：
- 亞洲菜品（中菜、日本菜、韓國菜、泰國菜）
- 烘焙食品
- 鬆餅粉
- 高湯塊
- 糖果
- 早餐穀片
- 雞高湯
- 用雞高湯處理過的雞肉（生的或熟的）
- 肉類熟食
- 能量棒／營養棒
- 仿乳製食品，例如豆漿、素食乳酪和素食冰淇淋
- 配方奶粉
- 人造奶油
- 美乃滋
- 包有餡料的肉類製品（例如漢堡肉或香腸）
- 花生醬和花生醬取代物
- 營養補充品（維生素）
- 蛋白粉
- 醬汁和肉湯
- 水果冰沙／奶昔
- 湯
- 蔬菜高湯
- 素肉（素食漢堡、仿雞肉餅、仿午餐肉、仿培根粒）
- 用於水果的蠟或園藝用油

顯示其對小腸通透性的明顯影響。蕁麻凝集素會增加小腸通透性（蕁麻通常經過烹煮後食用）。已知大豆凝集素和伴刀豆球蛋白（刀豆中的凝集素，刀豆常用於動物飼料中）增加上皮細胞通透性的能力與麥胚凝集素不相上下。伴刀豆球蛋白

會刺激先天性免疫系統中的細胞毒性T細胞和發炎性細胞，並被探討將其用做化療藥物的可能性（因為化療藥物對癌細胞的毒性大於對正常細胞的毒性，至少伴刀豆球蛋白的狀況如此）。已知大豆凝集素會和樹突細胞接合並將其活化，還會刺激T細胞的增殖。事實上，大豆凝集素瞄準並刺激免疫系統的效率如此之高，以至於其被研究用來做為疫苗以促進免疫作用。

凝集素會導致腸漏症，而且還會藉由直接與免疫細胞結合，同時刺激先天性和適應性免疫系統。儘管部分凝集素（例如植物血凝素）能經由烹煮去除大部分活性，其他的（例如麥胚凝集素）卻不行。當你將凝集素的毒性和免疫刺激效果與醇溶蛋白的毒性和免疫刺激效果兩相結合，情況便變得很明顯，對患有自體免疫疾病的人而言，應該避免食用含有這些物質的食物。事實上，根據現在已知麥胚凝集素和穀膠的作用，我們仍把小麥做為一種食物來源是很令人意外的。而且若覺得穀類、仿穀類和豆類中的凝集素殺傷力還不夠的話，這些食物還有其他方式能損害我們的健康。

消化酵素抑制劑：烹煮也去不掉

種子是絕對不想被消化掉的，被消化的種子無法長成一株新的植物，所以種子中含有能保護它們安全通過消化道的物質是非常合理的，這些物質包括消化酵素抑制劑，在穀類、仿穀類和豆類中的含量尤其豐富。消化酵素抑制劑能夠在通過烹調和消化過程後繼續留存下來，當被吃進體內，消化酵素抑制劑會導致腸道通透性增加及腸道生態失衡，甚至會活化先天性免疫系統。

當吃進去的是完整的種子時，消化酵素抑制劑會抑制體內的消化酵素——這也是其之所以得名的原因——尤其是會使那些負責分解蛋白質、澱粉或醣類的酵素無法發揮功能。以莓果類和香蕉的細小種子為例，消化酵素抑制劑會集中在種子的外層，以協助種子完整無恙的傳送到消化系統的另一端（在現代廁所出現之前，這代表著這些種子會落在非常肥沃的土壤上）。

然而，當種子大到需要咀嚼時，消化酵素抑制劑便會釋放至腸道中，在其中肆虐。因此關於消化酵素抑制劑的問題，有一部分在於這些抑制劑在不同種子中的濃度，同時還取決於種子的處理方式（例如將小麥磨成麵粉、碾碎大豆製作豆腐或是咀嚼菜豆）是否會使消化酵素抑制劑被釋放進入腸道中。

消化酵素抑制劑被認為是一種抗營養素——也就是會干擾食物營養素吸收

的物質，然而消化酵素抑制劑的影響遠比單純削減體內微量營養素的可得性還要來得更深入。攝取富含消化酵素抑制劑的食物會刺激胰臟分泌更多消化酵素，而生成消化酵素需要胺基酸（通常是富含硫的胺基酸），胰臟過量生成消化酵素除了導致胰臟本身的過度壓力，還會導致營養素由身體中流失，沒錯，消化酵素抑制劑會剝奪你身體中的部分營養素。攝取大豆衍生之胰蛋白酶抑制劑會直接使實驗動物發生胰臟腫大症和胰臟增生（胰臟細胞的體積和數量分別以病態的方式增加，通常與疾病有關）的發現讓這個概念獲得證實。

如同之前所提到的，穀類、仿穀類和豆類中有兩種主要的消化酵素抑制劑會對消化和腸道障壁造成不良影響：蛋白酶抑制劑會妨礙負責將蛋白質分解為個別胺基酸的消化酵素執行任務；澱粉酶抑制劑則會妨礙負責將澱粉分解為個別單醣（簡單糖類）的消化酵素發揮功能。蛋白酶和澱粉酶的種類繁多，而抑制特定消化酵素的影響仍在深入研究中（儘管很奇怪的是，相對於人體健康來說，這類影響對養殖魚類和家禽的健康更具破壞性）。

由於胰臟無法選擇性的只分泌特定消化酵素，因此抑制某一類型消化酵素的影響之一就是，當胰臟釋放用來補充的酵素進入小腸時，其他種類的酵素會有過度活化的情形發生。這樣不平衡的狀態會使腸道障壁受損，例如當某些蛋白酶（像是胰蛋白酶、胰凝乳蛋白酶和彈性蛋白酶）過量出現在消化道中時，會藉由使腸道上皮細胞間構成緊密連接的蛋白質暴露，從而開啟緊密連接而使腸道通透性增加 P81 。因此，當你的胰臟額外分泌消化酵素以補償部分因穀類、仿穀類和豆類中消化酵素抑制劑的作用而被抑制之特定酵素時，最直接造成的結果便是腸漏症。更糟糕的是，只要有大量未完全消化之醇溶蛋白和凝集素存在，這種腸道通透性增加的情形便會反覆發生，而這些未完全消化的物質很可能會通過腸道障壁，與腸道相關淋巴組織發生交互作用。

基改作物的問題

導致自體免疫疾病可能處在攀升狀態的其中一個原因就在基因改造的作物中，含有比傳統作物中更多的醇溶蛋白、凝集素、消化酵素抑制劑以及皂素。這是因為基改作物的種子被設計成含有更多上述物質以提供種子保護作用，這會讓作物對害蟲及感染更有抵抗力，不幸的是，讓基改作物能存活的物質也讓它們給我們的健康帶來更多的問題。

說到攝取消化酵素抑制劑，另一項重要的因子便是消化作用徹底遭到干擾。如前面所討論，所有我們無法恰當消化的物質都會成為腸道微生物的口糧 P87，有了過分豐富的食物供給，這些微生物（或更糟的是，只有部分類別的微生物）數量會變得十分龐大，導致細菌過度增生和腸道生態失衡。還記得嗎？光是腸道失衡一項因素就足以引起腸漏症，並干擾免疫系統的正常功能；事實上，餵食大鼠從菜豆中萃取之澱粉酶抑制劑（劑量參考糖尿病的治療劑量）的研究發現如此會引起劇烈的細菌增生，其猛烈程度甚至會使大鼠的盲腸（大腸的起始部分）破裂（大鼠因此必須被安樂死）。澱粉酶抑制劑的其他影響包括生長的減緩（起因於氮、脂質和碳水化合物的流失）、小腸和胰臟的肥大，以及肝臟和胸腺的萎縮 P57。

然而，或許最令人警惕的是那些蛋白酶抑制劑會直接引起發炎反應的證據。一篇近期的研究報告顯示，小麥衍生之胰蛋白酶抑制劑和 α-澱粉酶（澱粉酶的一種）抑制劑對先天性免疫系統有強烈的活化作用——經由活化類鐸受體（前哨細胞細胞膜表面的特化感應分子）使得特別是單核球（白血球細胞）、巨噬細胞和樹突細胞 P42 等細胞活化——並會大幅增加小腸和血液中促炎細胞激素的產生。這些消化酵素抑制劑還會刺激乳糜瀉病患病理活組織切片樣品中的促炎細胞激素生成。論文作者推論，儘管這些發現必然與乳糜瀉相關，但類鐸受體的活化顯示這些抑制物質的促炎效應十分的廣泛。這表示不只是自體免疫疾病，穀類、仿穀類和豆類中的消化酵素抑制劑可能同時在消化道和非消化道發炎性疾病中扮演關鍵角色。

所以哪些食物中含有消化酵素抑制劑？穀類、仿穀類、豆類、堅果和種子同時含有蛋白酶抑制劑和澱粉酶抑制劑。穀類中的蛋白酶抑制劑含量極高，然而大豆則是日常常用飲食中胰蛋白酶抑制劑最濃縮的來源，所有的豆類也都富含澱粉酶抑制劑（這也是為何豆類被稱為抗性澱粉——如同字面意義，這些澱粉能夠抵抗消化作用）。要注意的是，乳製品中也含有大量的蛋白酶抑制劑。

植酸鹽和植酸：也會增加腸道通透性

探討礦物質的吸收時已討論過植酸鹽和植酸的抗營養素特性 P108，然而植酸鹽也會限制多種消化酵素的活性，包括胰蛋白酶和胃蛋白酶等蛋白酶，還有澱粉酶和葡萄糖苷酶。這表示植酸鹽對腸道障壁和腸道微生物相來說和消化酵素抑

　　傳統穀飼方式所得的乳製品與草飼所得的生乳製品（尤其是全脂和培養或發酵的）兩者的營養價值差異非常大。草飼的乳品——尤其是其中的脂肪，是脂溶性維生素和共軛亞麻油酸的最佳來源，**共軛亞麻油酸是一種抗發炎並有修復效果的脂肪 P175**。發酵乳製品是益生菌的最佳來源 P289。乳製品中還包括了部分重要的蛋白質，例如穀胱甘肽（對減輕發炎反應和抵抗氧化壓力十分重要）和乳清蛋白（可能可以幫助預防癌症）。然而，就算是高品質的乳製品營養密度仍舊不如高品質的肉類、海鮮、蔬菜和水果，而且就算是高品質的乳製品都有可能對患有自體免疫疾病的人帶來潛在的嚴重問題。**原始飲食生活攻略中所有乳製品都有攝取限制（至少在剛開始執行時 P425）的原因如下：**

- 牛乳中含有蛋白酶抑制劑，可能會引起腸漏症的發生。
- 牛乳會高度刺激胰島素分泌，可能導致發炎反應和胰島素抗性 P159。
- 乳蛋白非常不好消化，而且是大腸桿菌偏好的食物，這可能會導致腸道生態失衡的發生。
- 牛乳中含有具活性的牛賀爾蒙，有改變人體內激素水平的潛在可能。儘管攝取這些食物中激素的影響並未被研究，第一型類胰島素生長因子（IGF-1）已被發現與乳癌、直腸癌及前列腺癌的高罹病風險有關，而有力的跡象顯示，食用乳蛋白是血液中第一型類胰島素生長因子的主要來源。
- 牛乳會使黏液分泌增加，這可能會令氣喘這一類的情況惡化，也會在消化道中製造過多黏液，造成腸道內壁的敏感，並且妨礙營養素和礦物質的吸收。
- 成年人無法耐受乳糖。大約二十五％白種人（美國人和歐洲人）都屬於乳糖不耐，九十七％美洲原住民有乳糖不耐。**生乳中有幫助消化乳糖的酵素。**
- 乳製品有高度致敏性。流行病學報告顯示對牛乳過敏（有抗牛乳蛋白的免疫球蛋白E抗體反應）的群體，學齡前兒童中有一％到十七‧五％，五到十六歲的青少年中有一％到十三‧五％，成人則有一％到四％。對牛乳的過敏性（免疫球蛋白A、G、D和M的抗體反應）有多普遍尚屬未知。很重要的是，即使是印度酥油中所含的微量乳蛋白都會造成問題。
- 牛乳中的蛋白質也是麩質交互作用因子，這意思是說，麩質不耐的人可能會生成抗麩質同時也會辨識乳蛋白的抗體；對這些人來說，食用乳製品和食用麩質的影響是相同的 P130。

制劑具有同樣的破壞性，也就是會增加腸道通透性（藉由刺激胰臟分泌過量的消化酵素）和供應腸道細菌過度生長的養料（藉由抑制消化作用）。

　　必須強調的是，過量的植酸鹽和植酸才會引起問題，植物非繁殖用的部分所含有的植酸鹽非常微量（例如葉子和莖）。**適量攝取植酸鹽能為身體提供重要的抗氧化功能，並有助於降低心血管疾病風險因子和罹患癌症的風險。**同時，適

量攝取表示數量健康且多樣性的腸道細菌能將植酸鹽中的部分礦物質釋放出來，並使這些礦物質能夠為身體吸收。然而別忘記在自體免疫疾病中，腸道生態失衡極為常見，這也是為何飲食中去除高植酸鹽含量的食物是很重要的。

　　所有種子類都含有植酸鹽和植酸：不只是穀類、仿穀類和豆類，還有核果和可食用花朵及蔬菜籽（例如葵瓜子和南瓜子），這在原始飲食中一般都被認為是健康的。

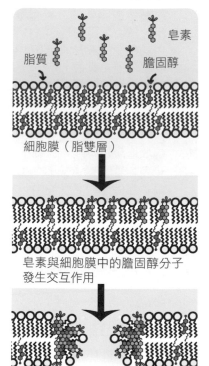

細胞膜（脂雙層）

皂素與細胞膜中的膽固醇分子發生交互作用

皂素使膽固醇分子重新排列，在細胞膜上形成孔洞

皂素和配糖生物鹼

　　你可能已經被應該將穀類、仿穀類、豆類和茄科植物由飲食清單中剔除的事實所說服。但仍有另一種有增加腸道通透性能力並能做為佐劑（尤其是刺激抗體的生成）的化學物質：那就是皂素。

　　所有的植物都含有皂素，通常都集中在種子中。這些化合物具有類清潔劑的性質，用來

保護植物免受微生物和昆蟲的啃食，作用方式是藉由溶解這些潛在掠食者細胞的細胞膜達到保護的效果。皂素有一個油溶性的核心（由一個膽固醇分子或一個三萜類分子構成），帶有一或多個水溶性的側鏈（這種一個水溶性化合物和一個油溶性化合物的組成是皂素能充當清潔劑的原因——能讓油和水混合的物質）。豆類、仿穀類和茄科蔬菜都含有大量皂素。

　　皂素的類清潔劑結構，讓它們能夠與人體內每顆細胞外層細胞膜中包埋的膽固醇分子發生交互作用，讓這些膽固醇分子重新排列，形成穩定、類孔洞的複合體。

皂素、腸肝循環與脂溶性維生素

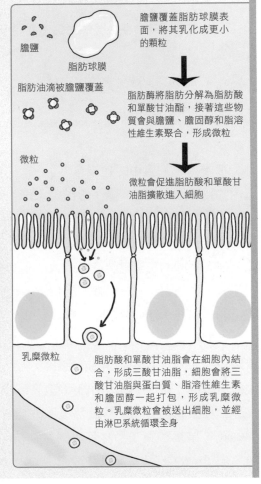

　　膽鹽（也稱為結合膽酸）由肝臟製造，儲存在膽囊中，進食之後會被分泌到小腸中，為脂肪消化所必須。膽鹽是以膽固醇為原料所生成，膽固醇會轉換為兩種類型的脂肪酸之一（膽酸和鵝去氧膽酸），然後與甘胺酸或牛磺酸結合，形成類清潔劑結構（與皂素十分相似）。大部分（高達九十％）的膽鹽會被小腸再次吸收，回收循環至肝臟再利用（這個過程稱為腸肝循環）。膽鹽的作用是做為乳化劑（也就是清潔劑），用來打散大團的脂肪球膜，以使脂肪酶（將脂肪分解為個別脂肪酸的消化酵素）能夠更有效率的執行任務。膽酸也能夠藉由創造出被稱為微粒——脂肪酸、脂質、膽固醇和脂溶性維生素的集合體——的結構，促進脂肪及脂溶性維生素的吸收，微粒是水溶性的，並且很容易被腸道上皮細胞吸收。

▶ **有趣的事實** ◀

在脂肪酸、膽固醇和脂溶

膽鹽覆蓋脂肪球膜表面，將其乳化成更小的顆粒

膽鹽

脂肪球膜

脂肪油滴被膽鹽覆蓋

脂肪酶將脂肪分解為脂肪酸和單酸甘油酯，接著這些物質會與膽鹽、膽固醇和脂溶性維生素聚合，形成微粒

微粒

微粒會促進脂肪酸和單酸甘油脂擴散進入細胞

乳糜微粒

脂肪酸和單酸甘油脂會在細胞內結合，形成三酸甘油脂，細胞會將三酸甘油脂與蛋白質、脂溶性維生素和膽固醇一起打包，形成乳糜微粒。乳糜微粒會被送出細胞，並經由淋巴系統循環全身

性維生素被吸收後，腸道上皮細胞會重新將這些物質打包，形成被稱為乳糜微粒的結構。乳糜微粒會被運送到細胞的另一側，接著經由淋巴系統循環全身。

由於皂素與膽固醇會發生強大的交互作用，因此被研究用來做為降低膽固醇藥物的潛力。鑑於皂素與膽固醇強大的結合能力，皂素會阻止膽固醇嵌入微粒結構中，因而阻斷了膽固醇的吸收或再吸收。這聽來似乎是件好事對吧？然而，別忘了不僅血液中的膽固醇並非引起心血管疾病的肇因，而且膽固醇還在體內執行重要的生理功能。儘管血液中的高膽固醇並不值得擁有，但阻斷腸道中膽固醇的吸收是一種人工降低膽固醇的方式，而這並不能治本，同時，微粒的形成對脂溶性維生素的吸收是必要的。儘管有證據顯示，皂素也會直接與脂溶性維生素結合，最終皂素仍然會因抑制微粒的形成而影響吸收；當參考有脂溶性維生素匱乏之自體免疫疾病病患的狀況時，這顯然會成為問題。

「這個討論顯示馬鈴薯的配糖生物鹼——尤其是龍葵鹼和卡茄鹼，對人類和動物來說毒性極端強烈，這個問題不應該繼續被忽略，因為這可能會演變成嚴重的健康威脅。」

——雅羅斯拉夫‧柯爾潘博士

「馬鈴薯配糖生物鹼：真實的安全還是安全的假象？」生物技術趨勢期刊第二十二卷（二〇〇四年三月）：第一百四十七頁至第一百五十一頁

基本上，飲食中的皂素會在腸道上皮細胞表層細胞膜製造孔洞，使各種腸道內的物質進入細胞。除了滲漏進入細胞的物質可能發生的毒性影響，通常細胞無法在細胞膜通透性發生大規模、無法逆轉的改變下存活。皂素有許多種不同類型，有些較易與細胞膜上之膽固醇結合，有些與膽固醇分子的結合較為緊密，如此一來，不同的皂素會製造出或大或小的孔洞，穩定性可能更佳也可能不好。孔洞愈大、愈穩定或數量愈多，腸道上皮細胞便愈難恢復，然而，一些較小且較不穩定的皂素孔洞傾向於短時間存在，並能在不傷害細胞的狀況下閉合，可能也藉由在不傷害腸道上皮細胞的情況下，加速部分礦物質吸收而在消化作用中扮演重要角色。部分皂素還被發現能夠預防癌症，因此，儘管部分皂素對腸道障壁能造成嚴重損害，飲食中的皂素仍然有許多不同功能，而其中某些功能是有益的。

配糖生物鹼是被了解最為透澈的含毒性皂素，存在於茄科蔬菜中。茄科植物的花、果實和葉子都含有配糖生物檢（例如馬鈴薯中的 α-龍葵鹼和 α-卡茄鹼，茄子中的 α-龍葵鹼以及番茄中的 α-番茄鹼）。動物毒性研究已經顯示不同

配糖生物鹼造成的戲劇化影響，通常包括因營養素吸收不良引起的體重下降、較低的胎兒存活率以及更易發生出生缺陷。幸運的是，人類並沒有那麼易於受到這些毒性的影響（也可能是我們根本不吃番茄），但我們仍然傾向不要攝取如此大量的茄科蔬菜。不過在人類來說，配糖生物鹼中毒在過量食用茄科蔬菜時，是可能而且確實發生過的，許多研究者都假設因適量食用茄科蔬菜而接觸的低濃度毒素會引起各種不同的健康問題（包括自體免疫疾病）。

有些十分重要的研究是探討相對低濃度的配糖生物鹼對人體小腸上皮細胞的影響。α-卡茄鹼、α-龍葵鹼和α-番茄鹼等配糖生物鹼已被證實全員**都會減低人體小腸細胞的存活率**（是的，這表示殺死那些細胞），並會增加上皮細胞通透性（意即引起腸漏症）。腸道通透性的增加不只是歸因於細胞健康的影響，也與細胞與細胞間的接觸有關（這裡似乎沒有緊密連接的影響，不過與另一種隙型連結有關）。啊還有，α-番茄鹼有非常好的跨越腸道障壁的能力。

不論是藉由直接影響腸道通透性或因為腸漏症本來就已存在，皂素都能夠進入血流之中，當進入血流的濃度足夠多時，**皂素會導致溶血作用**（紅血球細胞細胞膜的破壞）。皂素同時也是一種佐劑；事實上，α-番茄鹼已被探討應用在疫苗中的可行性 P91 。儘管關於使用α-番茄鹼仍然有一些疑慮存在，這些研究已經顯示出α-番茄鹼是細胞毒性T細胞強力刺激物，而這與自體免疫疾病的討論息息相關。

除了這些皂素的作用之外，配糖生物鹼還會抑制乙醯膽鹼酯酶——神經傳導所必須的關鍵酵素。還有證據顯示，特別是在馬鈴薯攝取量大的飲食型態中，發炎反應會有增加的情形（儘管這是因為馬鈴薯中儲存的大量碳水化合物所引起，而非配糖生物鹼本身的影響 P157 ）。

茄科植物與類固醇

茄科植物的花、果實和葉片中都含有類固醇藥物（例如胡椒中的刺激性辣椒素和菸草中鎮定性的尼古丁）。需要特別注意的是辣椒素，辣椒素見於辣椒中，也是讓辣椒有燒灼感的物質之一，儘管辣椒素被認為能帶來許多健康上的益處，對許多不同組織來說，辣椒素也是一種強力的刺激物，這些組織包括皮膚、眼睛和黏膜（包括腸道黏膜）。很重要的是，有證據顯示，**辣椒素會增加腸道通透性**。

茄科包括了超過兩千個植物物種，大部分都不可食用，許多具有極強的毒性（例如顛茄和曼陀羅）。菸草屬於茄科植物，已知會引起心臟、肺臟、腦部和循環系統的問題，還會造成癌症及其他健康問題（儘管這些問題顯然有部分與菸草製品加工過程中產生的其他毒性物質有關）。以下是所有茄科植物的成員（其中幾種你可能只會在熱帶度假時或某些補充品中遇到）：

- 南非醉茄 P386
- 燈籠椒（也就是甜椒）
- 斗蓬醋栗（也就是酸漿果，勿與一般櫻桃混為一談）

- 叢生型番茄
- Cocona漿果
- 茄子
- 龍葵（不要與越橘莓混淆）
- 枸杞
- 沙漠葡萄乾

- 辣椒（辣椒、辣味為基調的香料、紅椒、番椒）
- 奎東茄
- 紅椒粉
- 香瓜梨

- 多香果
- 馬鈴薯（並非甘藷）
- 樹番茄
- 綠番茄
- 番茄

過量攝取可食用的品種對任何人來說都是有毒的，隨著時間的累積，茄科植物帶有少量毒素的特性可能會引起各種健康問題。

部分網站錯誤「通報」某些非茄科植物的水果和蔬菜含有配糖生物鹼龍葵鹼。這些水果和蔬菜——包括藍莓、越橘、秋葵、蘋果、櫻桃、甜菜和朝鮮薊——在配糖生物鹼的立場來說，是安全可食用的。

皂素造成的腸道孔洞一旦形成（就算是不會明確對細胞造成傷害、小而暫時的孔洞）都有能夠剝奪腸道上皮細胞主動運輸某些營養素——尤其是碳水化合物——之能力。儘管減緩糖類由腸道輸送到血液中的速度看起來似乎是件好事（這也是為何豆類總是被推薦給糖尿病人用來取代碳水化合物），這卻也為腸道中的細菌製造出更多食物而過度生長，從而導致腸道生態失衡。事實上，皂素可能以另一種方式引起腸道生態失衡：皂素可能會阻礙某些益生菌株的生長，同時刺激部分格蘭氏陰性的細菌的過度生長——例如大腸桿菌；實際上，已知就算在有抗生素存在的情況下，皂素都能提高六個不同菌株之大腸桿菌的生長。過多的大腸桿菌是小腸腸道細菌過度生長的共同特徵。

酒精——壞處遠大於好處

酒精其實是一種毒素，這件事應該一點都不令人意外。這是為什麼酒精令人沉醉（畢竟在英文中，沉醉的字根是**毒素**），還有為何如肝硬化等有生命危險

的狀況皆與長期慢性酗酒有關。然而適量攝取酒精（不僅指紅酒）似乎會帶來各種各樣有益健康的好處：降低心血管疾病發生風險、減低第二型糖尿病發生風險、預防阿茲海默症（疑似為自體免疫疾病），以及可能降低部分癌症發生的風險（雖然適量飲酒也會增加其他癌症的罹病風險）。不論如何，以自體免疫疾病的角度而言，酒精性飲料帶來的壞處很可能遠大於好處。

酒精會導致腸道通透性的增加：酒精會解開腸道上皮細胞間的緊密連接，從而使其開啟，同時還會打開腸道上皮細胞間另一種稱為黏著帶的連接結構。腸道上皮細胞間連接的開啟會在腸道障壁上造成孔洞，而腸道內容物便能藉由這些孔洞滲漏進體內。經由同時開啟緊密連接和黏著帶，酒精會製造出夠大的孔洞，足以讓一些非常巨大的分子溜進體內，其中最值得注意的就是內毒素，內毒素是居住在我們腸道中的格蘭氏陰性細菌細胞壁中的毒性組成成分。

健康腸道內的正常細菌住戶同時包括格蘭氏陰性和格蘭氏陽性細菌。**格蘭氏**指的是一種染色方法，能夠區別這兩種主要細菌分類：格蘭氏陰性細菌無法將染料中的紫色留下，格蘭氏陽性細菌是可以的。格蘭氏陰性細菌的細胞膜結構較為複雜，比較容易成為病原菌（這意思是說，它們會引起疾病），不過我們正常的腸道微生物相中有極高比例是益生格蘭氏陰性細菌。

在一項比較非洲農村兒童（採行狩獵-採集的飲食型態）與義大利兒童體內微生物相的研究中發現，非洲兒童體內格蘭氏陰性細菌的數量稍高於陽性細菌，而且這些格蘭氏陰性細菌主要屬於擬桿菌門（擬桿菌門的例子之一便是桿菌，這是能在Prescript-Assist益生菌中找到的益生菌屬 P376 ）。義大利兒童體內的格蘭氏陽性細菌多於陰性細菌，主要來自厚壁菌門（乳酸菌屬是常見於補充品和乳酸發酵蔬菜中的益生菌，屬於厚壁菌門 P289 ）。

腸道生態失衡——特別是小腸細菌的過度生長，常見的特徵便是格蘭氏陰性細菌的過量出現（主要是擬桿菌門以外的其他門細菌），例如克雷伯氏肺炎桿菌 P55 和大腸桿菌。**酒精會滋養包括大腸桿菌在內的格蘭氏陰性細菌**，過量攝取酒精與格蘭氏陰性細菌在消化道非常前段，也就是十二指腸和胃的繁殖有強大的關聯性。格蘭氏陰性細菌的過度生長會使腸道中的內毒素大量增加，這些內毒素在細菌完成正常生命循環死亡後會被釋放至腸道中。因為酒精也會造成腸漏症，內毒素便可因此進入體內，事實上，酒精似乎尤其能夠增加內毒素轉移（滲漏）進入身體。

內毒素實際上是由蛋白質、脂質和脂多糖（LPS）毒素所構成的一群化合物，已知異常容易引起發炎反應（經由類鐸受體的作用 P31 ）並傷害組織。

▶ 有趣的事實 ◀

內毒素一詞通常可與脂多糖交替使用，因為內毒素的絕大多數生物特性都來自於脂多糖。

另一種同時會被格蘭氏陰性細菌和格蘭氏陽性細菌生成的毒素是肽聚糖（細菌死亡後會被釋放到腸道中的另一種細胞壁組成成分）。有證據顯示酒精會增加肽聚糖的通透性，而且此毒素刺激免疫系統並引起發炎反應的效率極高。

目前關於酒精與腸漏症關聯的了解都來自於酗酒研究。不過有研究顯示，這些傷害也會由單一一次飲酒造成；就算非常少量的酒精都會損傷腸道的內襯，尤其是在小腸的前段（這類損傷的特徵是腸道絨毛頂端上皮的損傷、絨毛潰瘍、黏膜下出血、出血性腐蝕，甚至還有固有層出血──以上所有狀況會導致腸道障壁的機能障礙），並因此造成腸漏症。小腸因單一一次酒精性飲料引起的損傷嚴重到你會懷疑：適量飲酒怎麼可能會帶來任何益處？身體健康、偶爾小酌一杯的人不會攝入足夠引起細菌過度生長的酒精，也許這讓他們的身體有足夠時間在不同飲酒機會間恢復；這可能會導致部分適應的結果（稱為毒物興奮效應），例如增加抗氧化物的生成，這可能是為何低濃度到適量範圍的攝取酒精可能真的能為健康提供一些好處的原因。

飲酒已被發現與某些自體免疫疾病中發炎反應的增加有關。一項針對後來罹患類風溼性關節炎之病患血液的有趣研究發現，飲酒和發炎反應標誌的增加有關，顯示酒精可能引發了這些病人的自體免疫疾病。飲酒也已被發現會增加牛皮癬和自體免疫肝臟疾病發生的風險。

不幸的是，酒精對修復已經發生的腸漏症和治療已經存在的腸道生態失衡沒有幫助，然而在觀察到疾病症狀發生明顯改善後，偶爾小酌一杯是可以接受的（前提是飲用無麩質的酒）。

食物與腸道微生物相之間的關係

你八成有聽過「人如其食」這種說法。儘管本章通篇都在強調你的健康狀

況有賴你的飲食習慣，關於你的健康還有另一個重要方向：你所吃的食物與何種細菌喜歡居住在你的腸道內的關係，你可以很簡單的說「腸道細菌如其食」。

當生活在西方文明環境的人們體內的微生物與鄉村地區以打獵-採集方式過活、生活環境相似於黑猩猩等靈長類的人體內之微生物相互比較時，我們體內微生物相的豐富程度與生物多樣性都明顯不足。這個結果可以直接歸因於包含了大量工業加工食品的飲食習慣（這種飲食中的纖維素含量也很低），而這無法為我們的微生物相（或我們自身！）提供正確的營養苗壯生長。有趣的是，和瘦子比起來，肥胖的人體內微生物相多樣性更為缺乏：更多的食物並不等於更多的營養，你的飲食愈糟糕，你的腸道微生物相損失愈慘重。

飲食是微生物相組成的單一最大影響因素，你的飲食是直接造成你腸道中超過六十％之細菌菌種多樣性的起因。更重要的是，你腸道中的微生物族群（類別、總數和相對數量以及分佈位置）能相當快速的適應你的飲食，只需花費數天到數週。這是個好消息。

這不只是你的飲食會滋養何種細菌的問題，這也是關於細菌代謝的問題。如同高糖飲食會導致身體的氧化壓力 P157，高糖飲食對我們的腸道細菌同樣會造成氧化壓力。細菌藉由改變代謝方式適應這樣的飲食，如此會極大程度的影響我們自身的健康。

你的飲食會影響腸道的運動和結腸的收縮性，而這接下來便會影響腸道微生物相的組成；你的飲食也會對腸道微生物相的組成造成直接影響，而接著影響腸道運動和結腸收縮性。腸道細菌對物質運輸的影響很大一部分取決於飲食中澱粉和纖維素的含量及類型（可被發酵相對於不可被發酵）。一般說來，當飲食內容富含蔬菜和水果時，物質運輸的調控便十分良好，這是又一項避免以穀類和豆類做為碳水化合物來源的理由。

另一個需要考慮的重要因素是你的腸道細菌在消化、維生素合成和你吸收特定維生素及礦物質的能力這幾方面所扮演的角色。你所攝取食物的營養價值實際上是被你腸道中的細菌群落所影響（至少有部分影響）。你的飲食、生活方式（壓力、睡眠、生理時鐘等等）和你的腸道微生物相間的關係是很複雜的，科學界才剛開始了解這個課題。不論如何，已開始有研究顯示改善腸道生物相是增強免疫功能並控制自體免疫疾病有力的方法——但要做到這一點並不只有補充益生菌這麼簡單，你必須用正確的食物餵養你腸道中的細菌，促進有益的微生物以正

確的多樣性和相對數量生長。想要做到這一點，我們可以由當代仍奉行狩獵-採集生活形態的族群獲得提示：<mark>正確的食物就是高品質的肉類、海產、水果和蔬菜。</mark>結論就是藉由改善你的飲食，你不僅直接改善了身體健康，還支持了你的腸道細菌，而它們接著會進一步改善你的健康。

　　說腸道健康是最重要的事一點也不誇張，你的腸道健康對你的整體健康有深遠的影響，腸道是你的身體與外在世界之間最大且最重要的障壁（是的，比你的皮膚還要大）。腸道的任務非常複雜：要選擇性的讓營養素通過進入體內，與此同時還要維持對抗病原體和毒素的防禦機制。隨著免疫系統有八十％分佈在腸道及其周邊組織中，腸道成為免疫力及免疫耐受性不可或缺的中心。隨著腸道障壁功能及發炎性和自體免疫疾病間的關聯性獲得更多的認同，飲食和生活方式所扮演的角色也更加密切的被檢視。

溶菌酶：蛋的問題

　　蛋是最容易引起過敏的食物之一，受影響的人約佔總人口的二％到三％（與有任一種食物過敏的兒童佔六％、成人佔四％做比較）。蛋白的主要功能之一就是在胚胎成長時，保護蛋黃免受微生物的侵害；要達到這個寶貴的目標其中一種方式便是透過溶菌酶的作用。溶菌酶是一種酵素（糖苷水解酶），能非常有效的分解格蘭氏陰性細菌的細胞膜組成成分，另外，溶菌酶還能很有效的將這些細菌蛋白質碎片輸送通過腸道障壁。

　　溶菌酶作用非常專一且迅速的分解肽聚糖（細菌細胞膜中的一種醣蛋白，尤其常見於格蘭氏陰性細菌）；溶菌酶對高溫有極佳的抵抗力，在極度酸性的環境一樣很穩定。人體也會產生溶菌酶，做為我們對抗細菌感染之正常防禦的一部分：溶菌酶出現在我們的唾液、眼淚和黏液中（包括腸道中的黏液層）。所以如果我們本身已經能夠製造自身的溶菌酶，那麼蛋白為何還會引起問題？

　　溶菌酶有與其他蛋白質或蛋白質碎片形成牢固複合物的能力，這表示蛋白中的溶菌酶在通過我們的消化系統時，通常是與蛋白中的其他蛋白質形成大型複合物的型態。蛋白中的多數其他蛋白質屬於蛋白酶抑制劑 P140 ，因此溶菌酶與蛋白中蛋白質的複合物變得能夠抵抗我們的消化酵素。蛋白中的蛋白酶抑制劑最有可能被溶菌酶接合的是卵黏蛋白和ovastatin，這些屬於胰蛋白酶抑制劑（胰蛋白酶是我們主要消化酵素之一）；血清胱抑素是半胱胺酸蛋白酶抑制劑；還有卵抑制蛋白則是絲胺酸蛋白酶抑制劑。以上沒有任何一種能夠抑制溶菌酶的作用。當溶菌酶複合體在我們的腸道內移動時，大部分結構都維持完整，溶菌酶也會和正常出現在我們消化道內細菌的蛋白質結合（像是格蘭氏陰性大腸桿菌），將被接合的蛋白質加入複合體中。

溶菌酶也具有不尋常的化學性質（會維持帶正電的狀態），讓其得以利用對包埋在腸道上皮細胞表面帶負電之醣蛋白（蛋白聚糖；是醣外被重要的一部分 P77）間的靜電吸引跨越腸道上皮細胞。

已有研究證實，即便是健康的個體，被吃進體內的溶菌酶（對比於做為藥物或補充品所攝取之分離出來的溶菌酶，甚至是連同食物一起攝取進體內的溶菌酶，儘管如此進入循環的量較為稀少）都會進入循環，隨著血液在全身遊走。單純只吸收純蛋白溶菌酶進入循環的危險性可能並不高（至少以你食用一盤炒蛋會得到的量來說；非常高濃度的溶菌酶確實會造成腎臟損傷）。問題出在那些捎帶在溶菌酶上一同跨越腸道障壁的其他蛋白質：其他蛋白中蛋白質的「滲漏」才是蛋過敏如此常

被溶菌酶捎帶的蛋白酶抑制劑會保護此複合體不被消化。其他被溶菌酶捎帶的蛋白質，例如細菌蛋白質，一旦跨越腸道障壁，便會刺激免疫系統

見的原因，同時細菌蛋白質滲漏的高度可能性是為何蛋（尤其是蛋白）對自體免疫疾病患者會造成麻煩。

一般公認，蛋對擁有健康腸道的人來說不是問題，尤其是適量食用的時候。蛋是另外一項在你的自體免疫疾病緩解後，可能能夠重新再引進飲食中的食物（見第九章）。

在原始飲食生活攻略中，會引起腸道生態失衡或腸漏症的食物都會被避免。做為替代，選擇食物的焦點會集中在能幫助支撐和維持腸道障壁功能、能同時促進腸道和全身修復，並能促進腸道生物相在多樣性、相對數量和分佈位置等各方面的正常生長。腸道的修復對成功控制自體免疫疾病是不可或缺的，修復需要時間，而癒合的時間完全因人而異，不過堅持必獲得回報——當腸道癒合，你便能期待開始感受真正的好轉。

　　任何會干擾營養素消化或吸收的化合物就是一種抗營養素，廣泛來說，抗營養素可以分為兩類：天然產生的和人工合成的。大多數本章所討論的蛋白質和其他化合物都屬於抗營養素，而且都是天然產生的，包括醇溶蛋白、凝集素、消化酵素抑制劑、皂素、配糖生物鹼和植酸。然而，**迴避所有飲食中的抗營養素是沒有必要的；事實上，當適量攝取時，許多抗營養素能夠為健康帶來益處**（抗營養素在極高濃度時通常是有毒性的，不過當你食用全食物時，要吃進足以中毒的量幾乎是不可能的）。其他天然產生的抗營養素包括：

- **含氰糖苷：** 當含有含氰糖苷的植物被咀嚼和消化時，含氰糖苷會釋放出毒性極高的氫化氰（藉由同樣存在於植物中的一類酵素的作用）。木薯（也叫做樹薯、絲蘭、木薯粉，也是夫夫粉的主要原料）、高粱、皇帝豆、杏仁、竹筍、玉米、芋頭（並非甘藷）、鷹嘴豆、腰果、核果（例如桃子和杏桃），以及蘋果亞科的水果全都是含氰糖苷的食物來源。大多數狀況中，傳統食物處理方式能大幅降低這些化合物的含量，處理方式包括浸泡（通常在磨碎後浸泡）或發酵後再經過徹底烹煮。因不標準的處理而產生的過量殘餘氰化物已知會導致急性氰化物中毒和甲狀腺腫（氰化物會和碘結合，從而剝奪體內的碘——因此氰化物會被定義為抗營養素），同時也被認為與運動失調有關（一種會影響行走能力的神經性疾病）。氰化物也被認為與熱帶性鈣化性胰腺炎有所關聯，導致慢性胰腺炎發生。你可以藉由不食用核果以及蘋果亞科之水果的果核和種子讓含氰糖苷的攝取量降到最低，如果你喜歡竹筍，儘量只吃罐裝的竹筍，儘量避免食用新鮮的木薯（除非你知道如何用傳統方式處理，這包括在徹底烹煮前要浸泡至少二十四小時）。
- **硫代葡萄糖苷：** 硫代葡萄糖苷是一類富含硫的化合物，幾乎所有十字花科植物成員中都找得到，其中包括所有十字花科蔬菜（甘藍、綠花椰菜、花椰菜、蕪菁、球芽甘藍和羽衣甘藍）。硫代葡萄糖苷會阻止甲狀腺攝取碘，因此高劑量的硫代葡萄糖苷會影響甲狀腺的功能（至少在同時出現缺碘的狀況時 P105 ），因此**硫代葡萄糖苷被視為甲狀腺腫原**。不同的健康益處——包括預防癌症——也已被認為與高濃度硫代葡萄糖苷飲食有關。這些化合物會在 P273 進一步詳細討論。
- **草酸和草酸鹽：** 草酸及其鹽類草酸鹽出現在許多植物中，尤其是菠菜屬的成員，也見於蘿蔔、莓果、穀類和豆類中。草酸會與礦物質結合，特別是鈣（形成草酸鈣），從而阻止鈣的吸收。由於最常見的腎結石類型大多是由草酸鈣構成，傳統上會建議腎結石病患（還有膽結石病患）避免食用含有草酸或草酸鹽的食物，**然而這樣的建議並未獲得科學研究文獻的支持，研究顯示的是相反的情況——增加富含草酸食物的攝取量會阻礙腎結石的形成。**
- **嘌呤：** 嘌呤是尿酸生成之核酸——意即能使血清中尿酸濃度升高的核酸（DNA和RNA的組成成分）。嘌呤因為會與鐵結合所以被認為是一種抗營養素，高嘌呤含量的食物包括肉類、魚類、貝類、蘆筍、花椰菜、菠菜、蘑菇、穀類和豆類。傳統上會建議痛風與高尿酸血症的病患採行低嘌呤飲食；

然而近期的科學研究顯示，**精製糖──尤其是果糖，更有可能是問題的根源**。顯然問題比「果糖引起痛風」要來得複雜，其實並不是這樣：肥胖和飲酒是痛風最明顯的風險因子。事實上，已知攝取富含嘌呤的蔬菜能減低痛風發生的風險，食用紅肉也有相同的效果。**血糖的調節是截至目前為止控制痛風最重要的一環。**

◦ **單寧**：單寧是一種水溶性的多酚類化合物，存在於穀類、豆類、綠茶與紅茶、紅酒、煙燻食品、堅果和部分種類的水果中（尤其是莓果類）。已知單寧為一種抗微生物化合物，與一些健康益處有關，主要可能是因為單寧強大的抗氧化特性。然而單寧會和蛋白質結合並使蛋白質發生沉澱（因此蛋白質會團聚在一起並且不再溶於水），因而會降低胺基酸的消化率。單寧似乎主要是與富含脯胺酸的蛋白質發生交互作用（例如植物凝集素），因此這些單寧化合物是妨礙穀類和豆類消化的又一項因素。

相對於天然產生的抗營養素，在食物處理過程中出現或額外添加到加工食品中的抗營養素通常都是有害的。下列是出現在加工食品中的抗營養素，包括（但絕不僅止於）：

◦ **右旋胺基酸與胺基丙酸溶解素**：食物中的蛋白質暴露在高溫或經過鹼處理後，如許多製造加工食品的過程中會遇到，會發生兩種主要的化學變化，包括同時形成**右旋胺基酸**（基本上是食物及我們體內正常左旋胺基酸的鏡像異構物，儘管有部分例外，但右旋胺基酸一般無法為我們的身體所用）和**胺基丙酸溶解素**（LAL）。這些化合物在經過巴氏消毒的乳製品、熟成乳酪、小麥粉和玉米製品（例如餅乾和墨西哥玉米餅）、組織化大豆蛋白、粉狀蛋白和醃製培根當中含量很高。因為它們會降低蛋白質的消化率，因而被視為抗營養素。胺基丙酸溶解素也是強力的礦物質螯合物（表示它們會和礦物質結合），包括鐵、鈣、銅和鋅，因而減少這些礦物質的吸收。

◦ **乳化劑、增稠劑和安定劑**：這些物質包括大量的各種食品添加物，包括三仙膠、關華豆膠、卡拉膠、纖維素膠以及卵磷脂。這些物質都是多醣類，非常難以消化，用來乳化（讓油脂與水互溶）同時典型用來增稠之用。這些化學物質由不同種類的來源衍生而來：關華豆膠是由關華豆衍生；卡拉膠是一種紅藻的衍生物；三仙膠是由特殊的細菌所分泌；卵磷脂通常是由大豆分離所得，但也可能由蛋或葵花子分離萃取而來。由於這些物質會減低飲食中像是鈣之類礦物質的吸收，因此被認為屬於抗營養素。此外還有針對部分乳化劑所提出的安全性疑慮，例如已知卡拉膠會導致動物出現消化道發炎、潰瘍和類結腸炎疾病；卡拉膠和關華豆膠已被發現會增加腸道通透性；三仙膠（由於細菌在含有小麥、玉米或大豆的培養基中生長，因此三仙膠通常會被麩質汙染）是非常有效的緩瀉劑，同時也會引起脹氣和腹瀉；纖維素膠（更技術性的說法應該稱為羧甲基纖維素）已知會在動物的小腸中引起大規模細菌過度生長和發炎反應；藉由促進發炎反應的產生，卵磷脂的腸道微生物相代謝物已被發現與心血管疾病及動脈粥狀硬化罹病風險的提升有關。

◦ **被氧化的含硫胺基酸**：含硫胺基酸（甲硫胺酸和半胱胺酸）是生命所必須，

然而在加熱和鹼性的食物處理環境中，這些胺基酸可能會被氧化，變得不具營養價值（或可利用性降低）。**這些化合物常見於經過巴氏消毒和加熱處理的食品中，例如乳製品、粉狀蛋白、大豆製品和粗玉米粉。**

- **梅納反應的產物：**梅納反應是當食物經過熱處理時（例如巴斯德消毒、褐變反應、燒灼或油炸）發生的一種化學反應。當食物發生褐變時的化學反應是很複雜的，梅納反應只是其中一種（例如焦糖化，與梅納反應看起來和嚐起來都很像，是截然不同的另一種反應）。梅納反應分階段發生，實際上就是特定糖類與離胺酸發生反應，將離胺酸改造成生物無法利用之形式。一些梅納反應的產物（處於不同改造階段的離胺酸）有強大的抗氧化和預防癌症的特性，而其他的產物（藉由促進附醣化作用的發生）已知與增加疾病罹患風險有關，這些疾病包括心血管疾病和阿茲海默症。部分梅納反應的產物因為會降低蛋白質的消化率（這是反對食用油炸食物和速食的立論基礎），因此普遍被認為是抗營養素。**就降低蛋白質消化率來說，受影響最大的蛋白質之一就是經巴氏消毒的乳蛋白（另一項反對食用巴氏消毒後乳製品的論點）。**梅納反應是形成更高階附醣化作用最終產物的其中一步，在 P305 會進一步加以討論。

如果是連發音都弄不清楚的東西就別吃它。

——麥可·波倫，《食物無罪》

發炎性和致免疫性食物

發炎反應是自體免疫疾病的一項主要構成要素，對所有的慢性疾病來說也的確如此，既然如此，控制和緩解發炎反應就成了修復身體以及控管自體免疫疾病的關鍵。兩項關鍵性的飲食因子會引起體內的全身性發炎反應：高碳水化合物飲食——尤其是那種穿插了不少精製碳水化合物的飲食，以及富含促炎性之omega-6多元不飽和脂肪酸的飲食。

在過去一個世紀中，我們以指數方式增長的速度食用了更多的碳水化合物，尤其是在最後這三、四十年。這個增加的趨勢主要是因為全食物中碳水化合物的來源已經被精製碳水化合物還有添加到製造食品與加工食品中的糖所取代。無巧不成書，糖的攝取量增加的同時，肥胖、糖尿病、心血管疾病、癌症和自體免疫疾病的病例也在增加；儘管證明糖的攝取和這些疾病間因果關係仍然只有初步證據，但有大量證據證明糖的攝取和發炎反應之間的關聯性。

同時當蔬菜油，例如大豆油、玉米油和菜籽油取代了動物性油脂在烹飪和

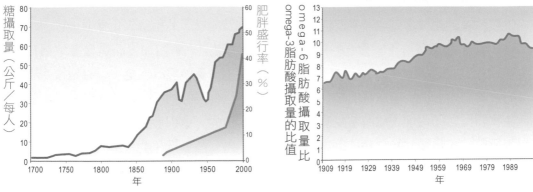

糖攝取量增加與肥胖間的關係 6

omega-3與omega-6脂肪酸
攝取量改變之對照 7

食用上的地位時 P99，我們便不再食用飽和脂肪（來自於動物來源還有椰子油及棕櫚油），轉而使用多元不飽和脂肪，主要是富含促炎性omega-6不飽和脂肪酸的蔬菜油和種籽油（這些油脂是以溶劑萃取或經由稱為壓製的程序得來，壓製需要使用高溫高壓來萃取原料中的油脂），來提供我們飲食中所需的大量脂肪。如同前面討論過的，維持飲食中適當的omega-3與omega-6脂肪酸比例對整體健康是很必要的。

我們已經知道過量的精製碳水化合物及omega-6多元不飽和脂肪酸是發炎反應的主要刺激物。這意思是說，自體免疫疾病患者必須要重視這些問題。

高碳水化合物飲食易致發炎

就像之前所提到的，氧化物是代謝的正常副產品，以這個角度來說，氧化物更精確的名稱應該是活性氧物種（也就是自由基）。活性氧物種（ROS）是一群帶有氧之具化學活性的分子，當我們細胞內的粒線體產生能量（以一種稱為三磷酸腺苷之分子的形式，也就是ATP）時，這個正常的代謝過程所生成的副產品就是活性氧物種。活性氧物種在細胞訊息傳遞（細胞間與細胞內的複雜溝通過程）還有體內恆定（細胞內外穩定環境的維持）都扮演重要角色。不過活性氧物種時也是引起發炎反應的強力訊號，並會刺激促炎性細胞激素的生成，也會傷害細胞和組織。事實上，活性氧物種會被免疫系統的細胞做為武器，由這些細胞為我們抵抗病原體的軍火庫中製造並釋放。

健康的身體有控制活性氧物種所造成損傷數量和種類的能力。正常來說，

這些具高度活性分子的有害影響會被抗氧化物抵銷 P95 ，但當活性氧物種的生成超過抗氧化物的可得性時，這樣的不平衡便會造成問題。更明確的說，**過量活性氧物種的生成會刺激發炎反應**，並傷害細胞及組織，此稱為氧化壓力。

當你進食時，不管你吃的是什麼，你的代謝速率會增加，而這會導致活性氧物種生成速率的增加，這被稱為餐後氧化壓力或餐後發炎反應，一直是被密切研究的課題。從這個意義上來說，所有食物都是促炎性的——這是我們身為需氧生物要付出的代價，然而某些進食習慣相較其他的，會引發更多的氧化壓力和發炎反應。通常暴飲暴食是最重要的嫌疑犯，不過暴飲暴食主要是攝取大量碳水化合物的結果（是的，**食用太多碳水化合物會造成你吃得太多**）。

當你進食時，不論你消耗的能量是來自碳水化合物、脂肪還是蛋白質，都必須經過處理，通常這是肝臟的工作。還記得身體如果要吸收食物中的主要營養物質，碳水化合物必須先被分解為單糖（主要是葡萄糖，因為澱粉普遍是由葡萄糖所組成，不過其他像是果糖等糖類也能夠被身體轉換成葡萄糖），脂肪必須先分解為脂肪酸，而蛋白質必須被分解為胺基酸。雖然胺基酸也能夠做為能量來源之用，但較為次要，因此不會在這裡討論。

澱粉（複合碳水化合物）是主要由葡萄糖組成的長鏈，而糖（蔗糖，也就是餐用砂糖）是由一個葡萄糖分子和一個果糖分子所組成，因此大部分你食用的糖都會分解成葡萄糖，而葡萄糖能夠快速進入血流中（血糖或血中葡萄糖測試是測量你血液中的葡萄糖含量）。果糖和其他非葡萄糖之簡單糖類會被轉換成葡萄糖（果糖在 P165 會詳細討論），葡萄糖是主要能量來源，能被體內所有細胞利用（細胞也能夠使用脂肪當能量來源 P112 ）。然而，血液中太少或太多葡萄糖都有危險，因此身體有許多不同機制將血糖濃度維持在一個很小的範圍內。

當你食用碳水化合物時，血中的葡萄糖會增加，胰臟會分泌胰島素因應血糖的增加，同時加速將葡萄糖運送進身體細胞內。然而，細胞所能容納的葡萄糖有其上限，因此所有超出上限的碳水化合物都會被送到肝臟處理。

肝臟細胞（稱為肝細胞）利用一群不同的酵素，先將過剩的葡萄糖轉換為肝醣（這會被儲存在肝臟和肌肉組織中）做短期儲存。當有需要時，肝醣會快速被轉換回葡萄糖釋放到血液中，以維持血糖濃度並為體內細胞在每餐之間提供能量。肌肉組織和肝臟的肝醣儲存量也有上限，所以當攝取進超過這個上限的葡萄糖便會被轉換成三酸甘油酯（由三個脂肪酸和一個甘油組成的分子）長期儲存在

脂肪細胞中（脂肪儲存細胞）；胰島素也會刺激這個過程。三酸甘油酯被肝臟釋放進入血液，循環到脂肪組織（脂肪儲存），在這裡被脂肪細胞接收。所以當你吃完富含碳水化合物的一餐，你的血糖和血液中三酸甘油酯的濃度都會上升。

　　血液中高濃度的三酸甘油酯是心血管疾病的主要罹病風險因子，同時也反應了體內發生系統性發炎反應的數量。雖然過量攝取碳水化合物是血清中三酸甘油酯的主要造成原因，脂肪的代謝仍然確實的扮演了部分角色。脂肪酸會被腸道上皮細胞吸收（在微粒中 P145 ）然後再次包裹進被稱為乳糜微粒的結構中，跟著淋巴系統在全身循環（乳糜微粒也能在血液中循環）。本質上，乳糜微粒就是三酸甘油酯的運輸工具（乳糜微粒的核心就是由三酸甘油酯和部分膽固醇酯所構成，整個結構由圍繞著這個核心的磷脂質和蛋白質加以穩固，並使其能與體內的含水環境相容）。乳糜微粒主要是由脂肪細胞處理，脂肪細胞會大量分泌一種酵素（脂蛋白脂酶），在脂肪細胞表面將乳糜微粒的三酸甘油酯分解成游離脂肪酸。接著，被釋放的游離胺基酸會被脂肪細胞或鄰近的細胞吸收，也可能進入循環，被體內其他細胞吸收。脂肪細胞隨後會在細胞內重新合成三酸甘油酯，供長期能量儲存之用。類似的過程也會在肝臟發生，在肝臟中，脂肪酸會有各種不同用途，或為了進入循環，被重新合成為三酸甘油酯後釋放。

做為飢餓激素的胰島素

　　除了在燃料的代謝中扮演必要的角色之外，胰島素在傳遞飢餓激素和脂肪訊息給大腦還有著額外作用——這意思是說，胰島素能告知大腦你是否處於飢餓狀態，還有你的身體是處於何種能量狀態。胰島素分泌的主要刺激因素是血糖濃度的增加，這會被胰臟察覺（食用碳水化合物會使你的血糖濃度上升）。循環中的胰島素會進入腦部（視在血液中循環之總量而定），而進入腦部的胰島素會與下視丘中的受體接合。

　　儘管並不了解確切的細節，但已知藉由此與中樞神經系統的交互作用，胰島素會刺激減少進食（同時也要在血液中仍有葡萄糖的前提下）。這很合理：你進食、血糖濃度升高、身體釋放胰島素儲存這些葡萄糖，同時胰島素的增加告訴大腦：能量已經足夠了，非常感謝。

　　身體脂肪會直接作用於胰臟，讓它受葡萄糖刺激而分泌胰島素。體內的脂肪愈多，愈多胰島素會分泌出來，而分泌的方式則是持續低濃度釋放和因應進食的釋放高峰並行（過量產生的胰島素是促炎性的）。能夠跨越血腦屏障刺激飽腹感的胰島素濃度有其上限，**當血液中胰島素濃度激增超過這個上限，訊號就不再能夠傳遞到腦部，因此腦部無法得知你不再需要進食**。飢餓激素在 P177 有更詳細的討論。

暴飲暴食會因為讓身體被能量（以葡萄糖和脂肪酸的形式）淹沒而刺激活性氧物種的產生。粒線體必須先將葡萄糖分子和脂肪酸轉換成三磷酸腺苷——即所有細胞的能量貨幣，細胞才能夠使用這些能量，轉換過程中產生的副產品就是活性氧物種（這個過程稱為克氏循環）。一般來說，被消耗的能量愈多——特別是碳水化合物型態的能量，所產生的活性氧物種愈多。

被食用之碳水化合物的量和種類（還有當事人的健康狀態）決定了餐後血糖濃度升高的幅度。當血糖明顯升高時，這種情形被稱為急性高血糖，比較通俗的說法就是葡萄糖高峰，每個人在食用大量的碳水化合物後，都會發生急性高血糖。健康的個體和糖尿病患的急性高血糖差別在血糖濃度會升高到何種程度（以及葡萄糖高峰與所攝取的碳水化合物量相比較下被放大了多少），還有身體要花費多少時間將血糖濃度降回正常範圍。

血糖緩慢升高時，這種情況被稱為慢性高血糖，而這也是糖尿病診斷的判斷標準。進食後的高血糖濃度是活性氧物種形成的主要刺激因素。碳水化合物的品質當然也是影響因子：精製糖和簡單糖類對血糖濃度的影響遠大於像是水果和蔬菜等全食物（非穀類）中的碳水化合物，主要是因為水果和蔬菜中所含有的纖維素 P108 。

就算對健康人來說，攝取葡萄糖都與活性氧物種和促炎性細胞激素生成的增加有關。高碳水化合物飲食比低碳水化物飲食引起更多餐後發炎反應，這個反應在肥胖、患有第二型糖尿病、高膽固醇或代謝症候群的人身上更為誇張。這是因為餐後發炎反應的嚴重程度與胰島素敏感度（身體對胰島素反應的效率）成正比：胰島素敏感度愈低的人（也就是對胰島素更有抗性），每次進食造成的發炎反應愈多。此外，發炎反應會造成胰島素抗性。

當血糖濃度慢性增加時，因此造成的發炎反應會刺激細胞內對此的適應機制，使得細胞對胰島素的敏感度下降。這些適應機制可能包括減少包埋在細胞膜中的胰島素受體數量和抑制胰島素與受體接合後在細胞內引起的訊息傳遞，這會導致胰臟分泌更多的胰島素以降低升高的血糖濃度，這被稱為胰島素抗性或胰島素敏感性喪失，而當血糖濃度無法維持在正常範圍內時，你便會罹患第二型糖尿病。血液中三酸甘油酯濃度過高和特定激素的作用也會導致胰島素抗性（在第三章會進一步討論）。因為阻斷了腦部接收反面訊號，胰島素抗性也會增加對飢餓的感受性。低碳水化合物飲食引起的發炎反應較低脂飲食引起的更少，或許是因

為低碳水化合物不會引起血糖濃度的劇烈波動（因此不會有胰島素和發炎反應的劇烈改變），還因為低碳水化合物能增加胰島素敏感性。

同時也有證據顯示，胰島素本身就具有促炎性。一項讓健康研究對象經由靜脈注射胰島素和葡萄糖，人為製造出在受控制（並且是正常）的血糖濃度下的高胰島素血症（血液中升高的胰島素）研究顯示，高胰島素血症會對內毒素（由格蘭氏陰性細菌之細胞膜產生的毒素）造成很誇張的發炎性反應。同時也觀察到同樣誇張的壓力反應，這代表高胰島素血症也會引起皮質醇的增加 P193 。另一項測量血糖濃度正常之志願者飢餓狀態下之胰島素濃度（早晨剛起床的胰島素濃度）的研究顯示，飢餓狀態胰島素濃度較高的人也具有較多的發炎反應標誌物（例如C-反應蛋白）。當人發生胰島素抗性的狀況時，他們的胰臟會分泌愈來愈多的胰島素來處理升高的血糖濃度，而升高的血糖濃度也會造成發炎反應和胰島素抗性。

過量攝取會引起血糖快速波動的碳水化合物——像是精製糖和富含糖分的垃圾食物，會引起嗜糖的惡性循環。這是因為要清除血液中大量的葡萄糖需要大量的胰島素，但一旦葡萄糖被運送到身體的細胞內，胰島素的活性無法被及時快速關閉以阻斷太多葡萄糖從血液中被移除，結果便會引發低血糖，這種情形稱為

乳製品與胰島素

乳製品，或更精確的說，乳品蛋白（乳清是最大的嫌疑犯）都是高度胰島素性的，這意思是說，就算是透過牛奶、原味優格、乳酪與其他類似且未含足夠引起高血糖和隨之而來餐後發炎反應的產品，都會迅速的使胰島素釋放，事實上，因這些乳製品而釋放的胰島素比因白麵包而釋放的要來得更多。這在兩方面會造成問題，第一，高胰島素——就算沒有發生高血糖，也會刺激發炎反應。第二，高胰島素會誘發飢餓感的增加和嗜糖。此外，已有研究將大量攝取牛乳和胰島素抗性的發生互相連結。

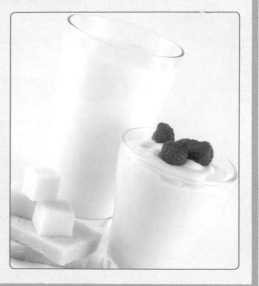

反應性低血糖，是「吃了太多含糖食物引發精神過度亢奮」之後無法避免的「血糖快速下降造成疲倦現象」的原因。由於低血糖會誘發與飢餓感受性相關的激素，結果導致食欲增加和嗜糖。胰島素並非唯一受進食習慣影響，與免疫系統發生交互作用的激素，實際上許多調節飢餓和能量的激素與免疫系統間有著很複雜的交互作用，這在下一段及第三章中會進行討論。

這裡的結論是，血糖的調節對控制發炎反應來說是不可或缺的。西式飲食的特點是過量攝取熱量密度高但營養匱乏，會造成血糖濃度不正常激增的食物。這並不是說你需要採行「低碳水化合物飲食」，而是指你應該避免食用高碳水化合物飲食，調節血糖濃度和維持胰島素敏感性對控制氧化物和發炎性細胞激素的生成至為關鍵。

升糖指數和升糖負荷是將特定食物對血糖的影響加以量化的兩種方式。高升糖指數和高升糖負荷的食物包括所有的穀類製品、含糖飲料、果汁和糖，包含（但不僅限於）精製糖及添加了糖的食物。全穀類製品對血糖有深遠的影響：例如兩片綜合穀類麵包增加血糖的能力等同於六大匙的糖。儘管選擇健康的食物比單純迴避會造成血糖波動的食物（許多低升糖負荷的食物仍算不上是健康的選擇）來得複雜，避免高升糖負荷食物仍然是健康飲食的重點，這在第五章會有更詳細的討論。

在原始飲食生活攻略中，你攝取的大多數碳水化合物會來自蔬菜和部分水果。由於原始飲食生活攻略的焦點集中在提供大量的各色蔬菜 P263 ，大部分人的血糖濃度在不需要計算碳水化合物或糖分的狀況下，會受到良好的調節。

升糖指數和升糖負荷的差異何在？

升糖指數測量的是特定食物之中的碳水化合物影響你血糖濃度的速度有多快，特定食物的升糖指數愈高，你食用之後的血糖濃度便升高得愈多（還有愈快）。

然而升糖指數並未將特定食物中碳水化合物的密度納入計算，升糖負荷除了測量特定食物中的碳水化合物影響血糖濃度的速度有多快，還將一份食物中有可能被攝取之碳水化合物的量納入計算。有些食物的升糖指數高但升糖負荷低：儘管這些食物中的糖易於被吸收且會迅速影響你的血糖濃度，但含量並不多，因此淨效益便是這些食物通常都還在健康選項的範圍內（西瓜便是一個很好的例子）。

糖的多種型態

現在這個時代，糖幾乎無處不在。你很難拿起一包預包裝食品而在標籤上不發現任何一種形式的糖，而且幾乎所有這一類食品都缺乏營養，愈是經過精製和處理的物質，其中的營養成分愈少。

所以當你將糖（還有鹽和omega-6或反式脂肪）加進營養成分匱乏的食品中會發生什麼事？

首先，這些食品——經過加入糖和鹽和脂肪——是設計好要讓你上癮的（因此你會買更多，而製造這些食品的公司能賺更多錢），其次，因為你的身體無法從這些食品中獲得需要的營養，你會更加迫切想要吃更多。這建立了一個惡性循環，同時鼓勵了暴飲暴食，導致高血糖濃度和胰島素抗性。

我提倡回歸使用天然來源甜味劑，主要是水果和蔬菜。當水果成了你的甜點，你的味蕾會迅速的適應，用不了多久，就算是富含抗氧化物、維生素和礦物質的水果吃起來都會成為最過癮的美食。

標籤上那些其實就是糖的原料

當你閱讀食品標籤時，知道如何破譯哪些原料是糖是很有幫助的。儘管這些原料大多數都經過精製，仍有部分是未精製的（這表示糖當中還有一些礦物質留存）。加工產品中含有超過一種形式的糖也是很常見的。下列標籤所列原料全都是不同形式的糖：

◦ 龍舌蘭	◦ 棗糖	漿	◦ 奶油胡桃糖
◦ 龍舌蘭糖漿	◦ 甘蔗汁	◦ 蜂蜜	◦ 粗糖磚
◦ 大麥芽	◦ 粗糖	◦ 菊糖	◦ 粗蔗糖
◦ 大麥芽糖漿	◦ 糊精	◦ 轉化糖	◦ 精製糖
◦ 甜菜糖	◦ 葡萄糖	◦ 乳糖	◦ 米糠糖漿
◦ 糙米糖漿	◦ 糖化麥芽	◦ 麥芽糖漿	◦ 米糖漿
◦ 黑糖	◦ 原蔗糖	◦ 麥芽糊精	◦ 高粱
◦ 冰糖	◦ 果糖	◦ 麥芽糖	◦ 高粱糖漿
◦ 蔗糖	◦ 果汁	◦ 楓糖漿	◦ 沖繩黑糖
◦ 焦糖	◦ 濃縮果汁	◦ 糖蜜	◦ 糖
◦ 椰子糖	◦ 半乳糖	◦ 羅漢果	◦ 糖漿
◦ 玉米甜味劑	◦ 半乳糖固體	◦ 未精煉黑糖	◦ 粗粒黑糖
◦ 玉米糖漿	◦ 轉化糖漿	◦ 棕櫚糖	◦ 雪蓮果糖漿
◦ 結晶果糖	◦ 高果糖玉米糖	◦ 紅砂糖	

甜味劑：愈換愈糟糕

任何會造成血糖濃度上升的食物對健康都沒有助益。所以出現了一波低升糖指數甜味劑的浪潮，強力的主打糖尿病患和採行低碳水化合物飲食群體的市場，這些甜味劑分為三類：

(1)不會對血糖濃度有如葡萄糖或以葡萄糖為基礎的澱粉一樣迅速或大幅度影響的糖類，這些糖類會被標示為低升糖指數糖（果糖、菊糖）。
(2)糖醇（山梨糖醇、木糖醇、赤藻糖醇）。
(3)與營養無關之甜味劑，包括乙醯磺胺酸鉀、阿斯巴甜、紐甜、糖精和蔗糖素，以及「天然」代糖，甜菊糖。

我們的身體並未設計來消化出現在加工食品中大量的這些代糖，是的，就算是打著「天然甜味劑」（像是龍舌蘭糖漿和甜菊糖）名號行銷在市場上的食物

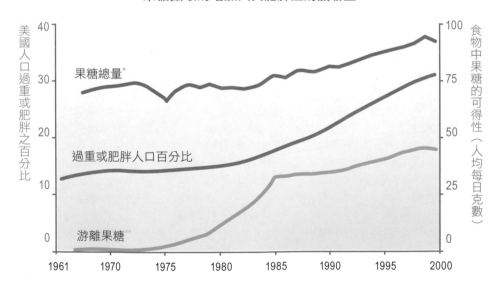

果糖攝取的增加與其肥胖症的關聯[8]

*果糖總量包括以單糖形式（即簡單糖類形式存在），以存在於雙糖（例如蔗糖）和更為複雜的碳水化合物中的果糖。
**游離果糖（以單糖形式存在，相對於更為複雜的碳水化合物一部分而言）的增加主要歸因於高果糖玉米糖漿。

和代糖實際上對我們的身體來說都不是天然的，**大多數狀況下，食用這些葡萄糖替代物造成的傷害比直接食用葡萄糖本身還要嚴重。**

果糖大概是最具毀滅性而又最為普遍的非葡萄糖糖類。由於高果糖玉米糖漿在製造食品與加工食品中的增多，除了精製碳水化合物攝取量普遍提高以外，人類飲食中從未充斥著如此多的果糖。在大半人類歷史中，人們果糖的進食量大約是每天十六到二十克，大部分都來自於水果，然而，現今的平均攝取量達到每天八十五到一百克。果糖會增加血液中三酸甘油酯的濃度，而且當做為高熱量飲食的一部分大量食用時，**果糖會導致胰島素抗性、刺激食欲，還會引起體重增加。**事實上，食用大量果糖已經毫無疑義的被與肥胖、第二型糖尿病及心血管疾病連結在一起。

美味的食物往往不宜於消化。

——威廉‧莎士比亞，《理查二世》

果糖與葡萄糖的消化和吸收並不相同。當糖或澱粉進入消化道，首先便會被消化酵素分解為簡單糖類（如葡萄糖和果糖），葡萄糖會被運送到體內消化道相當前段的部分，同時在通過腸道障壁時需要鈉的參與；相較之下，果糖會在消化道較後段如十二指腸和空腸被吸收，同時果糖的運輸不需要鈉的參與。葡萄糖和果糖在被吸收後都會進入血液，並隨之循環到肝臟或體內其他組織。

果糖進入細胞以及代謝的方式與葡萄糖不同。在大多數情況下，葡萄糖要進入細胞需要胰島素的作用，胰島素會接合並活化胰島素受體，而這會傳遞給細胞要增加細胞表面葡萄糖載體蛋白4（GLUT4）數量的訊息；相較之下，果糖是通過不同的載體蛋白（稱為GLUT5）進入細胞，這個過程不需要胰島素的參與。葡萄糖能夠為任何細胞所用，很快的轉換成能量的形式（也就是被代謝），果糖的代謝則主要發生在肝臟。

儘管最終產物差異很大，但葡萄糖和果糖會被很多相同的酵素代謝。葡萄糖的代謝是嚴格控制葡萄糖轉換為葡萄糖-6-磷酸鹽的過程，葡萄糖-6-磷酸鹽之後可以用在三磷酸腺苷的生成或轉換成肝醣或三酸甘油酯以長期儲存。另一方面，果糖會先被轉換成果糖-1-磷酸鹽，接著被轉換成被稱為丙糖的一類簡單糖類，丙糖能夠被用在肝醣的合成中，但一旦肝醣的儲存量被補足，丙糖便會為三

酸甘油酯提供一個相對不受控管的前驅物來源，這表示攝取大量果糖時，會發生三酸甘油酯生成過多的情形，而這會引起胰島素抗性。

▶ 有趣的事實 ◀

胰島 β 細胞和腦細胞都沒有GLUT5蛋白載體的存在。

有證據顯示果糖——而非葡萄糖，可能藉由加速內毒素通過腸道障壁造成肝臟的傷害，這是因為直接影響腸道通透性還是因為改變了腸道微生物相的組成仍然不清楚。在一項研究中，果糖被注射到大鼠腸道周邊結締組織的小血管中（模擬由食物中吸收果糖），由於氧化壓力的緣故，果糖使發炎反應增加。在另一項研究中，果糖被證明會增加血管內壁細胞（上皮細胞）的細胞表面分子，這些表面分子是用來調控發炎反應的。

某些癌細胞會優先使用果糖做為能量來源，而高果糖飲食已知與癌症罹患風險增加有關。

即便如此也並不需要完全避免飲食中的果糖；事實上，適量的果糖可能是有益的。舉例來說，少量的果糖對攝取葡萄糖後的反應其實是能夠降低血糖濃度並改善胰島素敏感性，簡單的說，由濃縮的食物來源或攝取過多碳水化合物造成的果糖過量才是需要擔心的，我倒是建議避開所有以果糖為基底的甜味劑。

高果糖玉米糖漿並不是唯一一種需要注意的濃縮果糖來源。龍舌蘭糖漿中含有平均約七十％的果糖，甚至有可能會高達九十％。雪蓮果糖漿和椰糖（或棕櫚糖）大部分是菊糖纖維，因此會在消化道中被分解為果糖。蔗糖（餐用砂糖，不過這同時也是糖蜜和楓糖漿中佔大多數的糖類）是由一個葡萄糖和一個果糖分子組合而成的雙糖，大量的蔗糖仍然會提供多餘的果糖。

適量的水果在原始飲食生活攻略中是被容許且認可的。你能吃多少水果？這取決於水果的種類，一天二到四份通常能使果糖的攝取量保持在健康的每日十到十二克的範圍內。

葡萄糖和果糖是人類飲食中相當舉足輕重的單糖（簡單糖類），除此之外還有另外三種天然產生的單糖，分別是半乳糖、木糖及核糖。半乳糖是構成乳糖的單糖之一（其餘的是葡萄糖），而乳糖則主要是存在於乳製品中的糖。半乳糖會非專一的與蛋白質和脂質接合，而因此身體會迅速的將其轉換為葡萄糖。木糖

和核糖在我們的食物供給中所佔數量並不多（木糖見於木材中；核糖實際上能在所有活細胞中找到，但食物中並沒有足夠的核糖讓它在碳水化合物含量中佔有一席之地）。

糖醇（也叫做多元醇，在 P275 會再次討論）是糖的氫化型態，這意思是說，這些分子帶有一個羥基，使這些糖嚴格來說成為醇類。糖醇是天然產生的糖類，通常在水果中有少量存在，然而部分糖醇被精製和純化用來當做甜味劑使用，包括山梨糖醇、甘露醇、木糖醇和赤藻糖醇。這些糖醇在被當做代糖方面很受歡迎，雖然它們相對來說沒那麼甜，但對血糖濃度的影響也沒有這麼大。

甜菊糖引起的麻煩

甜菊糖經常被推薦做為天然代糖使用，因為甜菊糖來自一種植物（甜菊）的葉片，甜度大約是糖的三百倍，而且不含葡萄糖。儘管部分專家勸告不要使用純化和加工型態的甜菊糖，但甜菊葉的使用通常是被認可的，而且由於甜度高於糖，所以你不需使用太多，又沒有熱量——聽來很不錯，不是嗎？

可能吧！但是我不建議使用甜菊糖，就算是以甜菊的天然型態也一樣。造成甜菊糖甜味來源的化學物質稱為甜菊醇糖苷（甜菊植株中至少有十種不同的甜菊醇糖苷）。純化或加工型態的甜菊糖通常是分離其中一到兩種甜菊醇糖苷，反之，甜菊葉（單純乾燥和打成粉的甜菊植株葉片）則含有全部十種甜菊醇糖苷。

甜菊醇糖苷和植物激素赤霉素和貝殼杉烯的合成路徑和最終產物的結構十分相似，這意思是說，**甜菊醇糖苷具有激素的結構**。雖然大部分的毒物學研究已經確立甜菊糖的安全性，部分研究顯示甜菊糖能做為誘變劑並可能增加癌症罹患風險（這些研究傾向於使用相當高濃度的甜菊糖，因此很快被排除在攝取甜菊糖總體安全性的討論之外）。

然而，甜菊糖會不會引起基因突變不是唯一讓人擔心的一點，對有自體免疫疾病的人來說，由於激素對疾病的發展和進程有非常巨大的影響，甜菊糖對性激素的潛在影響才令人煩惱。

有證據顯示甜菊醇糖苷對男性及女性都有避孕的效果，特別是一種稱為甜菊苷的特定甜菊醇糖苷已被證明對雌性大鼠有強效避孕效果，顯示甜菊糖可能對雌激素、黃體激素或以上兩者都有影響。在另一項研究中，餵食甜菊糖萃取物的雄性大鼠顯示出生育力減退、睪固酮濃度下降和睪丸萎縮的情況，這可能要歸因於甜菊醇糖苷與雄激素受體結合的結果。雖然最初的動物實驗被其他研究人員成功的複製，但其他研究則得到甜菊糖對生育力沒有影響的矛盾結論。尚未有研究探討甜菊糖對人類生育力的影響，但**甜菊植株傳統上被瓜拉尼印第安人用來控制女性的生育力**。儘管少量和偶爾食用通常可能不會對健康帶來有害的影響，但體內激素平衡改變和免疫系統功能障礙的人應該避免食用。

除了赤藻糖醇以外，糖醇都只能被腸道被動且部分吸收。糖醇也是可被發酵糖類，這代表它們能餵養腸道細菌。事實上，攝取糖醇最常見的副作用就是嚴重的消化道症候群，例如水樣便、腹瀉、噁心、脹氣、胃脹和腹鳴（因氣體通過腸道所產生隆隆作響的噪音）。有證據顯示，糖醇會不成比例的供養格蘭氏陰性細菌，而且可能引起腸道生態失衡，此外，一項研究顯示木糖醇和甘露醇等糖醇會藉由直接打開緊密連接，而使上皮細胞的通透性增加（在細胞培養系統中）。另一項研究則顯示，赤藻糖醇也有類似的影響，並且會使上皮細胞障壁的通透性增加。赤藻糖醇也被發現會增加布氏桿菌屬，包括出現在被汙染、未經巴氏消毒的牛奶中之病原菌的毒性。儘管糖醇對人類腸道通透性的影響還需要進一步研究，但以上所述應該已經提供足夠的證據讓人避開精製型態的糖醇。

▶ 有趣的事實 ◀

型態最簡單的糖醇——乙二醇和甲醇——是用於抗凍劑中惡名昭彰的有毒化學物質。

與營養無關的甜味劑是嚐起來有甜味但並不提供大量熱量的物質。這些物質包括乙醯磺胺酸鉀、阿斯巴甜、紐甜、糖精和蔗糖素，以及「天然」代糖，甜菊糖（見前頁所述），同時這些物質已知會增加肥胖症和代謝症候群的罹病風險。舉例來說，已有研究顯示飲用愈多低糖汽水，愈有可能會發生過重或肥胖的情形，還會發生代謝症候群；結果發現，無糖汽水對上述疾病的影響比任何其他飲食因子都來得重大。事實上在動物實驗中發現，即使在不改變進食量的情況下，攝取與營養無關的甜味劑會導致體重的顯著增加，這顯示這些甜味劑會對代謝或激素造成影響。

攝取與營養無關的甜味劑在某些人身上會引起胰島素的釋放，這被稱為腦部調節之胰島素釋放。這意思是說，當身體嚐到甜的東西時，會因為預期血糖濃度將增加而釋放胰島素（因為舌頭上的甜味受體會產生神經衝動傳遞到腦部），這個過程造成的影響在 P160 已討論過。腦部調節之胰島素釋放的情況不是每個人都會發生，至於原因尚未被清楚了解。

近期的研究顯示，與營養無關的甜味劑有改變食慾和葡萄糖代謝的生理效應。有證據顯示這些甜味劑會和腸內分泌細胞（消化道中的特化細胞，會與內分

泌系統和所分泌的激素進行交互作用）還有胰島細胞（胰臟中分泌胰島素和升糖素的細胞）的受體結合，藉由與這些內分泌細胞相互作用，與營養無關的甜味劑能夠刺激或抑制激素的分泌。尤其是有證據指出，與營養無關的甜味劑會導致腸內分泌細胞增加升糖素類似胜肽（GLP-1 P178 ）的分泌，而這會給胰臟增加胰島素並減少升糖素分泌的訊號，再一次的，這會在血糖濃度並未升高的情況下導致高胰島素血症。

與營養無關的甜味劑可能也會直接影響發炎反應，舉例來說，阿斯巴甜會增加腦部的氧化壓力及發炎反應，儘管仍然不知道這是如何發生的。

甜點是無法避免的，我不建議使用任何代糖，雖然高血糖濃度是有害的，但相比於任何製造或分離出來的替代物而言，身體能更好的處理真正的糖。不過你的味蕾會迅速的適應富含高營養密度的全食物，你很快就會發現，水果及蔬菜還有偶爾享用以最少糖調味的甜點能滿足你對甜食的渴望。有一點必須強調的是，原始飲食生活攻略並不是一種低碳水化合物或無糖飲食：偶爾吃些點心是沒問題的 P301 ；不過血糖濃度必須被調控，這代表食物的分量很重要。另外，調節血糖濃度對有肥胖症、糖尿病、高血壓、心血管疾病或代謝症候群病史者，承受長期壓力的人，或因胰島素抗性而產生腎上腺機能不全的人來說會更困難。對這些人來說——尤其在初期，仔細注意碳水化合物的攝取量（質和量皆然）是很重要的 P269、P405 。

防腐劑、色素、人工調味料和其他添加物

不少關於健康的疑慮，都圍繞在經常添加在製造食品和加工食品中的化學物質。

保藏食品通常會增加某些癌症的風險。過量的亞硝酸鹽（通常會加在加工肉品中）被與某些癌症罹病風險的提高連結在一起，色素和防腐劑會使孩童過動的狀況增加，亞硫酸鹽（用來防止許多食物在加工、儲存和配銷過程中發生褪色或褐化 P397 ）被認為與氣喘有關，磷酸鹽（做為防腐劑，添加在肉類、乳製品和海鮮中，還可做為加工食品中的調味劑、酸化劑和乳化劑）被認為與腎臟疾病有關。

此外，對這些化學物質的過敏也很常見。儘管還沒有針對評估這些化學物質帶給自體免疫疾病影響的研究，科學文獻中已有足夠的資訊，顯示避開含有這些添加物的食物是個好主意。當然，如果你遵行原始飲食生活攻略的建議，你便不需要擔心這些化學物質。

你吃的是壞脂肪還是好脂肪？

　　對，又要討論脂肪了。攝取足量的**正確脂肪**是很關鍵的。我們已經討論過對每日飲食補充和脂溶性維生素而言，食用高品質（動物）脂肪的重要性 P99 ，同時我們也已經介紹過飲食缺乏omega-3脂肪酸（相對於omega-6脂肪酸而言）在自體免疫疾病的發展中佔據了一角。當談到飲食中的脂肪時，還有一項重要的主題需要討論：飲食中脂肪在發炎反應中的角色。

　　你不應該害怕食用脂肪，但你也應該了解不是所有的脂肪都生而平等，有些脂肪會助長發炎反應，而其他的則會減少。因為發炎反應是自體免疫疾病的一項關鍵特徵，食用更多的抗發炎性脂肪（以及更少的促炎性脂肪）是很關鍵的。這部分的討論主要會與omega-6及omega-3脂肪酸的比例有關，這個比例的重要性在 P112 已經討論過了。

Omega-6對omega-3的再次探討

　　還記得omega-3和omega-6多元不飽和脂肪酸是唯二的必需脂肪酸嗎？正如已經討論過的，許多發炎性慢性疾病已知與近數十年間過量攝取omega-6脂肪酸有關，這導致多數美國人omega-6與omega-3的飲食攝取量比例落在十比一和二十五比一的範圍間，相對的，多數專家都同意人體的設計要在介於一比一到四比一之間才能發揮最佳功能。

　　Omega-6脂肪酸因為具有促炎性而惡名昭彰，儘管相對於omega-3脂肪酸，omega-6脂肪酸的過量攝取確實會引起發炎反應和相當多種（如果不是全部的）慢性疾病，而認清omega-6對生命亦屬必要是很重要的。尤其是花生四烯酸（AA，是身體代謝亞麻油酸的產物）是所有細胞細胞膜的重要構成要素，而雖然花生四烯酸也是一種重要的促炎性中介物質（中介物質是控制或活化其他細胞功能的化合物，用做訊號或指令），但其影響並非普遍都是發炎性的（花生四烯酸會增加某些細胞激素同時減少其他的）。因此，控制發炎反應並不是要完全排除omega-6脂肪酸——重點在於平衡。

　　Omega-3脂肪酸也是必需脂肪酸，在西方飲食中易於缺乏 P157 。身體主要能加以利用的omega-3有兩種——**長鏈之二十碳五烯酸（EPA）**，其碳氫化合物長鏈鏈長為二十個碳原子，還有**超長鏈之二十二碳六烯酸（DHA）**，其碳氫化合物長鏈鏈長為二十二個碳原子。你可能已經在雞蛋盒和魚油補充品的標示上看

過DHA和EPA的口號，這兩種omega-3脂肪酸都能被身體由較短鏈的α-亞麻油酸開始代謝，但α-亞麻油酸要轉換成DHA或EPA的過程是極為缺乏效率的，事實上，有部分研究人員主張更改「α-亞麻油酸是必需omega-3脂肪酸」的稱號，因為真正對健康來說不可或缺的是EPA和DHA。

　　Omega-6脂肪酸與omega-3脂肪酸的比例之所以重要，是因為這兩種類型的脂肪在體內許多相同的功能中會發生競爭的情形（特別是亞麻油酸會和EPA及DHA競爭），不過根據所使用的是何種脂肪，造成的影響其實是不一樣的。如同之前所提到過的，每顆細胞外層的細胞膜都是由脂質排列而成的雙層結構所組成（字面意義上的雙層，脂質的「尾端」朝內，「頭部」朝外 P136 。在這個雙層結構中穿插了許多種不同的脂肪酸和蛋白質，例如膽固醇分子、受體以及……是的沒錯，亞麻油酸、EPA及DHA。基本上亞麻油酸、EPA和DHA都儲存在細胞膜中，當有需要時，這些脂肪酸會被細胞內化並代謝成為前列腺素、凝血脂素和白三烯（稍後會再討論）。

　　當飲食中所含的主要都是omega-6脂肪酸時，細胞膜中的亞麻油酸的量會遠高於EPA和DHA。然而當飲食中另外補充omega-3脂肪酸時，EPA和DHA會迅速的取代幾乎所有細胞細胞膜中的亞麻油酸，包括許多免疫系統中的關鍵角色，像是單核球、巨噬細胞、顆粒球（例如中性球）和淋巴球，以及部分其他關鍵細

Omega-6脂肪與腸道生態失衡的關聯

　　除了發炎反應和擾亂免疫系統之外，過多omega-6脂肪酸的有害影響遠不止於此。一項最近的研究顯示，omega-6脂肪酸過剩的飲食會促進老鼠小腸內細菌的過度生長（明確的說是迴腸中的細菌）。此外，擬桿菌門和厚壁菌門中理想益生菌菌種的生長資源會被耗盡（這些益生菌種的重要性在 P85 和 P150 有更多討論），導致腸道生態失衡。這項研究也發出警告，指出高劑量的魚油補充品會引起氧化壓力（雖然同時能使腸道微生物相回歸正常），這是很可能發生的，因為魚油中的omega-3多元不飽和脂肪酸一旦被分離出來就很容易發生氧化 P114 。這也是以下兩點的立論基礎：

(1)應該減少omega-6脂肪酸的攝取，而不只是藉由補充品增加omega-3脂肪酸的攝取量。
(2)由全食物來源獲得omega-3脂肪酸，例如魚、貝類和放牧方式飼養的肉類，取代高劑量的魚油。

胞類型，例如紅血球（紅血球細胞）、血小板、內皮細胞（血管內壁部分的細胞）、神經細胞和肝細胞（肝臟細胞）。當EPA和DHA被嵌入脂雙層中時，細胞膜的特性會受到影響，例如細胞膜的流動性、延展性和通透性，同時也會改變包埋在細胞膜中酵素的活性；這些影響對細胞的健康和功能都是有益的，舉例來說，對吞噬細胞而言，擁有更具彈性和流動性的細胞膜代表執行吞噬病原體任務時的效率，這是個好消息，因為這能幫助免疫系統正常的運作。當發炎性細胞能按照既定方式工作時，發炎性細胞分泌細胞激素召來更多繼續分泌細胞激素之發炎性細胞的雪球效應便不會發生在你身上。這一點在補充DHA和EPA會降低發炎性細胞激素生成的研究中已經獲得證實。

與EPA和DHA相比，亞麻油酸在細胞膜中的可得性會深刻的影響內分泌和旁分泌系統訊息分子的生成，更明確的說，就是前列腺素、凝血脂素和白三烯，這些是以脂肪為基底的類激素分子。技術上說來，這些分子並不是激素，由於它們並不是在特定器官中生成並釋放至體內，而是被稱為內分泌或旁分泌，取決於這些分子是否在細胞內被當做訊息分子（內分泌），或做為鄰近細胞的訊息分子（旁分泌）。本質上這些分子是短距離、以脂肪為基底、溝通用的分子，而激素則是長距離溝通所使用的。

前列腺素、凝血脂素和白三烯是由遍佈體內的許多細胞所製造的訊息分子，是各種功能的重要中介物，其中包括發炎反應。人體內有許多不同形式的前列腺素、凝血脂素和白三烯存在（還有許多這些分子的不同受體），每一種都自有其功能：

◦ **前列腺素：** 前列腺素在人體的各種系統中都扮演著必要的角色，包括凝血的調控因子、痛覺訊息傳遞、細胞生長、腎臟功能、胃酸的分泌和發炎反應。Omega-3和omega-6脂肪酸的競爭關係對所生成之前列腺素的類型有深刻的影響，從而影響前列腺素在體內傳遞的訊息和所引起的效應。尤其是取決於細胞膜中亞麻油酸相較於EPA及DHA的相對可得性，會有不同的前列腺素被合成，當亞麻油酸佔多數時（源於有過多omega-6脂肪酸相對於omega-3脂肪酸存在），會生成前列腺素E2，這是疼痛和發炎反應的有效中介物，同時已知與類風溼性關節炎有關。

當飲食中另行補充EPA和DHA脂肪酸，前列腺素E2的生成便會減少，而會

生成前列腺素I3，前列腺素I3具備有效的抗發炎和抗血栓（表示它能防止血栓的形成，亦即病理性的血塊）特性，並促進血管健康，這也許是為何omega-3脂肪酸的增加與心血管疾病的減少有緊密的連結。

▶ 有趣的事實 ◀

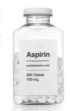

阿斯匹靈和布洛芬等非類固醇抗發炎藥物（NSAIDs）是經由減少前列腺素的生成發揮作用。但由於缺乏前列腺素作用的結果，這些藥物通常會有像是消化道出血等有害的副作用。非類固醇抗發炎藥物在 P222 會有更詳細的討論。

- 凝血脂素：這些分子由血小板生成，並在凝血過程中因同時引起血小板的聚集（堆聚成團）和血管收縮（血管直徑的壓縮或收縮）而具有必要的功能。和前列腺素的例子一樣，omega-3和omega-6脂肪酸的可得性會影響所生成之凝血脂素的類型，當亞麻油酸在細胞膜中佔多數時，會生成凝血脂素A2——一種有效的血小板聚合物及血管收縮物。然而，當飲食中額外補充EPA和DHA脂肪酸，凝血脂素A2的生成會減少，而凝血脂素A3——一種強度較弱的血小板聚合物和較弱的血管收縮物，會被合成。這可能是為何富含omega-3脂肪酸的飲食能預防心血管疾病——藉由減少血塊形成，這也是為什麼魚油補充品會對那些容易形成血塊的人非常有幫助。
- 白三烯：這些分子主要是由發炎性細胞所合成的，是發炎反應和免疫反應必要的中介物。同樣的，omega-3和omega-6脂肪酸之間的競爭影響所生成之白三烯的類型（白三烯是一群促炎性媒介物，有Cysteinyl leukotrienes、LTB4、LTG4和LTB5等不同的類型）。當亞麻油酸在細胞膜中佔多數時，白三烯B4會被合成，這是種強力的趨化劑（即一種會將白血球由血液中召喚到組織內的化學訊息分子）。而當補充EPA和DHA時，白三烯B4的合成量便會下降，白三烯B5則會被合成，儘管白三烯B5仍然是促炎性的，但其效力僅有白三烯B4的十分之一。

▶ 有趣的事實 ◀

各種不同的白三烯受體拮抗劑（阻斷白三烯訊息傳遞的藥物）是治療氣喘的常規處方藥物。

在發炎反應的初始階段，過多的細胞激素以及前列腺素、凝血脂素及白三烯會被釋放。因此，可用於合成前列腺素、凝血脂素和白三烯的脂肪酸種類在調控發炎反應中扮演了重要的角色。當亞麻油酸與EPA或DHA同時存在於細胞膜上時，引發發炎反應的脂質中介物之生成會有自我調節的空間。基本上，亞麻油酸的代謝會導致強烈的促炎性訊號（這是先天性免疫系統對外來入侵者正常的第一反應），但接下來EPA和DHA就會被用來與亞麻油酸競爭，因此製造出較少量的促炎性訊號分子。

這表示儘管身體發出會引起發炎反應的訊號來應付立即的威脅，身體同時也發出可以控制發炎反應的訊號，確保情況不會失控，但是如果你沒有足夠的EPA和DHA可用，那些調節的訊號就會不夠強，發炎反應便會延續下去，這就是是為什麼食用omega-6脂肪酸含量過於豐富的飲食是有害的，也是為何大量的研究顯示飲食中補充omega-3脂肪酸（通常是魚油的形式）會減少發炎反應。

然而，omega-3脂肪酸遠遠不只在先天性免疫系統中有其作用，它們還是適應性免疫系統中重要的調節分子，雖然確切的機制仍然在被密切研究當中（不過顯然是透過細胞激素的生成和控制基因表現）。補充Omega-3脂肪酸（從魚油）已經顯示能大幅降低樹突細胞的活性，導致抗體呈現的減少還有大幅縮減促炎性細胞激素的釋放，而這會直接對適應性免疫系統的反應造成影響。除此之外，DHA和EPA對未成熟T細胞的分化（細胞成熟）有直接影響，會抑制Th1、Th2和Th17細胞的發育。

那麼omega-9脂肪酸又是如何呢？

是的，omega脂肪酸並不是只有3和6兩種而已，還有omega-9脂肪酸，然而我們對它們如何與身體發生交互作用所知不多。油酸是一種存在於橄欖、橄欖油、酪梨、酪梨油、核桃和澳洲胡桃中的omega-9脂肪酸，具有抗發炎的特性。Omega-9脂肪酸其實是長鏈單不飽和脂肪酸，雙鍵的位置在碳氫化合物長鏈第九和第十個碳原子處。也有omega-9多元不飽和脂肪酸的存在，其碳氫化合物長鏈中有超過一個以上的雙鍵。

部分研究人員提出假說，認為與高橄欖油攝取量——例如地中海飲食習慣——有關的健康益處可以被歸因於油酸以及橄欖油所具有的較多抗氧化物（尤其是冷壓初榨橄欖油和特級冷壓初榨橄欖油）兩項因素聯合作用的影響，而非其普遍具備之高含量的單元不飽和脂肪酸。

部分有益的omega-6脂肪酸

我們不需要因噎廢食，有兩種有益的omega-6脂肪酸值得加以討論：

(1)**共軛亞麻油酸（CLA）**：是極少數天然產生的反式脂肪酸 P114 。明確的說，共軛亞麻油酸是亞麻油酸的同型異構物（兩者的分子式相同，但因為其中之一的雙鍵立體幾何不同，最終形成不同形狀）。共軛亞麻油酸主要的天然來源是草飼畜牧的反芻動物肉類和乳製品（像是牛、山羊和綿羊）。已發現共軛亞麻油酸能提供許多不同健康方面的好處，包括降低肥胖症、動脈粥狀硬化、心血管疾病、骨質疏鬆症、糖尿病、胰島素抗性、發炎及多種癌症，尤其是乳癌的發生。為罹患克隆氏症的病人補充共軛亞麻油酸被證實能夠同時抑制CD4+和CD8+T細胞產生促炎性細胞激素，並且還能夠抑制T細胞的增生（細胞分裂）。

儘管飲食中的共軛亞麻油酸的確是有好處的，但是科學文獻中對共軛亞麻油酸的補充對肝功能、葡萄糖代謝和氧化壓力的影響表達了擔憂之意，同時，補充共軛亞麻油酸會減少母乳中的脂肪含量。

(2)**γ-次亞麻油酸（GLA）**：是一種能夠提高omega-3脂肪抗發炎效應的omega-6脂肪酸。這是亞麻油酸的不飽和型態，這表示γ-次亞麻油酸比亞麻油酸多了一個雙鍵結構，而其第一個雙鍵仍舊位於omega-6的位置。γ-次亞麻油酸在體內會被轉換為另一種稱為DGLA的亞麻油酸衍生物，這也會與花生四烯酸競爭嵌入細胞膜的機會。另外，和EPA及DHA一樣，DGLA會被代謝而後生成前列腺素和凝血脂素，具體的說，當細胞膜中有DGLA可用時，具有抗發炎和抗血栓特性的前列腺素E1會被合成。DGLA的增加也會減少凝血脂素A2生成，同時由於DGLA無法被代謝成白三烯，在綠葉蔬菜以及像是琉璃苣油和月見草油中都發現由花生四烯酸、γ-次亞麻油酸代謝合成之促炎性白三烯生成量的降低，而這已被發現對類風溼性關節炎是有益處的。

　　一些研究已經開始梳理出DHA和EPA會帶來的不同影響，儘管EPA仍然是有益處的，但DHA的**免疫調節效應似乎要強上一些**，這是因為在淋巴球中，DHA和EPA調節控制淋巴球增生（細胞分裂）和分化（細胞成熟）之基因的表現。尤其是樹突細胞的活化和會刺激未成熟T細胞分化為Th1、Th2和Th17子類型細胞之細胞激素的生成，全都會因僅僅補充DHA而降低。此外，補充DHA已被證明會直接影響多種Th1、Th2及Th17細胞生成所需的基因（或不如說影響轉錄因子，轉錄因子是控制基因表現從而控制蛋白質製造的蛋白質）。

　　已有一些臨床實驗顯示在幾種發炎性和自體免疫疾病中補充omega-3脂肪酸的益處（儘管有些時候效果有限），這些疾病包括類風溼性關節炎、克隆氏症、

潰瘍性大腸炎、牛皮癬、紅斑性狼瘡、多發性硬化症和偏頭痛。事實上，罹患類風溼性關節炎的病患補充魚油後，關節腫脹、疼痛和晨起的僵硬都獲得極大的改善，同時能讓這些病患減少非類固醇抗發炎藥物的使用。此種補充之所以有效，是因為能夠協助修正omega-6與omega-3脂肪酸攝取比例。原始飲食生活攻略則再邁進非常重要的一步，因為原始飲食生活攻略的焦點不僅放在增加omega-3脂肪酸（由魚、貝類和放牧方式畜養的肉類等全食物來源）同時還要降低omega-6脂肪酸（避免食用加工蔬菜油、穀類、豆類、堅果和種子），讓omega-6與omega-3脂肪酸達到適當比例將對自體免疫疾病管理與整體健康有極大的貢獻。

飽和脂肪與單元不飽和脂肪

雖然在談到發炎反應和自體免疫疾病中之免疫系統活化時，omega-6脂肪酸，而非omega-3脂肪酸，更可能是罪魁禍首，研究人員正開始評估飽和脂肪酸和單元不飽和脂肪酸的影響。

有數項研究已經顯示，將飲食中的飽和脂肪替換為單元不飽和脂肪有許多

應該避開的富含omega-6食物來源

要讓omega-6和omega-3攝取比例正常，最重要的對策可能就是減少你所食用之富含omega-6多元不飽和脂肪的食物，最明顯的就是蔬菜油、種子油和堅果油，包括：

◦ 杏仁油	◦ 玉米油	◦ 胡桃油	◦ 芝麻油
◦ 菜籽油（芥花籽油）	◦ 棉籽油	◦ 棕櫚核油	◦ 大豆油
	◦ 榛果油	◦ 開心果油	◦ 葵花籽油
◦ 腰果油	◦ 花生油	◦ 紅花籽油	

穀類和豆類中的多元不飽和脂肪主要都是omega-6脂肪酸。而且，當做為取肉之用的動物在飼養過程中給予的是富含穀類的飲食時（通常是小麥、玉米和大豆），**這些動物脂肪中的omega-6脂肪酸比例也會隨之增高**。家禽的omega-6脂肪酸含量，相對於omega-3脂肪酸含量來說也很高，就算是放牧的也一樣。

藉由避免食用穀類、豆類、堅果、種子以及加工蔬菜油，並且盡可能食用海鮮跟放牧畜養的肉類，omega-6脂肪酸的攝取量便能明顯的減少，而omega-6和omega-3脂肪酸的比例將自然的恢復平衡。

優點，會因此較少餐後發炎反應 P157 ，還能整體減輕受肥胖症或代謝症候群所苦者體內之發炎反應。已有動物研究顯示，單元不飽和脂肪酸與omega-3調控先天性免疫系統的方式非常相似（儘管造成的影響較弱）。攝取較多的單元不飽和脂肪酸能夠藉由降低自然殺手細胞的活性和細胞分裂速率，以及減少由血液進入組織中單核球的活性及補充數量 P46 而減輕發炎反應。

那麼就因為單元不飽和脂肪是健康的就代表飽和脂肪是不健康的嗎？如同已經討論過的，飽和脂肪是最穩定的脂肪，最難以被氧化，同時也是身體最容易分解和使用的能量來源（因為它們不具雙鍵結構）。同時請注意：**當飽和脂肪的攝取量高而碳水化合物攝取量低時，發炎反應會明顯的減少**（就算是在omega-6攝取量蓋過omega-3攝取量的狀況下亦然）。此外，食物中含有的飽和脂肪愈多就表示愈可能是比較好的脂溶性維生素來源。

原始飲食生活攻略不僅將重點放在omega-6和omega-3脂肪酸上，也同樣注重飽和脂肪和單元不飽和脂肪的品質（相較於量而言）及多樣性。獸脂（煉製的牛或羊脂肪）；豬油（煉製的豬脂肪）；以及草飼放牧的鴨脂肪；再加上椰子油、紅棕櫚油、橄欖油及酪梨油都是除了全食物本身所包含的油脂外健康脂肪的優質來源。食用及烹飪用油的最佳來源會在 P284 詳細討論。

飢餓激素與發炎反應

部分調控飢餓的激素與免疫系統間有複雜的交互作用。了解這些激素的功用、如何與免疫系統互動，以及這些激素受何種飲食因子調節（或失調），對於做出有益療癒及整體健康之飲食和生活方式的選擇是很重要的。

飢餓感是由會與位於大腦中下視丘區域神經傳導物質和神經傳導物質受體發生交互作用的複雜激素系統所調節。這些激素會活化或去活化下視丘中控制飢餓的特定神經，這些神經具有神經胜肽Y（NPY）的受體，NPY是調控飢餓的必要神經傳導物質。激素會藉由與NPY受體接合，或直接增減NPY的濃度，來增強或減輕飢餓感。一般說來，如果某種激素能活化NPY神經元，此激素便能夠使飢餓感增加，反之若某種激素將NPY神經元去活化，你便會產生飽足感。

這些激素彼此間的交互作用僅有部分被了解，新的激素種類與其在調節食欲、飽足感、新陳代謝和消化中所扮演的角色還在持續被發掘出來。關鍵的參與角色彙整於下表：

告知你的身體已經飽足的激素

- **膽囊收縮素（CCK）**：是由十二指腸（小腸的最前段）內壁細胞在偵測到脂肪存在時所分泌，這會引起消化酵素由胰臟釋放，以及膽鹽由膽囊釋放。CCK濃度的升高會傳送訊息到胃，減緩消化的速度，好讓小腸能夠消化脂肪。CCK也是一種神經胜肽，就像調節飢餓的重要神經傳導物質神經胜肽Y（NPY）一樣，會影響大腦中的神經元，傳遞飽足的訊息。這是立即的抑制飢餓的訊號，同時也是在用餐時一併食用脂肪非常重要的原因。

- **前升糖抑胃酸素**：會因應在胃裡面的蛋白質和碳水化合物而被釋放，並會發送訊息通知大腦能量狀態發生了改變。前升糖抑胃酸素會藉由延遲胃內停滯時間以及減少胃酸分泌強化消化作用。

- **YY胜肽（PYY）**是由空腸、迴腸（小腸接著十二指腸下來的兩段）及結腸的內壁細胞因應進食而分泌，對蛋白質尤其敏感。PYY會傳訊給膽囊停止膽鹽的分泌，還會傳訊給胰臟以停止消化酵素的分泌。PYY對增加消化作用及營養素吸收的效率十分重要，作用方式是經由減緩胃內停滯時間、降低消化作用速率，及增加水分和電解質在結腸內的吸收。PYY會抑制下視丘內的神經胜肽Y受體，從而關閉飢餓訊號。

- **升糖素類似胜肽（GLP-1）**：是迴腸因應碳水化合物、蛋白質和脂肪所分泌。GLP-1會迅速進入循環，而且是最快進入循環並且壽命最短的飽足感訊息分子之一。GLP-1會抑制胃的胃酸分泌及胃內停滯時間，增加胰島素分泌和減少升糖素分泌。GLP-1經由減少神經胜肽Y達到減輕飢餓訊號的目的。

- **瘦體素**：在調節能量的吸收與支出方面扮演關鍵性的角色，其中包括食欲和代謝。瘦體素是由脂肪細胞和胃部內壁細胞釋放，因此瘦體素會同時傳送身體已經得到餵養以及身體已經儲存足夠能量兩種訊息。

  相對於膽囊收縮素對飢餓感的迅速壓制還有由YY胜肽所媒介之較緩慢的抑制餐間飢餓感而言，瘦體素對食欲的抑制作用是長期的。瘦體素會快速抑制神經胜肽Y的生成，並且去活化大腦中的神經胜肽Y神經元，傳送身體已經吃夠了的訊號，產生飽足的感受。瘦體素也是脂肪細胞衍生之最重要的激素之一。

- **脂聯素**：是由脂肪組織分泌進入血流，在血流中傳遞的訊號包括了糖質新生減少（脂肪和蛋白質為了得能量而轉換為葡萄糖）、葡萄糖攝取增加、脂質的分解作用（脂肪的分解）、三酸甘油酯的清除（脂肪的儲存）、胰島素敏感性的增加以及能量代謝的控制。脂聯素會直接作用於神經胜肽Y神經元，作用方式與瘦體素類似，但脂聯素作用的影響凌駕於瘦體素的作用之上。

告知身體現正處於飢餓狀態的激素

- **飢餓肽**：被認為是主要的飢餓激素，與瘦體素角色相當。飢餓肽是由胃部內壁的細胞，在胃空空如也的時候所分泌，也會在胰臟偵測到血糖濃度太低時由胰臟分泌。同樣的，肝臟在肝臟中肝醣儲存量下降（還有升糖素濃度很高）時也會分泌飢餓肽。當飢餓肽被釋放到血液循環中，神經胜肽Y神經元

會被其活化，進而刺激食欲。飢餓肽濃度增加會帶來飢餓感。飢餓肽是刺激生長激素分泌的強力刺激物，同時能調節營養素的儲存，從而將生長及修復的步驟與營養素的分配連結在一起。飢餓肽會活化體內數個抗發炎性途徑，同時會促進細胞再生，進而促進痊癒——尤其是消化道。飢餓肽藉由直接作用於胰島細胞（分泌胰島素的細胞）調控葡萄糖在體內的恆定性。飢餓肽對記憶功能和消化道的運動也很重要。

◦ **皮質醇：**是有名的主要壓力激素，但同時也在調節代謝及飢餓方面扮演著關鍵角色。皮質醇的濃度決定了身體是否會動用所儲備的肝醣（儲存的碳水化合物）或三酸甘油酯（儲存的脂肪）做為能量之用。皮質醇也會刺激糖質新生，這是將胺基酸（蛋白質）和脂質（脂肪）在肝臟中轉換為葡萄糖的步驟。一般相信皮質醇是經由作用於腦部的神經胜肽Y神經元而影響食欲，同時影響神經胜肽Y和瘦體素的濃度。皮質醇似乎對食用高脂高糖食物的欲望這件事有特殊的影響力，這也是為什麼壓力管理（事實上這代表控制任何會擾亂你正常皮質醇濃度的因子）是如此重要的原因。

◦ **升糖素：**是由胰臟在偵測到血糖濃度降低時分泌的激素（通常是在兩餐之間，不過也會因為在「吃進大量碳水化合物所造成的疲倦現象」此一情況下被分泌）。升糖素會通知肝臟將所儲存的肝醣轉換為葡萄糖，隨後葡萄糖便被釋放進入血流中，這個過程即為肝醣分解作用。當肝醣儲存量低時，高濃度的升糖素會驅動糖質新生發生。升糖素的增加會放大飢餓的感受。

◦ **胰島素：**是胰臟因應高血糖濃度時所分泌的激素。胰島素會使肝臟、肌肉和脂肪組織中的細胞由血液中吸收葡萄糖（在脂肪細胞中是吸收脂肪酸）並將其以肝醣的型態儲存。儘管胰島素的釋放是食用碳水化合物後的結果，但很矛盾的是，胰島素會增加飢餓感而非降低（胰島素只有在分泌量適中，並與血糖濃度升高互相配合時，才會釋放出飽足訊號）。造成這個結果的原因是胰島素直接作用於神經胜肽Y神經元的結果，也是為什麼吃過高碳水化合物的一餐後，卻沒有感受到和吃過包含了脂肪及蛋白質的一餐同樣程度的飽足感，這也解釋了為何我們在吃過含糖零食後很快又會感覺到飢餓。

四種同時也扮演免疫系統調節分子此一關鍵角色的飢餓激素分別是胰島素、皮質醇、瘦體素和飢餓肽。胰島素的促炎效應稍早已經討論過了 P160 。皮質醇是主要的壓力激素，會在第三章中詳細討論。瘦體素和飢餓肽就免疫功能而言所扮演的角色無論如何都會在此加以討論。

◦ **瘦體素：**脂肪儲存細胞——也就是脂肪細胞——會製造瘦體素，這是一種用做肥胖之負面回饋控制的激素。瘦體素是由脂肪細胞分泌，分泌量與體內脂肪儲存量成正比，尤其是皮下脂肪。和胰島素類似，循環中的瘦體素會進入腦部，

在大腦與受體接合（下視丘有瘦體素受體，不過腦部其他區域也有）。如何達成這項任務的確切細節還是未知，不過已知瘦體素與大腦的交互作用會刺激食物攝取的減少和加速能量的消耗。實際上，如果你體內脂肪儲備量足夠，瘦體素便會被釋放，通知你的大腦能量已經足夠，所以不需要繼續進食了，而且，嘿，我們趕快繼續進行下一步吧！然而身體會對瘦體素產生抗性，這和對胰島素產生抗性十分相似，不過瘦體素抗性可能是肥胖症和暴飲暴食、禁食或攝取的熱量太少以及減重共同作用造成的結果。

一開始大家相信瘦體素主要扮演的角色是知會大腦停止進食，然而，近期的研究顯示瘦體素也控制身體對禁食的適應。經常性的禁食或攝取太少熱量會降低對瘦體素的敏感性，這會導致飢餓感的加重、渴望，和缺乏能量。在節食減重後很難維持減重後體重就是因為對瘦體素敏感性的降低導致代謝速率變慢以及飢餓感受的加重，這樣的組合會導致體重有再次增加的傾向。瘦體素和皮質醇的釋放之間也有關聯，為許多人因週期性禁食而經歷的皮質醇激增提供了可能的原因 P218 。

瘦體素不只是一種飢餓激素，瘦體素還與生殖激素、甲狀腺激素和生長激素以及腦垂腺-腎上腺軸有關。瘦體素會促進血管新生（血管的生長），調節傷口的癒合並控制造血作用（血球細胞的製造）。在這當中與自體免疫疾病最為相關的就是，瘦體素似乎是先天性和適應性免疫系統兩者不可或缺的調節蛋白。當做為飢餓激素的一員時，脂肪組織和胃部的內壁細胞都會製造瘦體素，儘管如此，先天性和適應性免疫系統的細胞（準確的說是巨噬細胞和T細胞）也會生成瘦體素，瘦體素的生成在急性感染和發炎反應中會大量增加。瘦體素的結構和一種發炎性細胞激素非常相似（因此功能也相似，瘦體素受體的結構與發炎性細胞激素受體的結構也很相似）。單核球、巨噬細胞、中性球、樹突細胞、自然殺手細胞、CD4+T細胞、CD8+T細胞和B細胞的細胞膜中都能找到瘦體素受體（見第一章）。鑑於瘦體素與細胞激素——那些一直都很重要的發炎反應及免疫力的訊息分子——之間的相似性，瘦體素參與在免疫系統中一點也不令人意外。不過可能讓人驚奇的是瘦體素的調控對於先天性和適應性免疫系統的正常功能都極為重要。

瘦體素以許多不同方式對先天性免疫系統進行調控。瘦體素會刺激由巨噬細胞和單核球製造及分泌的促炎性細胞激素，還能夠促進這些細胞的

吞噬作用。瘦體素會支援中性球釋放活性氧物種，並抑制中性球的細胞凋亡。透過影響增殖（細胞分裂）、分化（細胞成熟）、活化、和細胞毒性（能對目標物造成傷害的能力）等途徑，瘦體素對自然殺手細胞也有廣泛的調節作用。瘦體素同時還調控樹突細胞由腸道進入淋巴結的遷徙，在淋巴結中，樹突細胞會將抗原呈現給適應性免疫系統的細胞 P45 。

瘦體素也是適應性免疫系統不可或缺的調節物。有增加未成熟T細胞增殖（但會抑制記憶型T細胞的增殖）和促進T細胞生成細胞激素的作用，同時是Th1和Th2細胞增殖的重要調節物。在某些狀況下，瘦體素會驅使Th1細胞佔上風，而在其他情形則會促使Th2細胞佔優勢，這顯示瘦體素生成失衡可能與T細胞免疫失調有關；此外，瘦體素會擴大Th17細胞族群並減少調節型T細胞的增殖。已知短期的飢餓狀態、禁食和營養素的剝奪會劇烈的降低瘦體素濃度（別忘了，長期的禁食和營養素剝奪會使瘦體素濃度提高），會直接造成適應性免疫系統被壓制的結果。當瘦體素不足時，胸腺會發生萎縮，而脾臟中CD4+淋巴球的數量會減少。

當瘦體素的濃度提升，先天性和適應性免疫系統會受到刺激。而增加的瘦體素可能會驅使Th1、Th2和Th17細胞被過度活化，就像發生在自體免疫疾病中的情形一樣。瘦體素抗性讓情況變得更加複雜，這是因為對瘦體素受體的去敏感性會被解讀為瘦體素匱乏，這可能是瘦體素匱乏之所以被認為與免疫力降低和受感染可能性增加有關的原因。瘦體素抗性也會伴隨著循環中的瘦體素增加，因此免疫抑制和免疫活化兩件事有可能會同時發生，這表示某些細胞類型會被抑制，而另一些則會被活化，導致免疫系統完全失調，建立了可供免疫疾病和自體免疫疾病發展的基礎。

瘦體素濃度提升及瘦體素抗性已被認為是數種自體免疫疾病的病因，包括橋本氏甲狀腺炎、多發性硬化症、類風溼性關節炎、僵直性脊椎炎、乾癬性關節炎、牛皮癬、系統性紅斑狼瘡、第一型糖尿病以及發炎性腸道疾病。事實上，與急性飢餓相關的臨床試驗已經顯示，禁食七天後重新進食會導致瘦體素的明顯減少，而這會顯著降低類風溼性關節炎病患的發炎反應和免疫活性。

當談到節食如何影響瘦體素的調節時，關鍵似乎在於平衡。肥胖症、高脂肪飲食、高碳水化合物飲食和高熱量飲食普遍都會增加瘦體素濃度和造成瘦體素抗性。然而，另一種極端也會造成同樣的結果：飢餓、長期禁食、總體營養失調

及嚴格限制熱量的飲食都會增加瘦體素濃度和造成瘦體素抗性。某些微量營養素的匱乏也被發現與較高的瘦體素濃度有關，這些微量營養素包括鋅、維生素A、維生素C和維生素D（這是另一個與營養素缺乏飲食的關聯 P91 ）。

胰島素和瘦體素之間存在著非常緊密的連結，瘦體素產生的訊號會直接影響胰島素的釋放，同時瘦體素抗性已顯示會增加胰島素的釋放並導致胰島素抗性，此外，慢性高胰島素血症會引起瘦體素的增加；因此，調節血糖濃度對胰島素和瘦體素兩者的調控（包括濃度和敏感性）非常關鍵。因為這個連結，低升糖指數和低升糖負荷飲食（藉由攝取低、適中，甚至高碳水化合物皆可達成），還有低碳水化合物飲食（不考慮升糖指數和升糖負荷）會降低肥胖的人體內之瘦體素濃度（同時也增加胰島素的敏感性）。其他會影響瘦體素的飲食因子包括酒精的攝取（使瘦體素增加），以及過量攝取果糖（引起瘦體素抗性）。

○ **飢餓肽**：從各方面來說，飢餓肽都是瘦體素的對應激素。儘管瘦體素傳達飽足訊息，而飢餓肽傳達的是飢餓訊息，而且事實上，飢餓肽被認為是最主要的飢餓感刺激激素。飢餓肽是在空腹時由胃的內壁細胞以及特化的小腸內壁細胞（有六十％到七十％飢餓肽是由胃的內壁細胞所釋放）分泌進入循環之中（飢餓肽藉由血液在全身循環）；飢餓肽還會在血糖濃度降低時由胰臟分泌，還有在肝醣儲存量降低時由肝臟分泌。飢餓肽會移動至腦部，活化下視丘中的神經胜肽Y神經元，刺激飢餓感的產生。飢餓肽在餐前（當你感到餓的時候）濃度達到高峰，一旦你進食便會迅速下降。

飢餓肽的增加會刺激生長激素的生成，而生長激素是刺激生長、細胞增殖和細胞再生所必需，同時也在代謝方面扮演重要的角色，包括刺激肝臟的糖質新生和脂肪細胞中的脂肪分解作用（將游離的脂肪酸由脂肪儲存細胞中所儲存的三酸甘油酯分解釋放）。儘管如此，飢餓肽似乎相當多功能：它也在調控消化道的運動、胃酸分泌、胃內停滯時間、胰臟功能、葡萄糖濃度恆定（維持正常血糖濃度）、心血管功能、血壓、免疫功能、細胞增殖及生存、生殖系統、骨質代謝、各種激素的分泌、睡眠、焦慮，甚至記憶等各方面都有所貢獻。

飢餓肽可能也在適應禁食中扮演一定的角色。在禁食期間，飢餓肽的濃度會持續升高，這可能對在長期營養素獲得受限時維持生存所需的血糖濃度非常重要。而血糖濃度得以維持要歸功於飢餓肽對兒茶酚胺激素、皮質醇 P193 、升糖素、生長激素和胰島素的影響，以及其對胰島素敏感性的作用。

飢餓肽濃度的調節和飢餓肽的分泌似乎是一項很複雜的步驟。飢餓素與其他飢餓激素——包括胰島素、瘦體素、升糖素和升糖素類似胜肽 P178 ——之間是有交互作用的，特別是飢餓肽與胰島素間的連結。極低的血漿飢餓肽濃度與升高的空腹胰島素濃度有關（這可能就是暴飲暴食和糖尿病之間的關聯），事實上，飢餓肽的增加會抑制葡萄糖誘導的胰島素釋放，並引起高胰島素血症。反之亦然：**降低飢餓肽濃度能促進胰島素釋放及恢復胰島素敏感性。**飢餓肽必需嚴加調節以支持正常的胰島素反應及正常的胰島素敏感性。

儘管大部分的飢餓肽是由胃的內壁細胞負責分泌，下視丘、腦下垂體、海馬迴、大腦皮質、腎上腺、小腸、胰臟、肝臟、肺臟、胎盤、脂肪組織和像是胸腺等的淋巴器官 P57 也會生成飢餓肽。或許最重要的是由先天性和適應性免疫系統中之細胞所分泌的飢餓肽（包括單核球、自然殺手細胞、B細胞和T細胞），而已知單核球、巨噬細胞、樹突細胞、B細胞和T細胞中都有飢餓肽受體的存在。飢餓肽與強大的抗發炎特性有關，特別是明顯的減少各種促炎性細胞激素以及其他發炎反應媒介物。促炎性細胞激素的減少會減低發炎性細胞（包括中性球）的活性並壓制適應性免疫系統中的細胞，尤其是Th1、Th2和Th17細胞。在發炎反應及自體免疫疾病的動物模式中，給予飢餓肽能顯著減少Th1和Th2細胞，並增加調節型T細胞的數量。

飢餓肽在促進初級淋巴器官（骨髓和胸腺）中淋巴球的發育也扮演重要的角色。事實上，胸腺與年齡相關的變化（萎縮以及產生較少量的T細胞 P57 ）已經被毫無疑義的與隨年齡增長而減少的飢餓肽建立聯繫，而補充飢餓肽甚至能夠扭轉這個情況。

在飢餓訊號傳遞中，飢餓肽被認為是瘦體素的對應激素，這個對應的關係在免疫系統調節中也同樣成立。飢餓肽會直接抵銷瘦體素所帶來的促炎性和免疫刺激性效應，導致瘦體素刺激之促炎性細胞激素分泌以及單核球和Th1細胞活性的減少。事實上，瘦體素的增加傳達給T細胞要增加飢餓肽產生的訊息，而這可能是身體試圖控制和調節免疫系統的重要方法。

飢餓肽也會在發炎狀態和氧化壓力期間，促進腸道細胞增殖並抑制腸道細胞之細胞凋亡。飢餓肽在胃黏膜受損的情形中對受損細胞所展現出的再生能力及有益的特性顯示，飢餓肽的調控對受損的腸道及腸漏症的修復是非常重要的。

飢餓肽濃度過高或過低都已被發現與自體免疫疾病有關。即便是在高濃度飢餓

肽的情形下仍然以藥物形式給予額外飢餓肽的方法還是被採用，以探討其做為部分自體免疫疾病療法的可行性。已有研究探討給予飢餓肽做為發炎性腸道疾病療法的可能性，並在不同的動物模式中已顯示出此法的好處；藉由降低Th1和Th17細胞的活性，這個方法也在多發性硬化症的動物模式中顯示出有所助益。很顯然對控管自體免疫疾病來說，調控飢餓肽是非常重要的。

哪些飲食因子負責調控飢餓肽？首先，定義何為受調控的飢餓肽也許有幫助。在餐前使飢餓肽濃度達到最高以及將飢餓肽濃度在餐後降至最低看來是很重要的。當胃中空虛、身體能量（包括血糖、肝醣儲存量和循環中的三酸甘油酯）

咖啡和茶究竟是促炎性還是能抗發炎？

咖啡中富含抗氧化物和茶多酚，同時數項研究已將適量攝取咖啡和一連串的健康益處連結在一起，包括預防癌症、中風、糖尿病、心血管疾病、抑鬱、抗藥性細菌感染、肝硬化、痛風、膽結石還有帕金森氏症及阿茲海默症。不過與咖啡中相同的氧化物和茶多酚在水果和蔬菜中的含量也一樣豐富，這也是為何食用大量植物素材能獲得與飲用咖啡幾乎相同的健康益處（事實上好處還來得更多）。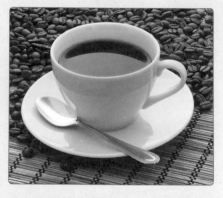

有很大一部分人發現咖啡會使胃部不適或產生胃灼熱，這是因為咖啡會刺激胃泌素分泌，而胃泌素是主要的的促胃酸激素。胃泌素的分泌會引起胃酸過度分泌，並且加速胃部蠕動（甚至無咖啡因咖啡也會有同樣效果）。咖啡也會刺激膽囊收縮素的釋放 P178 ，而這會刺激膽囊釋放膽鹽還有刺激胰臟釋放消化酵素。對攝取少量（一天一小杯或更少）到適量（一天二到三小杯）咖啡的健康個體來說，膽囊釋放膽鹽以及胰臟釋放碳酸氫鈉對中和強酸性的食糜（胃裡面即將排空進入小腸的內容物）來說可能已經足夠。然而，對膽囊功能受損或飲用過量咖啡的人（一天超過三小杯）來說，強酸性食糜會使腸道內壁的細胞受損和發炎。此外，當空腹飲用咖啡時，胰臟因應強酸性食糜而分泌消化酵素進入腸道會導致腸道通透性的增加 P140 ，這是主張限制咖啡攝取量以及僅在用餐時飲用的立論依據。

部分咖啡帶來的健康益處來自其中所含的咖啡因（這是為何飲用同樣富含抗氧化物、茶多酚和咖啡因的茶也與帶來健康益處有關）。咖啡中所含的咖啡因也是為何去咖啡因帶來的健康效應沒有那麼多的部分原因，而且去咖啡因的過程除了可能去除大多數的咖啡因以外，還連帶去除了許多抗氧化物及茶多

酚（可能留下的是少數較為有害的物質）。基本上，咖啡因也可能有相當負面的影響（真是見鬼！），而患有自體免疫疾病人必須注意這些負面影響。

咖啡因最顯著的有害影響應該就是咖啡因（不論是由咖啡、茶、巧克力或能量飲料中攝取的）對皮質醇的影響，這在第三章會更詳細討論，咖啡因會藉由增加腦下垂體所生成的促腎上腺皮質素讓皮質醇的濃度升高，過量生成的皮質醇會造成許多健康問題，包括過於活躍的免疫系統、睡眠干擾、消化作用受損和抑鬱。攝取咖啡因時，體內的皮質醇濃度會增加，而且會維持在高濃度長達六小時。如果每天都有攝取咖啡因，你的身體會稍微適應，同時皮質醇的生成會稍微減少，但是不會發生完全耐受咖啡因的情形。習慣攝取咖啡因的人比起沒有這個習慣的人來說，皮質醇增加的原因絕不只因應壓力一種（比如說在路上被人惡意超車）。**如果你有應付壓力的問題，那麼咖啡因絕對不是個好伙伴。**

一項關鍵研究顯示，健康的個體攝取適量咖啡與他們血液中發炎反應物的增加有所關聯：每天飲用超過二百毫升（也就是一大杯）咖啡的人（約等同於三十七‧三毫克咖啡因）**血液中白血球和數種關鍵發炎性細胞激素都會增加**。這些發炎反應標誌物增加的狀況甚至在改換其他健康和生活方式因子後（例如年齡、性別、體重、運動習慣和吸菸）依然持續成立。另外，儘管已知咖啡會改善糖尿病患者的胰島素敏感性，但在健康人體內卻是會降低胰島素敏感性。最重要的是，即使是糖尿病患者，胰島素敏感性的改善並未伴隨著發炎反應的減少。再者，針對過量及慣性飲用咖啡的論點，偶爾來杯咖啡（比如說每週日享用早午餐時搭配一杯咖啡）不見得會有問題，問題是否發生取決於你體內皮質醇的濃度是否受到良好調控。然而同時還有一點需要注意的是，**已知即溶咖啡與穀膠蛋白（也就是麩質）抗體間會發生強大的交互作用，因此應該完全避免攝取 P130**。

跟咖啡一樣，綠茶和紅茶也能提供許多有益健康的好處，包括含有抗氧化物、具有抗致癌性、抗發炎以及抗致突變等性質。有趣的是，綠茶和紅茶對罹病動物模式及健康的動物模式還有人類細胞似乎有不同的反應。在健康的動物中，綠茶萃取物具有促炎性，導致不僅出現數量更多的調節型T細胞，還有自然殺手細胞及細胞毒性T細胞，同時紅茶會引起促炎性細胞激素在由血液樣品中所分離出之未成熟發炎性細胞中（未活化的）的生成。相反的，在自體免疫疾病模型中，綠茶和紅茶被認為是很好的免疫調節物，例如，紅茶能顯著降低有結腸炎之老鼠體內的發炎反應，綠茶則在類風溼性關節炎的大鼠實驗中顯示出能抑制Th17細胞生成，並增加抗發炎訊號。一項最近的研究顯示，一種綠茶萃取物能抑制未成熟T細胞成熟為Th1及Th17細胞，同時支持調節型T細胞的發育。

儘管綠茶和紅茶都含有咖啡因，但已經發現茶類會減低誘發皮質醇因應急性壓力源及劇烈運動的產生，同時促進放鬆和恢復。

一般說來，採行原始飲食生活攻略時，咖啡因就算沒有完全避免，也應該加以限制，主要用來支持皮質醇濃度和韻律的標準化。適量飲用綠茶和紅茶或許具有某些益處，但決定性的研究尚未開始執行。

程度低時，飢餓肽的濃度會上升，這表示為了適當的增加飢餓肽，兩次用餐之間必須間隔足夠時間（沒錯，感覺到飢餓是件好事 P218 ）。當你進食時，飢餓肽的分泌會被攝取碳水化合物所抑制，尤其是葡萄糖、膳食纖維和蛋白質，然而飢餓肽並不會被果糖抑制，而過量攝取果糖已被發現與飢餓肽濃度的慢性升高有關（這可能是過量攝取果糖會刺激食欲的原因）。飢餓肽受飲食中脂肪的影響較小（尤其是短鏈和中長鏈脂肪酸的影響會大於長鏈脂肪酸的影響，但仍比不上碳水化合物和蛋白質），同時也有證據顯示，食用高蛋白質、高碳水化合物的早餐，在調節飢餓肽的角度來說有極大的好處（因其能顯著降低飢餓肽濃度），不過別忘了，血糖的調節也同樣重要。

為調節飢餓激素而吃

很顯然，血糖的調節（因此還有胰島素的分泌和胰島素敏感性的調節）是調節所有飢餓激素中最重要的一環。科學文獻中已有充分記載，控制血糖的關鍵就是食用高密度微量營養素的食物以及不溶性纖維，並避免高升糖指數與高升糖負荷食物。增加食用單元不飽和脂肪酸和不溶性纖維、低升糖指數飲食，以及保持適量攝取脂肪和蛋白質（太多或太少都會造成胰島素抗性）也都已顯示能夠改善胰島素敏感性。食用大多數人通常都認可為「均衡飲食」的食物也是很重要的：一些蛋白質、一些脂肪和一些包括纖維素的碳水化合物；這能夠被很好的解讀為：食用高品質的肉類和魚類、高品質的附加脂肪、大份的非澱粉類蔬菜以及部分澱粉類蔬菜和水果。一份食物的建議食用量及主要營養物質比例在 P288 有更詳細的討論。

有免疫調控功能的飢餓激素和數種生活方式因子，包括運動、睡眠、生理時鐘和進食時機及間隔之間也有強大的關聯性，這些在第三章中會再詳細討論。

再論麩質

我知道因為麩質引起腸漏症和導致腸道生態失衡的能力讓你已經發誓不再接觸麩質。不過有一點很重要必須強調的，就是在自體免疫疾病中所觀察到的許多免疫功能失調的改變很可能純粹是因為你飲食中的麩質所造成。

儘管相對應的人體實驗尚未進行，但一系列利用小鼠進行的研究已經為飲食中麩質的免疫刺激效應提供了證據。這一系列的實驗評估兩種不同的飲食——

一種含有麩質，另一種則無麩質——如何影響健康小鼠的免疫系統。當餵食含有麩質的飲食時，針對促炎性訊號由T細胞製造的細胞激素會大量增加，明確的說來，是負責活化Th1、Th2和Th17細胞的標誌性細胞激素。同時在腸道相關淋巴組織及胰臟淋巴結中，也發現Th17細胞數量增加的情形。最糟糕的是，與給予無麩質飲食的小鼠相比，給予含麩質飲食的小鼠體內調節型T細胞的數量較少，這個影響在患有第一型糖尿病小鼠身上會被放大，這可能是為何在採行無麩質飲食後，許多人立刻感受到症狀緩解的原因。

你終於搞懂了！

呼！你是不是覺得有點不知所措了？前面討論了大量的科學知識和大量的食物，其中許多可能在你到目前為止的人生中都是飲食中的主食，而現在你卻了解到這些對你來說並不健康。你可能覺得很生氣，為什麼從沒有人告訴過你這些事？你也可能會感到很挫折，有些造成你自體免疫疾病主因的食物卻被認為是健康的，明明事實是完全相反的。

我能理解這些感受。不久以前我也曾習慣在烘焙時加入致命的麩質來增加其中的蛋白質含量。當我的大女兒還在蹣跚學步時，我常常使用大豆麵粉做烘焙，就為了其中所含有之美妙的異黃酮——你知道的，就是和雌激素有相似結構的那個！就算在我弄清楚低碳水化合物飲食對減重有好處後，我還是食用了大量營養價值低下的食物、過多的omega-6脂肪酸、大量會損傷腸道的代糖，還有多到可笑的茄科蔬菜。我沒辦法告訴你每當我回憶時，有多少次曾希望在十年、十五年，甚至二十年前，我對吃下肚的食物和我的健康間的關係能夠有所了解（除了單純想要減輕一些體重以外）。

然而，我是個堅定的正面思考信仰者，現在的我擁有強而有力的工具，在不藉助藥物的狀況下控管我的自體免疫疾病，而這些工具在我有生之年都可以持續使用。這些工具還能確保我的女兒們保有健康——即便她們很有可能遺傳到我的基因，使她們易於罹患自體免疫疾病。而我很榮幸和你分享這些工具。

所以與其覺得不知所措，不如讓我們把這章完成吧——你將它讀完，而我則寫下結語。畢竟，我的確對你保證過這會是重量級的一章，詳述了食物如何影響你的腸道健康並與你的免疫系統互動背後的科學根據。我希望現在你能理解為

何我認為解釋這些科學概念是如此重要。接下來的章節是關於在控管自體免疫疾病中有同樣重要性的生活方式因子，然後我們便可以討論所有我們可以食用的美妙的、可口的、健康的並有修復作用的食物！我們便能開始修復我們的身體！我們能夠重獲健康並擁抱希望！這值得來瓶紅茶菌氣泡飲慶祝一番。

當飲食錯誤，藥物是無用的。
當飲食正確，藥物是沒有必要的。

——古阿育吠陀諺語

原始飲食生活攻略中要避免的食物總彙

　　儘管我堅決相信將焦點放在**能吃**什麼而非不能吃什麼是很重要的，不過為那些有自體免疫疾病的人詳細列出確切有哪些該避免的食物也是非常重要的。別因為這份清單而沮喪，因為這本書其餘章節的焦點都放在你**能吃**的所有那些可口又美妙健康的食物上。我保證你不會覺得喪失了吃的樂趣。

要避免的食物
- **穀類**：大麥、玉米、硬質小麥、福尼奧米、薏仁、卡姆小麥、粟米、燕麥、米、黑麥、高粱、斯佩爾特小麥、苔麩、黑小麥、小麥（及所有變種，包括單粒小麥和粗粒小麥粉）以及野米。
- **麩質**：大麥、黑麥、小麥，以及所有以這些為原料衍生的食物（請參考 P133 的表格，其中有隱藏的麩質來源及一般會被汙染的食物）。
- **仿穀類和類穀類的物質**：莧菜籽、蕎麥、奇亞籽和藜麥。
- **乳製品**：牛油、酪奶、白脫油、乳酪、茅屋起司、奶油、牛奶、凝乳、乳品蛋白萃取、酥油、鮮奶油、冰淇淋、酸牛奶、酸奶油、乳清、乳清蛋白萃取物、生奶油和優格（草飼養殖所得的酥油是可以接受的）。
- **豆類**：赤小豆、黑豆、黑眼豆、奶油豆、白腰豆、鷹嘴豆（即雪蓮子）、蠶豆、大北豆、菜豆、義大利豆、腰豆、扁豆、皇帝豆、綠豆、白豆、斑豆、花生、豌豆、紅花菜豆以及大豆（包括毛豆、豆腐、天貝、其他大豆製品和大豆萃取物，如大豆卵磷脂）。
- **加工蔬菜油**：芥花油（菜籽油）、玉米油、棉籽油、棕櫚核仁油、花生油、紅花籽油、葵花籽油及大豆油。
- **加工食品中的化學物質和原料**：丙烯醯胺、人工食用色素、人工及天然香料、自溶性蛋白、溴化植物油、乳化劑（卡拉膠、纖維素膠、關華豆膠、卵磷脂、三仙膠），水解蔬菜蛋白、味精、硝酸鹽或亞硝酸鹽（天然生成的是沒有問題的），人造油脂、磷酸、丙二醇、組織化植物蛋白、反式脂肪（部分氫化蔬菜油、氫化油脂）、酵母菌萃取物還有任何有著你不認識的化學名稱之原料。

- **添加的糖**：龍舌蘭、龍舌蘭糖漿、麥芽糖漿、大麥麥芽糖漿、甜菜糖、黑糖糖漿、黑糖、細粒蔗糖、焦糖、椰子糖、玉米代糖、玉米糖漿、玉米糖漿固形物、結晶果糖、棗糖、脫水甘蔗汁、粗粒黑糖、糊精、葡萄糖、糖化麥芽糖、原蔗糖、果糖、果汁、濃縮果汁、半乳糖、葡萄糖、葡萄糖固形物、轉化糖漿、高果糖玉米糖漿、蜂蜜、轉化糖、菊糖、粗糖、乳糖、麥芽糊精、麥芽糖、楓糖漿、糖蜜、羅漢果、非洲黑糖、棕櫚糖、紅砂糖、墨西哥粗糖、巴西粗糖、精製糖、米糠糖、米糖漿、高粱糖漿、蔗糖、糖漿、紅糖、雪蓮果糖漿（原始飲食生活攻略中友善甜點部分的討論在 P301 ）。
- **糖醇**：赤藻糖醇、甘露醇、山梨糖醇和木糖醇（在像是水果等全食物中天然產生的糖醇是沒問題的）。
- **與營養無關的甜味劑**：醋磺內酯鉀、阿斯巴甜、紐甜、糖精、甜菊糖和三氯蔗糖。
- **堅果和堅果油**：杏仁、巴西堅果、腰果、栗子、榛果、澳洲胡桃、胡桃、松子、開心果或核桃，或由這些堅果衍生出的所有粉類、油脂、油品或其他產品（椰子是例外 P299 ）。
- **種子和種籽油**：奇亞籽、亞麻籽、大麻籽、罌粟籽、南瓜籽、芝麻和葵花籽，以及由這些種子衍生出的所有粉類、油脂、油品或其他產品。
- **茄科植物或由茄科植物衍生的香料**：印度人參、燈籠椒（即甜椒）、紅椒、斗蓬醋栗（酸漿果，不要與一般可允許食用的櫻桃混淆）、茄子、龍葵（不要與可允許食用的越橘莓混淆）、枸杞、辣椒（辣椒和辣味基底的香料）、奎東茄、辣椒粉、香瓜梨、多香果、馬鈴薯（甘藷是沒問題的）、樹番茄、黏果酸漿和番茄（部分咖哩香料中有茄科植物成分）。
- **由種子衍生的香料（可容許少量）**：八角、胭脂樹紅、茴香花（大茴香果、黑種草）、芹菜籽、芫荽籽、孜然、蒔蘿、茴香、葫蘆巴、芥末和肉荳蔻（更多香料的介紹在 P295 ）。
- **蛋**：蛋黃可能是可容許的。
- **酒精**：症狀緩解後偶爾小酌一杯是容許的。
- **咖啡**：偶爾飲用一杯是容許的。
- **高升糖指數食物**。

可適量攝取的食物
- 綠茶和紅茶。
- **果糖**：目標是每天十到十二克果糖。
- **鹽**：使用粉紅岩鹽或灰鹽，因為其中富含的微量礦物質。
- 中等升糖負荷的蔬菜和水果。

Chapter 2
複習

○ 營養成分匱乏的飲食是自體免疫疾病最大的風險因子之一。自體免疫疾病已知與漸增的維生素和礦物質缺乏有所關聯，還有與抗氧化物、纖維素及必需脂肪酸的缺乏也有關。

○ 免疫系統需要微量營養素（水溶性和脂溶性維生素、礦物質，以及抗氧化物），加上必需脂肪酸及胺基酸，才能正常發揮功能。

○ 食用脂肪對你有好處。最健康的脂肪是飽和脂肪和單元不飽和脂肪，而攝取均衡的omega-6比omega-3多元不飽和脂肪酸比例是很關鍵的（最理想的是介於一比一到四比一之間）。食用脂肪對脂溶性維生素的吸收是必要的。太多omega-6脂肪酸會引起發炎反應和腸道生態失衡，增加omega-3脂肪酸的攝取則有助於減輕發炎反應、調控免疫系統和修正腸道生態失衡。適量攝取單元不飽和脂肪和飽和脂肪是健康的。

○ 食用以高品質的肉類、海鮮、蔬菜及水果為基礎的高營養密度飲食是確保你的身體獲取維持最佳健康狀態所需全部營養素最健康也最有效的方式。

○ 環境雌激素應該加以避免。食物（亞麻子、大豆、全穀類、玉米以及飼養過程有施以激素之動物的肉和蛋）、儲存食物的容器（塑膠保鮮盒）、殺蟲劑和許多居家清潔及美容產品中都含有環境雌激素。口服避孕藥的使用應該經過嚴格評估（見第一章）。

○ 穀類的許多蛋白質──包括醇溶蛋白如麩質，還有凝集素如麥胚凝集素──會導致腸道通透性的增加、使腸道內的細菌獲得餵養而過度生長，還會刺激免疫系統。

○ 穀類、豆類、堅果、種子和乳製品中的消化酵素抑制劑會引起腸道通透性的增加、餵養腸道中的細菌使其過度生長，並導致發炎反應。

○ 飲食中攝取過多植酸鹽或植酸──出現在穀類、豆類、堅果和種子中──會導致腸道通透性增加。

○在茄科蔬菜中可見、一種稱為配糖生物鹼的皂素會導致腸道通透性的增加，並在極大的程度上刺激免疫系統。豆類中的其他皂素也會造成問題。

○攝取酒精會引起腸道通透性增加、腸道損傷、餵養腸道中細菌使其過度生長，並刺激免疫系統。

○蛋白中的蛋白質能做為細菌蛋白質的載體分子，使其跨越腸道障壁，進而刺激免疫系統。

○抗營養素是阻礙食物中營養素被吸收或利用的化合物。

○高碳水化合物飲食會造成胰島素抗性、瘦體素抗性，以及發炎反應。

○採行低碳水化合物飲食並非關鍵，避免高碳水化合物飲食才是重點。

○藉由食用低到中等升糖負荷的食物以調節血糖濃度及胰島素抗性是很重要的。這個方法能協助調節胰島素及胰島素敏感性，還有瘦體素及瘦體素敏感性。

○果糖會引起胰島素抗性、瘦體素抗性及發炎反應，並可能也會導致腸道通透性增加及肝臟的損傷。飢餓肽濃度無法在食用果糖後得到壓制，因此導致免疫失調和飢餓感的升高。

○飲食中的果糖攝取應該維持在每天十到十二克的範圍內。

○所有的代糖對健康都有負面影響。

○飢餓激素與免疫系統之間有錯綜複雜的連結。食用由蛋白質、脂肪和低至中等升糖負荷之蔬菜及水果所組成的大分量均衡餐點，並避免食用小份餐點（見第三章）是適當調節飢餓激素最好的方法。

○全食物來源，例如蔬菜當中的膳食纖維——尤其是不溶性纖維，能幫助調節飢餓肽濃度，還能協助修正腸道生態失衡。

讓免疫系統失控的生活方式

　　有關聯的不只是食物。雖然本書聚焦在飲食和營養上，但談到身體修復、減輕發炎反應和保持免疫系統在最佳狀態時，生活方式因子一樣十分關鍵。

　　要改變生活方式的想法很容易理解，但是實施又是另外一回事，其挑戰性往往會遠超過改變飲食習慣——即使在食物方面你已經使盡渾身解數。你總是能找到大量的藉口：「事情太多，我沒辦法早點上床睡覺。」「我很想多花點時間外出散步，可是我的截稿期限到了。」「曬太陽很棒啊，可是這裡的冬天太冷了。」「啊，我超愛跑馬拉松的，而且我相信那能使我保持健康，所以我無法想像不再跑步！」「冥想？我哪裡找得出時間冥想？！」

　　讓我把話說清楚：僅做出飲食上的改變是沒有效果的，如果你沒有同時注重生活方式因子，你選擇的食物有多完美一點都無關緊要。

　　這並不是說你不會有感到窒礙難行的時刻：「我試著多睡一會兒，但我在半夜醒來後就再也睡不著了。」「我的疾病造成了嚴重的疼痛和限制，讓我無法運動。」「我家的新生兒半夜會吵醒我好多次。」「我住在北極圈，一年當中有連續六個月是黑夜，而且你的鼻子會在五秒鐘內被凍掉。」這一類的挑戰我們會在第六章裡討論。

　　本章我們會稍微探索一下壓力、生理時鐘、睡眠和運動如何影響激素的調節、腸道健康以及免疫系統，一旦你了解這些重要的基礎和細節，你才會了解管理壓力、有充足的睡眠、從事輕度到適度的活動和保護你的生理時鐘有多麼重要。再次強調，這些因子之間許多是互相關聯的，許多也與營養息息相關。

壓力爆表的緊張生活

　　再怎麼強調長期壓力對所有疾病的影響都不為過，影響的範圍從更容易讓人感冒到成為在自體免疫疾病中刺激免疫系統的主要因素都有。如果不加以管理，壓力將會完全破壞所有你採取的正面改變措施。

我們的身體能夠遊刃有餘的應付短期承受強大壓力的狀況。從歷史的角度來看，這些情況會包括像是被獅子追或滑落懸崖，在這些過程中，會激發「戰鬥或逃命」的反應，同時皮質醇和腎上腺素會共同作用以確保生存。當事件結束，你要不是已經死亡（跌落懸崖）否則就是安然存活（在滑落懸崖時抓住樹枝，並把自己拉回安全地帶）不論是哪一種情形，身體都不需要持續製造腎上腺素和過量的皮質醇，這些物質的濃度會恢復正常，而你能繼續過你的生活。

　　但在現代社會中，我們無止境的暴露在低強度的壓力之下：從鬧鐘在我們準備起床之前響起、匆匆忙忙準時出門、交通狀況、工作的最後期限、最喜歡的加味奶油被用光了、帳單和家庭修繕問題、憤怒的鄰居、小孩在學校惹了麻煩、健康問題、開會遲到、學校考試、與人爭執、繳稅、電腦當機、把酒打翻在最喜歡的襯衫上、天黑後家中照明太過明亮、略過早餐、喝太多咖啡或能量飲料、常晚睡、在睡前看恐怖電影、過於劇烈的鍛鍊等；當中顯然還有更大的壓力：離婚、所愛之人離世、搬家、受傷、重病纏身、遭受暴力以及戰爭。對大多數人來說，壓力是持續不斷的，而我們的身體並未被設計來處理這個問題。

　　皮質醇是最主要的壓力激素。皮質醇（也被稱為皮質類固醇）是一種糖化皮質類固醇——這是類固醇激素的一個類型。皮質醇是由腎上腺以膽固醇為原料

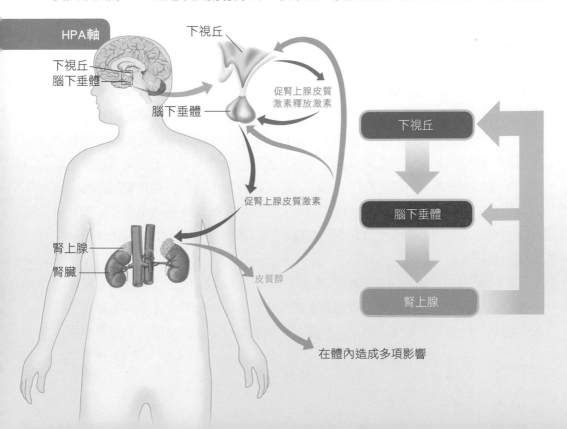

HPA軸

下視丘
腦下垂體

下視丘

腦下垂體

促腎上腺皮質
激素釋放激素

促腎上腺皮質激素

腎上腺
腎臟

皮質醇

下視丘

腦下垂體

腎上腺

在體內造成多項影響

所合成，參與在人類體內不同的必需功能中。雖然皮質醇最著名的貢獻在於「戰鬥或逃命」的反射反應，不過皮質醇也是代謝、發炎反應和生理時鐘的重要調節物。皮質醇的分泌受到下視丘-腦下垂體-腎上腺軸的調控（HPA或HPAC軸，也稱為邊緣系統-下丘腦-垂體-腎上腺軸，即LHPA軸）。HPA軸描繪的是下視丘、腦下垂體和腎上腺之間的複雜溝通管道：

- **下視丘**：大腦的一部分，位於腦幹的上方，與多種自律神經系統的活動有關，例如調節體溫、飢餓感、口渴、疲勞、睡眠和生理時鐘。
- **腦下垂體**：位於下視丘下方豌豆狀的腺體，分泌多種重要的激素，例如促甲狀腺激素、人類生長激素以及促腎上腺皮質激素。
- **腎上腺**：位於腎臟頂端的小型圓錐狀器官，會分泌多種激素，像是皮質醇、腎上腺素、正腎上腺素以及雄性激素 P71 。

　　位在此軸中的這三者間有著錯綜複雜的互聯關係，雖然了解的只有一小部分，這個互聯關係仍然是受到密集研究的主題。

　　在「戰鬥或逃命」的情形中，下視丘接收到由海馬迴傳來的訊號，海馬迴是大腦中統合訊息的區域，因此能夠感知危險。接著下視丘便會釋放特定神經激素（通常被稱為下視丘釋放激素），例如促腎上腺皮質激素釋放激素（CRH，也稱為促腎上腺皮質激素釋放因子），CRH會傳訊息到腦下垂體前葉，使其釋放促腎上腺皮質激素（ACTH）及腦內啡（由身體製造的類鴉片，也具有神經傳導物質的功能）。促腎上腺皮質激素在體內隨血液循環並會到達腎上腺皮質（腎上腺的一部分），這樣一來會刺激數種糖皮質激素的釋放，包括皮質醇（還有皮質固醇、醛固酮和去氧皮質固酮），還有兒茶酚胺的釋放（腎上腺素及正腎上腺素），接著皮質醇便會回饋腦下垂體、下視丘以及海馬迴，以約束整個系統（負向回饋）。皮質醇在「戰鬥或逃命」的壓力反應中有極大分量的角色（歸因於皮質醇對免疫系統的影響，這是此處的重點），但是腦內啡和腎上腺素也同樣擔任主演的角色。

　　如同前面所提到的，皮質醇有許多不同功能，做為「戰鬥或逃命」反射的一部分，皮質醇的主要作用是將能量重新引導到最需要的器官（基本上就是大腦和肌肉，目的是為了加強做出決策的能力、加強反射和增加速度）。皮質醇藉由

刺激糖質新生，也就是由脂肪酸及胺基酸在肝臟中合成葡萄糖的過程，達成上述目的。在正常情況下，葡萄糖濃度如此快速的升高會引發胰島素的分泌，而胰島素分泌會使葡萄糖被送回儲存，然而皮質醇會抵銷胰島素的作用，製造出高血糖狀態（血液中的血糖濃度很高）。藉由同時刺激肝臟中肝醣的生成和糖原分解作用，也就是肝臟及肌肉中的肝醣分解為葡萄糖（和葡萄糖-1-磷酸）的步驟，皮質醇接管了血糖濃度的控制權（糖原分解作用是經由增加升糖素此一激素的活性而達成，基本上升糖素的作用與胰島素恰恰相反 P179 ）。葡萄糖的增加為身體提供了快速的能量補給，透過在不同組織與不同受體的接合，皮質醇也能夠控制哪些組織能夠使用這些增加的葡萄糖、哪些組織的優先順序要安排在後。經由刺激脂肪分解（將三酸甘油脂分解為游離脂肪酸的過程），皮質醇會增加循環中的酮類分子（這些酮可供給大腦的能量）。皮質醇也會提高血液中游離胺基酸的濃度，這可能是為了修復受損的組織而準備。

皮質醇會與鑲埋在許多不同類型細胞之細胞外膜中的糖皮質激素受體結合。取決於細胞類型與糖皮質激素受體的確切種類，皮質醇能達成不同的效應。

皮質醇還會關閉非必要的步驟，好為了立即的生存需求保留資源，這表示皮質醇增加會抑制消化系統、生殖系統、生長、免疫系統、膠原蛋白合成、肌肉吸收胺基酸和蛋白質合成，皮質醇甚至還能減緩骨質的生成；皮質醇的釋放也會與大腦中控制情緒、動機和恐懼的區域溝通。在由立即的危機中存活的前提下，皮質醇的作用對整體健康造成的影響可以忽略不計，但在長期壓力的背景下，這些皮質醇造成的「其他」影響就成了很大的問題。

皮質醇在身體與「戰鬥或逃命」反應無關的功能中有著不可或缺的作用，其中很大一部分都還未真正被了解。皮質醇最為人熟知的功能包括調節血壓、調節心血管功能、調節碳水化合物的代謝以及調節免疫系統。在禁食期間，當血液中的葡萄糖耗盡，皮質醇便會刺激糖質新生，從而確保身體獲得穩定的葡萄糖供給。皮質醇調節細胞中鈉與鉀的濃度，而這會幫助控制身體的酸鹼度。生理時鐘也會受到皮質醇的調控。

皮質醇對免疫系統有深刻的影響，同時在正常的傷口癒合和對抗感染中皆不可或缺。已有研究顯示，急性壓力源（持續時間短而強的壓力，例如逃離一隻獅子）會引發體內免疫細胞的重新分配，造成像是皮膚等器官免疫功能增強的結果；白血球細胞（例如中性球和單核球）會由骨髓中釋放，並在經歷急性壓力其

間傳輸到皮膚——很可能是為傷口的癒合做準備。在「戰鬥或逃命」反應中，皮質醇的急遽釋放也會影響免疫細胞的成熟和運輸（這意思是說這些細胞要被送去的目的地），受影響的包括樹突細胞、巨噬細胞和淋巴球。在這種情況下，先天性和適應性免疫系統都會被皮質醇加強。

在沒有長期壓力的健康人體內，皮質醇的濃度在一日之中會以與正常生理時鐘相關之可預期的模式發生波動，這一點之所以重要是因為低濃度的皮質醇會激勵某些功能，而高濃度皮質醇則會激勵另一些功能。在壓力控管良好的健康人體內，皮質醇的濃度在清晨時分到達最低，起床前的一至二個小時會顯著增加，在起床後不久達到最高濃度。正常來說，皮質醇會在一日之中慢慢減少，這種晝夜循環（即生理時鐘，稍後會詳細討論）對維持最佳生理功能是很重要的。

起床前數個小時的低濃度皮質醇對睡眠中記憶的鞏固很重要（由短期記憶轉變為長期記憶，經由在海馬迴上的作用完成）。一天中逐漸升高的皮質醇濃度能夠協助能量的調節，並在正常的自律功能（例如心律、消化作用、呼吸速率、唾液分泌、流汗、瞳孔擴張、排尿和性興奮）不可或缺，這些自律功能受到皮質醇所控制之腎上腺素受體合成及其敏感性的調節。

已知長期壓力會造成皮質醇的調節異常。一般來說，皮質醇濃度調節異常可能有兩種方式：

一是會被慢性提升，其變化模式與正常變化模式相似，而在另一種方式中，皮質醇會在一天之內大起大落，其變化模式與正常模式有極大的差異（但總體來說，濃度仍然高於正常濃度）。後一種異常模式更為常見，皮質醇的濃度一開始在晨間可能相當的低——你的身體或許還沒準備好要起床——但在喝下幾杯咖啡後，皮質醇濃度可能就會竄升（醒來時的皮質醇濃度太低會讓你覺得早上需要來點提神的東西），接著皮質醇的濃度可能在中午到下午三點左右發生下降（這個時間你的精神開始萎靡，開始渴望一份

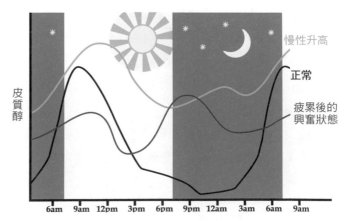

- 慢性升高
- 正常
- 疲累後的興奮狀態

皮質醇

6am 9am 12pm 3pm 6pm 9pm 12am 3am 6am 9am

含糖的點心或一杯卡布其諾），然後在睡前上升，此時你的精神又會恢復，決定熬夜看電視。

在兩種皮質醇調節異常的狀況中，都會釋放高出正常濃度的皮質醇，而這會導致**糖皮質激素受體抗性**。在這種與胰島素抗性完全雷同的狀況下，慢性氾濫的皮質醇會導致不同種類的細胞減少其細胞膜上皮質醇受體的數量（或抑制這些受體與皮質醇接合的能力），結果會造成身體接受皮質醇的能力變差，而可想而知，這是個大問題。其他的環境因子也會使糖皮質激素受體減少，包括慢性發炎、某些感染和糖皮質激素藥物（像是醋酸去氫副腎皮質素）。

慢性升高的皮質醇和皮質醇抗性會導致一連串有害影響一點也不令人意外。當皮質醇濃度長期升高，肌肉組織會發生蛋白水解的現象（將蛋白質分解以提供體內其他組織所需之胺基酸），這會導致肌肉耗損──會造成第二型糖尿病、肥胖症及代謝症候群的胰島素抗性是因為蛋白水解而直接發生的結果 P160 。抑鬱和記憶改變相當常見。腹腔內脂肪細胞會被刺激而吸收脂肪酸，造成伴隨著皮質醇抗性和長期壓力一同出現之**典型的腹部脂肪過剩**。對患有自體免疫疾病的人來說，最關鍵的可能是皮質醇的慢性升高與皮質醇抗性會引起腸漏症，並阻礙發炎反應和刺激免疫系統的分析能力。

長期壓力會導致免疫系統功能障礙：慢性升高的皮質醇（由生理、心理或藥物帶來的壓力所引起）之影響以及皮質醇抗性已被密集的研究。免疫系統在高濃度皮質醇下生產的一系列反應，可能反應了在不同皮質醇濃度、不同細胞激素環境以及糖皮質激素受體在受到不同程度抑制的情況下所產生的不同效應。儘管尚不清楚細節，不過長期壓力引起免疫系統功能障礙是普遍為人接受的觀念。

一切皆互有聯繫

你的身體如何應對長期壓力至少有部分會受到飲食的影響。已有研究顯示，缺乏omega-3脂肪酸會擴大壓力反應，反之亦然：魚油的補充會減少皮質醇應對壓力時的分泌量。這個訊息隱含的意義就是食用營養豐富的飲食能改善你應付突發壓力的能力，還會帶來你全面控管長期壓力的成功。

當然，壓力會造成腸漏症並且阻礙消化，遲緩的消化作用會引起腸道生態失衡以及營養素吸收不良。光只有改善你的飲食並不足夠──你會需要對你的生活方式做出改變以減輕壓力，不過，改善飲食會幫助你控管你的壓力，而控管你的壓力將會協助你由飲食的改善中收穫更多。

皮質醇會改變細胞激素的分泌，增加部分細胞激素濃度的同時也會降低其他細胞激素的濃度。皮質醇透過抑制某些T細胞子類型同時刺激其他類型的增生和活化對T細胞族群產生影響，皮質醇甚至會促使發炎性細胞中的細胞激素受體發生改變。有些研究發現，部分細胞激素受體因皮質醇的作用而轉變為Th1優先，有些轉變為Th2優先，還有一些則使調節型T細胞活性出現大幅增加（這些研究並未區分調節型T細胞與Th3細胞）。有些研究顯示發炎反應會明顯增加。免疫系統對長期壓力的確切反應取決於其他生理因子，例如激素、細胞激素和神經傳導物質，同時還有免疫系統的活化狀態（未活化、先天性免疫被活化或適應性免疫被活化），連基因都在免疫系統如何應對長期壓力中參了一腳。免疫系統十分複雜，並且才剛開始被認識，不過基本情況就是長期壓力會大幅削減免疫系統的效力；**長期壓力已被明確的證實會增加對許多病症的敏感性，包括自體免疫疾病、心血管疾病、代謝症候群、骨質疏鬆、抑鬱、感染，以及癌症。**

長期壓力也會影響本身即為免疫調節物的飢餓激素。然而，長期壓力的影響會延伸到食物的偏好，舉例來說，相較於高蛋白和高碳水化合物的食物，承受長期壓力的小鼠會偏好選擇高脂肪的飲食，而且進食量遠超過正常。有趣的是，這種對高脂肪飲食的渴求可能對對抗焦慮和抑鬱有幫助（儘管很不幸的會同時讓體重增加）。刺激食欲似乎是瘦體素濃度降低和飢餓肽濃度升高的結果，尤其是在晚上。皮質醇可能也會經由瘦體素及胰島素與神經傳導物質——例如神經胜肽Y P177 及多巴胺——間的交互作用影響食物的獎勵價值，導致對熱量密集和極度美味食物的渴望更甚。

皮質醇濃度增加會引起腸漏症：長期壓力對患有自體免疫疾病的人所造成最大的影響之一應該是皮質醇會直接作用在腸道上皮細胞的緊密連接 P81 。現在已經很清楚，**皮質醇會打開緊密連接，並使腸道障壁通透性增加**（儘管分子階層的作用細節仍在研究中），由於腸漏症目前被視為自體免疫疾病發生的必要因子，壓力與腸漏症之間的關係再怎麼強調也不為過。

你要怎麼知道你是否正處於可能會造成皮質醇濃度調節異常和皮質醇抗性的長期壓力中？嗯，如果你患有自體免疫疾病，那麼相當能夠肯定的是，你的皮質醇濃度和敏感性一定不正常。測量糖皮質激素抗性能更精確的測量出皮質醇的問題，儘管沒有檢驗能測出糖皮質激素受體抗性，你的保健護理師還是可以為你量測一整天的皮質醇濃度。

　　想知道濃度調節異常的皮質醇是否正在影響你的健康，最佳的衡量標準便是你自身的感受。你會不會感到有壓力？或焦慮？還是抑鬱？你是不是脾氣很大或有時候覺得所有事情都難以忍受？如果你堅持慣例，但一旦發生意料之外的事使情況脫離常軌時，你能否處理好自己的生活？你有嗜糖的渴求嗎？你覺得你需要咖啡或能量飲料幫助你度過一整天嗎？你有入眠困難或失眠的問題嗎？早上是否很難爬起床？半夜是不是得爬起來上廁所？你的情緒感受是遲鈍的或是被放大的？你會頭痛嗎？是否有未消退的發炎反應？每當感冒流行，你是否都無法倖免？輕微的感染和簡單的擦傷是不是感覺總是好不了？這些全都是判斷皮質醇是否出現問題很好的指示物。另一項特徵則是容易形成腹部肥胖的傾向。

　　皮質醇經由直接抑制促腎上腺皮質激素釋放激素CRH，為HPA軸提供重要的負向回饋訊號，而這接著會減少促腎上腺皮質激素ACTH的分泌；此一正常的回饋系統在對長期壓力做出反應時會發生功能失調。功能受損的HPA軸（對HPA軸的反應受到阻礙）還有皮質醇抗性已知是自體免疫疾病的風險因子，與類風溼性關節炎、克隆氏症、潰瘍性大腸炎、多發性硬化症、慢性疲勞症候群以及免疫相關病症像是氣喘、溼疹和纖維肌痛症候群都有所關聯。還有一項值得注意的有趣現象就是已有相當大量研究顯示出長期壓力、HPA軸功能障礙及情緒失調，像是抑鬱、焦慮和創傷後壓力症候群之間是具有關聯性的。

　　而儘管皮質醇抗性會導致發炎反應的增加和對感染的敏感性，反之亦然：皮質醇抗性可能是發炎反應和感染造成的。如果你患有自體免疫疾病，壓力的控管是非常關鍵的，這可能並不容易，而且需要時時保持警覺（用這個角度切入自體免疫疾病控管的策略在第六章會進行討論）。你或許能將其他事情都處理得很

好，但當有壓力的狀況出現時（或生活開始脫離你的掌控時），在不需要其他誘因的情況下，你的自體免疫疾病便會僅僅因為皮質醇濃度過高、加之以免疫細胞變得有皮質醇抗性而爆發。

除了心理壓力外，其他同樣需要被強調、會影響皮質醇的因子包括：

- 飲酒 P148
- 咖啡因的攝取 P184
- 睡眠不足 P207
- 密集或延長的健身運動 P211
- 雌激素濃度過低（例如絕經之後）
- 營養不良
- 褪黑激素的補充 P330
- 使用口服避孕藥 P70
- 肥胖
- 嚴格的熱量限制（包括週期性禁食 P180 、 P218 ）

✚ 安姬・奧特的見證 ✚

　　自從開始採行原始飲食生活攻略後，我的身體經歷了奇妙的改善，但對我來說，心理上和情緒上的進步讓我感到震驚。在此之前，我有嚴重的焦慮問題，在被診斷出乳糜瀉之前，我被判定患有創傷後壓力症候群，我甚至考慮住進精神病療養院。我不停的被建議服用抗憂鬱劑和劑量不斷加重的抗焦慮藥物，我拒絕使用大部分的處方，但是我的生活一直充滿緊張和恐懼。

　　由於我變得如此虛弱，以至於我必須由大學休學。我無法理解課程；無法有效率的書寫或參與課堂討論，基本上，我無法很好的做到專注或處理資訊。我經常處於意識模糊的狀況下；當說話時，選擇正確詞句對我來說是有困難的，而我因此常會結巴。

　　在開始執行原始飲食生活攻略並且停止服用避孕藥的三天後，所有的問題都消失了。有超過一年的時間，我不需要任何抗焦慮的藥物。隨著我的心理狀態迅速恢復正常，我不再去心理醫師和精神科醫師那裡看診，我現在的情緒變得穩定許多，而我的家人都很安慰看見一位快樂的母親，而不是憤怒、抑鬱、哭哭啼啼的母親。我現在有全職工作，負責處理金融業務，每週更新幾次部落格，每個月為www.ThePaleoMom.com撰文，同時繼續研究原始飲食生活攻略與原始飲食法。我再度能夠輕鬆處理這所有的腦力勞動。

　　當你衡量自己的成功時，不要低估了那些稍微不那麼被明確「定義」的領域——像是心理與情緒的健康，那些是健康狀態的有力指標。你是不是比一個月前還要快樂？若答案是肯定的，那麼原始飲食生活攻略便發揮了效用。

摘自安姬・奧特的部落格
奧特的另類宇宙（Alt-ternativeUniverse.blogspot.com）

已有研究顯示身體上的連結——不論是家庭成員間的擁抱、享受與另一半間的性關係、和寵物互相依偎或接受治療性的撫觸或按摩——都會讓皮質醇減少。許多不同的研究已顯示，當醫院照護環節中加入了治療性的撫觸時，能夠以很多不同方式改善病患的預後。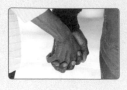

觸摸、愛情和正面的社交作用會使催產素增加，催產素有時候被稱為「愛情激素」。催產素是由視丘中特化的神經所分泌，然後由腦下垂體後葉儲存及釋放；一經釋放，催產素便會與滿足和沉靜感受的產生、減輕焦慮和增加感情紐帶的連結與信任度有所關聯。催產素還會抑制恐懼和神經質。在你的認知當中可能認為催產素是生產和哺乳時所分泌的激素。與原始飲食生活攻略中所討論的所有激素一樣，催產素在體內同樣具有多種角色。

重要的是，催產素濃度的增加會導致下視丘-腦垂腺-腎上腺軸的活性下降（即HPA軸 P193 ），並加強免疫功能；本質上來說，**催產素的增加能夠對抗壓力**，事實上，正面的社交作用已經被證明對傷口癒合有直接影響，而這可歸因於催產素濃度的增加。催產素也能透過減少某些促炎性細胞激素調節發炎反應。催產素的作用是否應完全歸功於與免疫系統間的直接交互作用，或是因為對皮質醇及HPA軸所產生的影響仍屬未知，不論如何，**與人連結的感受對總體健康和安樂是很重要的**。

社交連結在控管自體免疫疾病方面也另外扮演了值得注意的角色，你的朋友、家人、同事，甚至鄰居，都是你的支援網路中的重要成員。擁有由能夠求助和依賴的人所建構的牢固社交網路，對於做出療癒身體所需的生活方式改變是極其重要的。不論是親屬、朋友、你參加的教會或其他宗教組織成員、健身房的同好、編織社團的伙伴、孩子同班同學的家長、鄰居或同事，這些人在你努力簡化生活和排列睡眠、活動以及壓力控管的優先順序時能夠給予支持；他們甚至在無法提供有形的幫助——像是幫忙帶小孩讓你能小休一會兒時，也能同情你、成為你能夠哭泣或倚靠的肩膀、並提供你精神上和情緒上的支持。光是知道有真心愛你的人，還有感受到和即便是少數你所信任與喜愛之人間的連結，都能讓你應付及療癒自體免疫疾病的能力發生巨大的不同。

亂了調的生理時鐘

你的身體知道現在的時間，喔好吧，也許你的身體並不知道現在是早上七點十四分，但它的確知道是該起床吃早餐的時間了，這就是所謂的生理時鐘的一部分。更嚴格的說來，生理時鐘有時也被稱為**生物節律**，指的就是數量龐大、普遍存在於所有生命型態的一系列隨著二十四小時循環的生物程序和功能。生理

時鐘能讓你的身體根據一日中不同時間來分配任務（不論你是清醒或在睡眠狀態），像是在你睡眠時優先安排組織的修復和鞏固記憶，在你清醒的時間則優先安排覓食、消化、代謝、運動和思考等。

生理時鐘主要由下視丘所控制。下視丘會藉由內分泌（激素）系統，透過在一天時間中增加或減少各種不同激素，產生傳遞至全身的生理時鐘，這些計時的訊號會和其他組織中的時鐘基因溝通，將你身體的生理節奏時鐘調整至彼此同步。想像你的大腦如同格林威治標準時間，那內分泌訊號就像是全日新聞頻道中顯示的時間，每隔一陣子將你手錶上的時間與電視顯示的時間互相參照是有好處的，這就是你身體中的組織在激素濃度發生改變時會做出的反應。如果大家都身處相同的時鐘規律內是很有助益的。

▶ 有趣的事實 ◀

下視丘中負責生理時鐘的區域大約只有米粒大小，被稱為前下視丘視交叉上核。

▶ 有趣的事實 ◀

時鐘基因之一就一字不差的被命名為時鐘（CLOCK）基因。

▶ 有趣的事實 ◀

任何會影響生理時鐘的事物被稱為校時器，由德文的zeit衍生而來，代表「時間」的意思，加上geber這個代表「給予者」的字尾。晝夜循環是最重要的校時器，不過幾乎你在一天中特定時間所做的任何事（像是進食或運動）都屬於一種校時器。

影響生理時鐘最重要的外在因子就是晝夜循環——你的身體可預期並規律的會在日間偵測到光線、在夜間偵測到黑暗。然而已知有數項因子會影響生理節奏時鐘，包括暴露在強光下、用餐時機還有禁食、運動健身、睡眠週期（例如睡眠不足，這會在下一段中討論，還有不正常的睡眠規律，比如說那些輪班的工人）以及壓力。

儘管許多不同的激素循環是身體生理時鐘的一部分，其中褪黑激素與皮質

醇兩種在溝通身體生理時鐘的計時訊號以及做為身體生理時鐘健康的標誌物兩方面有著特殊的重要性。

褪黑激素是由松果體因應由下視丘傳來之訊號所製造的激素，松果體是位在大腦中央的一個小型腺體。褪黑激素在就寢時間兩小時前開始分泌（假設天色已經變暗），製造出困頓感並降低體溫，為入睡做準備；通常褪黑激素的濃度在清晨會達到最高峰，在起床後會減少到非常低的程度。黑暗會容許褪黑激素的製造，而光線則會加以抑制。正常狀態下，褪黑激素製造的節奏會精確反應晝與夜的長度，並會隨著一年當中的不同時節變化（這是冬季睡眠時間較夏季多的原因），然而，褪黑激素的生成對光線十分敏感，而且可能被甚至是一般室內光線所抑制，因為室內照明的關係，我們多數人現在全年所經歷的都是類似夏季的生理時鐘。

儘管褪黑激素由松果體所分泌，做為身體生理時鐘的計時訊號，但其他組織也能夠製造褪黑激素，特別是消化道和免疫系統的細胞，因此褪黑激素似乎也在消化作用以及做為免疫調節物方面扮演一定的角色。

免疫系統的許多方面也遵循生理時鐘的節奏。許多不同免疫細胞的數量隨著一日之中的不同時間而改變，包括單核球、樹突細胞、自然殺手細胞、B細胞、輔助型T細胞、細胞毒性T細胞及調節型T細胞。調節型T細胞的活性也會在睡眠期間增加（下一段中會進行討論）。同樣的，由上述細胞所分泌的細胞激素也會遵循生理時鐘節奏，事實上，數種免疫細胞都具有時鐘基因，包括中性球、自然殺手細胞以及巨噬細胞。皮質醇的規律生成最有可能是免疫系統生理時鐘節奏的關鍵控制物，不過褪黑激素對此也有插手參與。

部分研究已證實褪黑激素會加強免疫系統——儘管其他研究證明褪黑激素會抑制免疫系統；褪黑激素是免疫系統某些方面的刺激物同時又是其他方面抑制物的複雜角色，為褪黑激素分泌的週期對恰當的免疫功能十分重要的論點提供了證據。

褪黑激素會藉由與褪黑激素受體發生交互作用，影響適應性免疫系統的細胞。褪黑激素受體主要見於CD4+T細胞的細胞膜，不過CD8+T細胞和B細胞也找得到。褪黑激素似乎能促進T細胞和B細胞的生存和增殖，舉例來說，補充褪黑激素會促進骨髓中B細胞的生存，並引起胸腺和脾臟擴張（在實驗動物模式中出現）。重要的是，褪黑激素——不只是由松果體所分泌的——控制已活化淋巴球

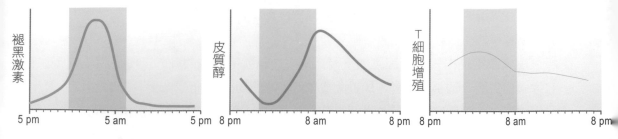

褪黑激素

皮質醇

T細胞增殖

5 pm   5 am   5 pm   8 pm   8 am   8 pm   8 pm   8 am   8 pm

的增殖，淋巴球本身會製造褪黑激素，而這與刺激T細胞增生的特定細胞激素之生成有關（可能是做為通知相鄰T細胞分裂的訊息）。然而，關於褪黑激素對未成熟T細胞分化（成熟）的影響有著互相矛盾的資訊，多數研究顯示補充褪黑激素支持Th1細胞的發育，但其他研究則顯示Th1細胞活性可能藉由刺激Th2細胞而被抑制；這意味著褪黑激素在決定免疫系統究竟會如何對特定病原體做出反應扮演一定的角色。

褪黑激素對適應性免疫系統的影響更為複雜。褪黑激素會減少由血液中被召喚出、前往發炎反應發生組織之中性球的數量，褪黑激素還會抑制負責生成活性氧物種之酵素的產生 P95 。此外，**褪黑激素本身就是一種非常強效、作用範圍寬廣的抗氧化劑**，事實上，褪黑激素能防止因某些致癌物造成的DNA損傷，從而預防癌症的發生。從另一方面來說，褪黑激素會增加由白血球製造的細胞激素，褪黑激素還會增加自然殺手細胞的活性並促進骨髓中自然殺手細胞和單核球的生成。褪黑激素也能夠增加吞噬「貪食」細胞的活性，像是巨噬細胞和樹突細胞，並加強適應性免疫系統中細胞的抗原呈現 P45 。

褪黑激素在免疫系統中的複雜角色充分反映在評估自體免疫疾病動物模式中補充褪黑激素之效用的實驗中，舉例來說，補充褪黑激素會使多發性硬化症和類風溼性關節炎惡化，但會改善（動物中的）潰瘍性大腸炎。臨床研究已普遍顯示補充褪黑激素對患有自體免疫疾病的患者並沒有益處（有些跡象顯示對部分病患來說，補充褪黑激素可能會加重疾病的症狀）。當談到人體健康，維持正常的褪黑激素生成和週期似乎更為重要，例如說，與健康個體相比，那些為牛皮癬、類風溼性關節炎和多發性硬化症所苦的患者夜間感受到的褪黑激素高峰較低，同時在接近中午和正午時有較高的褪黑激素濃度；在某些例子中，日間的褪黑激素生成甚至比夜間生成的還要多。同時——至少在多發性硬化症的例子中，異常的褪黑激素節律與疾病的發作是互相關聯的。

如同先前所提，一般室內照明都有可能抑制褪黑激素的生成，如果你在太陽下山後將整個房子的燈保持明亮，這便會成為問題，因為這些燈光會阻止你的身體做入眠準備。然而，人工照明對褪黑激素的抑制也取決於先前所接觸的光照：之前日間照光時間愈多，被抑制的褪黑激素愈少。這意思是說，如果你白天有安排在室外接觸陽光的寶貴時間，夜晚家裡的燈光對褪黑激素分泌的影響就會減弱。原則上會抑制褪黑激素的是藍光，而抑制的程度與光線的強度和照光的時間成正比。我們一直使用主要發散黃色光芒的火在夜間照明，直到電力和白熾燈泡出現，白熾燈泡產生的藍光相對來說並不多，這會造成兩個問題，首先，如果你大部分時間都待在室內，那麼你日間接觸到的藍光強度便會不足；其次，夜間所接觸的藍光強度便會太強。結果對褪黑激素所造成的效應便與牛皮癬、類風溼性關節炎及多發性硬化症患者體內所見失調的褪黑激素製造模式極為類似。

▶ 有趣的事實 ◀

人類的眼睛能偵測波長在三百二十奈米到七百五十奈米間的光線。

藍光的波長是四百六十到四百八十奈米。

生理時鐘被擾亂已經被認為是許多不同疾病的風險因子，包括第二型糖尿病、心血管疾病、肥胖症以及癌症，事實上，褪黑激素與胰島素之間有直接的關聯性（並且是拮抗性質，這表示兩者間的作用是相反的），特別是褪黑激素會直接影響胰臟，不僅抑制胰島素分泌，同時還會刺激升糖素的分泌 P179 。這可能是控制睡眠期間之能量代謝的重要方式，儘管研究人員也相信這會保護胰島細胞（製造胰島素的細胞），避免其負擔過重——也就是說，當胰島細胞因過量生成胰島素而耗損至 β 細胞無法應付胰島素需求的程度（從而引起第二型糖尿病）。褪黑激素與胰島素之間的關係是雙向的，因為胰島素似乎也會影響松果體分泌褪黑激素。松果體的細胞具有胰島素受體，而且取決於一天中的不同時段，胰島素能增加或降低褪黑激素的合成。這顯示在褪黑激素的調節（同時也因此影響睡眠品質）與血糖（同時也因此影響胰島素分泌）的調節間存在直接的關聯——這是避免血糖驟升（尤其在入夜後）的另一項論點。

胰島素敏感性也會隨生理時鐘改變（可能與一種叫做脂聯素的激素之節律有關，脂聯素是由脂肪儲存細胞所分泌），在一日將盡時敏感性最低。所以在時

　　褪黑激素在體內還有另一對控管自體免疫疾病十分關鍵的角色，儘管這個角色與生理時鐘並不直接相關：**褪黑激素會調節消化作用。**

　　儘管由松果體生成的褪黑激素是身體生理時鐘的計時訊號之一，同時也是強力的睡眠誘導物，褪黑激素也會由消化道內（還有肝臟及胰臟）的細胞製造。這些褪黑激素並不會釋放到血液中在全身循環，而是大部分留在腸道及附近組織中，做為內分泌訊號、旁分泌訊號以及自體分泌訊號（也就是長距離傳遞的訊號、相鄰細胞間使用的訊號以及單一細胞內的訊號； P172 ）之用。事實上，腸道中褪黑激素的濃度高於血液中濃度的十到一百倍，同時腸道整體能容納的褪黑激素是松果體的四百倍。這些褪黑激素中真正進入血流的一小部分解釋了日間正常存在的低濃度褪黑激素。

　　為了了解褪黑激素在消化作用中扮演的角色，得先了解神經傳導物質血清素所扮演的角色。血清素是被廣泛了解的重要腦部訊息分子，能調節情緒、食欲和睡眠，身體中將近九十％血清素其實是在消化道的組織中發現的。

▶ 有趣的事實 ◀

　　選擇性血清素再回收抑制劑（SSRIs）是常見的一類抗憂鬱藥物，以增加神經細胞分隔間的血清素濃度為目標。

　　褪黑激素與血清素在進食後都會被釋放。兩者似乎對腸蠕動的調節很重要，腸蠕動是消化道肌肉動作協調的收縮與放鬆，幫助食物在消化道中移動。取決於許多其他因子，褪黑激素與血清素兩者都能引起這些肌肉的收縮與放鬆，而兩者所造成的效果是相反的。

　　舉例來說，在某些情形下，血清素會引起腸道肌肉組織的痙攣性收縮，但是施用褪黑激素會緩解痙攣並使腸蠕動重新開始。在其他情形中，血清素會加速腸蠕動（同時減少腸道通過時間），但褪黑激素則會降低腸蠕動速度（因此增加腸道通過時間）。因此儘管大部分關於血清素和褪黑激素如何調節消化作用仍然維持神祕，這兩者結合的作用似乎對維持消化道肌肉收縮及放鬆活動間的平衡不可或缺。褪黑激素和血清素兩者實際上都被釋放進入腸道，而這可能對協調腸蠕動以及隨著食物（更精確的說是食糜）抵達輸送至消化道後消化過程的同步很重要。

　　褪黑激素也能夠藉由增加腸道周邊組織中的血流支持消化作用的進行，這已被證實對胃潰瘍和小腸潰瘍的癒合很重要，同時可能會調節胰臟分泌的作用，同時維持胰臟的健全。要記得褪黑激素是一種強力的抗氧化劑，褪黑激素被釋放至腸道中可能能夠協助預防組織或許是由自身鹽酸（胃酸）和消化酵素 P140 造成的損傷。事實上，補充褪黑激素已顯示對胰腺炎、大腸炎、發炎性腸道疾病以及大腸癌等疾病有益。

　　腸道中的褪黑激素與生理時鐘有關聯嗎？儘管並沒有明確的答案，但消化道能在褪黑激素被松果體釋放進入血流後，由血流中囤積褪黑激素。這對在

身體沒有製造足夠褪黑激素時，還能維持消化食物的能力可能很有用，不過優先進行消化作用可能是以犧牲睡眠為代價。

血清素及褪黑激素都是由色胺酸合成而來，攝取足夠的色胺酸對維持兩者的正常濃度是必要的，然而，要維持褪黑激素和血清素的生成似乎比只是攝取富含色胺酸的食物要來得複雜許多。舉例來說，色胺酸會與許多其他必須胺基酸——更明確的說是一群被稱為大型中性胺基酸的必需胺基酸，包括纈胺酸、白胺酸、異亮胺酸、甲硫胺酸、苯丙胺酸以及酪胺酸 P39 ——競爭輸送通過血腦屏障的機會。血液中色胺酸與上述這些其他胺基酸的比例決定了有多少色胺酸能通過血腦障壁；而這會反過來影響血清素的製造。一般相信這種競爭關係（能夠調節色胺酸進入大腦的量）可能是傳送給大腦關於蛋白質品質的重要訊號，因為不同類型和數量的膳食蛋白能依據不同胺基酸相對含量的增加或減少血清素的生成。規律的由各種不同來源攝取高品質的蛋白質看來是很重要的，而這早已是原始飲食生活攻略的關鍵宗旨。我們還不清楚蛋白質的品質如何影響腸道中血清素和褪黑激素的生成，但有趣的是，至少在豬的身上，高纖維素飲食會增加消化道中褪黑激素的生成。

間很晚時（大約是你結束一天的兩小時前，假設你有正常睡眠時間表）吃一頓富含碳水化合物的餐點會使血糖比在較早時間食用同樣一餐明顯增加更多。

保護你的生理時鐘對維持許多不同功能十分重要，尤其是生理時鐘在維持高品質睡眠中扮演的重要角色，而高品質的睡眠對修復是十分關鍵的。

睡得少又睡不好

過去五十年中，美國人的睡眠時間平均每晚已經減少一個半到兩個小時，那些數量驚人的睡眠時間——相當於一年中連續不斷睡眠一個月的時間——都是我們需要但並未獲得的。流行病學的研究顯示，睡眠不足或睡眠受到干擾與肥胖症、糖尿病還有心血管疾病之間有強大的關聯性。缺乏足夠的睡眠已顯示與由各種原因造成的發病率和死亡率增加相關：這表示如果你始終無法獲得充足的睡眠，你生病和死亡的風險都會比較高，事情就是這樣。並不是說多睡一點你就能長生不老，而是睡眠不足有點像是在拿你的人生下賭注，那也許會扣除幾年的光陰，而你也許仍能夠活到年老才死亡，不過睡眠不足也會增加你猝死、慢性疾病和單純感冒的罹病風險。已有研究評估睡眠在像是乳癌等特定疾病癒合中扮演的角色，並發現你睡得愈少，你存活的可能性愈低。

坦白說，我們並不真的了解為何我們需要睡眠，為何我們需要的睡眠時間如此長，還有睡眠時，我們的身體究竟做了些什麼，不過很明顯的，我們需要睡眠。評估因不睡覺或睡眠不足引起之生理變化的相關研究結果相當有啟發性。對患有自體免疫疾病的人來說，了解睡眠在發炎反應、刺激免疫系統和調節激素（激素本身就會調節免疫系統）方面扮演的角色更是特別重要。

開懷大笑、睡個好覺乃是醫書中的最佳良方！

——愛爾蘭諺語

睡眠不足會引起發炎反應，甚至在年輕、健康的人身上也一樣。許多不同評估急性睡眠剝奪（通常藉由將睡眠時間限制在每晚四小時）連續數天（通常是三到五天）所造成影響的研究顯示，發炎反應標誌物和血液中的白血球都有增加的現象。更明確的說，甚至只要連續三晚沒有充足的睡眠就會導致血液中單核球、中性球和B細胞的增加，還有促炎性細胞激素（包括已知會刺激未成熟T細胞分化為Th1、Th2和Th17細胞的細胞激素）的增加、C-反應蛋白（一種發炎反應的標誌物）的增加、膽固醇總量的增加以及低密度脂蛋白（LDL）的增加。

即使只有一個晚上缺乏睡眠（四十個小時不睡覺）都會讓年輕、健康的人發生發炎反應。僅僅開一晚上的夜車就會使血液中的發炎反應標誌物戲劇性的增加，其中包括C-反應蛋白和促炎性細胞激素。評估睡眠剝奪以及在睡眠限制後之恢復（執行概念是模擬在典型的工作日中，某人會連續四到五個晚上無法獲得充足睡眠，然後在週末試圖補足的情境）的研究也顯示，已知會刺激Th17細胞發育的促炎性因子並且持續至少兩天——就算之後已將睡眠增加至一晚九小時，而且其他發炎反應的測量指標都已恢復正常。這表示即使你試著在週末「補足」睡眠，免疫系統仍然無法完全由週間早起晚睡造成的過度刺激中恢復。如果你依照這種週間睡眠不足，週末狂睡的模式，你就是冒著對免疫系統累積破壞、造成大混亂的風險。你有能力由一段時間的睡眠不足中恢復，但那需要堅持、貫徹和有擔當——即使在週間也是一樣。

睡眠的剝奪也和受感染的敏感性增加有關聯，你睡眠的時間愈少，被一般感冒傳染的機會也會愈高。獲得足夠的睡眠也能保護你免受感染的侵襲，甚至有一項研究顯示在哺乳動物中，睡眠時間持續愈久，寄生蟲感染的發生率愈低。

睡太多是問題嗎？

　　一項樣本數為一百一十萬人的研究顯示，睡眠不足與睡得太久兩者都與死亡率和壽命的減短有關。因為如此，許多科學家提出假設，認為睡眠過多造成的傷害和睡眠不足一樣嚴重。然而「睡太多」很有可能是疾病的症狀而非造成疾病的原因，舉例來說，已有數項研究顯示，某些感染和接觸低劑量的脂多醣（格蘭氏陰性細菌細胞膜上的促炎因子成分；見 P149 ）會增加對睡眠的需求，但當施以阻斷主要促炎細胞激素的藥物後，睡意便會減少。你可能會發現當你剛開始遵循原始飲食生活攻略並將睡眠優先順序提前時，你的睡眠時間會比多數健康人一個晚上睡超過七到十小時還要久，這沒問題。你可能也會發現隨著你身體的痊癒，你需要的睡眠將會減少。

　　睡眠不足對飢餓激素和代謝也影響深遠（胰島素、瘦體素、飢餓肽和皮質醇等飢餓激素都是免疫系統中重要的調節物 P119 、 P132 、 P135 、 P144 ）。舉例來說，當測量睡眠剝奪後（連續五天每天只睡四小時）的進食量時，受測者的食量較之正常食量有顯著的增加（增加了二十％）。然而胰島素、皮質醇和瘦體素的巨大改變不需要整整五天睡眠不足才看得到，一項研究顯示，**即使只有一個晚上的不完全睡眠（四小時）就會在健康人身上引起胰島素抗性**。另一項研究則顯示單一個晚上的不完全睡眠（在這個研究中是三小時）會導致晨間皮質醇濃度較低（本該是皮質醇濃度最高峰的時間），正午和晚間皮質醇濃度則變得較高（本該減少），以及晨間瘦體素濃度較高的狀況。這代表一晚三至四小時的睡眠時間會導致胰島素抗性、皮質醇失調以及瘦體素的增加，這只是你為了看一部晚場電影或參加一場在老闆家舉行的宴會而熬夜一個晚上的代價，**僅僅一晚**。

　　睡眠不足也已被探討是否是自體免疫疾病的可能成因之一。在一項牛皮癬的動物實驗中發現，睡眠的剝奪會使促炎性細胞激素、皮質醇濃度以及皮膚中與牛皮癬症狀相關（例如乾燥、起皮屑、皮膚鱗片狀剝落）的特定蛋白質出現明顯的增加。處於睡眠被剝奪狀態下的小鼠發生多發性硬化症的時機比被容許有正常睡眠的小鼠要早，而一旦這些小鼠發展出疾病，睡眠的剝奪會加快疾病的進程和小鼠所感受到的疼痛程度。此外，受慢性發炎狀態（例如類風溼性關節炎、系統性紅斑狼瘡、發炎性腸道疾病以及哮喘）所苦的人經常表示有睡眠受到干擾的問題——在部分病例中，睡眠的干擾

是來自疼痛或不適，而在另一些例子中，睡眠干擾來自被擾亂的生理時鐘或同時發生上述兩種情況。究竟是睡眠受干擾導致疾病或是反過來的狀況尚未了解透澈（而且可能因不同疾病而有所不同），但已知睡眠干擾會加重疾病的進程、使像是疼痛和疲倦等的症狀惡化還會降低生活品質。沒錯，睡眠是很重要的。

那麼你需要多少睡眠呢？這個問題並沒有一體適用的答案。目前一致接受的說法是健康的成人每晚需要七到十小時的睡眠。如果你想由自體免疫疾病中痊癒，你的身體需要的睡眠時間會接近甚至超過上述範圍的上限（部分自體免疫疾病患者表示每晚需要十二小時或更多久）。

獲得充足的睡眠不只是為了防止發炎反應的產生；這也關乎身體的修復以及免疫系統的調控。毫無疑問的，組織的修復主要在睡眠期間進行，但一項重要的研究發現調節型T細胞的活性會隨生理時鐘改變，這表示這些T細胞在一日之中會有增減的情形出現。在健康人體內，血液中的調節型T細胞在夜間的數量最多，而在晨間數量最少（與褪黑激素而非皮質醇的規律相似）。調節型T細胞的活性也遵循生理時鐘的規律，在睡眠時的活性被抑制的最嚴重，而在早晨則最不受抑制。當志願者處於睡眠被剝奪的情況下時，他們體內調節型T細胞被抑制的活性會減少（即使在實際的T細胞數量不變的情況下）。

這顯示睡眠對抑制調節型T細胞的活性是必須的，因此如果你想調節你的免疫系統，並扭轉你的自體免疫疾病，你最好好好睡覺。

如果你患有自體免疫疾病，每晚又無法睡足九個小時，我再怎麼強調要將睡眠移到你的優先順序清單第一位也不為過。你需要睡眠，現在，就是今晚，還有每個夜晚。說真的，別再繼續閱讀，去睡覺吧！給予睡眠優先權的策略，還有如果你費盡心思要多睡一會兒卻做不到時的對策都會在第六章中討論。

一切皆互有聯繫

無疑的，睡眠的剝奪會讓你對感染及慢性疾病更加敏感，包括自體免疫疾病。反之亦然：感染和自體免疫疾病會干擾你的睡眠。這有部分是因為不適感，例如疼痛就是許多自體免疫疾病的常見症狀，不過這也能夠歸因於免疫細胞所分泌、會干擾生理時鐘的許多不同激素（像是褪黑激素和皮質醇）。因此睡眠被干擾會導致自體免疫疾病發生，而自體免疫疾病的發生本身就會干擾睡眠。面臨這一類挑戰時，能用來改善睡眠品質的方法會在第六章中討論。

動少動多都有害

　　體能活動帶來的好處可說是眾所周知。肌肉重的增加會增加代謝速率，讓維持健康體重更容易；規律的體能活動能幫助改善骨質密度及預防、甚至反轉骨質疏鬆症。體能活動能幫助調節相當多必要激素的濃度和敏感性，包括胰島素、皮質醇、瘦體素、飢餓肽以及褪黑激素，還能夠藉由直接影響數種神經傳導物質來提升你的情緒。規律進行適量的體能活動能降低罹患心血管疾病、第二型糖尿病、抑鬱和某些癌症的風險，事實上，世界衛生組織（WHO）已確認缺乏體能活動是造成死亡的第四大成因，是全球每年約三百二十萬人的死因。

> *運動不只是保持身體健康的首要因素，也是一切活力和創造的泉源。*
> ──*約翰・F・甘迺迪*

　　體能活動對身體內所有的激素系統以及免疫系統都有很深的影響，然而，不是所有形式的體能活動都有相同效果，特定的體能活動是否會對激素和免疫系統帶來正面影響取決於諸多不同因素，像是運動形式（有氧、阻力訓練等等）、運動週期、運動強度（輕度、中度及重度），一日中運動的時刻、是否正在禁食（這是指你最近是否有進食）、距離你上一次運動已經過多久、是否經常性運動（這基本上代表你有規律的進行運動）以及你的健康狀態（這不只包括了你是否有罹患疾病，還包括你是否有健康的體重、身體是否健康、有沒有處於長期壓力下，還有一般來說有充足的睡眠）。重要的是，劇烈運動──尤其是長時間的有氧運動（你可能稱之為有氧運動「cardio」，但也包括高強度間歇訓練）可能對自體免疫疾病造成不良後果，而且可能不只會減緩修復速度，甚至還會使你的病情惡化。和許多在第二章中討論過的微量營養素一樣，在談到運動時，你可能會過猶不及。

　　研究體能活動與免疫系統間交互作用的學門稱為運動免疫學，而研究體能活動與激素間交互作用的學門稱為運動內分泌學，這些屬於相當新興的研究領域，其中的未解之謎遠多於已找到答案的問題。儘管如此，能毋庸置疑加以描述的是：久坐對你有害；規律的低至中強度運動對你有好處；運動過度（不論是運動量或是強度）對你有害。國際運動及免疫學協會把體能活動與對疾病抵抗力的

關係稱做U型關係——U的底部是中庸區域，此處量和型態皆正確的運動方式所得到的結果是生病的風險會最低。這同時解釋了為何久坐不動的生活方式會增加罹患許多不同疾病的風險，以及舉例來說，為何菁英運動員發生上呼吸道感染風險較高的原因。

　　體能活動會影響身體對壓力的反應。已有許多研究顯示在面對長期和急性壓力時，體能活動會改善心理健康及情緒，還有復原能力，舉例來說，心肺功能健全的人因反應急性心理壓力所釋放皮質醇的量比心肺功能不健康者低很多。許多研究都已顯示你應付生活壓力源的能力會隨著體能活動的減少而下降，但體能活動本身就是一種壓力源，運動的愈劇烈對HPA軸造成的刺激愈大，同時更多的皮質醇會被釋放，而且很重要的是，運動壓力和心理壓力造成的影響是會累加的，這代表你所感受到的壓力是運動壓力和心理壓力兩者的總和。當體適能在平均值的健康人在完成劇烈體能活動的同時又處於有心理壓力源的情況下時，會比只處於有心理壓力或只有運動壓力的人釋放更多的皮質醇。

　　一項類似的研究在比較身體健康個體與不健康的個體時也顯示，因應心理壓力與運動壓力所釋放的皮質醇是可累加的，而造成的影響在不健康的人體內會被放大。有一些跡象顯示這種皮質醇的反應在進行有氧及耐力運動時會大得多，而阻力訓練刺激HPA軸的程度則沒有那麼嚴重。儘管如此，結合了阻力訓練和耐力訓練的運動計畫，像是間歇訓練（技術上來說稱為高強度間歇訓練），絕對會

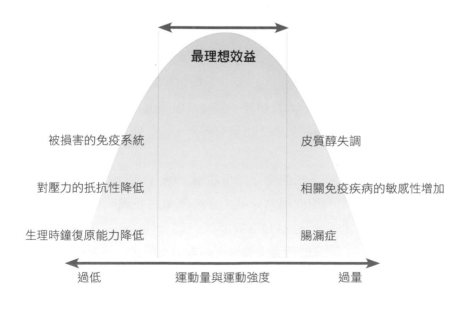

劇烈運動可能會引起腸漏症

因劇烈運動使你的身體受到過重的壓力還有另一個影響：劇烈運動本身會造成腸道通透性的增加。沒錯，只是在健身房、步道或泳池中讓你的身體過分勞累就可能引起腸漏症。

幾乎多達一半的長跑選手都經歷過一種叫做跑者腹瀉的狀況（通俗的說法有runner's runs、runner's trots或是「薑餅人」）。症狀包括了暈眩、噁心、胃或腸道痙攣、嘔吐以及腹瀉，這些症狀主要發生在跑步的過程中。為了在運動時優先讓血液流經心臟和骨骼肌，血流會被引導由消化道及其他內臟器官（像是肝臟和脾臟）改道。這種缺乏足夠血流的情形會對腸道造成被稱為缺血性細胞傷害的結果（因血液供給不足而造成的損傷），這會使腸道障壁破裂從而增加腸道通透性，而且就像前面已經討論過的 P75 ，腸道通透性的增加會讓許多不同由腸道內部而來的毒素滲漏到體內。

儘管不是所有耐力強悍的運動員都會受到明顯的症狀困擾，雖然有程度上的不同，但劇烈運動確實好像會使所有沉迷於消耗性運動的人腸道通透性增加。許多不同研究都已有記錄，並未表示有消化道相關症狀出現的運動員仍有腸道通透性增加的情形發生。同時一項研究顯示，與沒有症狀出現的運動員相比，出現運動引起的消化道症狀、受過良好訓練的運動員在運動後，腸道通透性明顯增加更多。

劇烈的運動同時也與被稱為食物依賴型運動誘發過敏反應的狀況有關，在這種情形下，因運動而引起的腸道通透性增加會加速過敏原從消化道中被吸收的速率。

少數幾種情況會使由劇烈運動導致的腸道通透性增加程度加劇。一項研究顯示使用布洛芬——一種非類固醇類抗發炎藥物（NSAIDs，在 P222 會有更詳細的討論），會使受訓良好的運動員因劇烈運動引起的腸道通透性增加以及腸道損傷更形惡化。食物攝取以及攝取碳水化合物密集、電解質增加之飲料兩者，與發生在耐力良好的運動員身上之消化道症狀間有極強大的關聯性。劇烈運動會抑制胃內停滯時間（食物由胃移動到小腸），而這接下來會使胃裡面的碳水化合物和鹽在濃度增加時進一步抑制胃內停滯時間，因此含糖運動飲料實際上會使問題更嚴重。當然脫水也會造成症狀加重。食物及過度濃縮的運動飲料是否真的會增加腸道通透性，還是僅是放大運動員所感受到的症狀目前仍然不清楚。

環境狀況也會造成影響。一項研究顯示在炎熱（攝氏三十三度）和涼爽（攝氏二十二度）的環境中跑步六十分鐘會引起腸道通透性的增加，而在炎熱環境中進行劇烈運動後，血液中所偵測到內毒素（由格蘭氏陰性細菌而來的細菌性蛋白質）的量會增加很多，但若在涼爽的環境中則不會，這表示劇烈運動如果在高溫下進行會有更嚴重的促炎性。益生菌治療可能也會對保護腸道免於因劇烈運動引起的腸道通透性增加有所幫助，一項研究顯示補充益生菌會減少男性運動員在劇烈運動後血液中促炎性細胞激素的量，同時排泄物中所能偵測到連蛋白的量也會減少（連蛋白會開啟腸道上皮細胞間的緊密連接 P81 、 P123 ）。

> 　　跑者、自行車選手和三鐵運動員已成為研究運動誘發之腸道障壁功能失調的研究對象。儘管還沒有明確針對阻力訓練及腸道通透性增加之間關係的研究，但這可能取決於訓練的類型和每組訓練間的休息時間總量。與傳統阻力訓練相比，無疑地高強度、休息短暫的訓練已顯示會使皮質醇分泌量增加，相較之下，相對低強度的規律運動可能可以保護消化道免於生病。有證據顯示，體能活動能降低罹患大腸癌、膽結石、憩室炎及發炎性腸道疾病的風險，而這也是主張在避免劇烈運動的同時增加體能活動的又一立論基礎。

刺激皮質醇的分泌，已有部分研究提出警告，指出這些形式的運動會引起訓練過度，同時可能會導致腎上腺功能不足。

　　體能活動會影響生理時鐘，包括褪黑激素的製造和睡眠品質。當動物（或人類）被保持在長期光照的環境中，維持生理時鐘必要的刺激會被剝奪，造成的後果就是生理功能失去節律性——也就是說，在正常狀況下，隨著一天之中的不同時刻同步進行循環的生理時鐘激素和不同細胞功能將不復出現。

　　然而即使是未事先計畫安排的運動都能預防失去節律性的發生，除此之外，一旦再次引入正常的晝夜循環，運動便會加速生理時鐘的恢復。由運動而來的類似益處已經可見於需要習慣被改變的睡眠-清醒循環的人身上，像是那些需要調整時差和輪班工作的人。長期的中度有氧運動能改善失眠者的睡眠模式並減輕年長者的睡眠中斷問題。關於體能活動對褪黑激素的影響並沒有一致的結論：不同研究顯示運動對褪黑激素有增加、減少或沒有任何影響。體能活動能夠讓褪黑激素在夜間的分泌開始得早一點或晚一點，取決於一日當中的時段以及運動的強度。一般說來，在一天當中早一點的時段運動可能會引起褪黑激素早點開始製造，而在晚間運動則可能使褪黑激素的製造開始的較遲；不過情況並不總是如此，一項近期的研究顯示，晚間進行劇烈運動的男性自行車手，其睡眠並沒有受到任何影響。儘管這個課題需要更多的研究，無疑地，體能活動看起來似乎能幫助保護並復原生理時鐘，尤其是與合適的晝夜循環聯合作用時。

　　眾所周知體能活動能提高胰島素敏感性。運動中和剛結束運動時，肌肉組織對葡萄糖的吸收會透過細胞膜上葡萄糖運輸的增加而提升，在此作用的同樣是位於細胞膜內、因應胰島素與胰島素受體結合而增加的GLUT4運輸者 P165 ；但運動會不受胰島素支配，單獨刺激GLUT4運輸者的增加。儘管這些葡萄糖運輸者的增加在結束運動後僅能持續約兩小時，肌肉細胞的胰島素敏感性仍然會在運

動後增加。當有規律運動時，肌肉組織會發生許多適應作用，包括持續增加的胰島素敏感性、GLUT4輸送者的增加，還有增加血管的形成。

　　體能活動對先天性及適應性免疫系統兩者的影響非常複雜，大部分都取決於運動模式是急性（代表不屬於規律訓練慣例的劇烈運動）或長期的（也就是有規律的）。急性運動模式並不只是某個身材走樣的人跳進一堂有氧跆拳道課程這麼簡單的，任何人只要訓練強度明顯大於他一向習慣的強度，或鍛鍊時間明顯比他過去習慣的要長，那麼基本上這些人就是在進行急性運動；這也同時取決於鍛鍊或運動或強度，某些人每次訓練時，都是在做急性運動。

　　不論是耐力或阻力訓練，急性運動都會刺激發炎反應。中性球和自然殺手細胞兩者都會被動員，同時運動後，這兩者在血液中的數量會戲劇性的增加，增加的幅度與運動強度及持續時間相關。急性運動也會刺激吞噬作用（巨噬細胞和單核球吞吃物質），並增加活性氧物種的製造。然而規律的運動似乎並不會明顯的增加血液中中性球的數量，同時也可能使血液中單核球數量及其在發炎性刺激中的反應活性下降。事實上，少數文獻指出，持續訓練可能會為那些患有慢性發炎性疾病的患者帶來益處，相對的，其他研究顯示，即使是規律的訓練都會使自然殺手細胞增加，而這個影響可能會隨著密集訓練惡化。

　　急性運動對適應性免疫系統造成的影響被了解的只有一部分。在急性運動過程中還有剛結束時，血液中輔助型T細胞和細胞毒性T細胞的數量會增加，不過很快就會恢復正常。此外還存在著Th1相對於Th2分化的效應，明確的說，急性運動會使Th1細胞的相對數量減少，並增加Th2細胞的數量。不意外的，因為Th2細胞是B細胞活性重要的調節物，血液中的B細胞會在同時出現增加的情形。在回復期間，T細胞和B細胞的數量會降得比運動前還低，顯示在運動後相對快速恢復到正常水準之前，適應性免疫系統是受到抑制的。針對菁英運動員的研究顯示，一般說來，運動後二十四小時所測量到的T細胞及B細胞數量與非運動員

一切皆互有聯繫

　　你的飲食品質可能左右了運動如何影響你的免疫系統，舉例來說，近期一項研究顯示補充魚油會降低由急性健身運動誘發的發炎反應。另外，在運動前、中、後立即攝取碳水化合物可能能減少急性健身運動誘發之發炎反應的量或持續時間。

相同，代表常規訓練可能不會引起適應性免疫系統的長期變化。然而，密集訓練週期之間若沒有足夠的恢復時間，就會造成免疫抑制的結果。

評估運動對自體免疫疾病或其他慢性發炎性疾病患者造成影響的研究相對稀少，當然很多問題依然無解。在部分但非全部的研究中，急性運動會使罹患發炎性疾病者身上的發炎反應更劇烈（引起運動後程度更高或持續更長時間的發炎反應）。規律運動對患有自體免疫疾病病患的潛在益處就更難以明確列舉出來，一些研究發現發炎反應標誌物會增加，另一些研究顯示會減少，還有一些則顯示沒有影響。這些充滿變數的結果可能反應了運動的強度，並可能代表患有發炎性疾病的人對過度密集訓練帶來的負面後果更為敏感；一項最近的研究提供了支持這個觀點的證據，在這個研究中，患有結節病的患者在急性運動後會出現促腎上腺皮質素釋放素增加釋放的反應（但皮質醇並未增加 P194 ）。

儘管體能活動的影響十分複雜，並且才剛開始被了解，但必須強調的是，體能活動（至少是那些低強度到中強度的運動類型）對健康至為關鍵這一點是很重要的。此外，體能活動帶來的好處遠遠超過我們多數人注意的焦點──也就是身體的表象，體能活動之所以成為原始飲食生活攻略的一部分是因為規律、中庸強度的體能活動對激素及免疫系統不可或缺的調控作用。這不是為了穿泳衣時的賞心悅目，那並不是最終目標，對自體免疫疾病患者來說，那也不該成為目標，事實上，如同將在 P350 進一步詳細討論的，那種被如此多人嚮往的超級苗條明星身材，在大多數狀況下，對我們來說可能甚至連健康都談不上。這不是說如果

你適用於這個不要劇烈運動的警告嗎？

是適用的。只不過所謂的劇烈是因人而異的，取決於你的健康程度、活動的類型、你多久運動一次、你一次運動時間和強度、你已從事體力活動多長時間、你控管壓力是否得當以及你睡得好不好。所以你可能不會考慮針對劇烈運動採取謹慎的態度，因為那對你不適用。或許你已經規律的進行密集訓練好多年了，而且不認為這個分量對你的身體來說是太多的；或許你靠著你的訓練控管壓力，而且無法想像沒有運動生活會變得如何；或許你喜歡密集訓練給你的外表帶來的效果。不論如何，請務必嚴格評估運動在你的自體免疫疾病中所扮演的角色。有種情況叫做運動成癮，已知與酒癮和藥癮具有類似心理和生理上的影響，儘管你所從事之體能活動的量對你的身體是完全適當的，同時還可能幫助你控管自體免疫疾病，別讓你對運動的熱愛妨礙了你的自癒能力。

你的體重過重就不能減肥，或體重過輕就不能增胖，你可以減肥或增重，而且你當然可以變得更強壯、肌肉更發達、更有彈性、更敏捷和身體更健康，但我一定要再次強調：變瘦或體格變健美並不是目的——變健康才是。

我們多數都覺得應該要多運動，但對自體免疫疾病患者而言，更佳的注意焦點應該放在**讓身體變得更有活力**。**體能活動**是一個概括的說法，被世界衛生組織定義為「任何由骨骼肌產生、需要消耗能量的身體活動」；相對的，運動是帶有特定目的，像是改善身體狀況或競賽等的體能活動。做為一個社會整體，這些詞彙通常會被拿來交替使用。關注體能活動背後的概念是在避免消耗性及劇烈運動的同時，提高低強度及中強度活動的分量。然而要定義究竟什麼是過度劇烈運動是很困難的，因為所謂的過度劇烈會因人而異，兩英哩的跑步距離或許對某個人來說是能帶來益處的中強度運動量，對另一個人卻可能是有害的高強度運動量。你得用常識判斷。

在所有原始飲食生活攻略的推薦中，體能活動的類型和分量是會因不同個體而出現最大差異的一項。主要目標是將夠多的體能活動在不使身體壓力過重的前提下納入你的每日生活中。這並不表示你的體力和耐力無法增加，不過這確實代表你應該逐步進行，對出發點是生活方式屬於久坐不動的人來說，這表示你應該將溫和的體能活動包含在每天的日常中，像是走路、瑜伽和游泳，慢慢增加強度和持續的時間，這在第六章會有更詳細的討論。對習慣每週數次在健身房激烈活動一回的人來說，這代表降低你的訓練強度，同時將訓練週期之間的足夠休息時間排進優先的順序中，以確保你沒有帶給身體過重的壓力。當談到運動和自體免疫疾病，緩慢和穩定確實能贏得勝利。

體能活動應該要很有趣

也許這不用特別提出，但不論你選擇何種體能活動，都應該要是你喜歡並享受的，不過有鑑於壓力在自體免疫疾病中鮮明的角色，還有控管壓力時，讓自己開心這一點所扮演的重要角色，那麼強調健身活動應該要有趣似乎就很重要了。我的瑜伽老師很喜歡這麼說：「因為去做，所以喜歡上了，因此歡喜去做。」我認為這句話表達了非常深刻的哲學概念。除了感到有趣對你有好處這個事實，你更有可能對一件你享受的事情堅持下去，而且會持續從你的行程表中為這件事切割出時間來。

一天吃幾餐也有影響

　　你進食的時機和多久進食一次其實是一項生活方式因子（但是你吃了什麼是一項飲食因子），而且這項因子可能是成功控管你的自體免疫疾病的重要貢獻者。Google的快速搜尋會讓你得到上百條資源，告訴你最健康的進食方是就是放牛吃草，也就是幾乎整天不斷地少量進食，儘管這個方法對那些代謝受損的人在調節血糖濃度方面很有用，但這個方法無法支持正常的飢餓激素調節，同時可能在控管自體免疫疾病上產生不良後果。

　　支持放牛吃草飲食法較為健康的原始研究是證明若你進食頻率愈高，愈有可能擁有健康體重的相關性研究。儘管這樣的相關性是做為探討兩件事之間關聯的極佳起始點，但這並無法證明兩者之間的因果關係，這樣獨特的相關性在將運動也一起納入考慮範圍後就消失了。有趣的是，前瞻性研究（一種特定的研究類型，在這個情況中，會讓受試者採用特定的飲食，隨後監測受試者健康與體重的變化，並與相關性研究做對照，而在相關性研究中，受試者僅需填寫問卷，同時研究人員會尋找統計上的趨勢）一致顯示增加進食的頻率無法讓體重正常的個體

但我是運動員啊！

　　如果你是一位正在對抗自體免疫疾病的運動員，你可能已經注意到一個循環出現的問題。你繁重的訓練週期可能要為你的自體免疫疾病負一部分責任，因此沒錯，我要請你將訓練強度拉回來，好讓你的身體有修復的可能，你必須將訓練和你的疾病之間的關係納入考慮。然而這並不必然代表你得整個放棄你所從事的運動項目，降低訓練週期的強度並增加週期間的恢復時間可能將會造成很大的不同。除此之外：

- 在訓練或比賽開始的至少三十分鐘前不要進食。
- 在劇烈運動期間，每小時攝取大約四百八十西西碳水化合物含量低於十％但含有葡萄糖、果糖和電解質的飲料。
- 天氣熱的時候避免劇烈運動。
- 補充益生菌 P289 、 P375 。
- 確保你在訓練週期（至少二十四小時）間有充裕的恢復時間並且每晚都有充足睡眠。
- 確保攝取足夠的食物以支持訓練週期之間的恢復和修復。
- 嚴格評估你的訓練在你罹患的自體免疫疾病中所扮演的角色。

得到任何好處，而且還會導致過重的人出現體重增加的傾向及較高的糖尿病罹病風險。

你的進食頻率、你吃些什麼還有你吃多少對飢餓激素的調控也有深刻的影響。感覺到飢餓是很重要的，而且空空的胃能讓飢餓肽的釋放到達最大值，但你不能將這個情形推到皮質醇濃度驟增並且瘦體素敏感性降低的極致。吃飽也是很重要的，尤其是透過食用高品質的蛋白質、脂肪和低升糖負荷碳水化合物，包括纖維素在內。這是因為飢餓肽的低濃度狀態與高濃度一樣重要，而且這樣的進食方式能維持更適當的生理時鐘。

那麼，什麼是最理想的進食頻率？對於生活方式是狩獵-採集族群以及狩獵-採集-農耕族群（不論是現代族群或歷史族群）的分析顯示，這些族群都典型的在午後或傍晚食用一頓豐盛的大餐，有時候早晨會食用一份分量不大的剩菜，像是採集到的少量食物。這不只完全不像現今所謂一天食用五到六份小份餐點會達到最佳代謝的謬誤主張，和與放牛吃草飲食法相悖之「標準的」三餐也沒有任何一點雷同之處。

當我們開始思考一天只吃一餐的問題（不限制熱量），會發現一些有趣的研究結果。一項研究顯示，在不限制熱量的情況下，一天只吃一餐會改善身體的組成及心血管風險因子，並降低皮質醇濃度。另一項研究則顯示一天只吃一餐能藉由防止循環中之白血球（精確的說，是單核球）製造細胞激素而減輕發炎反應。有一項假說認為，降低進食頻率會造成氧化壓力減輕、瘦體素及胰島素敏感性提高的結果。

雖然看起來很有說服力，但是這些研究並未替一天一餐提出有利的證據，特別是在自體免疫疾病存在的情況下。

週期性禁食的概念在原始飲食生活社群中已經得到許多支持，部分原因是已有一些研究顯示重複進行短期禁食（一般是十六到二十四小時）能改善我們處理壓力的能力（這意思是在對心理壓力源做出反應時所釋放的皮質醇較少），還有因為週期性禁食會刺激自噬作用發生（類似於每顆細胞的春季大掃除，細胞會分解未適當發揮功能的構成成分，將其回收再利用）。然而罹患自體免疫疾病的人較不可能體驗到這些好處，省略早餐（或同時跳過早餐和午餐）問題在於你的身體會增加皮質醇的濃度，以便刺激醣解反應或糖質新生，好提升你的血糖濃度，讓你有能量應付這一天；如果皮質醇的濃度和節律性不正常，協助調節血糖

而額外釋放的皮質醇會導致皮質醇失調或皮質醇抗性。此外，有證據顯示自體免疫疾病中起作用的程序會抑制自噬作用，這表示健康人能享受到禁食所帶來的有益適應作用不只是在自體免疫疾病患者，還有任何需要應付長期壓力的人身上都不太可能發生；事實上，反覆的週期性禁食（這實際上就是等同於一天吃一餐）被用來做為動物研究中的長期壓力典型。在動物模式中，週期性禁食會活化肝臟巨噬細胞、增加脂肪在肝臟中的累積、使血液中膽固醇濃度上升，還會加速肝臟及脾臟中因高脂肪飲食引起的DNA損傷。對人類而言，一項研究顯示，一天只吃一餐的人會表現出較低的葡萄糖耐受性（也就是較高的胰島素抗性）。此外，健康女性比健康男性有可能對週期性禁食產生葡萄糖耐受性降低的反應，因此對於週期性禁食是否通常對女性有所助益尚且沒有定論。

關於吃早餐這件事有一個很好的論點，事實上，評估在一天稍晚的時間中，飢餓與對食物之渴望和早餐之間關係的研究意味著，當你有吃早餐時，飢餓激素會受到比較好的調控。已知習慣性省略早餐的人罹患心血管疾病和肥胖症的風險會高很多，這不一定直接與在一天當中較早時刻進食所帶來的特定好處相關，或與吃早餐似乎能讓你在接下來的一天中做出健康選擇的事實相關。

褪黑激素及胰島素之間的關係顯示，太晚進食可能會干擾睡眠。實際上臨床試驗確認，即使在睡前一小時只吃一小份零食都會給睡眠品質帶來負面影響，相反的，睡前四小時吃下大份富含碳水化合物的一餐會改善睡眠品質。儘管餐點的組成和要達到理想睡眠需要的時機之間沒有明確的公式可循，在就寢前至少兩個小時不要進食對更好的睡眠普遍有所助益。

▶ 有趣的事實 ◀

唾液澱粉酶是一種澱粉消化酵素，也具有生理時鐘節律，會在傍晚時達到最高峰，顯示含澱粉的碳水化合物在晚餐時可能比較容易消化。

由於患有自體免疫疾病的人更有可能發生皮質醇失調（還有生理時鐘失調、異常的胰島素和瘦體素濃度及敏感性），因此進食頻率必須高到足以激發正常的皮質醇濃度及胰島素敏感性，但又必須夠低，低到能讓飢餓肽濃度在兩餐之間能夠提升並維持瘦體素的敏感性，這兩者間必然存在某種平衡。對大多數人而言，這代表的可能是一天吃二到四餐（或三餐加上一頓點心），第一餐是起床不

規則中的例外

　　雖然大分量但頻率較低的用餐習慣似乎對調節飢餓激素還有將餐後發炎反應降至最低 P157 來說是最理想的，但並不是所有人都適用此原則。吃一頓大餐會給消化系統帶來負擔，而對那些受嚴重消化道損傷和發炎反應所苦的人，像是乳糜瀉、發炎性腸道疾病或會影響消化器官（肝臟、膽囊或胰臟）之自體免疫系統疾病的患者來說，至少在一開始的時候，吃一頓大餐會引起腸胃極端不適。

　　和在 P313 討論的一樣，由放牛吃草式的飲食習慣轉變為進餐次數少、但分量加大、用餐時間間隔恰當之飲食方式的轉換不必然得要是一個快速的過程，對需要在著手解決這個謎題前讓身體有時間修復的人來說尤其如此。能夠支援消化作用的補充品可能可以促進某些狀況下的修復過程，並緩和轉換為大分量餐點的過程，這會在 P368 討論。

久後的早餐，結尾則是在睡前二到四小時食用的餐點。你的進食頻率愈低，你所食用的餐點分量就應該愈多。個人偏好還有或許加上一點試誤的過程就能決定哪一種方式適合你。關鍵就是，大分量低頻率的進食方式比放牛吃草式的飲食方式要好很多，改變你進食習慣的方法在 P311 有更詳細的討論。

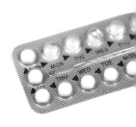

藥物帶來的傷害

　　愈來愈多的觀察發現，大多數的藥物——即使是那些被認為帶來不良影響最小的，像是氫離子幫浦抑制劑和抗高血壓藥，其實都會為免疫的發育和功能帶來有害的影響，同時極有可能對微生物相也是有害的。

　　——史提格・班馬克醫師，醫學博士，摘自「腸道微生物相，免疫發育及功能」《藥理學研究》第六十九卷（二〇一三年三月）：第八十七頁至第一百一十三頁

　　除了抱持著模糊的想法，希望這樣或那樣的劑量能夠緩和症狀以外就不假思索的服用藥物的現象——尤其是非處方藥，變得愈來愈常見。我們堅信阿斯匹林和布洛芬之類的藥物如此普遍，它們必然是無害的，我們也相信由醫師開

立的處方藥物，像是類固醇和氫離子幫浦抑制劑對我們會有幫助。但是許多慣常用來治療疼痛和發炎反應的藥物，以及例行開立、用來控管自體免疫疾病症狀的藥物在治癒方面可說完全適得其反。或許更陰險的是，許多這一類藥物的確能減輕疼痛或減少發炎反應，因此屏蔽了這些藥物對腸道通透性、腸道微生物相以及免疫系統的有害影響，在使用這些藥物的情況下，身體無法得到完全的修復。了解要避開哪些藥物好讓你與你的醫生能夠打開對話的窗口至關重要，部分這類藥物可以輕易的停藥，部分藥物在特定情況下適合服用，部分藥物在某些狀況中甚至是救命良藥。你需要和你的醫師合作，決定在你致力於遵循原始飲食生活攻略並盡你所能促進身體修復的同時，是否需要逐漸降低服藥劑量。

哪些種類的藥物帶來的弊端多於好處？大體來說，**可以的話，任何標示可能發生之副作用會引起消化道症狀的藥物，最好都要避免使用**，這是因為便祕、腹瀉、噁心、腹痛和嘔吐都是反應消化道受損或發炎相當好的指示物。考慮到在原始飲食生活攻略中所提出的許多建議都是針對腸道的修復以及扭轉腸道生態失衡，這類藥物造成的效應通常會從無用到完全破壞你所做的其他努力。儘管以下清單一點也不詳盡，不過最大的（以及最經常使用）禍害有：

・免疫抑制藥物，包括皮質類固醇（像是普賴松）和疾病修飾型藥物（DMARDs；像是滅殺除癌錠）。
・非類固醇抗發炎藥物（NSAIDs），例如布洛芬和萘普生，這些藥物愈來愈常被推薦（或開立處方）給患有自體免疫疾病的患者，目的是想要緩解疼痛及減輕發炎反應。
・會干擾消化作用的藥物，通常被開立來治療胃酸逆流。
・激素避孕藥和抗生素。

非類固醇抗發炎藥物

非類固醇抗發炎藥物（NSAIDs）包括許多為人熟知的非處方藥，最常見的三種分別是乙醯水楊酸（阿斯匹林）、布洛芬（愛得衛、美林、諾洛芬等等），以及萘普生（Aleve、Midol等等）。

這些是會被以較高劑量開立的常規藥物，用來控管疼痛以及減輕發炎反應。然而這些藥物伴隨著會引起消化道方面副作用的極高風險，這是因為

NSAIDs會引起腸道障壁的損傷，而長期使用這類藥物則伴隨著明顯的潰瘍、出血和穿孔的風險（腸道的破洞或撕裂）。

即使僅僅一劑NSAIDs就會在甚至是健康人身上造成腸道通透性增加。NSAIDs會透過數種方式造成這個結果。

NSAIDs造成消化道傷害的機制中，首先被發現的就是經由抑制環氧合酶此一酵素的作用，環氧合酶被抑制會妨礙花生四烯酸的代謝，而花生四烯酸的代謝會減少前列腺素和凝血脂素的生成 P172 ，這也是NSAIDs如何達成它們抗發炎、稀釋血液和緩解疼痛的作用。然而，NSAIDs也會傷害腸道障壁，造成腸道損傷（腸道損傷最終會演變成潰瘍或更糟的狀況）。結果發現環氧合酶其實是維持腸道黏液層健全必要的酵素 P76 ～ P77 ，一旦這個酵素的作用受到干擾，腸道對於來自其他來源的傷害（像是毒素以及運動引發的腸道障壁瓦解）就會變得更為敏感。

▶ **有趣的事實** ◀

環氧合酶是會被一群名為COX2抑制劑的藥物抑制的酵素，COX2抑制劑也會被開立為治療發炎反應的藥方──雖然NSAIDs對環氧合酶的COX1和COX2型態都有抑制作用。

也有研究顯示NSAIDs會抑制構成腸道上皮細胞間緊密連接之蛋白質的生成 P81 ，而這會導致緊密連接的開啟，這可能是因為NSAIDs會損害粒線體代謝 P157 ，意思是腸道上皮細胞無法產生足夠的能量來維持緊密連接。NSAIDs還會藉由引起供給腸道組織及腸道周邊組織血液微血管中血流的改變而削弱腸道障壁。除此之外，NSAIDs似乎會增加白三烯生成的量 P173 ，使血液中的中性球被活化和動員，而這被認為是NSAIDs使消化道發生損傷的肇因。

與其他在這個章節中討論的藥物不同，NSAIDs很少被用做必備的救命藥物，最典型的是用來緩解症狀。既然如此就應該避免使用NSAIDs──它們能達成的效果並不值得讓腸道障壁因這些藥物受損。

若NSAIDs做為血液稀釋劑使用時是唯一例外的情況。某些自體免疫疾病，例如抗磷脂質症候群，通常會建議每天服用嬰幼兒劑量阿斯匹林以預防血栓的形成（血栓形成可能會有生命危險），若你有凝血失調的問題，停用血液稀釋劑可

能是很危險的，因此在這個例子當中，和你的醫師合作對戒斷阿斯匹林特別重要。你可能可以和你的醫師討論改用替代的血液稀釋劑──例如非常高劑量的魚油──的可能性 P173 。

皮質類固醇

　　許多醫師會開立皮質類固醇（取決於你的症狀，分為口服、注射、吸入，或鼻內滴劑）來治療自體免疫疾病的症狀。類固醇藥物的需求源自身體產生皮質醇抗性以及免疫系統處於過度驅使狀態的事實 P193 ，這類藥物是一種人工合成型態的皮質醇。由於你已經熟悉長期壓力帶來的後果，現在討論類固醇藥物導致的結果就很簡單了。

　　皮質類固醇藥物經由與免疫細胞的糖皮質激素受體結合發生作用，昭示著發炎反應和免疫性的緩解。然而這些藥物也會使身體充斥著糖皮質激素（也就是皮質醇），通常無視於一日內之濃度波動的需求（雖然這是為何早上服用普賴松通常能將副作用最小化的原因），而**這會進一步使糖皮質激素受體抗性增加**。這是為何一個類固醇療程通常會包含劑量的逐漸降低，以及為何在完成一次類固醇療程後，症狀仍總是復發（有時候會更加嚴重）的原因。類固醇也會損害免疫系統、引起腸漏症並妨礙正常的修復過程。

　　皮質類固醇藥物在某些情境中是救命良藥──儘管大多數時間都被用來緩解症狀。多數人因為強烈的副作用，像是刺激食欲、渴求高熱量食品、體重增加、低能量、焦躁不安和難以入眠，而不喜歡使用類固醇；可想而知，這些副作用本身就會對免疫系統造成影響。皮質類固醇經常在發病期間被開立給自體免疫疾病患者，以協助壓制免疫系統，但這些患者經常發現，一旦開始服用類固醇就很難停止，這是因為一旦你停止使用類固醇，免疫系統便不再受到壓制，但**身體此時卻是處於比從前更嚴重的皮質醇受體抗性狀態**。事實上，對某些自體免疫疾病來說，由於治療週期結束後停藥的反撲效應，類固醇的使用是有所禁忌的。

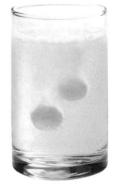

　　如果你正在服用類固醇控制自體免疫疾病，你必須與你的醫師通力合作，在你運用原始飲食生活攻略中所建議之飲食和生活方式修復身體的同時，以非常緩慢的速度降低類固醇的劑量。

氫離子幫浦抑制劑、第二型組織胺受體阻斷劑、制酸劑、緩瀉劑和止瀉劑

不論消化道症狀嚴格說來是否屬於自體免疫疾病的一部分，鑑於腸漏症和腸道生態失衡在自體免疫疾病發展中所扮演的角色，諸如脹氣、胃灼熱、胃酸逆流、便祕和腹瀉等症狀仍屬常見，人們使用以減少胃酸、增加或降低消化道蠕動為目的的非處方藥或處方藥來治療這些症狀也十分普遍。這些藥物的使用必須經過嚴格的評估，因為其中許多藥物可能弊多利少，精確的說，你應該避免：

◦ 氫離子幫浦抑制劑（像是泮托拉唑、奧美拉唑和蘭索拉唑等藥物，其中包括保衛康、耐適恩錠以及Prevacid等品牌）。
◦ 第二型組織胺受體阻斷劑（像是法莫替丁和雷尼替丁，其中包括啡莫替定和善胃得錠等品牌）。
◦ 輕瀉劑（像樂可舒和番瀉葉、蓖麻油、聚乙二醇3550等刺激性的輕瀉劑，以及刺激性較輕、單純的滲透壓瀉劑，例如鎂乳）。
◦ 止瀉劑（鎮痙止瀉劑，像是樂必寧和次柳酸鉍，及比較少見的糞便膨鬆劑）。

消化作用的最佳化是很重要的，因為如此你的身體才能由食物中吸收所有營養素，同時避免餵養出腸道生態失調的問題，有足量胃酸的重要性和細菌過度生長如何模擬出胃酸過多的症狀在 P94 已討論過。服用任何會減少胃酸或影響胃運動藥物會影響身體消化和吸收營養素的能力，像是碳酸鈣（Tums或羅雷茲等品牌）這類制酸劑通常只有在長期服用或使用劑量很大的情形下會被與有害影響聯繫在一起。可能也沒那麼意外的是，制酸劑最常見的副作用就是便祕（可能是由同時抑制消化作用和細菌過度生長兩者而導致的結果），而在高劑量（或腎功能有受損）狀況下，碳酸鈣會導致高血鈣（血液中鈣離子濃度極高），而這會給身體帶來各種有害影響。

儘管在特定情況中，氫離子幫浦抑制劑（PPIs；降低胃壁內壁細胞、也就是胃壁細胞分泌胃酸的一類藥物）特別有幫助，以同一類藥物來說，氫離子幫浦抑制劑被認為是最常被過度開立的藥物之一，雖然大部分已經被H2阻斷劑（也會減少胃酸的生成，不過是經由對胃壁細胞所產生之不同的生化效應）的使用所取代，不過氫離子幫浦抑制劑的使用和各種不同的有害影響有所關聯，包括營養素

吸收不良（除了其他狀況外，還會造成貧血），骨質密度降低、增加沙門氏菌和梭狀芽胞桿菌感染的風險，以及增加罹患癌症的風險。除此之外，氫離子幫浦抑制劑已被發現會直接干擾溶酶體中的酵素（而這會阻礙抗原呈現 P45 、 P126 ）以及細胞毒性T細胞的活性。

　　已有醫學文獻提出對長期使用PPI可能使免疫系統遭受系統性破壞的顧慮。一項最近的研究顯示，對由急性照護醫院出院的老年病患施用氫離子幫浦抑制劑會增加他們在一年內死亡的機率，同時發現，PPI及H2阻斷劑的使用與罹患發炎性腸道疾病的患者症狀加重與住院風險增加有關聯。這些藥物似乎也會對腸道微生物相造成影響，一項針對早產兒進行的研究顯示，H2阻斷劑會降低腸道生物的多樣性，而長期使用PPIs已被發現會經由改善致病細菌移居到腸道中的能力，使對腸內細菌感染敏感性的風險增加。

　　一般說來，輕瀉劑會造成腸道內壁上皮細胞的損傷，這些損傷是否會增加疾病出現的風險尚未有定論，但任何會造成腸道損傷或發炎的事物都該被努力修復腸道、想要反轉自體免疫疾病的人所關注。刺激性輕瀉劑——番瀉苷A（番瀉葉）、樂可舒和蓖麻油——已知會傷害腸道上皮細胞、刺激腸道內壁細胞快速分裂（增殖）並引起發炎反應。樂可舒和酚酞作用的方式是透過增加上皮細胞通透性（並刺激液體輸送通過受損的腸道障壁）。

　　發酵性輕瀉劑，像是乳果糖，可能藉著透過腸道細菌過量生成的短鏈脂肪酸刺激細胞分裂 P86 。聚乙二醇3550會抑制腸道受損後腸道障壁的修復（雖然聚乙二醇3550本身可能不會引起腸道受損）。

　　滲透壓瀉劑，例如鎂乳，會起作用是因為像是鎂或磷酸等不易被吸收的離子能幫助水分被吸收進入大腸，似乎是最安全的輕瀉劑，雖然它們還是會引起代謝混亂，尤其是在腎臟功能受損的情況下。

　　止瀉的藥物主要分為兩種主要類型：鎮痙劑（最常見的有樂必寧和次柳酸鉍）以及增稠劑（通常是像是洋車前子等纖維素補充品）。儘管食用大量蔬菜和水果的主要原因是為了其中含有的纖維素（更不用說蔬菜和水果當中所富含維生素、礦物質以及抗氧化物），但高濃度的纖維素補充會餵養出腸道生態失衡，然而，偶爾使用纖維素補充品並不會引起不良影響（除了用量太多會引起便祕之外）。樂必寧（易蒙停最常見的品牌名稱）是一種會減緩腸道能動性的鎮痙劑，造成的副作用會與其對腸道能動性的影響直接相關，包括腹痛、腹脹、脹氣、噁

心、嘔吐和便祕。樂必寧對患有神經系統疾患的病人有用藥上的禁忌（這些禁忌在阿茲海默症的病例中特別被研究過，不過尚未有定論）。已知樂必寧會產生許多藥物交互作用，這意思是說，如果樂必寧與部分其他藥物同時服用時會產生有害的影響，而最重要的一點可能是（由於感染在自體免疫疾病患者身上較常見的原因），已知樂必寧會使因困難梭狀桿菌感染而發生的腹瀉更為嚴重，同時會使寄生蟲赤痢變形蟲的感染病情加重。

次柳酸鉍（鹼式水楊酸中的有效成分）具有神經毒性（因為帶有重金屬鉍），雖然症狀只會在大量攝取或長期使用後出現，然而鉍在六週後便會累積在身體的數個部位，就算遵照建議劑量服用也會發生同樣情形。

胃酸逆流、便祕以及腹瀉對某些人來說可能是致命的，因此遇到這種情形，就不該停止服用治療這些症狀的藥物。但你應該與你的醫師配合，除了遵循原始飲食生活攻略之外，找出並針對造成這些症狀的根源。不斷出現消化道症狀的人，在採行原始飲食生活攻略後，都能由支持消化的保健補充品和益生菌的補充中得到好處 P369 、 P375 。若你反覆出現的消化道症狀僅限於胃酸逆流、脹氣或便祕，小腸中細菌過度生長可能性的評估和治療可能會有幫助 P377 。在實行原始飲食生活攻略後，腹瀉狀況沒有改善的人可能會發現評估與治療寄生蟲感染或像是困難梭狀桿菌等感染發生的情況會有所助益 P380 。

激素避孕藥

性激素在調節免疫系統中扮演了複雜的角色（在第一章已討論過），使用口服避孕藥或其他形式的激素避孕藥（例如貼片或注射針劑）而使激素與免疫系統間的關係陷入混亂，將使控管自體免疫疾病變得更加困難。

然而激素避孕藥的使用是非常私密的決定，在嚴格評估自身狀況，並完成你自己的風險效益分析後，一部分人可能會做出繼續使用這些避孕藥做為最佳選項的決定。這並不代表妳不能實行原始飲食生活攻略中的其他建議、然後觀察妳身體的復原狀況如何，然而，我還是強烈希望妳記住，**如果妳沒有感受到預期發生的改善，避孕藥很可能就是罪魁禍首。**

疾病修飾型藥物

根據美國自體免疫相關疾病協會（AARDA）的說法，「常用的免疫抑制療

法會導致破壞性極大的長期副作用。」如同之前討論過的，抑制免疫的皮質類固醇藥物會增加皮質醇抗性並持續造成腸漏症的發生。因此，儘管皮質類固醇確實能夠減輕發炎反應及免疫活性，它們仍然會妨礙身體的修復。疾病修飾型藥物（DMARDs）是會開立給重病患者使用的另一種強力免疫抑制藥物。這些藥物在長期使用下有造成嚴重感染和癌症的重大風險——更不用說有部分這類藥物甚至連短期使用都帶來不利影響。

氨甲蝶呤（常見的品牌包括滅殺除癌錠和Trexall）是一種嘌呤代謝抑制劑，最初被開發為化療藥物，也被用於懷孕初期的妊娠終止，是開立最頻繁的疾病修飾型藥物之一，造成的副作用也是最具破壞性的。做為化療藥物，氨甲蝶呤會抑制DNA及RNA的合成，因此相較於生長速率正常的細胞而言，氨甲蝶呤對快速分裂的細胞（例如癌細胞）造成的毒性較大。氨甲蝶呤也會抑制T細胞在組織中的活化和聚集，並抑制某些促炎性細胞激素所傳遞的訊號。即使在用於抑制免疫的極低劑量下，氨甲蝶呤會透過作用於腸道上皮細胞的緊密連接而使腸道通透性明顯增加；氨甲蝶呤的副作用有部分要歸咎於腸道通透性的增加，副作用包括腹瀉、噁心、嘔吐，還有肝臟受損。硫唑嘌呤是有類似作用的另一種藥物。

盤尼西林通常會開立給無法忍受氨甲蝶呤副作用的病患，尤其是在類風溼性關節炎的病例中。盤尼西林經由快速減少T細胞數量、抑制巨噬細胞功能和防止膠原蛋白交聯而產生作用。盤尼西林是一種強力螯合劑，這代表盤尼西林會與金屬結合，尤其是銅 P104 。當盤尼西林與細胞中的銅結合，會產生對細胞——尤其是肝臟及腎臟細胞——具毒性的活性氧物種 P95 。已知青黴胺也會造成自體免疫疾病，特別是由藥物誘發的系統性紅斑狼瘡、重肌無力症和藍伯-伊頓肌無力症（所有以上病症在停止服藥後還是可能會持續存在）。

已知其他疾病修飾型藥物的副作用也是會造成自體免疫疾病。腫瘤壞死因子（TNF-α，是一種重要的促炎性細胞激素）——包括inflximab（商品名Remicade）、etanercept（商品名恩博），及adalimumab（商品名Humira）——會增加罹患牛皮癬、皮肌炎、血管炎、白斑症及藥物誘發系統性紅斑狼瘡。肺間質病（致死率超過三十％）的發生是另一可能的副作用。然而，身體對腫瘤壞死因子抑制劑的耐受力通常比對其他疾病修飾型藥物要高，同時對腸道障壁的完整性沒有已知的影響。對某些人來說，在由藥物控管的自體免疫疾病轉換成由飲食及生活方式控管的過程中使用腫瘤壞死因子抑制劑是很恰當的。

抗生素

　　抗生素是救命良藥，不應該在發生嚴重感染的情況中避免使用。然而，某些自體免疫疾病的抗生素長期療程標準療法的壞處可能遠多於益處。

　　抗生素無法鑑別是何種感染性細菌讓你生病，抗生素的副作用之一是也會同時殺死你的腸道微生物相 P85。部分益生菌菌種對抗生素的敏感性較其他種類高，而且不同抗生素會更容易殺死不同種類的細菌，因此部分菌種被殺死而其他的卻沒有，而這會造成腸道生態失衡。擬桿菌屬的細菌（在健康腸道中最具優勢的菌種）對各種抗生素特別敏感，其他受到劇烈影響的益生菌還包括梭狀芽胞桿菌屬和雙歧桿菌屬，當這些有益的細菌被消滅殆盡，其他菌株便會增生到不成比例的龐大數量。此外，在人生初始階段使用抗生素已被發現與哮喘風險的增加有關，這可能要歸因於腸道微生物相改變的結果。

　　當患有特定自體免疫疾病的患者被診斷出必須長期使用抗生素時，通常一開始會有一些好處，這可能是因為抗生素減緩了細菌的過度生長。然而，這些好處會隨著時間消失，而這反應了因為腸道中細菌多樣性和數量的減少而造成的免疫調節的缺乏。如果你正在服用抗生素但並沒有感受到任何好處，那麼你該與你的醫師配合以擺脫它們。食用大量蔬菜、omega-3脂肪酸和富含益生菌的食物（或補充益生菌保健補充品，在第八章會有更詳細的討論）能協助腸道微生物相恢復適當的數量和多樣性。

　　感染會引起自體免疫疾病，而持續性感染對某些人來說是特別重要的觸發因子。有些評估以長時間抗生素（明確的說是四環黴素）療程治療成為自體免疫疾病潛在根源的持續性感染之小型研究已獲得一些相當喜人的成果。其他研究則總結出，這些抗生素對自體免疫疾病的作用並不比其他常用療法好。四環黴素此一抗生素也與藥物誘發之系統性紅斑狼瘡和自體免疫性肝炎有關，長期的四環黴素療程是那些被診斷出有潛在持續性感染，同時又沒能夠從原始飲食生活攻略中感受到好處者的另一種選擇（儘管抗生素療程的效力如何還沒有定論）。

擺脫藥物

　　不是所有的藥物都是有害或會帶來不良後果的。而且，如同前面所提到的，有一些特定情況下，那些在本章節中討論過的藥物

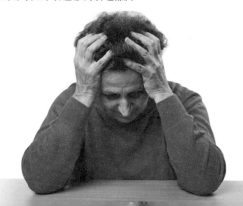

明顯是有其必要的。儘管如此，這些藥物最少有一個共通點，那就是它們很容易被過量開立。

如果你已經了解你為了控制自體免疫疾病所服用的藥物實際上可能會造成疾病狀態的延續，你大概會深感挫折、退縮到角落、甚至感到被背叛：只要你繼續服用我剛才討論過的任何一種藥物，你的身體都無法徹底痊癒。但完全擺脫藥物或許並不簡單也不實際。那麼該怎麼做呢？

最重要的是與你的醫師通力合作，改變、減少或停止你的藥物治療——尤其是如果你正在服用處方藥物，還有任何醫師推薦、需每日服用的非處方藥——無一例外，都應該在健康保健專業人士的監督下進行。

我必須強調，在大多數情況下，**改變你的藥物治療——尤其是如果你正在服用免疫抑制劑——並不是你剛開始適應原始飲食生活攻略時應該著手處理的事**。藉著首先致力於改善飲食和對付生活方式因子，你便能夠在仍然繼續服藥的狀況下，盡你所能的修復身體，而身體的修復便能在相當大的程度上，幫助你為停藥做出調整。

無需用藥就是目標嗎？

目標是停用那些可能會干擾你身體復原能力的藥物，不過那並不必然表示完全無需用藥。在會造成特定器官損傷的自體免疫疾病中——像是橋本氏甲狀腺炎和愛迪森氏症，能支持器官功能的藥物治療在大多數情況下仍然是必要的。雖然飲食和生活方式的改變能防止身體對自身的攻擊，不過仍取決於你的罹病時間的長短、罹患的是何種特定自體免疫疾病、你所患疾病的侵略性等因素，很可能疾病已經造成了永久傷害。

有些你可能已經歷過的療法（像是治療葛瑞夫茲氏症所用的放射碘治療或治療克隆氏症採用的腸道切除術）可能也已損害了器官的功能。這或許表示你的餘生都必須服用器官支援的補充品。

那麼，如果傷害已經造成，為什麼還要大費周章，對你的飲食及生活方式做出如此巨大的改變呢？那是因為這些改變能給你的身體修復的機會——而你在做出嘗試前是沒辦法知道器官功能到底能恢復多少的。再加上這些改變會阻止疾病造成更多傷害，同時預防額外產生其他自體免疫疾病。

你同時應該接受例行的器官功能測試。由於這一類藥物若是服用劑量太高會造成問題，還有因為你的身體完全有可能可以復原到最終減少或甚至停止服用這些藥物的程度，例行器官功能測試和藥物劑量調整在一段時間內可能將是必須的。再次強調，與你的醫師合作是很必要的。

在許多情形下，本書所建議的飲食改變能很大程度的降低對藥物的需求，舉例來說，增加omega-3脂肪酸的攝取（同時減少omega-6脂肪酸攝取量）已被證明能減少類風溼性關節炎及哮喘患者對NSAIDs的依賴，修正微量營養素匱乏的狀態也已顯示出在許多自體免疫疾病症狀上相當大的改善。在許多其他情況中，單純做出本書建議的改變就能讓你完全停止藥物治療。

將一切拼湊起來

在前兩章中提到了無數評估單一一種因子（例如維生素D匱乏、長期壓力等）在自體免疫疾病致病原因上的科學研究。事實上，最普遍被研究的自體免疫疾病（也可能就是最常見的自體免疫疾病，例如類風溼性關節炎、第一型糖尿病、多發性硬化症、系統性紅斑狼瘡和牛皮癬）似乎有數十種這類「單一」肇因，這是因為這些致病因素彼此都有關聯，且全都會造成疾病，而每一項因素在刺激免疫系統及免疫系統缺乏調節的原因中都有其獨特的角色。

這是原始飲食生活攻略之所以是一種全面的方法的理由。與其經由採用無麩質飲食或搬家到克理特島等方式（這兩者任一項都足以改善某些人的自體免疫疾病）處理少數可能的致病因素，我希望處理所有的可能致病因素……好吧，至少是你有能力掌控的那些因素。

你可能已經注意到，大多數本書所討論的飲食和生活方式也是造成肥胖症、第二型糖尿病、心血管疾病還有甚至癌症的風險因子。這是個好消息，因為這表示照著原始飲食生活攻略的方式進食和生活將會提高你反轉自體免疫疾病以及預防其他慢性疾病的機會。

複習

○ 單只有飲食一項孤掌難鳴。壓力控管、足夠的睡眠、保護生理時鐘還有將輕度到中等強度的體能活動納入你的生活之中都具有相同的重要性。

○ 皮質醇是最重要的壓力激素，長期壓力會導致皮質醇長期處於濃度提高或失調的狀態，這種情況會反過來引起皮質醇受體抗性。皮質醇抗性會造成免疫系統失調。

○ 高濃度皮質醇會增加腸道通透性（腸漏症）。

○ 皮質醇是身體生理時鐘最重要的內分泌訊號之一。褪黑激素則是另一種。

○ 褪黑激素在調節先天性和適應性免疫系統方面扮演非常複雜的角色，在降低部分免疫功能的同時會加強另一些的功能。維持正常的褪黑激素生理節律是很重要的。

○ 褪黑激素和神經傳導物質血清素是消化作用重要的調節物。

○ 足夠的睡眠對調節免疫系統和支持修復是必要的。健康人每晚需要七到九個小時的睡眠時間；患有自體免疫疾病的人可能需要更長的睡眠時間。

○ 低到中等強度的體能活動對調節激素和調控免疫系統極度重要。

○ 強度過高或劇烈運動會導致腸漏症和皮質醇失調。應該避免高強度運動。

○ 採用低頻率、大分量的進食方式（一天進食二到四次）對飢餓激素的調控比放牛吃草式的進食方式（在一天之中進食無數次、每次進食分量都很小）更佳。週期性的禁食應該被避免。

○ 經常開立給自體免疫疾病患者的許多藥物帶來的傷害可能比益處多。

○ 非類固醇抗發炎藥物（NSAIDs）會使腸道通透性增加，因此應該避免使用。

○ 減少胃酸分泌的藥物——像是氫離子幫浦抑制劑（PPIs）、H2阻斷劑和制酸劑——會妨礙消化作用並導致腸道生態失衡。

Chapter 4
你還有得救

到目前為止，在抑制橫掃全世界的流行疾病浪潮中，藥物治療已然失敗，同時並沒有新的對抗工具在望。戲劇化的向先祖生活方式與食性習慣靠近的改變方向似乎是唯一能控制眼前逐漸擴大之危機的替代方案。

──史提格‧班馬克醫師，醫學博士，摘自「腸道微生物相，免疫發育及功能」藥理學研究第六十九卷（二〇一三年三月）：第八十七頁至第一百一十三頁

　　飲食改變確實一直──而且未來也會是──控管自體免疫疾病的替代或補充醫療方案。在醫學社群中仍然有不少人對以飲食或生活方式的改變治療破壞性如此強大之疾病的能力抱持著懷疑的態度。然而，兩個新興的研究領域──基因營養學以及營養基因組學，證實能夠以營養學策略做為控管疾病的手段，這兩個學門研究的分別是營養與基因以及營養與蛋白質表現之間的關係，它們同時成了支持原始飲食生活攻略的重要科學基礎。

　　許多飲食構成要素，包括在海鮮中含量豐富的長鏈omega-3脂肪酸DHA和EPA P112、P170 ，植物中豐富的抗氧化類黃酮和類胡蘿蔔素 P95 ，以及各式各樣的膳食維生素和礦物質，都已在這些研究中顯示能夠改善氧化壓力，並對基因表現及發炎中介物（例如細胞激素）的生成有正面影響，這些研究證實**營養學是開啟正確基因以及使細胞製造正確蛋白質的有力工具**。同時這些基因營養學和營養基因組學的研究不只支持原始飲食生活攻略所提出應從你飲食中移除的食物列表，還有你的飲食應該放進及優先考慮的食物列表。

　　隨著即將進入本書的第二部分，我們也將重點轉移到該吃什麼和做什麼，若你現在覺得喜愛的事物都被列在「不可以」的列表，再堅持一下。因為：

(1)你可以食用樣式繁多的可口、帶來滿足感的食物來同時滋養身體和心理健康。你不會有被剝奪的感受。

(2)有很簡單的方法能夠調整你的生活，以便將睡眠列為優先、保護生理時鐘、控管壓力還有把更多活動納入你的生活。

(3)你可以做到的。

(4)這是值得的。

站在巨人的肩上

　　為了幫助那些正在尋找醫療外替代方案控制疾病的自體免疫疾病患者，已有許多飲食方案被提出，其中包括：

- 無麩質飲食和「真正的」無麩質飲食（也就是無穀類飲食）
- 植物性飲食
- 素食
- 生機素食
- 全食物飲食
- 蔬果汁斷食
- 原始飲食法
- 針對自體免疫方案的原始飲食法
- GAPS（腸道與心理症候群）飲食法
- SCD（特定碳水化合物）飲食法
- 偉斯頓・A・普萊斯基金會飲食法
- 戴提斯・卡拉齊安醫師飲食法
- 華爾斯原始飲食法（華爾斯方案）
- 以上各項飲食法的變形

　　與其聚焦在這些方法的限制上，我認為強調其中的相似之處更為重要：這些飲食法全都能增加營養密度。上述絕大部分飲食法都排除了加工食品和精製碳水化合物，增加了纖維素含量，並把會對腸道健康造成最大有害影響的食物排除在外，部分飲食法屬於包括了壓力控管策略及更多積極生活方式之更大思想體系的一部分，而且，所有方案或多或少都屬於原始飲食生活攻略的一部分。

　　許多用過這些方法的人都獲得了成功，而這可能反應了自體免疫疾病是非常個人化，而且範圍極廣的各種因子都有可能將其誘發的事實。同時，這也表示一些特定因子（像是修正微量營養素匱乏的問題，或將有害食物由飲食中移除）對許多人都能造成巨大改變。對其他人來說，這些方法沒有起作用，而這可能代表當事人的拼圖還缺了一塊，這便是原始飲食生活攻略被提出的原因：將所有的謎團碎片都拼湊在一起，好將你復原的機會最大化。原始飲食生活攻略的方法是

精華中的精華——只有由高品質、公正的科學研究所支持之成功的飲食替代方案會被採納——同時以發人深省、易於理解的方式呈現，它將所有關於健康的關鍵觀點納入一種策略之中，如此你不需要自己由其他來源複製及整合。

原始飲食生活攻略建立在大量研究人員、醫療專業人士以及日漸增多的、對營養科學感興趣之廣大傳統聰明人群所打下的基礎上——尤其是關於羅倫·柯爾登博士和泰瑞·華爾斯醫師的成果。如同在序言中所提到的，我自己對於減輕自體免疫疾病營養學策略的自我實驗始於原始飲食法，當我持續深入研究其中的科學內涵，我對營養學和健康間交互作用的理解被擴展開來，我變得對基因營養學和營養基因組學更有興趣，開始理解營養密度、多樣性和平衡的重要性。

對那些罹患自體免疫疾病的人來說，原始飲食法可能的修改形式在羅倫·柯爾登的第一本書《原始飲食法》中首次被提及，被湮沒在標題為「以食為藥：原始飲食如何改善健康和福利」的章節中——該章節討論在遵循原始飲食法後，健康狀況如何得到改善——馬鈴薯、辣椒和其他茄科植物以及酒精都在此章節中做為會給自體免疫疾病患者帶來麻煩的食物被提及。不過，柯爾登特別強調由自體免疫疾病患者將乳製品、穀類、豆類還有茄科植物排除的絕對必要性。

原始飲食自體免疫疾病方案首見於勞勃·沃爾夫所著《風靡全球！舊石器時代健康法則》，其中單純建議自體免疫疾病患者將蛋、堅果、種子、番茄、馬鈴薯、茄子和辣椒由飲食中排除。原始飲食自體免疫飲食方案由此演變成出現更多的食物限制，以及避免非類固醇抗發炎藥物及酒精的攝入。對於哪些食物應該避免並不盡然有共識：柯爾登博士起初強調將茄科植物由飲食中排除，但仍認為堅果和種子應該是沒問題的；華爾斯醫師則主張，對大多數人來說，食用茄科植物是沒有關係的，但也承認茄科植物對某些人來說會成為問題。

當我剛開始處理原始飲食自體免疫方案時，沒有多少資訊能夠讓我發揮，有些資訊互相矛盾，而且很少有給自體免疫疾病患者關於特定食物之所以成為問題的解釋。幸好，這個情況在逐漸改變當中。

在柯爾登最新著作《返祖解答》的第九章中，自體免疫疾病與食物間的關係成為焦點，同時其中還包括了更加詳盡的食物及藥物禁忌列表。由黛安·聖菲麗帕所著《實用返祖解決方案》則為該避免的食物提供了更全面的的列表——同時還有重要的微量營養素及可能有所幫助的保健補充品，這是第一本陳述將腸道的修復做為控管自體免疫疾病方法的原始飲食學說資源用書。

泰瑞・華爾斯對原始飲食自體免疫方案所做出的關鍵貢獻就是將「該避免的食物」這個說法改成了「能夠食用的食物」。在網路上瘋狂流傳她在二〇一一年TEDx愛荷華市的演講中，泰瑞強調的重點就是蔬菜、蔬菜、蔬菜：彩色蔬菜中的抗氧化物（類黃酮和多酚）、提供有機硫化合物的含硫量豐富蔬菜、提供維生素和礦物質的綠葉蔬菜，還有提供碘的海菜。她藉由執行評估在控管多發性硬化症中採用不同版本華爾斯方案的臨床實驗讓對話延續不斷。

大多數著墨在營養素狀態對自體免疫疾病之影響的研究皆評估了保健補充品在發炎反應標誌物或自體免疫抗體生成方面的使用。透過同時處理多種營養素匱乏、提供讓免疫系統適當發揮功能並維持理想腸道健康所需之營養素，食用營養密度高的全食物也提升了這個方法的地位。當然，未來無疑需要更多的研究和臨床試驗，來徹底了解營養在自體免疫疾病中所扮演的角色，並設計出更加個人化、具針對性的營養療法。而確實，當進行愈多研究，原始飲食生活攻略也將發展出更明確的建議（在ThePaleoMom.com網站能輕鬆找到更新）。

一種全面的飲食和生活方案

原始飲食生活攻略包羅萬象：並非只是關於轉變會引起自體免疫疾病的飲食因子，也與處理生活方式的選擇有關。

本書中的所有建議不管在哪一方面，都並不排斥與健康保健專業人士合作或採用另類療法來緩解症狀。事實上，我們建議你與醫師配合，無論你選擇諮詢你的主要照護醫師、專精領域與你的疾病相關的醫師、功能醫學專家、另類健康照護提供者、還是綜合以上所有領域的專家們，當你踏上你的療癒之旅時，你都應該接受醫療方面的監督。本書無法像你的醫師一樣，顧及你個人的狀況，本書也無法預測併發症，或做出每種可能情有可原之狀況的疑難排解，保健專家的存在能夠提供你協助，而且，與這些專家建立好關係是控制疾病最好的辦法。

與你的醫生配合

就算本書中的每一個觀點都已經有數以百計的科學研究支持，許多醫療專業人士在試圖治療你的疾病時，第一反應仍然還是抓緊處方箋準備開立藥物。會

雖然另類療法在緩解症狀上所帶來的好處及風險已超出本書探討的範圍，但另類療法在原始飲食生活攻略中並未被禁止使用。如果你能從物理治療、針灸、按摩、整脊或其他療法中獲得緩解，那麼務必將這些療法繼續包括在你的疾病控管方案中。你可能也發現，與心理健康護理師——像是精神病學家或心理顧問等互相配合是有好處的，這類專業人士能幫助你解決可能妨礙你管理壓力的問題。情緒壓力是一種長期壓力，會使皮質醇濃度增高，並造成皮質醇抗性。心理健康護理師能協助你找到應對伴隨著被診斷出自體免疫疾病後自然產生之悲哀情緒的方法，同時也能與你配合，處理情緒性暴食、對食物的依賴以及其他可能妨礙進度的問題，無疑的。

發生這種情形是有原因的，營養與疾病間的關聯性仍然是十分新的研究領域，未知的部分依舊遠比已知的多很多，而且關於是什麼構成了健康飲食還充斥著比正確的科學事實多太多的錯誤訊息在其中。此外，多數醫師很少或甚至沒有接受過營養學相關的訓練，他們的經驗都來自於對疾病的診斷和治療（通常經由手術或藥物手段），這些是你能夠利用的關鍵專業知識，但對我們這些患有自體免疫疾病的人來說，問題在於有效的標準治療選項並不存在。

如果傳統的醫藥對你不起作用有沒有關係？嗯，沒錯，是有關係的，不過現在有本書在手，影響就會小一點。如今你已用控管自身自體免疫疾病所需的知識將自己武裝起來——自然而且有效率！你們當中的許多人將能徹底扭轉自身的自體免疫疾病，並完全停止服用處方藥物。務必記得，必須先看見隨著飲食和生活方式改變而發生顯著的復原才能停止藥物治療，同時停藥的決定必須受到醫師的監督。

就算配藥是你的醫師的專業方法，你還是有權力說：「不，謝謝。我想我還是先試試改變我的飲食還有生活方式。」如果你的病況並不會立即對生命造成威脅，大多數的醫師都會支持將這一類方法做為第一步的嘗試（即使當中很多人仍抱持懷疑態度）。

儘管你不見得會在你的醫師默許之下踏上這個飲食及生活方式的冒險之旅，但能夠與你的醫師進行開放而坦誠的對話是很重要的。你的醫師非常聰明且接受了少說不下於十年的長年訓練，他對你個人的情況很可能有任何書本（或作者）都比不上的深刻了解（畢竟你是坐在醫師的辦公室裡，而我是在自己的電腦

上、說不定遠在幾千哩之外，而且從未見過你的狀況下撰寫這本書）。你將需要醫師的專業以嚴格評估哪些藥物對你有幫助，哪些可以減量或停用。你們可能需要討論常用藥物治療（像是用抗生素治療小腸細菌過度生長 P377 ）或診斷方法（例如寄生蟲的檢測）與飲食和生活方式改變之間的配合。你的醫師是你的隊友，一同對抗叫做自體免疫疾病的怪獸，你們可以通力合作擊敗你的疾病；跟你的醫師分享本書，和他分享這一頁，和他分享支持這個方法的豐富科學佐證，告訴你的醫師，你明白這個方法並不是一種治療方式 P337 ，而是一種調節免疫系統的有力方法，同時持續性遠遠超乎你的醫師所能開立的任何藥物。我的意圖是強調我所做出營養方面的建議背後的科學背景，好讓你能與你的醫師進行一場有效的對話。如果你是一位正在閱讀本書的醫師，同時可能將本書推薦給你的病人，那顯然我就完美達成我的任務了！

如果你的醫師不願就控制你的疾病這一點與你討論飲食和生活方式的選擇，那麼找一位願意討論的醫師是可以的。以下名錄是理想的起點：

◦ Primal Docs (primaldocs.com) 。
◦ Paleo Physician Network (paleophysiciannetwork.com) 。

全心投入的時刻到了！

我們自身擁有的自然治癒之力是康復的最大力量。

——希波克拉底

在奮力游過本書第一部分科學的深潭後，終於來到聚焦於該做什麼的時刻。現在你已徹底了解為何你吃的食物和如何過活是很重要的，我們現在可以談談哪些食物能促進療癒和你免疫系統的正常功能，同時討論現在及未來最佳化你的生活方式的策略。

試圖找代罪羔羊是人類的天性，即使在我為本書主題做研究時，我以為我已經很好的掌握了造成我自體免疫疾病的起源，我發現我仍然會將一些狀況和事件的責任歸咎於我的過去，我發現我會希望在生命的關鍵時刻，我曾做出不同的決定。然而，發現過去的錯誤並不能改變現狀，對改善未來也沒有幫助，我提醒

在花費數年毫無進展的僵直性脊椎炎傳統治療之後（以手術、注射類固醇、服用非類固醇抗發炎藥物嘗試治療兩側膝蓋的滑膜炎、兩眼的葡萄膜炎及脊椎發炎），我絕望的認知到查明誘發自體免疫的觸發物和治療致病根源的重要性。儘管學習過專業知識並尋求過中西醫結合領域泰斗的建議，我漸漸明白，我需要「系統性方案」。在大約十二年前，我找到一位精通調查和治療致病根源的醫師，接著嘗試了同時採用口服和靜脈注射抗生素療程、特定維生素、保健補充品、增生療法、激素平衡，同時用植物藥物和處方藥物根除腸道生態失衡。當症狀開始消退，身體也逐漸強壯起來時，我感到很振奮。

然而，由於我依舊沒有恢復到最佳狀態，我開始研究營養帶來的影響。當我繼續我的探索時，我開始了解只是採行無麩質飲食是不夠的，在了解無穀類飲食對腸道修復以及讓觸發發炎性基因表現的微生物挨餓的重要性後，我開始採行原始飲食生活攻略。一週之內，在我放棄所有會引起發炎的食物，並加入滋養性的高湯、湯品、膠質和每日的酵素青汁後，我獲得了跳躍式的進展。我大感震驚，**因為這是如此簡單卻影響深遠，而且完全擊敗了所有的其他療法**（類固醇、手術、生物製劑、無麩質）。

我堅持遵循這個方案，充足睡眠、管理好壓力、服用特定補充品以及規律運動，現在我享受著無痛、無發炎反應的生活。做為一個有照執業十二年的針灸師，我現在將傳統中藥、功能性醫學和自體免疫原始飲食營養學應用在自己和那些試圖反轉自身自體免疫反應的人身上。應用自體免疫方案加上排除誘發物，再加上平衡激素、以針灸和按摩減輕壓力得到的強大方式，同時配合瑜伽、游泳和冥想調整呼吸，這些是終止我的自體免疫反應的事物。

對我來說，原始飲食生活攻略最棒的部分就是包圍在美味食物的準備過程中的創意和群落。我從未感到「被剝奪」，因為我知道總還是有好吃的東西，而且坦白說，我寧願不吃任何甜點，那是我排除觸發物並讓腸道保持在最佳狀態的最大動機。

安·安潔隆，多發性硬化症患者，是一位有照針灸師和數本書的作者，
包括《自體免疫返祖突破性進展》以及《返祖自體免疫方案》

自己我無法改變過去，只能從中學習，所以我反而更為強調正面思考，並且活在當下。我知道這並不容易，但我鼓勵你將遺憾放在腦後，轉而擁抱樂觀進取。**你能夠復原，就從此刻開始！**

準備好了嗎？我們開始吧！

- Part 2 -

全面扭轉！保護你的
免疫系統

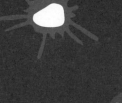

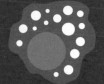

你究竟可以吃什麼？

如果你能用食物讓病人痊癒，就讓藥物留在化學家的坩鍋裡吧！

——希波克拉底

為身體提供適合的原料能給予身體修復的機會。藉由迴避某些造成麻煩的食物，並將良好生活方式列為優先，你將能夠去除自體免疫疾病的關鍵觸發物。你將停止過度刺激你的免疫系統，並解除發炎反應。你將能夠促進正常腸道微生物相的生長並調節激素。

進食事關攝取營養素以支持復原的過程——能提供一切你身體所需，使其停止自我攻擊、修復受損組織，並重獲健康的食物：維持正常代謝，建構新的組織，以及製造激素、重要蛋白質和訊息分子的蛋白質、碳水化合物和脂肪；還有能讓你擺脫發炎反應、調節免疫系統和支持身體所有系統正常發揮功能的豐富脂溶性維生素、水溶性維生素、礦物質及抗氧化物。

修復過程是複雜的。你不僅要試著修復被自體免疫疾病攻擊的組織，同時還要試著恢復腸道做為屏障的功能（也就是說，將腸漏症治好），並重新建立正常的腸道微生物相。你的身體會需要額外的營養（以及睡眠，這一點會在下一章討論）讓修復的步驟開始進行，因此你的飲食營養密度愈高愈好。藉由按照原始飲食生活攻略的建議進食，你就能讓身體充滿所需要的營養素。

由於腸道受損很可能會影響身體由食物中吸收營養素的能力，營養密度因

你能在身為素食主義或純素主義者的同時由自體免疫疾病痊癒嗎？

我不相信你能在不食用動物性食材的情形下，獲得要扭轉自體免疫疾病的足夠營養素。尤其是，脂溶性維生素的缺乏、維生素B$_{12}$和完全蛋白質在素食主義者和純素主義者飲食中的缺乏為減輕發炎反應和多餘的免疫系統活化製造了主要的、同時可能是無法超越的障礙。從另一方面來說：魚素主義者（飲食中包括海鮮的素食主義者）與修復自體免疫疾病是互相兼容的。

而更形重要。隨著腸道的復原，你的吸收能力和利用食物中營養素的能力會提升，身體的修復速度也會隨之增加。睡眠、壓力控管、體能活動和支持你的生理時鐘也會加速修復過程。消化作用的維持也很重要 P311 及 P367：保健補充品可能非常有幫助——至少在一開始時是如此（詳見第八章）。

那麼，哪些食物會促進修復呢？肉類、海鮮、蔬菜、水果還有健康的脂肪，品質愈高愈好，愈多樣性愈好，一般來說就是全食物——未經加工、未經人工處理、最自然狀態下的原料或食物。你還是可以烹調這些食物同時加入調味，製作出美味的一餐；也可以將來自高品質動物脂肪和天然低溫壓榨之蔬果的油品包含在飲食中（冷壓指擠壓像是橄欖之類的水果，你會得到油脂）。

本章中，我會詳細說明最佳的食物選擇，包括哪些食物的營養密度最高，哪些應該適量攝取。我也會加進一點科學背景，好讓你能為自己做出最佳選擇。

肉類、家禽類和海鮮

動物性食材——紅肉、家禽、內臟和海鮮——是你獲得易於消化之完全蛋白質的最佳來源，也是脂肪的重要來源。此外，動物性食材富含維生素及礦物質，其中有一些是無法由植物性食材中獲得的。

儘管紅肉因做為飽和脂肪的來源而被唾罵，你現在已經知道食用脂肪是重要的，尤其是由高品質動物而來之富含維生素的脂肪 P99，這代表**紅肉又重新回到菜單上啦**！紅肉富含蛋白質，而且是完整蛋白質（意思是包括所有的二十種胺基酸），是礦物質及維生素的優質來源，包括鐵、鋅、硒、銅、鉀、磷、鎂、錳、鈣、所有的維生素B（尤其是B_{12}），以及脂溶性維生素A、D、E和K。

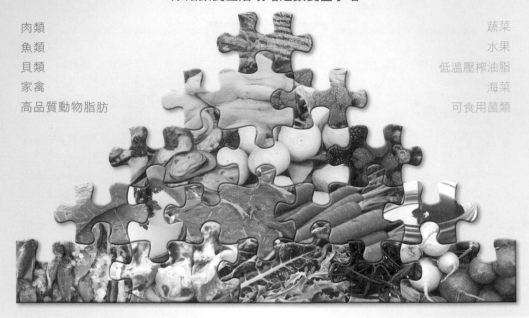

原始飲食生活攻略之飲食金字塔

肉類   蔬菜
魚類   水果
貝類   低溫壓榨油脂
家禽   海菜
高品質動物脂肪   可食用菌類

飲食中包含以動物為基礎和以植物為基礎的食物有同等重要性

　　當然不是所有人都能獲得如此多樣的肉類，尤其是關於野外獵物的部分，也不是所有人都能接受所有這些種類肉類的風味，這不構成問題，你只要盡可能納入愈多（數量取決於可獲得性、可負擔性和個人偏好）你的預算能負擔的最佳品質肉類種類和來源就好。

　　紅肉並非只有牛肉。儘管你家附近的雜貨店可能只有出售牛肉、豬肉和羊肉，但還有許多其他重要的高營養密度肉類來源（紅肉，還有白肉和狩獵所得的獵物）。這包括所有家畜以及野生獵物（基本上全都是哺乳類），像是：

羚羊	駱駝	山羊	豬
野兔	鹿	野豬	羊肉
野牛（北美野牛）	牛肉	駝鹿	綿羊（小羔羊、羊肉）

　　部分鳥類因其肉中極高的鐵離子含量，因而也常被歸類在紅肉的範圍，但我認為屬於禽類。禽類是另一優良蛋白質、維生素和礦物質的來源，包括了硒、鉀、磷、鐵、鎂、錳、鈣、銅、維生素B群及脂溶性維生素A、D、E和K。

　　禽類包括了各種養殖的鳥類和野生的獵物，像是：

雞	食火雞	雌珠雞	肉鴿
鴿子	鵝	鴕鳥	雉雞
鴨	松雞	鷓鴣	鵪鶉
火雞	任何一種鳥類		

　　再次強調，不是每個人都能取得這些肉品，而且再說一次，這沒有問題，關鍵是多樣性（同時還有品質）。

　　爬蟲類和兩棲類在某些地點很容易取得，也是蛋白質、礦物質和維生素的優質來源，包括鐵、磷、硒、鉀、銅、維生素A、維生素E和維生素B群。爬蟲類和兩棲類常見的各種種類：

鱷魚	青蛙	蛇	龜

　　昆蟲是另一蛋白質、礦物質和維生素的來源，不過你不需要藉由食用牠們保持健康——我只是確定你清楚所有可能的選擇。

　　將海鮮納入你的飲食中是極為重要的（假設你沒有過敏的問題）。**魚類和貝類中的蛋白質非常易於消化**（和鳥類及哺乳類比起來），同時研究顯示魚類蛋白質中胺基酸的生物可利用性（你能更迅速更容易的吸收和使用這些物質）比牛肉、豬肉或雞肉當中的胺基酸高。如果你有消化方面的問題，例如在乳糜瀉、發炎性腸道疾病或影響膽囊、肝臟和胰臟的自體免疫疾病中會發生的情況，以海鮮做為主要優質蛋白質來源是不錯的選擇。

　　魚類和貝類也是長鏈omega-3脂肪酸DHA及EPA含量最豐富的飲食來源 P112 、 P170 ），特別是在草飼放牧來源的肉類超出你的預算時 P260 ，**每週至少食用三次魚類對平衡omega-6和omega-3脂肪酸比例是很必要的。**

　　魚類也廣泛含有各種礦物質和維生素，包括鈣、磷、脂溶性維生素A、D、E和K、維生素B_{12}、鐵、鋅、鎂及鉀，魚類也是兩種不易由其他食物足量攝取之礦物質的優良來源：那就是碘和硒。你所能取得的新鮮魚類會隨你的所在地和季節而改變，冷凍和罐頭魚（使用不含雙酚A的容器）也是絕佳的選擇。

　　魚卵（魚白或魚子）的營養密度極高（由於很多會加入染劑和防腐劑，所以要檢查成分）。將貝類加入你的飲食中也是很重要的，因為貝類是提供密度

非常高的鋅、銅、硒、鎂、鉀和磷，以及脂溶性維生素A、D、E和K還有維生素B群（尤其是B_{12}）的來源。貝類也是甜菜鹼（又稱為三甲基甘胺酸或甘胺酸內鹽）的重要來源，甜菜鹼是支持甲基循環P61以及改善肝功能還有血清素生成的必要營養素P206。

魚類	鯷魚	北極鮭魚	黃鰭鯛	極樂吻鰕虎
	石斑魚	鰹魚	魴魚*	鰈魚
	小鯡魚	鯉魚	鯰魚	鱈魚
	鰻魚	歐洲黃蓋鰈	刺蓋太陽鱸	石首魚
	鼓魚	白鰻	白鮭魚	單棘魨
	雀鱔	黑線鱈	鱈	大比目魚
	鰊魚	多利魚	馬加魚	八目鰻
	羽鼬鳚	泥鰍	馬林魚*	鯖魚
	鬼頭刀	虱目魚	鱂魚	大青騰
	鯔魚	潘朵拉	雨傘旗魚	鮭魚
	沙丁魚	鰣魚	鯊魚	羊首魚
	銀漢魚	香魚	鱧魚	嘉鱲魚
	比目魚	劍旗魚	大海鰱	吳郭魚
	馬頭魚	鱒魚	紅魴魚	鮪魚
貝類	鮑魚	蛤	烏蛤	螺
	蟹	淡水螯蝦	烏賊	笠貝
	龍蝦	貽貝	章魚	牡蠣
	扇貝	蝦	海螺、蝸牛	小管
	玉黍螺	蛾螺	明蝦	
其他	海葵	水母	海參	海鞘
	海膽	海星	魚子醬和魚子	

*可能含有大量的汞P251

如何挑優質的肉和家禽？

草飼的肉類來自草食動物，明確的說就是像是牛、野牛、綿羊、山羊、鹿和羚羊等以青草為食物的反芻動物，這代表青草和某些闊葉植物是這些動物唯一食用的食物。最理想的是，這些動物應該在牧草地上飼養並以新鮮青草為食，而且通常不會施打抗生素或激素。有些牧場在冬季得給動物餵食乾草，這取決於牧

場的所在地及當地氣候（有些牧場主在冬季不會屠宰動物，因為吃乾草的動物肉的品質會比較差）。許多牧場對於維護自己的牧草地非常認真，同時使用的飼料補充品也都是有機產品。無疑的，反芻動物在食用為牠們的身體和消化精巧設計出的食物——也就是青草和部分闊葉植物——時是最健康的，草飼動物也能自由漫步，意思是在圍籬圈限住的牧草地範圍內，這些動物的移動和活動並未受到限制（這對動物來說是比較健康的生活方式）。

草飼的肉類來自雜食性動物，像是豬、野豬和多數品種的鳥類，這些動物被飼養在牧草地，而且被允許能自由活動。這些動物的飼料通常（但並不總是）會補充穀類、種子、大豆、殘羹剩飯或剩餘農產品（例如收穫剩餘的水果和蔬菜），這些補充的食物不見得是有機或非基改的 P141 ，這些動物一般也不會給予抗生素和激素。**草飼**和**放牧**這兩個詞彙常被交錯使用，但它們並不代表同一件事，草飼帶有放牧的意味，但反過來卻並不必然——一頭牛可以在牧場飼養但仍然餵食穀類，因此算是放牧而非草飼。由於雜食動物一般在沒有一些補充的食物時無法茁壯生長，因此放牧並不能盡善盡美，所以可以找草飼的牛肉、野牛和羊肉，但豬肉、雞肉和火雞就只能找放牧的了。

有許多絕佳的理由讓你選擇草飼或放牧的肉類，而非傳統（穀飼）方法餵養的肉類。從動物福利的觀點來說，草飼和放牧的動物獲得的待遇較佳、更快樂也更健康。**與傳統飼育的肉類相比，草飼肉類的大腸桿菌汙染程度相當低**（很大一部分是因為放牧的牛隻腸道比較健康！），儘管事實上，抗生素的使用在集約畜牧的營運中已經成為慣例（稱為集中動物飼養操作；CAFOs），但在草飼動物身上是完全不施用抗生素和激素的（記得由施用過激素之動物得到的肉是環境雌激素的來源之一 P72 ）。由環境影響的觀點看來，食用草飼或放牧的肉類代表了支持規模較小的牧場（通常是地方性、家族經營的），從而降低將肉運輸到你手上的燃料成本，同時將穀類隔離在你的個人食物鏈之外，這表示不支持那些大型工業化牧場，那些牧場的經營方式會消耗表土並使肥料和殺蟲劑滲漏進我們的河流、湖泊和海洋中。

由草飼和放牧動物得到的肉類營養密度傾向於比傳統飼育的肉類更多，儘管確實的營養成分會隨著動物品種不同以及不同牧場飼養的動物而不同（還會受季節和飲食補充品的品質影響），草飼和放牧所得的肉品傾向於含有更多的礦物質及維生素（有時含量會高出許多），同時也含有更佳的omega-6對omega-3脂肪

酸比例。舉例來說，草飼牛肉含有十倍於穀飼牛肉的 β 胡蘿蔔素（一種類胡蘿蔔素——即一種抗氧化劑和維生素A前驅物 P99），而維生素E的含量則是穀飼牛肉的四倍 P101；草飼牛肉的維生素B群、鋅、鐵、磷及鉀的含量也比較豐富。同時因為放牧的動物能在太陽下活動，牠們的脂肪也成為維生素D的來源（這在集約畜牧的動物身上基本上是不存在的）。散養雞的維生素E及鐵的含量也比傳統飼育的雞來得多。

　　草飼和放牧的肉類的水分含量比起傳統飼育的肉類通常低很多，而且整體來說也比較瘦（這表示含有比較多蛋白質！）。這些動物的脂肪也健康得多，與穀飼肉品相比，草飼肉品含有大約四倍以上的omega-3脂肪酸（是以非常有用的DHA及EPA形式存在 P171）。草飼肉品的omega-6脂肪酸含量也少得多，因此在草飼肉品中，omega-6對omega-3脂肪酸的比例通常都是最理想範圍的三比一（不過可能會低到四比一或高到穀飼肉品中的二十比一，因牛隻確切的餵食內容而改變，不過也與肉的部位有關）。由草飼牛所得的肉品（及乳製品）是共軛亞麻油酸（CLA P175）最廣為人知的來源，草飼和放牧肉品也傾向於含有更多的油酸 P173。

　　有趣的是，由草飼和放牧動物而來的肉品在處理和儲存過程中也比穀飼肉品不容易受氧化作用侵害，這反應了（至少一部分）這樣的肉類和脂肪中抗氧化物（像是維生素E和 β 胡蘿蔔素）的濃度較高，這代表較不會變色、較長的儲存期限和更佳的風味，事實上，已有許多研究調查在工廠化飼養的動物飲食中添加營養成分來模仿草飼和放牧肉品中這些特性的可能性。

要注意的是，草飼代表的是 青草養成 （意思是動物一生都靠青草過活），但有些牧場主是採用「穀類養成」（牛隻飼養最常這麼做）。不幸的是，穀類養成會削弱草飼肉品的許多健康益處：草飼肉品中令人滿意的omega-6與omega-3脂肪酸比例可能在餵食以穀類為基礎飼料的 短短的一個月內 完全被扭轉。

當談到放牧的動物——普遍來說是豬、野豬和禽鳥——你應該問生產者這些動物的飲食補充品是什麼。有些對玉米和大豆極度過敏的人表示他們無法食用以玉米或大豆為基底所餵養動物的肉（儘管沒有證據顯示有完整的大豆或玉米蛋白混入動物組織中；這可能僅僅反應了交叉汙染的問題）。對多數人而言，並不需要避免飼養過程有給予飼料補充品的動物，不過挑選你所能找到品質最好的放牧肉品仍然是明智的。

家禽一般來說是在原始飲食生活攻略列出的蛋白質來源中，omega-6對 omega-3脂肪酸比例最差的一種，即使是放養的家禽也不見得有比較好的omega-6對omega-3脂肪酸比例。一項以蚯蚓為主食餵養雞的研究顯示，脂肪酸比例大約是七比一（但相對於傳統飼育的雞來說，已是相當大的進步）；相反的，研究顯示食物中補充大量亞麻籽的雞，omega-6對omega-3脂肪酸比例會達到一比一（雖然其中ALA所佔比例比DHA和EPA高 P84 ），然而大體而言，家禽類天生就含有較多的omega-6脂肪酸。這不代表你不能食用禽類肉品，這些肉品絕對有營養價值，但這確實表示家禽類——就算是放牧的——不該成為你飲食中蛋白質的主要來源，特別是當你有在食用傳統飼育的禽類肉品，你就必須確保食用足夠的海鮮以平衡omega-6對omega-3脂肪酸的攝取。

草飼的語義學

如果一種動物是草飼的，那麼牠終其一生都只吃草（這種定義也能用在「草類養成」上）。有些生產者會採用「穀類養成」肉品，為動物增重並增加肉的雪花脂肪（而這會徹底使omega-6對omega-3的比例產生偏移），所以你最好能直接了當向生產者提出問題。還要注意，有機肉品並不等同於草飼肉品（雖然草飼通常是有機的，但反過來不一定成立），有些生產者會添加穀類做為補充品，所以這些動物是「以草飼為主」，相比於傳統肉品，這已是一種進步了，但進步多少很難加以量化。無論你是由當地牧場主、網路或熟識的屠夫那裡購買肉品，只要你並不熟悉那位生產者，問問動物實際上吃些什麼（在被飼養的一生當中）、是不是養在牧草地上。

如果你對魚類或貝類過敏，或單純不喜歡要怎麼辦？

　　如果你對魚類或貝類過敏，那就別吃了。然而，既然魚類是DHA和EPA omega-3脂肪酸最佳的食物來源，獲得高品質的動物產品，以使omega-6對omega-3脂肪酸攝取達到良好比例便更為重要。雖然藻類補充品確實含有相當大量的DHA，它們對免疫系統還是有可能造成刺激，因此我們建議最好要特別注意 P265 。Omega-3脂肪酸最佳的非魚類來源是腦 P254 。

　　打個比方，如果你只是不喜歡魚，或是遵守宗教規範限制貝類的食用，你可能會懷疑你能不能單純由魚油補充品中得到你需要的DHA和EPA。當暴露在高溫或光線下時，多元不飽和脂肪酸很容易被氧化，因此並不耐存放——特別是一旦脂肪由全食物中分離出來之後，**攝取氧化的omega-3脂肪酸會引起而非減輕發炎反應**。因此獲得經過適當製造、運輸和儲存（這包括你進行購買的商店）的高品質魚油是極為重要的。

　　在訴諸魚油之前，嘗試一些新的海鮮種類或新的食譜對你來說更為可取，**食用新鮮、冷凍或罐頭的全魚類能保護omega-3脂肪酸免於氧化，並為身體提供最理想的吸收和使用所需的所有輔助因子**。

如何挑對海鮮：野生的相對於養殖的

　　說到營養密度這一方面，野外捕獲與養殖魚類之間的差異並不像草飼或放牧動物與集約畜養動物間的差異那麼大。養殖鮭魚依舊是omega-3脂肪酸DHA和EPA的優質來源（並且通常也更能夠負擔，儘管需要檢查成分，確定其中沒有加入食用色素）。

　　哪種魚類是DHA和EPA的最佳來源？一份一百公克的野生鮭魚（新鮮或罐頭的，任何品種皆可）、沙丁魚、長鰭鮪、鱒魚或鯖魚含有超過五百毫克DHA加上EPA。DHA與EPA含量中等的海鮮（每一百公克為一份，其中含有一百五十毫克到五百毫克）包括黑線鱈、銀鱈、鱈、大比目魚、蝦、比目魚、鰈魚、鱸魚、石斑魚、牡蠣、蟹和養殖鮭魚。由於omega-6在魚類中的含量如此之低，換算成omega-6對omega-3脂肪酸比例會介於一比十到一比二百五十之間！

　　只有少數的魚類品種（尤其是淡水石斑魚、養殖吳郭魚和養殖的北大西洋沙丁魚）有較高的omega-6對omega-3脂肪酸比例。儘管比不上其他海鮮，這些魚類的omega-6對omega-3脂肪酸比例介於二比一到三比一之間，而這其實對你的整體飲食來說是很好的比例。因此食用這些魚類雖然對平衡從其他來源攝取的omega-6脂肪酸幫助不大，但牠們仍然完全適合食用和享用。

等等！魚類不是含有汞嗎？

出於對汞中毒的恐懼，我們經常被警告不要食用太多海鮮。**汞存在於所有食物中**，由於植物由土壤中吸收的汞很少，因此水果和蔬菜中的汞濃度相當低，相對的，因為魚類會由水中和被牠們當做食物的生物中吸收汞，因此汞的濃度在特定種類的魚身上相當高。甲基汞是汞的一種有機型態，是汞在魚類中存在的主要型態。汞會集中在肌肉，同時由於汞與魚類中特定蛋白質的結合如此緊密，以致於汞的累積會隨時間而增加，位於食物鏈最底層的魚類傾向於含有最低濃度的甲基汞，但以其他魚類為食的魚體內汞的濃度會比較高（這被稱為生物放大作用）。

會擔心甲基汞攝入的問題是因為幾乎所有被吸收的甲基汞都能通過腸道障壁並進入血流中，因此會在全身所有組織出現（元素或離子型態的汞並不容易被吸收，而且有相當大量你所吸收的甲基汞會被你健康的腸道微生物相轉換成元素型態）。甲基汞也能輕易通過血腦障壁和胎盤。已知高濃度甲基汞會引起中樞和周圍神經系統受損。

▶ 有趣的事實 ◀

「跟製帽匠一樣瘋狂」是形容十八世紀和十九世紀因製造毛氈的需要而長期暴露在汞當中、最後中毒而瘋狂的製帽人而來。

然而，由於同時含有大量的硒，多數海鮮中汞的含量並不足以構成擔心的理由。如同在第二章中討論過的，硒對許多扮演維持生命必要角色之抗氧化酵素的活性是必需的，包括保護腦部和神經組織免受氧化作用的傷害。甲基汞與硒的結合是不可逆的，而這是一般相信甲基汞對腦部和神經系統造成傷害的方式：甲基汞會阻止硒酶保護這些組織免於氧化物的侵害。

然而，人多數我們食用的海洋魚類中硒的含量都遠超過甲基汞，這對魚類來說是有好處的（牠們不會因暴露在汞中而死亡），對我們更好。與硒結合的甲基汞不會有效的被我們的身體吸收，而且**由於被吸收的甲基汞已經與硒結合，不再有影響我們體內硒酶的能力**。唯一要避免食用的，是那些體內甲基汞含量高於硒的魚類。

甲基汞含量趨向非常低的魚類包括貝類、鮭魚、鱒魚、鯡魚、黑線鱈、鱈（扁鰺）、比目魚、鰈魚、鯖魚和白鮭。儘管如此，所有含硒量高於甲基汞的魚類都是安全無虞的，這包括了絕大部分的海洋魚類和大約九十七％的淡水魚，唯一要避免只有**逆戟鯨（可能還有其他掠食性鯨魚）、大青鯊、貓鯊、灰鯖鯊（可能還有其他品種的鯊魚）、金頭鯛、烏魚還有劍旗魚**。已知海鱧、馬林魚、大耳馬鮫、雨傘旗魚和馬頭魚含有大量的汞，但這些魚類的含硒量並未被測量過，因此同樣避免食用這些魚是比較安全的，這項資訊是根據許多小型研究而來。

環保署正在進行一項針對淡水和海水魚類的普查，為每一類型的魚類指

派一項稱為**硒健康優勢數值**的指標，這在實際上能指出每種魚類中硒和甲基汞含量的比例。這個計畫獲得的結果應該很快就能得知（哪些魚類需要或不用避免的最新訊息會在ThePaleoMom.com更新）。

魚和貝類中硒的健康效益值[9]、[10]、[11]

硒的健康效益值（Se-HBV）基本上是測量每一種魚類中硒對汞的比例。如果所得數值大於零，該種魚所含有的硒便較汞為多，因此能夠安全食用。**若測量數值小於零，表示該魚種所含的汞比硒多，應該避免食用。**

	種類	Se-HBV	種類	Se-HBV
罐頭魚和貝類	鰮魚	45.0	鯖	45.0
	蛤蜊	>1000	貽貝	>1000
	鳥蛤	2.0	沙丁魚	>1000
	圓花鯖	>1000	小沙丁魚	>1000
	烏賊	>1000	低含汞量鮪魚	20.4
	長鰭鮪	>1000	中含汞量鮪魚	5.7
	黃鰭鮪	43.8		
新鮮魚和貝類	長鰭鮪	45.4	狗鱈	8.0
	鰮魚	8.0	鯖魚	73.0
	鮟鱇魚	6.0	鬼頭刀	78.4
	大眼鯛	48.6	尖吻鯖鯊	-11.1
	黑槍魚	34.1	比目魚	7.0
	鋸峰齒鮫	-1.0	貽貝	>1000
	藍鱈	1.0	青花魚	5.9
	鮭魚	2.5	深海橘鱸	2.3
	大喙篦鮫	-12.0	魚芒鯰	>1000
	智利大海鱸	7.0	河鱸	3.0
	蛤蜊	87.0	棘鬣魚	24.0
	鱈魚	11.5	烏魚	0.0
	比目魚	25.0	紅笛鯛	8.8
	石首魚	10.5	挪威鮭	>1000
	墨魚	17.0	北美鮭	10.0
	玉梭魚	8.3	沙丁魚	74.0
	歐洲無鬚鱈	7.0	鯵魚	36.0
	歐洲海鱸	1.0	扇貝	0.5

	鰈魚	5.3	蝦（西班牙）	1.0
	金頭鯛	-1.0	蝦（大；美國）	13.3
	石斑魚	3.4	蝦（小；美國）	4.0
	大鱗烏魴	44.4	正鰹	232.7
	旗魚	71.0	烏賊	＞1000
	條紋四鰭旗魚	118.3	劍旗魚（西班牙）	13.0
	劍旗魚（美國）*	-1.0	長尾鯊	2.5
	鮪魚（西班牙）	21.0	鮪魚（美國）	4.9
	刺鮫	76.2	黃線狹鱈	0.9
	沙鮻	62.5	黃鰭鮪（美國，大西洋）	2.0
	黃鰭鮪（美國，太平洋）	201.7		
冷凍海鮮	鱈魚	＞1000	明蝦	96.0
	比目魚	＞1000	蝦	3.0
	狗鱈	7.0	烏賊	＞1000

*平均值

　　科學家們才剛開始了解在單一魚種或貝類中硒健康效益值的變化性，以及為何某些種類的魚天生就有較高的硒健康效益值（變化性是來自於魚的種類、魚的大小／年齡、地理位置和遷徙途徑，以及該魚種的確切食性）。同時也要注意的是，硒的濃度在幾種已知含高濃度汞的品種中並未加以測量，比如說馬頭魚和大西洋馬鮫。然而，這裡的重要訊息就是，大多數的魚類都擁有正值的硒健康效益值，這反映了硒的濃度大於汞的濃度，因此是安全可食用的。

　　此外，還有另外兩種可能必須擔心的汙染物──戴奧辛及多氯聯苯，兩者皆有致癌特性。一般說來，比起其他食物而言，這些物質在魚類當中的含量要低很多（包括牛肉、雞肉、豬肉、乳製品和蔬菜）。取決於不同水域，通常野外捕捉到的魚類戴奧辛和多氯聯苯含量較養殖魚類低，但即使是養殖的魚類，吃魚帶來的好處還是比風險更重要，尤其是在DHA和EPA脂肪對控管自體免疫疾病之重要性這方面。

要吃內臟嗎？

食用動物的所有部分在環保和健康的角度來看都是很合理的。環保方面來說，將動物所有部分物盡其用表示沒有東西被浪費，同時去除了肉品生產者為了迎合特定市場而創造新品種的動機。例如Cornish X雞種生長速度很快而且有巨大的雞胸，是為了迎合對白肉雞的需求而被培育出來的，但代價是這些雞隻自身的健康：由於需要支撐本身龐大的胸部而腿部骨折，同時因為快速的生長速率導致這些雞隻發生器官衰竭的結果。由健康觀點看來，食用動物的每一部分確保了更為營養密集的飲食，並且在你過分依賴以肌肉為主的肉類做為蛋白質來源時，為你提供可能供應不足的關鍵胺基酸。事實上，內臟（通常會被丟棄或販賣到其他國家）是動物最為營養密集的部分，我們全都應該將內臟肉品納入我們的飲食中，尤其是在我們當中患有自體免疫疾病的人。

內臟通常指的是動物除了我們習慣食用的肌肉以外的可食部分，也被稱為可食副產品，包括構成器官的肉（有時被稱為動物內臟、雜肉）還有比較奇特部位切下來的肉——頰肉、舌頭、切下的脂肪、血和特定的骨頭。所有這些肉類對你都有益處，事實上，內臟肉品是幾乎所有營養素最豐沛的來源，包括在自體免疫疾病患者體內經常缺乏的維生素和礦物質 P91 。內臟包括：

血	腦	睪丸	心臟
腎臟	唇	肝臟	脾臟
皮	胃	尾巴	舌頭
頭肉（用來製作肉凍或像是頰肉等部位的肉）	豬腸和腸子（用做天然腸衣）	骨頭（含骨髓的骨頭、骨粉、用來做高湯的骨頭）	脂肪和其他修整下來的東西（牛油和豬油）

肝臟是維生素A含量最豐富的食物來源之一，除了含有十幾種重要的維生素和礦物質之外，肝臟還是維生素D、維生素B_{12}、銅、鉀、鎂、磷、錳和鐵的重要來源，而且這些物質在肝臟中都是以特別容易被身體吸收利用的形式存在。腎臟則是含有特別豐富的維生素B_{12}、硒、鐵、銅、磷和鋅。心臟是類維生素物質輔酶Q10的豐富來源，輔酶Q10是一種強效抗氧化物，能促進心血管健康，甚至被研究是否能用於癌症治療。補充輔酶Q10已知對類風溼性關節炎患者是有好處的（心臟中的輔酶Q10含量是肌肉肉品中的約兩百倍，不過肝臟和腎臟中也含有大

量的輔酶Q10）；心臟中也含有豐沛的維生素A、維生素B$_{12}$、葉酸、鐵、硒、磷和鋅，同時也是銅的最佳食物來源。

　　與肌肉肉品相比，內臟傾向於包含不同相對比例之二十種胺基酸——這是好事，內臟能大量補充肌肉肉品中含量不足的某些胺基酸。比方說，內臟是色胺酸最好的來源之一，色胺酸是血清素和褪黑激素的胺基酸前驅物，且內臟中會與色胺酸競爭進入血腦障壁的其他胺基酸較少（ P207 ，此現象在海鮮也成立）。所有內臟都傾向於含有較肌肉肉品更多的膠原蛋白和彈力蛋白，心臟的膠原蛋白和彈力蛋白是骨骼肌的兩倍（豬蹄或皮也是膠原蛋白和彈力蛋白的絕佳來源）。內臟主要是由結締組織或軟骨所構成，這表示其甘胺酸含量非常高，而甘胺酸是組織修復、結締組織健康、關節健康及消化健康不可或缺的關鍵胺基酸。

習慣「詭異的」食物

　　當談到食物的選擇，我知道並不是每個人都富有冒險精神。食用本章中提到的某些食物可能會讓你覺得有些不舒服，甚至厭惡排斥。別擔心，你無需食用所有表列出來的食物，如果你不喜歡牡蠣，那也沒什麼大不了的；如果你就是無法理解食用舌頭這個念頭，也別擔心。

　　儘管如此，我還是要鼓勵你，盡你所能忽略某些東西嚐起來的味道或某些東西「讓人噁心」的想法。我鼓勵你嘗試新食材、試試以前你不喜歡的食物、還有將新的烹飪手法用在原有的或全新的食材。事關食物時，有點冒險精神可能會讓你感到很有趣、解放而且真的很美味，尤其是當你理解這些新鮮的美味食物**能幫助你身體的修復！**而當你更深入踏進讓自己更加健康的旅程，你的味蕾會逐漸適應，從前讓你覺得難吃的一道菜可能會搖身一變成為你的新歡（或至少變得可以忍受）。你的味蕾會不斷更新，就像身體裡所有的細胞一樣，所以當你的食物發生改變，你享用食物的能力也會隨之改變和進步。因此在踏上旅程六個月之後，你可能會喜歡上現在還不欣賞的東西，試著在食物的選擇上保持開放的心胸。

　　向自己保證你會嘗試所有的東西兩次。一項食材的新風味或是新口感首次嘗試可能是令人厭惡的，當進行第二次嘗試時，在你比較清楚會發生什麼事的情況下，你可能可以克服那種奇異感，同時能夠更進一步加以欣賞。多多實驗處理食材的不同方法，你可能不喜歡做成肝醬的肝臟或把肝臟跟洋蔥一起下鍋油炸，但你可能會喜歡把肝臟和絞肉混合做成家常早餐香腸、肉丸、肉餅或甚至漢堡肉（用生菜而非麵包包夾）。你可能覺得牛肝和豬肝的味道太重，而你比較喜歡羊肝或野牛肝臟的味道（不管怎樣，這是我的個人偏好）。心臟肉品特別適合做成絞肉，做為代替牛絞肉之用。即使對上桌吃飯的成年人來說，把內臟肉品隱藏在餐點中一點也沒有什麼不對。

你該吃多少內臟？一般說來是愈多愈好。基本原則是食用內臟肉品和肌肉肉品的比例最好接近原來動物身上兩者之間的比例，當然這個原則常被用來合理化為何不應該多食用內臟肉品（「一頭動物畢竟只有一個肝臟！」）。但實際上，內臟肉品是一頭動物身上佔很高比例的可食部分──而當你將特殊部位切割下來的肉，像是頰肉、舌頭和腳蹄包括進來的時候，這個比例會更高。同時只是讓你做個參考：一個典型的牛肝重量會達到五‧四公斤！

我們來算一算，大約五十四％工業化生產的閹牛和五十八％的閹豬是被認定為可食用的（剩餘的比例包括用在其他方面或直接丟棄的，像是獸皮和骨頭）。這個可食用比例包括可食用的副產品（即內臟）和肌肉肉品，這些會以切成肉塊和絞肉的形式販賣，或加工成熟食肉品和香腸。內臟典型會佔約一頭牛活重的十二％，一頭豬活重的十四％（豬皮也被納入內臟範圍、並未丟棄的狀況）。將這些數值轉換成比例，你會得到：

。一頭牛二十二％的可食部分是內臟。
。一頭豬二十四％的可食部分是內臟。

這些比例有多少代表性？嗯，草飼和放牧的豬比較瘦，因此內臟肉品對肌肉肉品的比例會稍高一點。但即使是野生獵物，像是麋鹿和北美黑尾鹿，內臟肉品相對於肌肉肉品在體重中的比例都相當一致，雖然無論如何都可能會有一到兩個百分點的差異，但是底線是一樣的。那麼底線在哪裡？你食用的肉類大約五分之一到四分之一應該要是內臟（換言之，不是牛排和漢堡），如果你一週吃數次魚，其他時間都吃肉類（同時你一天吃三餐），這表示每週約有四餐要食用內臟。這並不是說你必須一週吃四次肝臟（儘管如果你願意的話是可以的），肝臟佔一頭牛活重的二％，這相當於大約每隔一週吃一次肝臟。

你的其他內臟餐點應該要盡可能包括愈多臟器多樣性和愈多特殊部位肉塊愈好。基於兩個理由，每週四次的內臟餐點是你最起碼該攝取的量。首先，針對現代狩獵-採集族群的研究，結果顯示對內臟肉品的高度偏好，在不虞匱乏的豐收時期，肌肉常被餵給狗吃或甚至丟棄；某些健康狀況最好的狩獵-採集族群主要都是食用內臟肉品。其次，食用內臟肉品是處理微量營養素匱乏最方便的方式之一，而微量營養素匱乏則與自體免疫疾病形影不離。

你應該攝取多少內臟有限制嗎？我不建議每天食用肝臟超過三次——食用多種類型的內臟和由多種不同動物取得的內臟同樣重要——不過**大量食用內臟是安全的**。

如同在 P102 中所提到的，全食物能提供比例適當的完整營養素以避免毒性，如果你食用各種不同的內臟，那麼維生素和礦物質毒性的問題就相當不可能發生——就算你食用的內臟比肌肉肉品多也一樣。然而如果你正在服用保健補充品應付特定微量營養素缺乏的問題，那麼你應該更加謹慎小心，在這種情況下，規律的檢查能幫助你確定有沒有攝取過量內臟（過量攝取表示你不需要再使用補充品了）。

如果你不喜歡內臟的味道，你可以很簡單的用食物處理機或絞肉機將內臟絞碎，加進你的牛絞肉、羊絞肉或豬絞肉中把味道掩蓋掉。另一種將內臟肉品加入飲食中的方式是將肝臟（或其他種類的內臟）切成藥丸大小的小塊並冷凍起來；然後你就可以每天或差不多每天抓一把「肝臟藥丸」配水吞服。發酵鱈魚肝油也是以全食物為本的補充品選擇之一（一般鱈魚肝油或其他魚類，像是鯷魚的魚肝油，只要是**冷榨且未精製**的也是很好的補充品，因為精製加工的過程會使維

肝臟不是會過濾毒素嗎？

很多人會避免食用肝臟，因為他們錯誤的認知由於肝臟負責過濾血液中的毒素，那麼一定有非常多毒素會出現在此器官中，而食用這樣的器官便會吃進毒素。**事實並非如此**，肝臟的確會過濾血液並排除相當多身體中的毒素，但肝臟並不會儲存這些毒素，肝臟運作的方式遠比**過濾**一詞代表的意義要更為複雜。實際上肝臟是利用各種由酵素控制的化學反應與毒素結合，從而使毒素失去活性，並通常在之後將這些鈍化的毒素運送到腎臟以從尿液中排出，還會輸送到膽囊，再釋放至消化道中並且經由糞便排出。儘管可能有些來自集中動物飼養操作（CAFOs，也就是工廠化農場）的穀飼、非有機、施用抗生素之動物帶來的毒素出現在肝臟中，這類毒素在這些動物的脂肪和肌肉中出現的程度與在器官中出現程度是非常相似的（有些報導顯示，甚至有更多的重金屬會被隔離在肌肉而非器官當中）。

而最重要的可能是器官肉品內充滿了能支持你的肝臟過濾體內毒素任務所需的維生素和礦物質。就算你食用的是傳統方式飼育的動物內臟，你由當中的維生素和礦物質所獲得的好處比同時吃進少量可能存在的毒素來得多很多。如果你能夠負擔放牧和草飼肉品，那顯然更好，不過就算你負擔不起，食用內臟帶給你的好處仍然遠大於你迴避這些食物的損失。

生素被去除）──儘管這些補充品只能提供脂溶性維生素和完整肝臟中一小部分的其他微量營養素，無法取代食用各種內臟帶來的好處。

每週至少數次將內臟納入你的飲食中，對支持身體的修復和整體健康是非常必要的。儘管喜愛你的食物對生活品質和心理健康都有好處，但不管你喜不喜歡，將器官肉品加入飲食中都是非常重要的。不過，別失去信心──就算現在你需要加把勁才能接受內臟，也許你會發現你漸漸開始喜歡上它。

含豐富甘胺酸的食物

以肌肉肉品為主的飲食可能會造成甘胺酸──一種非常重要的胺基酸──的缺乏。

甘胺酸是結締組織的關鍵構成成分，是讓我們能連接在一起的生物「膠水」。結締組織有許多不同類型，而甘胺酸在其中多數類型中都扮演要角（同時還有脯胺酸）──從形成關節的軟骨到構成每個器官中細胞之細胞骨架的細胞外基質，還有肌肉、動脈等等。結締組織的攝取對身體的修復非常必要，不只是癒合裂開的傷口，還有腸道障壁、血管及其他組織因發炎反應、感染和自體免疫疾病病患失調的免疫系統所造成微小損傷的癒合。

DNA、RNA和許多蛋白質的合成都需要甘胺酸。確切來說，甘胺酸廣泛的在消化健康、神經系統能恰當的發揮功能以及傷口的癒合都有角色在其中。甘胺酸藉由協助調節膽鹽的合成和胃酸的分泌而有助於消化作用，它同時也參與解毒作用，並為必要抗氧化物穀胱甘肽的合成所需 P97 、 P107 ）。甘胺酸能透過控制糖質新生（肝臟由蛋白質和脂肪製造出葡萄糖）幫助血糖的調節，甘胺酸也能夠經由提高肌酸濃度，並調節由腦下垂體所生成的生長激素分泌，促進肌肉的修復和生長 P195 。這個多工胺基酸也對中樞神經系統的健康功能相當關鍵，在腦

甘胺酸的補充

對那些關節、皮膚或結締組織被自體免疫疾病影響的人來說，膳食中的甘胺酸更形重要，因為它對修復這些組織來說是必需的。你可能希望考慮在增加攝取含甘胺酸的全食物來源之外，加入富含甘胺酸的保健補充品，像是明膠或膠原蛋白，明膠和膠原蛋白粉末可以簡單的加進水或其他飲料中，也可以加入食物中。

中會抑制興奮性神經傳導物質，從而產生冷靜的效應。甘胺酸也會被轉換為神經傳導物質——絲胺酸，會促進心理警覺、改善記憶、提高情緒並減輕壓力。

如果你還沒有接受將甘胺酸含量豐富的食物加入你的飲食當中，你可能有興趣知道甘胺酸已顯示具有調節先天性和適應性免疫系統的能力。最重要的是，甘胺酸會藉由同時控制氯離子穿過細胞膜之流動還有控制細胞內鈣離子的調動而抑制巨噬細胞的活化，這表示如果沒有足夠的甘胺酸，免疫系統會更容易被活化。甘胺酸的免疫調節角色在肝臟的常駐型巨噬細胞——即庫佛氏細胞中已經被嚴格的加以研究，但甘胺酸似乎也會抑制數種其他類型免疫細胞的活化，包括其他組織中的巨噬細胞、中性球、T細胞和單核球。動物實驗已顯示，膳食甘胺酸在許多不同的發炎反應模型中都能產生保護效果。

如同前面所提到的，由於內臟中通常含有非常多結締組織蛋白——即膠原蛋白和彈力蛋白，因此內臟是甘胺酸的優質來源。任何有較多結締組織的動物部位其中的甘胺酸含量也會較高，包括皮、關節（豬蹄、鴨掌、雞翅等等），還有任何由骨頭上剔下來的肉，以及頰肉、豬頰肉、肩胛肉和骨頭高湯。明膠通常是以牛皮或豬皮為原料所製作出來的，是甘胺酸的優質來源，膠原蛋白補充品則是另一種選擇 P258 。

骨頭高湯（或高湯）是應該納入飲食、營養密度特別高的食物，這種美味的萬靈丹是將你想得到的所有脊椎動物（通常是家禽類、牛、野牛、羊、豬或魚）的骨頭（還有關節、韌帶等等）水煮，時間從四小時到四天都可以！你可以加入蔬菜和草藥來增添風味（常用的有胡蘿蔔、洋蔥、芹菜和大蒜）。哺乳類的骨頭最好能夠先鋸開（讓骨髓釋放到高湯中），不過家禽和魚就不需要這麼做。當高湯燉煮好，煮湯用的骨頭和蔬菜通常會被撈出來丟掉，最後得到的是富含多種維生素、礦物質、抗氧化物（尤其是鈣、鎂和磷這些對骨質健康不可或缺的物質），還有甘胺酸。骨頭高湯大概是你補充甘胺酸最簡便的方法了。

甘胺酸是一種重要的胺基酸，但技術上來說並非必需胺基酸。身體在需要比飲食來源以外更多的甘胺酸時，是可以自行製造的。

不過，我們自行製造胺基酸的效率遠遠低於由我們所吃的食物中獲得，科學家們相信，在缺乏膳食來源的情況下，我們應該無法製造可以滿足身體需求的足量甘胺酸。對那些需要修復身體的人而言，食用大量富含甘胺酸的食物可以造成很大的不同。

許多人可能會因擔心骨頭中藏有重金屬的事實而避免食用高湯。重金屬會和磷灰石結合，而磷灰石是骨骼和牙齒的主要礦物質組成成分，因此骨頭成為動物可能因環境暴露而接觸、或未被肝臟濾淨並排除的飼料中所含有之重金屬的儲存處。在一項近期研究顯示，有機雞骨中的鉛會被釋放到以該雞骨為原料的高湯中後，這種對重金屬的恐懼便被延伸到有機高湯。不過你無須擔心，高湯中鉛的濃度只有環保署所建立安全飲水閾值的約三分之二（自來水最高會含有每公升十五毫克的鉛；高湯中鉛含量最高的則是每公升九‧五毫克）。許多在原始飲食生活攻略中全部找得到的營養素能保護我們免受鉛的毒性影響，包括鈣、鐵、維生素D、維生素C和維生素B_1。

骨頭高湯帶來的好處還是遠超過任何可能與之有關的重金屬風險。

如果重金屬汙染仍然讓你擔憂，你可以藉由從位於非工業化區域的小型農場（如果可能的話最好是當地農場）購買百分之百放牧的雞將鉛（還有其他重金屬）的可能含量降至最低，並用過濾水自己熬煮高湯。目前並沒有科學研究評估被隔離在牛、羊或豬骨頭中的重金屬及其如何對由這些骨頭製作的高湯所造成之可能影響；然而基本原則仍然成立：**購買由非工業化區域的小型農場出產、百分之百草飼及放牧肉品或骨頭。**

預算的問題怎麼辦？

我知道草飼和放牧的肉品，以及野外捕獲的魚類都較為昂貴。事實上，取決於你的飲食習慣，許多列在原始飲食生活攻略中的高品質食材會比你從前習慣食用的食材高價。不過你可能會發現，採買花費的增加會被其他方面的節省所抵銷（像是醫療花費的減少），不過你也會被能夠負擔哪些食材嚴格限制，而你會懷疑如果你無法負擔或無法取得建議的食材，那麼遵循原始飲食生活攻略有何意義……答案是肯定有意義的。從迴避第二章中所列出之會造成問題的食物，你會獲得非比尋常的好處，同時在說到購買營養密集、有修復效果食材時，盡你所能堅持品質。

根據預算購買高品質蛋白質的技巧和訣竅和買任何其他東西都一樣。貨比三家是有幫助的，當地的農夫通常是最能夠負擔的高品質肉類來源，不過現在有愈來愈多的網路零售可供選擇，甚至連草飼和放牧肉品都有在網上販售。網路上高品質肉類的主要零售商會相當規律的定期提供折價券（如果你訂閱他們發行的電子報，你就會知道現在的行情）。另外，在任何特定時段購買大量的肉類通常代表每磅的單價會更低，舉例來說，如果你購買四分之一或半隻放牧的豬或草飼

牛，這對有冰櫃的人來說是很有用的，不過就算你沒有冰櫃，你還是可以糾集到親友來分享這些肉。另一種省錢的方式是買大塊的肉，像是大塊的烤肉和全雞，一般說來，屠夫要做的事情愈少，每磅肉的要價便會愈便宜。

如果即使你已經找到你所在區域中，最便宜的高品質肉類來源，你還是無法負擔完全只食用高品質蛋白質的話該怎麼辦？優先考慮有最高脂肪含量的蛋白質，如果你購買的肉只有部分是草飼和放牧肉品，**確保分切下來的肉帶有脂肪**（無論如何這通常也會是最便宜的部分），像是碎牛肉（如果你買的是草飼肉品，就不必特意要求全瘦肉了！）

內臟的價格通常比肌肉低很多，因為需求量並不大，這是將草飼及放牧肉品加入飲食中的好辦法。如果銷售有困難的話，有些小規模的牧場主甚至可能送你一份不常見部位的肉品（或給你一個大幅降低過的價格）。

罐頭魚（特別是沙丁魚和鮭魚）是讓你的飲食獲得更多魚類的重要平價選項（**只要這些罐頭不含雙酚A**）。醃漬鯡魚和煙燻鮭魚的價格通常也比較便宜，冷凍魚類是另一個不錯的選項，通常也能輕鬆負擔。多數魚類都有季節性，會隨著一整年中不同的時節而有不同，這也是不同種類的魚打折銷售的時候。

養成多花一點點錢的習慣

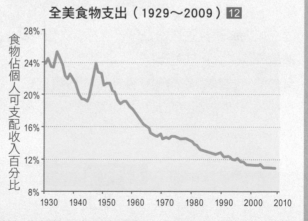

全美食物支出（1929～2009） [12]

以社會生活而言，我們已經習於購買非常廉價的食物。在過去八十年來，花費在食物上的平均價格佔可支配收入的百分比已經下降了大約六十％。而健康保健支出也在同時期突然增高。

一旦你克服了高品質肉品和當地栽種的有機蔬菜標籤上的價格帶給你的震撼，你可能會下定決心，將購買營養密集食物而增加的預算視為願意讓自己感覺更好所付出的代價（如果這在你收入許可範圍內）。食物預算的增加也有可能通過降低的醫療支出和更少的外食花費而抵銷。無論如何，如果你能夠在會幫助你身體修復的食物上多花一點錢，你將會發現不同。

蛋白質優先順序

以肉品的種類來說，盡可能讓多樣性增加是很重要的。不同部位的肉和不同種類的動物所提供的營養素在不同攝取量和比例上有些微的差異，多樣化是確保你獲得所有需要的營養素最好的方式。一般說來，你的蛋白質會來自下列幾個種類：

- **內臟：**內臟是營養密度最高的蛋白質，內臟和其他非肌肉部位的肉每週應最少食用四或五次。如果可能的話，內臟肉品最好來自草飼和放牧，或野生獵物等來源（要注意有些野外獵物的內臟——像是熊肝——具有毒性，不適合人類食用）。如果你購買傳統飼育方式的內臟，羔羊和小牛在營養方面來說是更好的來源。

- **海鮮：**油脂豐富的魚類，像是鮭魚、沙丁魚、鯖魚和鱒魚，應該每週食用至少三次（如果無法負擔草飼和放牧肉品的話，就要增加食用次數）。海鮮的營養密度極高，而且是你獲得omega-3脂肪酸EPA及DHA的最佳膳食來源，海鮮中的蛋白質也非常易於消化。只要你想，你可以隨時將油脂豐富的魚類、白肉魚和貝類加入菜單中，多樣性愈高愈好。

- **紅肉：**紅肉最有可能成為你飲食中的主餐（在滿足內臟和海鮮的最低攝取量後）。草飼和放牧肉品以及野生獵物等來源會更好——尤其是脂肪較多的部位。如果你選擇購買的是傳統飼育方式的肉品，堅持只買牛肉和豬肉比較瘦的部位。

- **家禽類：**放牧的家禽和狩獵所得的禽鳥更好。除非你的飲食中有大量海鮮，否則將購買傳統飼育家禽的次數限制在每週一到兩次（因為其中含有的大量omega-6脂肪酸）。

聽過紅肉致癌的說法嗎？

紅肉和癌症之間的關聯發生在飲食習慣同時具有紅肉比例高（包括大量加工肉品）及綠色蔬菜比例低的狀況下。綠色蔬菜提供的保護作用似乎是由葉綠素而來（使植物呈現綠色並由陽光中吸收能量的成分），葉綠素會阻止紅肉中特定成分在腸道中代謝成毒性產物（原血紅素，在紅肉中的含量遠較其他肉類中含量高 P105 ）。這是你吃蔬菜的另一個理由！

蔬菜和水果

　　蔬菜和水果是抗氧化物、維生素和礦物質的重要來源，而且如同在第二章中所提到的，蔬菜和水果所含的纖維素對調節飢餓激素和使腸道微生物相正常化極其重要。食用一份有益健康的蔬菜和水果，和食用高品質肉品、家禽及海鮮同樣重要，原始飲食生活攻略中唯一排除的蔬果是豆類和茄科植物。

　　一般說來，蔬菜的分量不應該設限。你有幾乎無窮無盡的蔬菜種類可以選擇，你所能獲得的種類可能會因你所居住的區域而有所限制，但即使是當地的超市，通常你還是會有數十種不同選項。農場、農夫市集還有特殊食品專賣店（例如亞洲超市）是發掘許多較少見蔬菜的好地方。

　　葉菜類和適用於沙拉的蔬菜是維生素C、E和K，以及包括葉酸在內之維生素B群的絕佳來源。這些蔬菜富含抗氧化物類胡蘿蔔素，包括β-胡蘿蔔素、葉黃素和玉米黃素。葉菜類是甜菜鹼的重要來源（甜菜鹼也稱為三甲甘胺酸或甘胺酸甜菜鹼），甜菜鹼對甲基循環和肝功能十分重要。葉菜類是鐵、鈣、鉀、磷和錳的優質來源，事實上，某些葉菜類——像是羽衣甘藍，所含的鈣吸收度和生物利用度都極高（比牛奶還高！）。葉菜類甚至含有部分omega-3脂肪酸，雖然大多是次亞麻油酸，而非更有用處的EPA或DHA P112 。

　　隨你自己的喜好盡可能大量食用以下葉菜類，理想上最好是每餐食用：

莧菜	芝麻菜（即園巖菜）	甜菜	白菜（即小白菜）
琉璃苣	球花甘藍	球芽甘藍	空心菜
芥菜	胡蘿蔔纓	貓耳草	芹菜
長葉萵苣	皇宮菜	繁縷	冬馬齒莧
中國錦葵	菊花葉	羽衣甘藍	水芹
蒲公英	菊苣	藜	過貓
凹槽南瓜葉	小葉藜	車前草	球莖甘藍葉
芥蘭	各種甘藍菜	小松菜	稜軸假人蔘
羊萵苣	美國山芥	各種萵苣	蜥尾草
野麻嬰	京水菜	芥菜	大白菜
番杏	山菠菜	豆苗	美洲商陸
紫包心菜	海蘆筍	蕪菁葉	野甜菜

濱菜	酸模	菠菜	彩虹馬齒莧
紅頭菜	白菜心	sculpit (aka stridolo)	水田芥

　　還有許多澱粉類蔬菜可供選擇，典型的有各種植物的莖、花朵或花苞（除了葉子之外），全部富含多種維生素、礦物質和抗氧化物。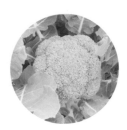

　　澱粉蔬菜的幾個例子包括：

朝鮮薊	蘆筍	綠花椰菜	白花椰菜
菜薊	花菜	芹菜	茴香
仙人掌	野蘆筍	大黃（只有莖可食）	南瓜花

　　蔥蒜屬（也就是洋蔥科植物）是因含有高濃度有機硫化合物而帶有特殊香氣的一群蔬菜（這表示這些蔬菜含有大量的硫）。蔥蒜屬蔬菜也含有特別豐富的各種抗氧化化合物（這是一部分蔥蒜屬蔬菜被認為與降低心血管疾病風險有關的原因），還有錳、硒、鐵、鈣、維生素C和數種維生素B。

　　蔥蒜屬蔬菜包括：

abusgata	細香蔥	大象蒜頭	大蒜
韭蔥	韭菜	洋蔥	小洋蔥
分生洋蔥	青蔥	大蔥	珠芽圓蔥
野韭蔥			

　　由於通常用來做為植物的能量儲存處，因此比起其他蔬菜，根、塊莖和鱗莖通常會有較高的澱粉含量，然而澱粉的含量有極大的差異。舉例來說，胡蘿蔔的升糖負荷非常低（也就是說澱粉的含量極低），但甘藷的升糖負荷就屬於中度 P269 。這些蔬菜通常相當色彩繽紛，常見的有黃色、橙色，這代表這些蔬菜是類胡蘿蔔素還有維生素C、數種維生素B、維生素K、磷、鉀、銅和錳的優質來源。根、塊莖和鱗莖是你所需主要碳水化合物的提供者（還有水果）。澱粉類蔬菜一般含有較多的水溶性纖維素，而非澱粉類蔬菜則通常含有較多不溶性纖維素 P108 。根、塊莖和鱗莖類蔬菜包括：

祕魯胡蘿蔔	葛鬱金	竹筍*	甜菜
牛蒡	寬葉慈菇	百合**	美人蕉
胡蘿蔔	樹薯*	塊根芹菜	寶塔菜
（日本）蘿蔔	玫紅山鸞豆	魔芋	象腿蕉
薑	香芹	辣根	菊芋
豆薯	結頭菜	蒟蒻	蓮藕
食用球根金蓮花	蕪菁甘藍（即瑞典蕪菁）	山核桃	食用補骨脂
蘿蔔	防風草	黑皮婆羅門參	鴉蔥
歐亞澤芹	甘藷	芋頭	朱蕉
油莎草	蕪菁	塊莖藜	山葵
荸薺	雪蓮果	山藥	

*含有大量氰苷類化合物 P154 。
**毒百合帶有毒性，有時會與食用百合混淆。食用百合鱗莖前要確認你的鑑定是正確的！

海菜是碘廣為人知的來源，不過海菜也含有大量的鈣、鎂、鉀、鈉、鐵、鉻和銅，事實上，海菜中的微量礦物質濃度特別高，而且通常含有超過五十種以上的不同微量礦物質，海菜也是部分維生素B以及EPA、DHA等omega-3脂肪酸的優質來源（這在植物中並不常見）。海菜還含有維生素A、D、E及K。

藻類，像是綠球藻和螺旋藻（即藍藻，通常出現在保健補充品中，不過在罐裝精力湯中也有），因它們刺激免疫系統的能力而被排除在原始飲食生活攻略之外。綠球藻是一種生長在淡水中的藍綠藻，之所以沒有被列在推薦食物清單中的原因是近期研究證據顯示，綠球藻的細胞膜含有脂多醣，與格蘭氏陰性細菌細胞壁中的有毒蛋白質一樣 P149 ，脂多醣也被發現會增加發炎反應並刺激Th1細胞。螺旋藻，一種生長在墨西哥及非洲鹹水湖中的一種藍綠藻，雖然其細胞壁的構造與綠球藻截然不同，研究卻顯示螺旋藻也會活化先天性免疫系統，並刺激Th1細胞。值得找來食用的海菜包括：

青海苔	海帶	擬雞冠藻	翅藻
紅藻（即紫紅藻）	鹿尾菜	昆布	紫菜
水雲	海苔	龍鬚菜	馬尾藻
濱菜	石蓴	裙帶菜	

有很多水果只因為並不是非常甜而被歸類為蔬菜（因為有籽的存在，它們在植物學的分類上屬於水果），同時這些水果都含有豐富的維生素、礦物質和抗氧化物。酪梨和橄欖同時也是單元不飽和脂肪酸的優質來源：

酪梨	苦瓜	佛手瓜	胡瓜
紅瓜	絲瓜	秋葵（技術上來說應該是豆莢）	橄欖
芭蕉	南瓜	西葫蘆	北印度瓜
西印度胡瓜	冬瓜	櫛瓜	

水果的攝取在原始飲食生活攻略中並沒有限制。水果是纖維素、維生素、礦物質和抗氧化物極佳的來源，請記得原始飲食生活攻略並不是低碳水化合物飲食法；原始飲食生活攻略只不過不是高碳水化合物飲食法罷了；而即使新鮮水果都傾向比蔬菜含有更多的糖，大部分水果的升糖負荷都很低（果乾很容易有極高的升糖負荷，因此應該完全避免或保守的食用）。這代表就算一天吃好幾次水果，對你的血糖可能都不會有什麼負面影響，你只需要確定你的每日果糖攝取量在十到十二克之間——大約是每天二到五份水果 P165。

莓果通常是含有最多維生素和礦物質，同時糖含量最低的水果。因為莓果具備的豐富色素，它們也是可買到的抗氧化物最為豐富的食物。莓果包括：

巴西莓	熊莓	山桑	黑莓
藍莓	野生黃莓	蔓越莓	岩高蘭
醋栗	接骨木莓	越橘屬莓類	鵝莓
葡萄	朴樹果	酸越橘	越橘
大楊梅	桑葚	圓葉葡萄	糯米樹果
奧勒岡葡萄	覆盆子	美洲大樹莓	沙棘果
裏白樹莓	楊梅	果實樹莓	華盛頓莓
草莓（技術上來說是一種附果）			

薔薇科的水果包括蘋果和核果，飽含類胡蘿蔔素以及其他抗氧化物、維生素B與維生素C、E和K，而且通常是鈣、鉀、磷、錳、銅、鋅含有鐵的優良來源。此外，薔薇科水果也傾向含有更多的纖維素。薔薇科的水果包括：

蘋果	杏桃	櫻桃	山楸梅
海棠果	山楂	枇杷	枸杞
油桃	水蜜桃	梨	李子
榲桲果	玫瑰果	花楸	花楸果
花楸樹	shipova		

瓜類包括了許多不同的水果。許多瓜類的糖含量都很低，同時也是抗氧化物、維生素和礦物質的良好來源，包括各種類胡蘿蔔素、維生素B群、維生素C、錳、鉀、鈣、硒、銅、鋅和鎂。

香瓜	哈密瓜	冬甜瓜	甜瓜
聖誕瓜	crenshaw	日本洋香瓜	加利亞甜瓜
蜜香瓜	刺角瓜	香瓜茄	香瓜
網紋香瓜	ogen瓜	波斯甜瓜	俄羅斯甜瓜（即烏茲別克瓜）
sharlyn瓜	西瓜	冬瓜	

柑橘類最著名的，便是它們非常大量的維生素C含量，不過柑橘類的維生素B群、維生素E、類胡蘿蔔素（此為抗氧化物及維生素A前驅物）、鈣、鐵、磷、鎂、鉀、鈉、銅、鋅、錳和硒的含量也很高。柑橘類中的糖也較其他水果低很多，取決於不同的種類（檸檬就是低糖的水果，不過就算是柳橙的含糖量也是相當低的——比起其他選項來說）。柑橘類水果出乎意料的種類豐富，包括：

甘夏	血橙	佛手柑	厚皮橙
枸櫞	克萊蒙橙	fernandina	葡萄柚
泰國青檸	酸橙	柑橘	清見
金柑	檸檬	萊姆	甜檸檬
中國柑橘	北京檸檬	orangelo	甜橙
白金柚	文旦	pompia	椪柑
黎檬	湘南黃金	酢橘	桔柚
桔	桔橙	牙買加醜橘	柚子

世界上其實有上千種熱帶和亞熱帶水果（包括柑橘類）。大體來說，熱帶

水果的糖量較其他水果高，有些列在本表中的水果糖含量高得突破天際，不過還是有非常多的例外：

加蜜蛋黃果	西印度櫻桃	西非荔枝果	非洲辣木
人面子	香檳果	香蕉	biribi
卡姆果	蛋黃果	蓬萊蕉	佛手瓜
冷子番荔枝	椰李	椰子	牛心梨
椰棗	火龍果	榴槤	無花果
藤黃果	雞蛋果	芭樂	卡姆嘉寶果
衣拉麻果	菠蘿蜜	棗子	刺黃果
奇異果	荔枝紅毛丹	金橘	龍眼
枇杷	荔枝	馬米果	芒果
山竹	野生西番蓮	枸杞	南克
木瓜	百香果	番木瓜	花生奶油果
柿子	鳳梨	芭蕉	石榴
葡萄桑	楄桲果	紅毛丹	小葉番櫻桃
蒲桃	酪梨	蛇皮果	山陀
刺番荔枝	星蘋果	楊桃	釋迦
羅望子	智利石榴	香草	黃皮

菌菇類不是蔬菜也非水果，卻是維生素B群、維生素D、銅、鎂、磷、鉀、硒、硫和鋅的優質來源。儘管原始飲食生活攻略將蘑菇和其他菌菇包括進來，藥用的蘑菇萃取物卻屬於免疫刺激物，應避免食用。常見的可食用菌菇包括：

鴻喜菇	牛肝菌	松露	酒杯蘑菇
面口蘑	雞油菌	克菲爾菌	杏鮑菇
紅茶菌	猴頭菇	舞茸	松茸
羊肚菌	鮑魚菇	滑菇	香菇
銀耳	繡球菇	草菇	卷緣齒菌
黑木耳	各種草菇（包括波特菇和洋菇）	酵母菌（釀酒酵母、烘焙酵母、營養酵母）	

你可能聽過「彩虹飲食法則」，意思是將不同顏色的蔬菜和水果加入飲食

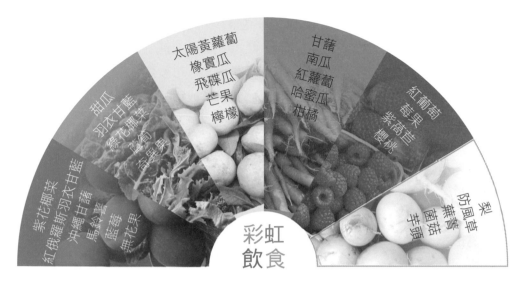

太陽黃蘿蔔
橡實瓜
飛碟瓜
芒果
檸檬

甜瓜
羽衣甘藍
綠花椰菜
蘆筍
奇異果

甘藷
南瓜
紅蘿蔔
哈蜜瓜
柑橘

紅葡萄
莓果
紫高麗
櫻桃

紫花椰菜
紅皮蘿斯羽衣甘藍
沖繩甘藷
馬鈴薯
藍莓
無花果

梨
防風草
蕪菁
菌菇
芋頭

彩虹
飲食

當中，這是因為植物中做為色素的化合物同樣也是營養素；因此，食用帶有不同色彩的食物是確保你獲得充分營養素最簡單的方法。舉例來說，葉綠素是讓綠色蔬菜及奇異果等綠色水果之所以呈色的色素 P263 。類胡蘿蔔素這個強效抗氧化物是讓水果和蔬菜呈現黃色、橙色和紅色的色素。藍色和紫色色素則來自類黃酮，類黃酮通常具有抗氧化及抗發炎反應的特性，並能降低罹患心血管疾病的風險。不要因此覺得白色蔬果（像是白花椰菜、洋菇和蘋果）的營養成分較差：白色蔬果也富含維生素、礦物質及抗氧化物。

　　和蛋白質一樣，植物素材的多樣性愈高愈好。確保你食用足夠多樣蔬菜最好的方式就是每餐都有吃到（沒錯，連早餐也要）而且每餐至少兩種（最好是兩種不同顏色的）。有鑑於綠色蔬菜的營養密度，你可以將標準訂在每餐儘量包含一種綠色蔬菜和一種其他顏色的蔬菜。若你想吃十種不同的蔬菜，那就吃吧！

注意升糖負荷

　　做為確認血糖濃度依舊受到良好調控的工具，血糖濃度的良好調節對使激素正常化和消除發炎反應至為關鍵。注重升糖負荷就等同於注重你所吃的食物如何影響你的血糖。碳水化合物包括了澱粉、糖和纖維——糖和澱粉兩者都會按照攝取量和食物消化速度的比例影響你的血糖濃度，儘管如此，你的身體仍需要碳水化合物，而含有碳水化合物的（蔬菜和水果）是營養更為密集的食物。那麼，你要如何在吃得好的同時確保你的血糖有得到良好調節？

要記得升糖負荷是對於特定食物中的糖會多快影響血糖濃度的計量，為該食物中確切的碳水化合物密度做出修正 P162。幾乎所有高升糖負荷的食物都被原始飲食生活攻略刪去了，因為那些普遍都是穀類、仿穀類、豆類和精製糖（果乾是唯一被允許的高升糖負荷食物，而且應該被當成嗜好看待）。所以剩下的絕大部分是低升糖負荷的食物和少數中度升糖負荷的蔬菜和水果。

升糖指數指南
低度　＜　10
中度　　10～20
高度　＞　20

　　一般說來，即使升糖指數為中度，也沒有理由限制食物攝取的份數，因為即使是中度升糖負荷的食物，也必須攝取非常大量才會對血糖造成負面影響。如果你攝取均衡的飲食（部分動物製品、部分植物素材、部分高品質脂肪）、藉由每餐加入不同色彩的蔬果而顧及多樣性、用餐時間規律並間隔夠長時間，並且只吃到飽腹（有飽足感），那麼你的血糖濃度很有機會在你甚至不需嘗試做什麼的狀況下，就能夠維持在調節良好的狀態。這表示一旦你花費精力在選擇某種肉類或海鮮、一些蔬菜，或許加上些水果，你其實就不再需要擔心其他事了。沒錯，你無須再精心測量或加以限制（也許除了確定你的果糖沒有攝取過量），而你當然也不用再擔心份數的控制，你只需要吃飽就好。

　　高度活躍者、兒童以及孕婦或哺乳中的女性確實比慣於久坐不動的成年人需要更多的碳水化合物，只要確保碳水化合物來自於低度或中度升糖負荷的蔬菜和水果，要將維持血糖濃度在可控制範圍內就應該沒有任何問題。

　　不過有一點要注意：如果你患有糖尿病（不管第一型或第二型）、曾有肥胖症或代謝錯亂的病史、或有嚴重的胰島素抗性，控制中度升糖負荷食物的份數來調節你的血糖可能較為容易（這表示炸香蕉應該做為配菜，而不是放滿整個餐盤，不過敏感性會因人而異）。如果你懷疑自己的血糖濃度在食用大量澱粉類蔬菜和水果後出了問題，血糖儀是用來確認的好方法。血糖儀是糖尿病人用來測量血糖的儀器，無須處方，在大部分藥房都能以低廉的價格購得；一根稱為刺針的小針用來刺破你的手指，所得的一小滴血便被用來測量你的血糖。

美國糖尿病協會定義只要每公合（十分之一公升）低於九十九毫克都屬於正常空腹血糖（早上起床後測量的第一次血糖值）。用餐後血液中葡萄糖濃度增加的幅度非常重要，美國糖尿病協會認定，用餐後兩小時（餐後）的血糖值只要低於每公合一百四十毫克都屬正常（由於用餐時間會因人而異，因此標準是在用餐開始後兩小時測量餐後血糖值），這些是決定你的血糖是否受到良好調控的判斷方法。然而，研究結果支持**理想空腹血糖值很可能應該是每公合低於八十五到九十毫克，而餐後兩小時血糖值更可能應該是每公合低於一百二十毫克。**

正常血糖濃度mg/dl=毫克／公合

	正常值	理想值
空腹	＜99mg/dl	＜85～90mg/dl
餐後兩小時	＜140mg/dl	＜120mg/dl

　　除非你患有糖尿病，否則不需要每次用餐後都檢查血糖值。取而代之的，是當你認為自己可能吃太多同一種中度升糖負荷食物時，藉由測量血糖值來判斷你吃下肚的分量是不是真的太多了。當血糖濃度高於你的期望值，你也不需要過度擔心（有很多事會讓血糖濃度升高，比如說壓力），你只需要利用得到的資訊，在下次用餐時減少該食物的攝取量。偶爾測量血糖濃度只是在假設你對餐後升高的血糖較為敏感時，協助你調整澱粉類蔬菜及水果分量的工具。

用低澱粉策略壓制細菌過度生長

　　如果你有嚴重的細菌或酵母菌過度生長的問題，部分另類保健治療師會推薦你採用低澱粉飲食，低澱粉飲食的宗旨是將碳水化合物的攝取限制在非常簡單、易於吸收的糖（通常是單糖），如此你將會讓腸道中過度生長出的細菌或酵母菌餓死。雖然還沒有測試這個方法的臨床實驗結果，許多人都表示這個方法是成功的；與之相對的，也有許多人表示出現其他問題，例如在採用低澱粉飲食後出現的甲狀腺功能受損以及皮質醇失調 P289 。由於這個方法並未被科學文獻認證為有效，因此並不包括在原始飲食生活攻略中（做為替代的是FODMAPs P275 ）。

　　儘管如此，如果你對於將低澱粉飲食法與原始飲食生活攻略配合使用有興趣，你可以在娜塔莎‧坎貝爾-麥克布萊德博士所著的《腸道與心理疾病症狀》，及伊蓮‧葛蘿利亞‧葛蕭所著的《打破惡性循環：從飲食獲得腸道健康》獲得更多資訊。

另一種判斷血糖調節狀況的方法，是請醫師測量你的血紅素A1C（糖化血紅素），糖化血紅素是血紅素（紅血球中的蛋白質 P105 ）被醣基化 P38 的型態，這是不可逆的血紅素轉譯後修飾。血紅素被醣基化的機率會隨血糖濃度增加而上升，因此A1C濃度的高低象徵了測試前六到十二週（紅血球的平均壽命）你血糖調控的狀況。

雖然A1C介於四％到五‧六％被認為是正常數值，研究顯示，**理想的A1C數值應該低於五％**。同時要注意的是，即使你的血糖受到非常良好的調控，微量營養素的缺乏（鐵）和特定的保健補充品（維生素C和維生素E）仍會造成A1C濃度的不正常。

注意升糖負荷並不是關於限制或量測，而是讓你有能力適應為你的需求所做出的食物選擇。

生食還是熟食？

用火及烹飪的藝術可能在大約一百五十萬年前就被人類所精通，這表示在人類演化的多數時間中，我們的祖先就已食用烹煮過的食物，事實上，烹飪方法的出現可能是人類這個物種得以成功演化的重要因素之一，因為烹飪增加了能由食物中吸收的營養素（這對肉類和植物素材來說都成立）。然而，儘管烹飪能改善食物的消化性，在此同時也會影響食物中微量營養素的含量。

某些維生素在加熱後極易發生變化，例如維生素C在加熱、脫水和長期儲存後會發生降解，已知會降低心血管疾病和癌症罹患風險的抗氧化物——多酚，會在烹煮後被壞殆盡。一些有益的酵素也會被烹煮過程所破壞：比如說芥子酶的作用使異硫氰酸鹽生成，而已知能預防癌症的異硫氰酸鹽會出現在生的十字花科蔬菜中，但會被烹煮所破壞。蒜素（使大蒜具有抗生素及抗微生物特性的化合物，同時也能降低癌症和心血管疾病的罹患風險）會被加熱所破壞。這些營養素的流失為生食提供了良好的佐證。

不過因烹煮流失的營養素會被許多其他因烹煮而增幅的營養素抵銷。加熱會使植物細胞的細胞壁分解，而這會使所有被限制在細胞壁或細胞內部的營養素為我們的身體所得，加以消化。通常抗氧化物會因烹煮過程顯著增加，舉例來說，當含有類胡蘿蔔素的蔬菜被烹煮時，許多類胡蘿蔔素的生物利用度會被提高；當含有茄紅素的食材被烹煮或乾燥時，茄紅素的含量會增加。還有一些化合

物需要經過加熱才會生成，像是被認為能預防癌症的吲哚會在十字花科蔬菜（例如綠花椰菜和羽衣甘藍）被烹煮時形成。

這其中代表的意義就是，最好能同時食用生的和烹煮過的蔬菜。你應該偶爾將胡蘿蔔煮熟，偶爾直接從包裝袋拿出來直接食用（或更好的是從菜園收穫後直接吃）。然而如果你明顯無法消化生的蔬菜（在食用生的蔬菜後規律出現的任何消化道症狀，或糞便中有可辨識出的蔬菜殘骸），你可能需要限制自己只吃煮過的蔬菜，直到你的消化（和糞便品質）得到改善。無法消化生的蔬菜也代表加入支持消化的保健補充品是個不錯的主意 P368 。

十字花科蔬菜裡的致甲狀腺腫物怎麼辦？

患有自體免疫甲狀腺疾病（橋本氏甲狀腺炎或葛瑞夫茲症）以及甲狀腺功能低下的患者（往往還伴隨著其他自體免疫疾病）通常會被勸告要遠離十字花科蔬菜、菠菜、櫻桃蘿蔔、桃子和草莓，因為這些蔬果有致甲狀腺腫的特性。致甲狀腺腫物是會透過干擾碘的吸收，從而抑制甲狀腺功能的一種化合物（要記得碘是甲狀腺激素必要的成分 P104 ）。甲狀腺激素在代謝及甚至免疫系統調控中扮演不可或缺的角色，因此維持理想的甲狀腺功能在修復和一般健康的維持上非常重要。但是迴避這些食物並未被證實是正確的。

這一科蔬菜是一群叫做硫代配醣體之化合物的優質來源 P154 ，當這些蔬菜

十字花科蔬菜

十字花科成員包括了許多含有最多抗氧化物、維生素和礦物質的蔬菜：

。紫花南芥（即芝麻菜）	。捲心菜	。辣根	。西洋菜（即球花甘藍）
。白菜	。白花椰菜	。甘藍菜	。大頭菜
。綠花椰菜	。芥藍	。結頭菜	。白菜心
。清白花菜	。羽衣甘藍	。komatsun及水芹	。蕪菁
。寶塔花菜	。蘿蔔	。瑪卡	。山葵
。球芽甘藍	。荒野獨行菜	。京水菜	。水田芥
。菜籽（即油菜子）	。圓葉和波浪羽衣甘藍	。芥菜	。甘藍
	。獨行菜	。櫻桃蘿蔔	

被切碎或咀嚼，這些植物中的芥子酶便會將硫代配醣體分解（經由水解作用）成為多種具生物活性的化合物，這些化合物有許多是強效的抗氧化物，並能預防癌症，其中兩種——異硫氰酸酯和硫氰酸鹽——也是著名的致甲狀腺腫物。

異硫氰酸酯和硫氰酸鹽似乎會經由抑制甲狀腺過氧化酶（TPO）此一酵素使甲狀腺機能降低。在甲狀腺激素生成的過程中，TPO是負責催化將碘轉移到稱為甲狀腺球蛋白的蛋白質上的酵素，從而生成T4激素原（甲狀腺素）或活性更強的T3甲狀腺激素（三碘甲狀腺胺酸）。當異硫氰酸酯或硫氰酸鹽攝取量足夠多時會干擾甲狀腺功能。

在沒有缺乏碘的情況下，並沒有證據證實人類攝取異硫氰酸酯或硫氰酸鹽與甲狀腺病變有所關聯：這些物質已被發現只有在缺乏足量碘的人身上才會發生干擾甲狀腺功能的狀況（如果你嚴重缺乏碘或硒，在決定攝食大量的十字花科蔬菜前，先解決這個匱乏問題可能是個好主意 P104 ~ P108 。還有要注意的是，芥子酶會因為烹煮而失去活性，因此煮熟的十字花科蔬菜依然可以在你著手修正任何匱乏問題時放心享用）。事實上，食用十字花科蔬菜與不同的健康益處有關，包括降低癌症的風險（甚至是甲狀腺癌！）。在一項近期評估由青花椰菜芽萃取出的異硫氰酸酯之臨床實驗中並未發現任何有害的影響（包括沒有發生甲狀腺機能降低的狀況）。

或許更引人注意的是，在低濃度時（如同你將十字花科蔬菜加入飲食中所能獲得的量），硫氰酸鹽會刺激T4的合成，這表示這些被貼上致甲狀腺腫物的蔬菜事實上能支持甲狀腺功能。在生成非常重要的硫氧化還原蛋白還原酶及麩胺基硫過氧化酶 P105 時，異硫氰酸酯和硒之間也有很強的協同作用。這代表同時攝取異硫氰酸酯和硒能使身體的抗氧化防禦機制獲得驚人的提升，並能預防癌症。因此對於十字花科蔬菜，寧願多吃一點而不是少一點，就算你有自體免疫甲狀腺疾病也一樣——只要你沒有碘和硒匱乏就好。

支持甲狀腺功能最重要的方面就是提供甲狀腺激素生成所需的礦物質，特別是碘、鐵、硒和鋅，任何一種出現匱乏都可能損害甲狀腺功能，但當超過一種礦物質發生匱乏時，損害的效應會大幅擴大。碘是甲狀腺激素必要的構成材料，沒有足夠的碘甲狀腺便無法恰當的發揮功能 P104 。鐵的匱乏會降低TPO的活性（有血基質依賴性 P105 ），從而損害甲狀腺激素的合成。如同第二章中所討論的，硒對由T4甲狀腺激素原（甲狀腺素）到具活性的T3甲狀腺激素（三碘甲狀

腺胺酸）之轉換不可或缺，這是因為負責這個轉換過程的酵素（碘甲狀腺胺酸脫碘酶）是一種硒蛋白。硒對保護甲狀腺免於受多餘的碘之損傷也十分必要（多餘的碘會抑制TPO活性）。一般相信鋅在甲狀腺代謝中扮演著重要的角色，表面上看來是在於T4到T3的轉換，同時鋅的濃度與甲狀腺刺激激素（TSH）的濃度相關——雖然鋅的匱乏對甲狀腺功能造成的後果仍然有所爭議。

FODMAP不耐

對那些有消化道症狀的人來說，FODMAP不耐（有時也稱為果糖吸收不良或FODMAP過敏）是一個明確的可能性。FODMAP是「可發酵寡醣、雙醣和單醣，及多元醇」的字首縮寫，基本上是一群高度可發酵的短鏈及中長鏈碳水化合物（通常果糖或乳糖的含量極高）以及糖醇。這些碳水化合物在小腸被吸收的效率極差，就算是健康人亦然，而你的腸道細菌非常喜愛這些物質（這便是這些物質高度可發酵的原因）。

當太多可發酵糖類進入腸道微生物濃度最高的大腸時，這些糖類會餵養其中的細菌，導致過量氣體生成，同時在一些極端的例子中引起細菌的過度生長，這就是FODMAP不耐會發生的真實情況。這些碳水化合物出現在大腸也會降低水分的吸收（吸收水分是大腸的主要任務之一）。如此對你腸道細菌的過度餵養會導致各種消化症狀，如腹脹、排氣、痙攣、腹瀉、便祕，有時還有過度打嗝。

幾乎所有食用FODMAP密集食物的人都經歷過某種程度的消化道症狀（這也是「豆子豆子愛音樂」這首掰歌的起源）。事實上，食用大量菊糖纖維（一種FODMAP，經常做為益生元被加入食物和保健補充品中）已被證實會使腸道微生物相發生明顯改變（雖然這是不是會更好，還有健康的身體是否能良好適應大量菊糖仍然處於爭議中）。在FODMAP不耐的情況中，這些症狀會因為幾種原

FODMAP-色胺酸連結

果糖吸收不良與色胺酸濃度過低有關，因為腸道中高濃度的果糖似乎會干擾左旋色胺酸的代謝，這隨後可能會降低色胺酸在血清素及褪黑激素的生物合成中之可得性 P206 。如果你正受抑鬱和焦慮之苦，低FODMAP（或單純的低果糖）飲食可能會有幫助。由於血清素和褪黑激素在調節腸道蠕動中所扮演的角色，這可能是另一個減少FODMAP會減輕應激性腸道症狀的機制。

因而被放大，FODMAP不耐簡單說來就是你的身體消化這些類型之碳水化合物的能力較差，這可能是因為缺乏分解這些特定分子的消化酵素 P368 ，或是由於腸道上皮細胞之細胞膜上沒有足夠的GLUT5運輸蛋白，將果糖輸送通過腸道障壁 P165 。在多數案例中，上述兩種機制可能都在某種程度上皆參與其中，最終結果就是這些糖類有非常大一部分未經吸收就進入了大腸，導致症狀的擴大和大腸內細菌的過度生長。

隨著時間的累積，FODMAP不耐會導致細菌在消化道愈上端處發生過度生長，最終引起小腸細菌過度生長（SIBO P87 ）。FODMAP也有可能是腸漏症和受損的腸道所引起的可能後果（這表示可能先發生SIBO）。隨著能夠輸送果糖跨越腸道障壁的健康細胞日益減少，愈來愈多的果糖便用在餵養腸道微生物，這也有可能是因為胃酸不足 P94 或胰臟、肝臟或膽囊負荷過重而引起之消化不良所造成的結果；不論FODMAP不耐是因或是果，惡性循環的出現是唯一能確定的事。在出現SIBO現象的人身上，食用富含FODMAP的食物會加重症狀並使過度生長的情況持續，而這也會延續腸漏症的發生，進一步使FODMAP不耐的狀況惡化。

談到以飲食修正FODMAP不耐的問題時，關鍵是你食用了多少富含FODMAP的食物；對許多人來說，FODMAP的種類或許也很重要。事實上，如果你有FODMAP不耐的問題，大量的果糖還有充滿果糖的長鏈碳水化合物是會造成問題的，這些長鏈、富含果糖的碳水化合物被稱為聚果糖（菊糖是其中一個例子）。糖醇——也被稱為多元醇 P167 ，會引起更多問題，因為這些物質會阻斷GLUT5運輸者（而且如果你正在設法解決匱乏問題，這種情況可是一點幫助也沒有！）。一般說來，鏈長較長的聚果糖引發的問題最為嚴重（可能是因為它們是最難以消化的，因此會將最多的果糖留在大腸中）。

然而許多人對所有形式的FODMAP都過敏，包括聚果糖、多元醇和游離態的果糖（游離態果糖不過就是不屬於碳水化合物鏈一部分的單一果糖分子，見於水果和部分蔬菜中，在營養標示中被標示為果糖。同樣的，游離態葡萄糖也僅是單一葡萄糖分子，在營養標示及營養素列表中皆標示為葡萄糖）。醫學測試能確認果糖吸收不良的問題（例如氫氣呼出測驗 P379 ），不過消去飲食方案可能是更為靈敏的診斷方法。

大量的臨床測試已經顯示將FODMAP由飲食中移除對大腸激躁症（IBS）和

其他功能性消化障礙的患者是有益處的。針對疑似FODMAP不耐的人之標準建議事項中應避免食用的食物包括：

◦ 每份一百克的食物中，游離態果糖含量超出游離態葡萄糖含量大於〇·五克。
◦ 不論葡萄糖的含量，每份標準食物中含有超過三克游離態果糖。
◦ 每份食物中含有超過〇·二克聚果糖。
◦ 以及大部分含FODMAP最多的食物（**小麥、大麥、黑麥、乳製品、豆類、高果糖玉米糖漿、龍舌蘭糖漿及糖醇**）。

　　系統性評估食物中FODMAP含量的科學文獻非常稀少，因此下列數據皆應視為未完成。

　　以下所列水果每一百克中，游離態果糖含量超出游離態葡萄糖含量大於〇·五克：

◦ 蘋果　　　　　◦ 芒果　　　　　◦ 梨　　　　　◦ 西瓜
◦ 葡萄

　　以下水果每份含有超過三克游離態果糖：

◦ 所有的水果罐頭　◦ 蘋果　　　　◦ 葡萄　　　　◦ 李子
◦ 所有的果乾　　　◦ 藍莓　　　　◦ 芭樂　　　　◦ 西瓜
◦ 所有的果汁　　　◦ 櫻桃　　　　◦ 奇異果　　　◦ 大分量的任何一
◦ 香蕉（僅限於成　◦ 椰棗　　　　◦ 芒果　　　　　種水果
　熟的）　　　　　◦ 無花果　　　◦ 梨

　　以下水果和蔬菜每份中含有超過〇·二克聚果糖：

◦ 朝鮮薊　　　　◦ 甜菜根　　　　◦ 紅衣洋蔥*　　◦ 大蒜*
◦ 菊芋　　　　　◦ 球芽甘藍　　　◦ 櫛瓜　　　　◦ 葡萄柚

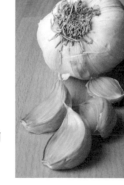

◦ 捲心菜（測量結果有矛盾：有些不含聚果糖）	◦ 蒲公英葉	◦ 韭蔥的蔥白	◦ 紅毛丹
	◦ 球莖茴香（測量結果有矛盾：有些不含聚果糖）	◦ 龍眼	◦ 紅蔥*
◦ 菊苣根		◦ 油桃	◦ 甘藷（測量有矛盾：有些不含聚果糖）
◦ 椰子（椰子油除外）	◦ 青蔥的蔥白	◦ 秋葵	
	◦ 甜瓜	◦ 洋蔥	
◦ 蘆筍（測量有矛盾；有些顯示不含聚果糖）	◦ 綠花椰菜（測量有矛盾；有些顯示不含聚果糖）	◦ 白桃	◦ 西瓜
		◦ 胡南瓜（測量有矛盾；有些顯示不含聚果糖）	◦ 柿子

*表示含有極高濃度之聚果糖

以下水果和蔬菜含有非常大量多元醇：

◦ 蘋果	◦ 芹菜	◦ 沙梨	◦ 洋李
◦ 杏桃	◦ 櫻桃	◦ 油桃	◦ 荷蘭豆
◦ 酪梨	◦ 龍眼	◦ 桃子	◦ 甘藷
◦ 黑莓	◦ 荔枝	◦ 梨	◦ 西瓜
◦ 白花椰菜	◦ 菌菇	◦ 李子	

可是我愛大蒜啊！

　　大蒜——無所不在又美味至極！如果你想到必須遵行低FODMAP飲食法並正開始哀悼即將失去喜愛的調味料，我有三個訣竅可以提供給你。首先，你可以在在烹飪時用蒜汁取代整顆大蒜，只要將大蒜用小型食物調理機打成糊狀，然後用墊了餐巾紙的篩子過濾（甚至不需要經歷剝皮的麻煩！）。第二：使用（或自製）大蒜浸泡油，只要將大蒜切碎，與酪梨油或橄欖油混合——確認在倒出來使用前將所有碎屑瀝掉。如果你幸運地在當地農場或農夫市集找到新鮮的蒜苗（看起來很像韭蔥）或蒜球，你就可以將綠色的部分用於烹調，而白色的部分拿來製作大蒜浸泡油！

　　至於失去洋蔥的補償：你可以使用韭蔥或青蔥的蔥綠部分，為你的菜增添類似洋蔥的風味。細香蔥是另一個很棒的選擇，要不然你可以用一種常用於印度料理、取自植物根部的阿魏粉（只是你要記得檢查成分表，因為阿魏粉中常兼有小麥澱粉）。

低FODMAP飲食對任何有消化道失調問題的人都適用，包括那些除了自體免疫疾病還患有大腸激躁症的患者。事實上，任何有消化道問題的人，尤其是在採用原始飲食生活攻略同時使用幫助消化之保健補充品後症狀仍持續超過一個月的人，或許會因減少攝取高FODMAP食物而獲益。

　　幸運的是，對多數人而言，FODMAP不耐會在腸道癒合而且腸道微生物相的數量及多樣性恢復正常後消失。有些人在採行低FODMAP飲食短短的二到三週內，便可以重新接受這些食物了（不幸的是，另外一些人發現這需時好幾個月）。當你開始執行原始飲食生活攻略，是否要排除富含FODMAP的食物完全看你自己，或者你也可以記住這件事，做為以後疑難排解之用（見第八章）。

蔬菜汁和綠色果昔

　　如果你沒有食用大量蔬菜的習慣，可能會用蔬菜汁或綠色果昔增加蔬菜攝取量，不過要記住幾件事。

　　青汁已經不再屬於全食物，榨汁的過程會去除蔬菜和水果中的纖維素，最終的結果是讓許多維生素、礦物質和抗氧化物更容易被吸收——儘管你可能會損失果菜泥中一些有用的維生素和礦物質。還有，要記得纖維素是一項必要營養素 P108 ，並且是給飢餓肽的重要訊息分子 P182 ，此外，**將纖維素移除會讓糖更容易被吸收，而這實際上才是青汁帶來最大的顧慮**。即使青汁全都是由蔬菜所製作（通常會加入部分水果改善口味），它們仍會對血糖帶來極大影響。在用餐時同時飲用青汁，並且減少飲用的分量會改善這個問題（儘管普遍都認為單獨飲用比較好）。將青汁納入飲食，對那些消化道嚴重受損，甚至消化煮過之蔬菜都有困難的人來說是個不錯的選擇（如果你適用於這類情況，確保你也同時使用支持消化的保健補充品 P368 ）。

　　綠色果昔由於並沒有將纖維素移除，所以似乎是個更好的替代方案。某些患有影響消化道之自體免疫疾病的患者甚至表示，飲用綠色果昔（通常以高功率果汁機製作）是他們能在不引起腸胃不適的前提下大量攝取蔬菜的唯一方式。然而將食物喝下肚可能會損害你的消化系統，因為**咀嚼的動作本身就是傳遞給身體讓胃酸增加分泌的重要訊號**，而胃酸分泌的增加會接著傳遞訊息，讓胰臟分泌消化酵素、膽囊分泌膽鹽 P94 。如果蔬果昔取代了正餐，那麼你的身體消化蔬果昔中營養素的能力就會被抑制，這情形在邊走邊吃的時候會更糟糕，因為當人在

移動時（或處於壓力下，像是在通勤上班的路上），身體並未將消化列為優先順序。食用液體代餐加上沒有花時間進食並消化最終會造成餵養你的腸道細菌而不是你自身的結果（何況綠色果昔通常富含纖維素）。將綠色果昔納入正餐的一部分（而不是直接當做一餐）、使用支持消化的保健補充品，還有貫徹良好的餐點衛生 P312 都能改善這個情況。

　　許多人信賴通過青汁和綠色果昔來增加微量營養素的攝取。如果你喜愛它們，或有無法從其他方式獲得足夠蔬菜的困難，那麼當然可以照樣飲用青汁和綠色果昔（和正餐一起）。不過對大多數人來說，將完全蔬菜換成青汁和綠色果昔是一點好處也沒有的，真的要說起來，這樣的替代會出現有害影響才是真的。

品質很重要

　　和蛋白質來源的情況一樣，當說到蔬菜和水果，品質是十分重要的。有兩方面需要考慮，其一是農藥（殺蟲劑和除草劑）在傳統耕作農產品上的使用以及這些化學物質對你的免疫系統可能造成的影響，第二則是你選擇的蔬菜及水果所生長土壤的品質以及對你食物中微量營養素含量所造成的影響。

　　農藥做為環境雌激素來源所造成的影響已在前面章節中討論過 P72，然而這絕不是暴露在這些化學物質中唯一的疑慮，事實上，已知許多種農藥都會為免疫系統帶來負面影響（雖然這個主題確實迫切需要更多研究）。許多農藥實際上

蛋白粉和健身後的營養

　　一般說來，如果你的健身強度讓你在健身前或後必須補充液態餐點才能恢復，那麼你的健身強度可能太過劇烈了 P211，不過了解何種蛋白粉是最佳選擇是件好事，因為在旅遊時它們說不定會很有用。可供選擇的僅有明膠和膠原蛋白，這些並不能提供像肉類、家禽、海鮮或內臟所能提供的均衡蛋白質（但還是富含甘胺酸及其他有用的胺基酸 P254）；水解牛肉蛋白或血漿（乾燥並濃縮的血漿，是構成血液的組成成分）；還有脫水昆蟲粉（通常用的是蟋蟀，很難在市面上找到）。水解牛肉蛋白和血漿通常也含有向日葵和菜籽或大豆卵磷脂，這對某些人的腸道會有刺激性。明膠能夠與溫的液體混合，而膠原蛋白則能和所有飲料混合。你可以在寵物店買到蟋蟀，將蟋蟀在脫水器中乾燥並磨碎成粉末。自製蛋白粉可以用類似的方法，將任何種類肉品乾燥並磨碎而製作出來，這些粉末全都可以加進奶昔及果昔中。另一種在健身前後可以選擇的優良液體蛋白質是高湯。

都具有免疫毒性（也就是對免疫系統會產生毒害），這些化學物質的影響可以廣泛的分為兩大類，抑制免疫系統或對免疫系統不恰當的刺激——兩者對患有自體免疫疾病的人來說都很危險。

農藥中免疫毒性最強的一類是有機氯農藥，其中有許多種已被列為不合法（有些甚至被全球禁用）。這些農藥會增加促炎細胞激素、降低中性球和自然殺手細胞功能、減少調節型T細胞族群數量、減少細胞毒性T細胞族群數量、改變CD4+對CD8+的比例，甚至還會增加自體免疫抗體的生成。儘管這類農藥已經逐步由農業用途中淘汰，新一代的農藥還是有可能引起免疫功能上的問題，已有研究將有機磷和胺甲酸鹽（兩者皆為廣泛使用的殺蟲劑）與CD4+及CD8+間比例的改變建立連結，包括影響Th1相對於Th2的優勢地位，還有抑制中性球及自然殺手細胞的活性。廣泛使用的農用殺蟲劑氯化三丁錫是一種有機錫殺蟲劑，已被證明會引起胸腺中胸腺細胞的死亡 P57 。草脫淨是另一種有機錫農藥，已被證明會降低自然殺手細胞的活性。殺蟲劑除草靈則顯示會減少T細胞和B細胞數量（胸腺和骨髓兩者中皆然）；減少自然殺手細胞、巨噬細胞和細胞激素的生成；同時還會導致胸腺萎縮。

不過，大多數評估農藥對免疫系統造成影響的研究都是模擬職業性接觸，而非是我們多數人只是因攝取含農藥的農產品而發生的極少量接觸。儘管並沒有殺蟲劑與自體免疫疾病間關聯性之大型流行病學研究，婦女健康促進計畫觀察性研究確實顯示了**殺蟲劑的使用與類風濕性關節炎及系統性紅斑狼瘡的罹病風險之間絕對的關聯性**（這是指在你的花園中所**使用**的殺蟲劑，並非由農產品中攝取的）。這些化學物質在傳統農產品中可能發現的微量殘留對健康人或自體免疫疾病患者所造成的影響仍屬未知。儘管如此，假設自體免疫疾病患者對可能改變免疫系統的物質更為敏感是合理的，因此減少接觸農藥是明智的。

減少接觸農藥最簡單的方法是就是只要有機會，儘量購買有機種植的農產品。某些食用作物較其他種類更加容易發生農藥殘留，如果有預算上的顧慮，讓自己熟悉「十二大含農藥骯髒蔬果」是決定優先購買何種有機食物的好方法，十二大含農藥骯髒蔬果是農藥含量最高的（以及所含有農藥種類最多的）之食物列表，每年由美國環境工作組織所製作的（美國環境工作組織——www.ewg.org——也會製作「十五種乾淨蔬果」列表，列舉十五種農藥含量最低的作物）。整體而言，番荔枝科、核

果、莓果和綠葉蔬菜是十二大含農藥骯髒蔬果表上的常客。另一種減少農藥接觸的方法是食用前將蔬果剝皮（舉例來說，將蘋果削皮就能去除大部分農藥）。

2013 十二大含農藥骯髒蔬果	2013 十五種乾淨蔬果
◦ 蘋果 ◦ 芹菜 ◦ 小番茄 ◦ 胡瓜 ◦ 葡萄 ◦ 辣椒 ◦ 進口油桃 ◦ 桃子 ◦ 馬鈴薯 ◦ 菠菜 ◦ 草莓 ◦ 甜椒	◦ 蘆筍 ◦ 酪梨 ◦ 胡蘿蔔 ◦ 甜瓜 ◦ 甜玉米 ◦ 茄子 ◦ 葡萄柚 ◦ 奇異果 ◦ 芒果 ◦ 菌菇 ◦ 洋蔥 ◦ 木瓜 ◦ 鳳梨 ◦ 荷蘭豆（冷凍） ◦ 甘藷

欲查詢最新含農藥骯髒蔬果及乾淨蔬果列表，請前往美國環境工作組織網站，www.ewg.org

　　購買農產品時另一項要考慮的因素是農產品生長之土壤的品質。工業化農耕的實施會剝奪土壤中的營養素，結果就是，我們在超市買到的蔬菜所含的營養素比五十年前的蔬菜要少（蔬菜收穫到出現在餐盤中經過的時間愈長也是營養素流失的原因）。有些由農產品中流失的營養素恰好就是自體免疫疾病患者更為需要的，其中包括銅、鈣、鉀、磷、鐵、鎂、鋅、維生素B$_2$、維生素B$_6$、維生素C和維生素E。事實上，一些由蔬菜和水果中量測到的礦物質流失非常戲劇化——**有些傳統耕種的蔬菜與五十年前的同一種蔬菜相比，部分礦物質含量減少的幅度高達七十五％**。除了這些重要的維生素和礦物質以外，微量礦物質可能也出現戲劇性的減少。將蔬菜種植在品質優良的土壤中也會使其他營養素增加，包括抗氧化物植化素，舉例來說，將蔥和十字花科蔬菜種植在含硒量豐富的土壤中，會使這些作物防癌的特性明顯提升，而這歸功於含硒之植化素的增加。

　　你所能做的最好的一件事就是去發掘關心土地的當地小農（這些通常也是同一批會從事蔬果有機栽種的農夫）。幸運的是，隨著農夫市集的形成和成長，現在要尋找小農甚至比十年前都要來得容易許多。你找到的可能是一個不錯的路

邊攤，或可以購買農產品的休閒農場。你或許也可以加入當地的蔬果合作社或者參加以社區支持農業（CSA）的農場共享計畫，你負擔農場作物的部分費用，並在每週獲得一箱當季當週收成。在許多市郊地區有每週配送整箱當地栽種、通常是有機的農產品到你家門前的服務。當你以這種方式購買農產品時，你最終能做到依季節進食 P392 而且吃到比在超市找到更新鮮的食物（比那些長時間儲存而且經過長途運輸的產品保留更多的微量營養素）。關於合作社、農場共享計畫和社區支持農業的一個有趣的部分就是，你通常會得到驚喜，這是在你的生活裡加點冒險、嘗試新東西和增加多樣性的好方法。可能的話，你也許也會喜愛自己種植一些蔬果——即使只是在陽臺上的罐頭盆栽或廚房窗臺上的罐子裡種植一些香草植物也一樣。當蔬菜在優質土壤中成長，它們所含有的微量營養素會高過任何你能買到的農產品，而它們的味道也會令人吃驚。

預算的考量

　　和蛋白質的情況一樣，你能做的就是在預算之內做出最好的選擇。如果你食用的農產品混合了當地栽種的、從農夫市集購買的，還有傳統作物，這是沒問題的。可能的話，嘗試購買有機栽種的十二種骯髒蔬果（或是將它們去皮）。

　　在購買農產品時省錢的一個方式就是購買冷凍蔬菜——不過記得檢查標籤，確定沒有任何添加物；購買在最新鮮時刻摘取然後急凍保存內含之微量營養素的蔬菜也是一個花費不多的方式，再者，放幾包蔬菜在冷凍庫裡也能讓你在忙碌的週間準備餐點時容易一點。罐裝或瓶裝的蔬菜是另一個不錯的選擇，再次提醒，**記得檢查成分，而且要確認容器不含雙酚A**。

　　其他在有限預算下購買高品質農產品的方法還包括尋找折價券和打折拍賣。你可以在常用的蔬菜大減價時多囤積一些，並且自行冷凍起來（有部分——但不是全部——的蔬菜需要先焯水）。你也可以用減價蔬菜製作一批你喜愛的菜式然後冷凍起來，在你沒有時間或精力煮飯的晚上食用。

　　還有貨比三家：某家當地超市的有機胡蘿蔔價格可能最划算，不過另一家可能是買綠香蕉的最佳選擇。如果你沒辦法輕鬆記住價格，試著把你常去的每家超市或市場中，你最常購買品項的價格用筆記本記錄下來，現在也有智慧型手機的app幫助你記錄那些訊息。用最划算的價格購買常用產品會為你的預算帶來很大的不同（然後如果你在其他東西上每磅多花幾分錢也沒有多大關係）。

還有一些特定的蔬菜——像是捲心菜、甘藍菜葉、羽衣甘藍、甘藷、蕪菁甘藍、蕪菁、胡蘿蔔、綠花椰菜、白花椰菜和芭蕉——通常就是會比較便宜，這同時歸因於物有所值以及這些蔬菜在一餐當中能延續多長時間。了解哪種水果更經濟實惠也是很有用的，舉例來說，香蕉通常會比蘋果便宜很多，蘋果又會比莓果便宜許多，除非遇上莓果大減價。

　　以低廉的價格購買高品質、當地種植的有機農產品是可能的，尋找你身邊的自助農場。通常你自己採摘的農作物價格都會非常合理。熟悉你身邊生長在野地的可食用植物是另一種選擇（還是要小心菌菇類，鑑別錯誤的菌菇有可能會非常危險）。你也可以在接近打烊時間出現在農夫市集，許多農夫會給賣剩下的產品提供折扣。還有一種方式是購買「受傷」或次級品，這些農產品可能有一點碰傷、斑點、蟲咬或鳥啄的洞，你可以用折扣價甚至免費買到，不過你通常當天就需要吃掉（或煮熟並冷凍）它們，因為次級品無法保存得很好。和你喜愛的農夫建立關係也很不錯，如果他們知道你的預算考量，很多人會願意給你一個不錯的價格。如果這是你能接受的選項，有些農夫甚至會讓你在他們的農場勞作以交換農產品或以其他方式進行交易。這些農夫也會提供極佳的建議，教你如何根據不同的氣候，在你的後院或露臺的罐子成功種出蔬菜。

健康的脂肪

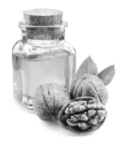

　　你的膳食脂肪來源有兩類，一是由全食物而來（像是你今天晚餐那塊鮭魚排中的優質DHA和EPA，或是你午餐時扔進沙拉裡的酪梨），或經煉製而來（像是在初榨椰子油中嫩煎蔬菜，或用放牧豬的豬油煨煮肉類）。由於我們已經討論過全食物來源的脂肪，現在來談談烹飪用的煉製油脂和冷壓油脂。

　　由草飼和放牧動物的脂肪煉製而來的油脂，包括豬油、獸脂（由牛脂肪或羊脂肪煉製的油）和家禽油（通常是由鴨脂肪煉製而來，不過也會用鵝和食火雞），均富含維生素而且用在烹飪上十分美味。講到將動物油脂做為烹飪用油，只使用由草飼及放牧動物取得的脂肪是非常重要的（否則你會將太多omega-6脂肪酸加進飲食中）。這些油脂中通常飽和脂肪的含量較高（雖然這些油脂也富含單元不飽和脂肪酸，而且其中的omega-6對omega-3比例通常都很良好）。

烹飪適用的優良動物油脂

- 培根油
- 豬油（由豬背脂煉製的油脂）
- 板油（由豬隻腎臟或其他內臟周圍脂肪煉製的油脂）
- 烤肉滴濾出的油脂
- 家禽油（通常是由鴨、鵝和食火雞而來）*

- 煙燻豬脂肪（由燻製的大塊豬背脂煉製的油脂）
- 雞油（雞或鵝的脂肪）
- 葷油（澄清後的豬脂肪）
- 獸脂（由牛、羔羊或羊肉煉製的油脂或板油）

*請記得就算是放牧的家禽，也不見得有理想的omega-6與omega-3比例，因此這些脂肪不應該成為你烹飪的主要用油。

　　有些以植物為基礎的油脂也很適合用於烹飪，這些蔬菜油是經由冷壓的方式分離所得。椰子油和棕櫚油富含中長鏈三酸甘油脂（尤其是椰子油，其中約六十％是中長鏈三酸甘油脂，即MCTs），這些飽和脂肪酸的鏈長比動物脂肪中脂肪酸的鏈長要短得多，它們具有各種健康益處，因為這些脂肪酸**不需膽鹽就能在小腸中被吸收**（屬於被動吸收，它們進入血流的速度相當快，連失去膽囊的人都能輕鬆消化）。中長鏈三酸甘油脂MCTs會被肝臟迅速轉換成酮體，酮體是水溶性分子，是身體調動（使用）脂肪儲存時正常生成的中間產物或副產品；酮體（至少有二到三種類型）能夠被所有細胞當做立即可使用的燃料，而且是大腦在缺乏葡萄糖或身體發生胰島素抗性時偏好使用的燃料來源（這就是補充MCTs已經顯示對於像是阿茲海默症等神經退化性疾病有所助益的原因）。椰子油也含有多樣的抗微生物特性，因此可能對有細菌或酵母菌過度生長問題的人很好。

　　將酪梨油用在沙拉、蔬菜沾醬和醃泡肉類效果都很棒，而且酪梨油可以用在需要高溫烹調的食物上。初榨植物油也很適合用在低溫烹調（橄欖油被精製的程度愈低，發煙點愈低，但維生素及抗氧化物含量會提升）和做沙拉醬料。儘管橄欖油有許多不同精製程度和不同品質的分類，你最可能使用的就是特級初榨橄欖油或特級橄欖油，特級初榨橄欖油是未精製的，特級橄欖油則是半精製。

　　另外還有兩種植物油——核桃油和澳洲胡桃油——則是處灰色地帶。即使是來自於堅果，這些植物油其實有著優良脂肪的形象（特別是澳洲胡桃油，其中含有大量單元不飽和脂肪酸，並且是油酸的優質來源 P174 ）。這兩種油最大的問題是不確定你是不是對這兩種植物油過敏或有食物敏感性（堅果過敏和敏感是

植物為基礎的烹飪用油

- 酪梨油（冷壓）
- 椰子油（通常是初榨、冷榨油，不過也是天然精製的）
- 棕櫚油（不要與棕櫚核仁油混淆）
- 棕櫚乳化油
- 紅棕櫚油

相當常見的），因此最好謹慎一點，不過多數人是可以將這些油脂納入飲食當中的（這兩種植物油拿來做沙拉醬超棒！）。

有這麼多種脂肪來源，我想你現在也可以猜到，盡你所能選擇力所能及最高品質的油脂是很重要的。油脂的精製程度愈高，通常其中含有的維生素和抗氧化物就愈少，不過發煙點也會愈高（因為天然產生的游離脂肪酸在精製過程中會被去除）。油或脂肪的發煙點是指脂肪開始分解為甘油和游離脂肪酸的溫度，分解過程會產生帶藍色的煙；將油或脂肪加熱到發煙點會破壞該油脂，而**食用這種燒焦的脂肪會給身體帶來氧化壓力**。留意不同烹飪類型中所使用油脂發煙點的不同是很重要的，大體說來，脂肪最高只應該加熱到低於發煙點。以下表格列舉本章節中所提到油脂的發煙點。

| 不同種類油脂和油的發煙點 ||
油脂／油	溫度
精製酪梨油	攝氏271
初榨酪梨油	攝氏190
特級初榨椰子油	攝氏176.5
精製椰子油	攝氏232
豬油	攝氏188
板油	攝氏188
澳洲胡桃油	攝氏210
特級初榨橄欖油	攝氏121～160
精製橄欖油	攝氏232
特級橄欖油	攝氏190
棕櫚油	攝氏232
棕櫚乳化油	攝氏232
家禽油／雞油	攝氏190
紅棕櫚油	攝氏218

煙燻豬脂肪	攝氏188
葷油	攝氏188
獸脂	攝氏204.5
半精製核桃油	攝氏204.5
初榨核桃油	攝氏160

*除非製造廠商明確標示出自家出品橄欖油的發煙點，否則最好假設為攝氏121度。

　　具有低發煙點的脂肪和油適用於煨煮和小火慢燉的烹飪方式，相對的，具高發煙點的脂肪和油則比較適合用在烤、嫩煎和油炸。

　　就像食用多樣化的肉類、海鮮、蔬菜及水果是明智的，你也應該將不同種類的脂肪加入飲食當中，因為不同的脂肪含有不同維生素和抗氧化物。還有，不同胺基酸會帶來不同的健康益處（或是缺乏）。你應該要經常更換所使用的脂肪，同時維持手邊隨時有各式各樣的健康油脂可供使用。

超值的脂肪來源

　　將高品質的動物脂肪納入飲食當中是原始飲食生活攻略最重要的方向之一。許多網路零售商和當地農夫會出售適合烹飪用之煉製的草飼獸脂、放牧豬的豬油還有放牧鴨的鴨油（或者直接用湯匙挖來吃）。不需要任何設備，只要一個鍋子和一個過濾器，你也可以簡單又省錢的自己煉製獸脂或豬油：你需要的不過是由高品質動物來源所得的脂肪。只需要將脂肪切成小塊，用小火加熱幾個小時，直到所有脂肪都成為液體，然後用墊了廚房紙巾或紗布的過濾器過濾。

　　許多農夫會將由自家放牧飼養動物身上切下的大塊脂肪以非常低廉的價格販售給你（〇‧四五公斤可以做出約**九百五十克**的獸脂或豬油），此外，去找位

椰子油全然有益嗎？

　　膳食中長鏈三酸甘油脂已被證實會急遽減少多種促炎性細胞因子的生成、增加組織胺清除酵素胺氧化酶的活性 P395 、增加黏液的生成並支持腸道障壁的修復（透過提高腸道內細胞轉換率 P131 ）。儘管如此，MCTs也會增加派氏結內的免疫球蛋白A抗體 P80 ，這對某些人來說可能會在所有的好處之外造成問題。如果你對椰子油或棕櫚油產生了任何反應，那就改成將其他的健康脂肪用在烹飪上。

屠夫談談或許也會有所斬獲，超市通常會將從肉上面修整下來、無法加進香腸絞肉中的脂肪丟棄，在這種情況下，多數屠夫會很樂意幫你保留這些脂肪，甚至可能不收錢（其他的會低價格出售）。這些脂肪可以接近無限期的保存在冰箱或冷凍櫃中。

其他高品質油脂（椰子、棕櫚、橄欖和酪梨油）可用折價券或拍賣時購買，建議可以大量購買（尤其是椰子油和棕櫚油，因含有大量飽和脂肪，保存期限較長；棕櫚油最好能找到採行以環保永續方式經營的生產者之製品）。橄欖油和酪梨油的保存期限變化較多（請儲存在陰涼處），購買時要確認保存期限。

主要營養物質的比例

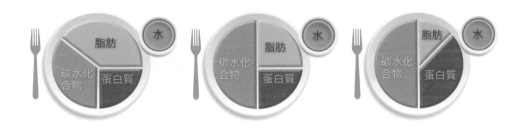

關於理想的主要營養素比例（意即你的飲食中脂肪、蛋白質、碳水化合物各該佔多少百分比）之所以引起激烈的爭論的原因是，基本情況下，當飲食內容是由完整、營養密集的食物所構成時，健康方面的益處自然會產生。這一點採行狩獵-採集以及狩獵-採集-農耕的族群（也稱為園藝學家）是很好的例證，這些族群普遍不會發生慢性疾病。從飲食組成約五十％脂肪、三十五％蛋白質及十五％碳水化合物的愛斯基摩人，到飲食組成約二十％脂肪、十％蛋白質及七十％碳水化合物的巴布雅新幾內亞Kitavan土著看來，主要營養素的比例似乎沒有食物的品質來得重要。這些族群的飲食穀類比例非常低，甚至不含穀類，而且omega-3脂肪酸相當高，幾乎不會罹患心血管疾病（即使有七十％的Kitavan有抽煙習慣！）或像是哮喘和自體免疫疾病之類的免疫相關病症。

在調節血糖方面，低到只有十％和高到五十五％的低、中度升糖負荷的碳水化合物比例，對胰島素和瘦體素濃度及敏感性，還有心血管疾病罹患風險有正

面的影響。別忘了胰島素是一種正常的激素，在人體內扮演許多關鍵的角色，包括了支援T4甲狀腺激素原成為具活性之T3甲狀腺激素的轉換。儘管T3負責調節對每個人來說都很重要的代謝和葡萄糖恆定，這項功能對那些有甲狀腺機能低下問題的人更是特別有關。T3生成不足會造成胰島素抗性，這可能是食用非常低碳水化合物及高脂肪飲食的人容易出現空腹血糖濃度極高狀況的原因。這種情形中，蛋白質便成了無法預測的因素。

▶ 有趣的事實 ◀
甲狀腺機能低下和甲狀腺機能亢進兩者都會引起胰島素抗性。

　　部分專家表示，攝取大量脂肪和適量蛋白質（即低碳水化合物和低蛋白）對胰島素和瘦體素的敏感性有最正面的影響（當蛋白質攝取過量時會經由糖質新生作用被轉換為葡萄糖，這會使血糖增加，從而使胰島素濃度增加）。相反的，科學研究證實蛋白質攝取量增加（由十五％增加到三十％，碳水化合物攝取量維持在五十％）會增加瘦體素敏感性 P178 。這兩者是真實的嗎？是的，這代表：讓吃下肚的特定主要營養素調節血糖比計算這些營養素的熱量重要多了。

　　雖然血糖的調節很重要，卻也沒有必要圍堵所有的碳水化合物。再次重申，原始飲食生活攻略並不是低碳水化合物飲食法，原始飲食生活攻略只不過不是高碳水化合物飲食罷了。所以少量的胰島素（做為你食用水果和蔬菜後身體的反應而生成的）是有益的，大量的研究確認攝取高膳食纖維能讓胰島素和瘦體素敏感性達到最大值，特別是像蔬菜這類低升糖負荷食物的纖維。

　　所以，對於你餐盤中的食物，我並無可供計算的算式。我不在意你餐盤中裝滿的是肉類和海鮮，是蔬菜與水果，還是高品質的脂肪，但我確實在意你有沒有食用大量蔬菜（為了其中的纖維素、維生素、礦物質和抗氧化物）與足夠的蛋白質（最少每公斤淨體重〇‧七五克，分配在一天之中攝取），我也在意你膳食中的脂肪要取自高品質的來源。除此之外，我希望你食用讓你開心的食物。

利用含有益生菌的食物

　　攝取益生菌，不論是做為補充品或以未滅菌發酵食物的形式直接食用，對

生酮飲食

關於生酮飲食一直同時存在著大量熱情支持或反對的聲音。這種碳水化合物極低、蛋白質分量中等而脂肪比例高的飲食法是在一九二○年代為治療對其他療法沒有反應的癲癇病例而發展出來的。生酮飲食會經由降低葡萄糖濃度的同時增加血液中酮體的濃度，模擬因空腹導致的生物變化，進而改變代謝。做為一種被證明對癲癇有用的療法，短期到中長期營養方面改為生酮飲食（從數週到數個月）對很多種神經性疾病有好處，而那些患有會影響神經組織之自體免疫疾病患者可能也會想要試試生酮飲食（在我所做的其他建議之外）。生酮飲食在多發性硬化症的動物模型中被發現是有所助益的（尚未進行人體研究），而且會降低癲癇的發作，就算是在同時患有癲癇和第一型糖尿病的兒童身上也有同樣效果。即便如此，還是缺乏支持將生酮飲食用在患有神經自體免疫疾病患者（或對這個問題來說，任何自體免疫疾病）身上的證據。

短期的生酮飲食（七天）在類風溼性關節炎病患身上並沒有顯示出減輕發炎反應或任何臨床抑或實驗測量出疾病活性降低的影響，但短期禁食卻會造成不同 P180 。同時，儘管生酮飲食確實會造成血液中瘦體素濃度降低的結果，但卻沒有降低整體或被活化之T細胞的數量。更值得注意的是，生酮飲食會導致皮質醇的增加 P193 ，還有，營養性酮症（或即使只是單純一餐當中攝取非常多的脂肪）已被發現會降低胰島素敏感度 P160 。長時間採行生酮飲食可能會引起酒精性肝疾病（至少在小鼠身上會發生這個情形）。此外，當蔬菜被如此嚴格限制攝取時，你會錯失某些相當有價值的維生素、礦物質、抗氧化物以及纖維素。

評估生酮飲食影響的研究十分有限，而生酮飲食對自體免疫疾病影響的研究更是稀少。就是沒有足夠的資料能讓人做出生酮飲食——尤其是長期採行的狀況下，對患有自體免疫疾病的患者有益或甚至只是安全的建議。非說不可的話，關節炎的研究顯示，營養性酮症可能因為會使皮質醇增加的緣故，帶來更多損害而非好處。

調節免疫系統都有戲劇化的幫助。已有為數眾多的科學及臨床研究評估共生細菌在腸道中帶來的影響（理論上應該出現在腸道中的健康細菌）及以益生菌補充品形式攝取特定細菌菌株對免疫系統的各方面造成的影響。那麼簡而言之，這些研究的結論是什麼？所有結果良好。益生菌如何發生作用很大一部分仍然神祕。我們知道不同的細菌菌株對身體有不同的影響，與免疫系統的互動也各不相同，舉例來說，有些益生菌會刺激促進Th1細胞發育（這可能會增強免疫系統以協助對抗感染及預防癌症）之細胞激素的生成（發炎反應的化學訊息分子）。

其他益生菌則會刺激能促進調節型T細胞發育之細胞激素的生成，進而提供自體免疫疾病中非常重要的免疫系統的調節。然而，還有一些益生菌——包括數

種乳酸桿菌——同時對免疫系統受損的疾病以及免疫系統過度活躍的疾病都有所助益。

　　我們也知道益生菌在適應性免疫反應啟動過程中抗原呈現時，會和樹突細胞發生互動，這代表益生菌在預防免疫相關疾病方面是有作用的 P45 。然而，一旦適應性免疫系統被啟動，益生菌也會對它造成影響，因此益生菌可做為一種治療手段用在已經出現的免疫相關疾病上（這也可以用在像是哮喘和過敏等免疫相關疾病，以及自體免疫疾病上）。事實上，**益生菌補充品已被發現對多種自體免疫的狀況有幫助**，包括自體免疫重症肌無力、發炎性腸道疾病、乳糜瀉、類風溼性關節炎、多發性硬化症以及自體免疫甲狀腺疾病。

　　有假說認為益生菌補充品和攝取未滅菌發酵食物讓腸道能重新培養有益的細菌和酵母菌菌種，而這些益生菌帶來的好處就是更健康的腸道微生物多樣性。然而新的研究讓人對這個解釋產生了懷疑——至少在部分案例中如此。在近期一項腹瀉型腸躁症的研究中，益生菌的補充並沒有改變腸道微生物相的組成——雖然益生菌的補充仍然有帶來益處。這表示這些益處可能是所補充之益生菌（和酵母菌）在通過身體時，與腸道相關淋巴組織 P76 發生互動的直接結果。

　　某些情況下，益生菌的補充會對腸道微生物相造成深遠的影響。例如，有研究顯示，使用抗生素後服用益生菌補充品的人與未補充的人相比，體內腸道微生物相是有差異的。益生菌對發生細菌過度生長的人體內之腸道微生物相也有重大影響；益生微生物會透過多種不同機制影響腸道微生物相：降低腸腔（構成腸道的「管狀物」之間的區域）內的酸度、競爭營養素、由益生菌自身所分泌的抗微生物化合物、刺激細胞產生抗微生物化合物，以及防止其他細菌與腸道上皮細胞的黏附和交互作用。藉著這些方法，**益生菌或許能協助矯正腸道生態失衡。**

　　已有研究顯示，除了恢復腸道微生物相的平衡以及調節免疫系統外，益生菌會直接影響腸道上皮細胞間的緊密連接——導致腸道通透性降低的結果，因此**服用益生菌或食用含有益生微生物食物能幫助修復腸漏症。**

　　如同在第二章中提到過的，你吃下肚的食物對你腸道中細菌的種類、相對數量及所在位置都有深刻的影響——而這有很大一部分獨立於食用發酵食品或服用益生菌補充品所帶來的好處之外。然而，攝取益生菌在加速修復及調控免疫系統方面具有極大的潛能，在對付自體免疫疾病時，不應該被漠視。

　　有些研究人員擔負起了記述每種益生菌種對身體所產生確切影響之特徵的

任務（記得益生菌約有三萬五千個不同種類）。有些菌種已被發現具有抗發炎及免疫調節的特性，其餘的則被發現能夠改善腸道的障壁功能或內臟過度敏感的現象。期待有一天我們能量身訂做益生菌補充品以治療特定健康問題的想法並不是不合理的，在那一天到來之前，最好將焦點放在多樣性；由於不同的益生菌菌種會造成稍微（有時候是極大）不同的效果（這同時也取決於基因、發炎反應的嚴重程度和當時的腸道健康狀況），確保完全調控免疫系統的最佳方法，就是盡可能攝取愈多不同種類的益生菌愈好。你能由發酵食品和土壤中獲得的益生菌遠比任何補充品都要來得多（但這並不表示益生菌補充品是無用的，P275 有關於益生菌補充品的更多資訊）。益生菌的優良食物來源有哪些？

◦ 生的、未滅菌的德國酸菜。
◦ 生的、未滅菌的野生或乳酸發酵的蔬菜（例如韓式泡菜、甜菜根、胡蘿蔔、酸黃瓜）。
◦ 生的、未滅菌的野生或乳酸發酵的水果（青木瓜、印度甜酸醬）。
◦ 生的、未滅菌的野生或乳酸發酵的調味品（碎漬瓜、莎莎醬）。
◦ 水克非爾。
◦ 椰奶克非爾（以椰奶培養的奶克非爾菌種）。
◦ 紅茶菌氣泡飲。
◦ 甜菜和其他蔬菜克瓦斯。

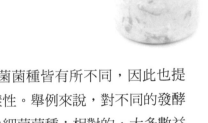

　　當你在家自製發酵蔬菜時，每批成品的益生菌菌種皆有所不同，因此也提供了比你能由保健補充品所獲得要多出更多的多樣性。舉例來說，對不同的發酵德國酸菜進行分析，會得到總計六百八十六種益生細菌菌種；相對的，大多數益生菌補充品只含有二到九種不同菌種。德國酸菜中最常見的益生菌是乳酸桿菌屬、白色念珠菌屬、魏斯式菌屬及片球菌屬的細菌。

　　發酵飲料如紅茶菌氣泡飲和克非爾，除了益生細菌，還含有有益的酵母菌菌株。紅茶菌氣泡飲和克非爾含有有益的布拉酵母菌；紅茶菌氣泡飲含有來自醋酸菌屬的益生菌，而克非爾中（椰奶克非爾和水克非爾）則有乳酸桿菌屬、白色念珠菌屬、醋酸菌屬和鏈球菌屬（鏈球菌屬當中也有益生菌種，它們不會讓你喉嚨發炎）。紅茶菌氣泡飲和克非爾的培養液中通常有四十種以上的益生菌種。

某些形式的益生菌應該每日服用，一日中少量多次比一次性大量服用的好處更多是普遍被接受的想法——儘管這在科學文獻中並沒有被詳細記錄下來。

開始食用含益生菌的食時，先將分量保持極少（少到只有一茶匙），然後觀察自己感覺如何。有些腸道生態嚴重失調的人或許會因益生菌——包括發酵食品在內，而產生不太愉快的消化道症狀（通常與細菌過度生長的症狀相同 P85 、 P377 。一旦有任何消化道不適、頭痛、皮膚的變化、情緒問題、焦慮、抑鬱、壓力或心悸，就立刻停止攝取益生菌或發酵食品。做為替代，你可以在採行原始飲食生活攻略至少三週後，將這些食物以非常少量的方式加進飲食中。要是一種含益生菌食物對你沒有用就試試另一種，若沒有食物對你奏效，也許保健補充品會較適合，也或許你需要在引進益生菌前花更多時間讓腸道修復，遵行原始飲食生活攻略數個月後再加入含益生菌食品或補充品是沒問題的（請詳讀第八章，關於消化不良、益生菌和小腸細菌過度生長的章節）。如果，或當你發現你能耐受少量的發酵食品時，便可在數週的時間中逐漸增加食用量，計量的估算依你食用後的感受而定（維持少到一茶匙的分量，或增加到一杯份）。

另一個被低估的益生菌來源是土壤，對，就是泥土。土基益生菌（SBO）並未受到如乳酸桿菌或雙歧桿菌那般廣泛的研究，儘管如此，土基益生菌仍然是健康腸道中的正常住客，而且已被發現是免疫系統的有效調節物，同時也已經發現，補充土基益生菌對糖尿病、慢性疲勞症候群、失眠及大腸激躁症都有益處。

益菌質和由活菌所產生可以影響腸胃道功能的物質

益菌質是我們自己缺乏適當消化酵素來完全分解，但能夠被我們腸道中的微生物當做養料的食物；益菌質包括許多可發酵糖類和纖維素。一項近期研究顯示，你所攝取的益生菌種類會直接影響你腸道微生物相的組成。我們已經討論過你所吃下肚的食物如何影響你腸道中的居民 P85 、 P150 ，而這可能就是原因之所在。

由活菌所產生、可以影響腸胃道功能的物質可能是最新的專業術語，不過你會開始愈來愈常聽到。這種物質是什麼？很簡單，它是由益生生物所生成的代謝產物。就像在第一章及第二章中所討論過的，許多益生菌代謝的產物對健康有益（例如鏈長非常短的脂肪酸 P86 ）。評估這些物質對健康益處的全新研究已經開始，試圖能達到發展具特定治療功效之補充品的目標（這項研究目前主要是針對發炎性腸道疾病在進行）。製藥界在將來能利用這些化合物混合訂製出針對腸道疾病之藥物是很有可能的。

事實上，西方文明居民與非洲農村的狩獵-採集族群（自體免疫疾病、心血管疾病、糖尿病、肥胖症等疾病發生率極低）腸道生物相最大的不同之一，就是土基生物的存在與否（明確的說是名為擬桿菌門的細菌，其中最多的是來自普雷沃菌屬和Xylanibacter屬）。這確實是「衛生假說」絕對正確成立的部分 P74，清潔無菌的環境剝奪了我們接觸土基益生生物的機會。你可以買到土基益生菌保健補充品 P376，但你也可以單純在泥土中玩樂（這是重拾園藝的絕佳理由）或自己種植蔬菜（或買當地耕種的有機蔬菜）然後不加以清洗就食用。你聽過「人生總要吃一堆土」這句話嗎？這是正確的！好吧，你可以把大塊的泥塊沖掉。

規則中的例外

　　大部分發酵食品中都含有某些酵母菌菌種，這些都是益生酵母菌，通常都來自於酵母菌屬，它們在腸道中具有有效的抗發炎及抗微生物的效力（減緩像是困難梭狀芽胞桿菌等病原細菌的生長）。布拉酵母菌甚至被包括在益生菌補充品的配方中，而且本身也能以保健補充品的形式獲得。克非爾和紅茶菌氣泡飲中的有益酵母菌含量尤其豐富，不過酵母菌在乳酸發酵的蔬菜——例如德國酸菜中——也能找得到。也讓我說清楚一點：**食用含有布拉酵母菌或其他益生酵母菌的食物並不會使酵母菌感染或過度生長的可能性增加**（這是常見的誤解）。事實上，食用益生酵母菌能夠治療酵母菌感染。

　　即便如此，就像在 P130 中所提到的，麵包酵母和啤酒酵母可能會和麩質抗體發生交互作用。麵包和啤酒酵母中的菌種屬於啤酒酵母菌，會以「活性乾酵母」的形式出售供烘焙之用，在酒和啤酒的釀造過程中也有使用；啤酒酵母菌也是營養酵母補充品中的菌種，在一些克非爾培養液和乳酸發酵食品中也找得到（數量較布拉酵母菌少）。啤酒酵母菌與布拉酵母菌的親源關係很接近，不過啤酒酵母菌尚未被發現與任何特定健康益處有關。這個問題在於**假如你的身體生成了會與啤酒酵母或麵包酵母產生交互作用的麩質抗體，你可能會對發酵食品產生過敏反應**。許多發酵食品都含有一些啤酒酵母菌，但由於布拉酵母菌和啤酒酵母菌之間的高度相似，對某些人來說，抗體交互作用可能也會延伸到這些菌種。這是將發酵食品加入飲食中（還有嘗試不同種類發酵食品）要緩慢並謹慎的基本理由。

　　如果你懷疑或確定自己有酵母菌過敏的問題，那麼大多數的發酵食品都會帶來問題，這些反應通常在食用含有更多酵母菌的發酵食品時更為強烈，例如紅茶菌氣泡飲和克非爾，食用酵母菌數量較少的發酵食品反應較為溫和，像是德國酸菜和其他發酵蔬菜。如果你有酵母菌過敏的問題，益生菌保健補充品是值得考慮的選項 P375。

　　另一個發酵食品可能產生的反應是組織胺過敏 P393，食用乳酸發酵蔬菜所產生的反應會比紅茶菌氣泡飲和克非爾的反應要劇烈。同樣的，如果是這種情況，益生菌補充品是值得探索的可能。

一般說來，我不建議使用混合香料，因為成分列表常常並不完整（為什麼可以在標籤上寫「香料」或「天然調味料」而不用加以明確註明？！）。你的廚房中可能出現、而且你應該擔心的混合香料及理由是：

- **咖哩粉**：通常含有芫荽籽、孜然、葫蘆巴和紅椒。
- **中式五香粉**：含有八角、胡椒子和茴香籽。
- **印度綜合香料**：含有胡椒子、孜然籽和小荳蔻豆莢。
- **肉類用調味料**：常含有胡椒和肉荳蔻。
- **牛排用調味料**：通常含有胡椒、辣椒、孜然和匈牙利紅椒。

香料巡禮：可吃與不可吃

談到香料，弄清楚哪些是安全的可能相當棘手。許多香料來自於植物的種子，有些來自於茄科植物。一般說來，來自葉片、花朵、根和樹皮的香料和草藥不會引起問題，來自於水果或莓果的香料則不一定（因為種子會跟香料一起被磨碎），因此至少應該在採行原始飲食生活攻略的初期避免使用，明顯以種子為基礎製成的香料亦然。

安全的（葉片、花朵、根、樹皮）	薰衣草	羅勒葉（甜羅勒）	月桂葉	肉桂（桂皮）
	丁香	咖哩葉	蒔蘿草	茴香葉
	大蒜	薑	荳蔻	青檸葉
	阿魏（檢查成分表；有時候會含有小麥粉）	松露鹽（檢查成分表確認是否有人工香料）	鹽（最好是喜馬拉雅粉紅鹽或凱爾特海鹽）	辣根（檢查辣根醬的成分表）
	馬約蘭葉	洋蔥粉	奧勒岡葉	荷蘭芹
	薄荷	迷迭香	番紅花	鼠尾草
	檸檬草	香薄荷葉	綠薄荷	龍蒿
	香草粉（檢查成分表，確認沒有玉米、小麥和代糖的蹤跡）	檸檬香蜂草（注意：已知檸檬香蜂草萃取物是免疫刺激物）	薑黃（具抗發炎特性，但大量時可能會抑制調節型T細胞活性）	香草萃取物（如果其中的酒精已加熱去除）
	百里香			

要避免的（種子）	八角	胭脂樹子	黑葛縷籽（俄羅斯葛縷籽，黑茴香）	咖哩（通常都含有紅椒）
	芫荽籽	孜然籽	蒔蘿籽	茴香籽
	葫蘆巴籽	芥末籽	肉荳蔻	
	芝麻	罌粟籽		
要避免的（茄科植物）	辣椒	匈牙利紅椒	各種辣椒碎片	辣椒粉
	芹菜籽	紅椒粉	紅椒	
要當心的（莓果和水果）	多香果	八角	葛縷子	小荳蔻
	杜松	胡椒（由黑、綠、粉紅或白胡椒子而來）	漆樹	香草豆

　　另一種為餐點增添風味的方法是使用酒、水果汁和蒸餾酒。雖然酒精是個問題，但酒精在烹飪時會因加熱而被去除（取決於烹煮時間和溫度 P304 ）。若使用的是無麩質的酒精飲料（不能用啤酒或麥芽啤酒，除非有明確標示為無麩質）而且煮的時間夠長，大多數人都能耐受用這種酒精烹煮出來的食物（酒的過敏還包括了酵母菌過敏、水楊酸鹽過敏和亞硫酸鹽過敏；見第八章）。

其他調味料

　　香料並不是為食物增添魅力的唯一方法。下列產品也絕對適用：

- 鯷魚或鯷魚醬（要檢查成分表）。
- 蘋果醋。
- 巴薩米克醋（義大利陳年葡萄醋）。
- 酸豆。
- 椰子醬油（大豆醬油的絕佳替代品）。
- 椰子醋。
- 魚露（確認成分表中是否含有小麥）。
- 果汁和蔬菜汁（適量）。
- 蜂蜜、糖蜜和楓糖漿（適量）。
- 有機果醬和印度酸甜醬（檢查成分表）。
- 石榴糖蜜（適量）。
- 紅酒醋、白酒醋。
- 松露油（以特級初榨橄欖油製作；檢查成分表確認不含人工香料）。

我能喝什麼？

　　水！唯一最重要的飲料就是水，更好的是過濾或山泉水。事實上，你唯一需要的飲料就是水。

- **碳酸水和氣泡水**：碳酸水的pH值比一般的水低（較偏酸性），如果在用餐時飲用，可能確實能夠幫助那些胃酸較少的人的消化作用（雖然對敏感的人來說，在兩餐之間飲用可能會刺激腸道）。
- **蘇打水**：蘇打水的pH值比氣泡水稍高一點，但仍然是酸性的。
- **檸檬或萊姆果汁**：檸檬或萊姆果汁可能會被加進水中（靜水或氣泡水）做為調味之用。當用餐的同時加上大量的這類果汁，可能可以改善胃酸不足的人的消化作用。
- **自製排毒水果茶**：切片的柑橘類水果或柑橘皮、整顆或切碎的莓果或其他水果、薄荷或薑之類的藥草，甚至還有像是小黃瓜之類的芳香蔬菜都能在不加太多糖的情形下給水增添風味。這非常提神，還能減少無聊！
- **藥草茶（熱飲或冷飲）**：
  - ▷洋甘菊。
  - ▷菊苣。
  - ▷肉桂。
  - ▷柑橘皮（通常會和其他種類的茶組合）。
  - ▷丁香。
  - ▷蒲公英根。
  - ▷乾燥水果（通常會和其他種類的茶組合）。
  - ▷薑（薑茶是一種美妙的茶飲，它能夠助消化，同時可能藉著抑制T細胞和B細胞的活化協助調節免疫系統）。
  - ▷木槿（注意：木槿茶會使血壓降低）。
  - ▷南非蜜樹茶。
  - ▷薰衣草。
  - ▷檸檬香蜂草（注意：已知檸檬香蜂草萃取物是免疫刺激物）。
  - ▷蜀葵根（可能能夠幫助修復受損的腸道黏液層 P408 ）。

▷乳薊（能支援肝臟解毒功能 P405 ）。

▷薄荷（注意：**薄荷茶會使上食道括約肌放鬆，使胃酸逆流的問題惡化**）。

▷玫瑰果。

▷南非國寶茶（含有有效抗氧化物成分，可能確實能夠幫助促進調節型T細胞的生成，在動物模型中已顯示能夠改善關節炎的狀況）。

▷薑黃（注意：具有有效抗發炎特性，但在高劑量時可能會抑制調節型T細胞活性）。

▷瑪黛茶（注意：含有咖啡因）。

　　特定藥草茶，通常指那些具有藥物特性的或做為抗氧化劑、免疫支援、能量茶飲而在市面上販售，由已知為免疫調節物或免疫刺激物的草藥製成。這些草藥或草藥萃取物通常會刺激一種輔助型T細胞子類型，而這也是這些物質對自體免疫疾病可能有不同影響的原因。雖然相比於科學研究中使用的萃取物，這些藥草茶飲的效應已經經過大幅稀釋，但攝取這些物質仍然要謹慎注意，包括黃耆 P386 、南非醉茄（一種茄科植物 P148 、 P386 ）、紫椎花 P411 、花旗參、葡萄籽、甘草 P408 、人參 P411 以及舞茸、靈芝還有香菇。

▷**綠茶和紅茶**：適量的綠茶和紅茶能帶來益處 P184 。然而由於這些茶飲含有咖啡因，因此應該限制在早上飲用（同時要注意這些茶飲如何影響皮質醇的調節以及睡眠品質）。還有，已經有研究顯示**這些茶飲在熱飲時才會帶來好處**，所以如果你想喝冰的茶，最好選擇藥草茶。

▷**椰奶**：低脂或全脂的椰奶都可以飲用 P300 ，只要確定其中不含乳化劑 P155 。

▷**椰子汁**：鑑於其中糖的含量，椰子汁只能適量飲用。

▷**水克非爾**：水克非爾菌是一種活的生物，能夠生長在果汁、甜味藥草茶、甜味加味水或椰子汁中。克非爾以水中的糖分為食，結果得到的是起泡的、發酵的、富含益生菌的飲料 P289 。

▷**椰奶克非爾**：奶克非爾菌是一種活的生物，能夠生長在椰奶中（不一定有加糖）。結果會得到像優酪乳之富含益生菌的飲料。

▷**紅茶菌氣泡飲**：將紅茶菌的菌母（即紅茶菌或菌母）培養在甜的綠茶或紅茶

中所得。菌母（細菌和酵母菌的共生菌落）會以茶裡面的糖分為食，最終生成有氣泡、發酵的、富含益生菌的飲料 P289 。

▷ **甜菜或其他蔬菜的克瓦斯**：野生或乳酸發酵的蔬菜（和製作德國酸菜時一樣）榨汁所得，最終產物是一種帶酸味、輕微甜味和一些鹹味，並富含益生菌的飲料 P289 。

▷ **青汁和蔬果昔** P279 。

關於食物的常見問題

關於能吃些什麼你可能還有些疑問，整體而言，如果食物上有標籤，那你或許就不能吃它。檢查產品成分表，並密切注意有沒有**麩質、乳製品、玉米、大豆、高omega-6蔬菜油和額外的糖**等物質的隱藏來源。同時也要留心非特定成分，像是通常包含了辣椒粉的「香料」，還有可能代表很多不同種類物質的「天然調味料」。如果看過標籤後確認每一種成分都能安全食用，那就大膽一試吧！

別吃任何你的曾曾祖母不認得的食物。現今有太多形似食物、但你的祖先不會認可為食物的物品出現在超市……遠離這些東西。
——摘自麥可・波倫，〈不快樂的餐點〉，紐約時報，二〇〇七年一月二十八日

椰子油該怎麼定位？

椰子就植物學來說與堅果樹相去甚遠，不只是因為技術上來說，椰子並不是堅果（它是一種核果，不過許多堅果樹也屬於核果），還因為椰子樹嚴格說來並不是樹（植物學角度來說，椰子和一種草的親源關係較為接近）。相較於其他的核果類，椰子的致敏性要低很多；椰子是維生素、礦物質和抗氧化物的良好來源；而且含有某些非常健康的脂肪 P284 。儘管避開其他核果和種子的理由並不適用於椰子，不過仍然有很好的理由將椰子的攝取維持在適量的程度。椰子含有植酸 P142 ，而且還具有大量的菊苣纖維（一種高果糖纖維素 P275 ），因此適量攝取是有必要的（但椰子油除外，椰子油是從椰子而來的純脂肪，不含有植酸及菊苣纖維）。這是什麼意思？這表示全椰子和椰子製品要適量攝取，大體來

說，椰子製品中的纖維素愈多，你食用的分量就要愈少（因為大量的菊苣纖維會引起細菌過度生長）。

纖維素含量最高的椰子製品（也因此應該只能偶爾並少量食用——這是指最多一到二茶匙）是椰子粉和椰糖（也被稱為棕櫚糖），其中含有高達八十二％菊苣纖維（關於椰糖中確切的醣類組成報告變化極大）。

基本上是全椰子的製品可以比較常食用，但仍應該維持極少的分量（最多二到四茶匙）。確保購買無糖的產品，包括：

- 新鮮椰子。
- 椰子碎或椰子片。
- 椰子絲。
- 椰子脂（椰子漿或濃縮椰漿）。

椰奶中的纖維素大部分都已被去除，從而減少但非完全去除其中所含有的FODMAP和植酸。許多人對椰奶耐受良好，甚至可以每日食用（最多到一杯的量）；如果你的椰奶是購買得來（相對於自製而言），確定你買到的產品不含乳化劑（這可能會是個挑戰，因為關華豆膠在罐裝椰奶中無所不在 P155 ）。低脂和全脂椰奶，還有椰子漿（不要與濃縮椰漿混淆）是適合食用的。

前面已經提到過，椰子油是非常健康的烹飪用油。

那四季豆和荷蘭豆呢？

擁有可食用外殼的豆莢和豆子通常被認為完全無害，並通常會納入標準的原始飲食中 P121 。然而，由於它們仍含有植物凝集素（特別是凝集素），因此在剛開始執行原始飲食生活攻略時應該要加以迴避，當再次被引進菜單時，這些豆子應該煮熟後再食用。

會一起被食用的水果和蔬菜籽怎麼辦？

整體而言，將水果和形似蔬菜的水果當中的種子納入飲食中通常沒什麼問題，其中包括莓果、香蕉、芭蕉、奇異果、金桔、柿子、石榴、胡瓜、櫛瓜、其他夏南瓜以及「無子」葡萄和西瓜中極為細小的種子。儘管如此，還是要記得，萬一你沒有感受到原始飲食生活攻略帶來的明顯改善，這可能是其中的罪魁禍首。這一點對於任何有著大到牙齒可以咬開之種子的水果尤其正確（像是石榴和

胡瓜）。如在第二章所提到的，這些種子中含有蛋白酶抑制劑，而用牙齒破開種子可能會造成腸道不適（但不見得會注意到明顯的症狀）。你可以藉由去除種子（舉例來說，將胡瓜的中心挖掉或把石榴子吐掉）或至少一段時間完全迴避這些食物，來幫助腸道修復。

我要怎麼進行烘焙？

烘焙這件事有些微妙，部分是因為能「安全」使用的材料太少，而另一方面則是因為剩下的安全材料都傾向於含有大量澱粉或糖，材料間的黏著性很低（所以很容易聚集成一堆碳水化合物，對烘焙化學形成挑戰）。然而我們畢竟是人類，會想要用食物慶祝生日和工作升遷，原始飲食生活攻略並不是要剝奪你享受食物的樂趣或人生中的慶祝活動，而是讓你變健康。你可能會發現一碗加上椰奶的莓果成了難得的放縱享受；只要將喜愛的水果搗成糊放進冰淇淋機就有雪酪可吃了。對於想自己嘗試烘焙，同時有「烘焙食物中有大量碳水化合物，得留待一些特殊場合才吃」之覺悟的人，以下是一些安全材料列表：

烘焙油脂	初榨椰子油	豬油	板油	棕櫚酥油
	表列於 P285～P287 的任一種油脂			
麵粉和澱粉	葛鬱金粉	椰子粉	荸薺粉	新鮮蔬菜和水果
	芭蕉粉（檢查成分表；有時會混有太白粉）	蔬菜粉（南瓜、甘藷、菠菜、甜菜）	新鮮芭蕉（青的或成熟的）	樹薯粉（注意：通常有敏感性）
	綠香蕉粉	葛粉		
黏合劑（蛋的替代品）	瓊脂	蘋果糊	椰子脂	椰漿
	椰奶	明膠	香蕉泥	南瓜糊
	其他的蔬菜或水果糊			
發酵劑	麵包酵母（通常有敏感性）	小蘇打	塔塔粉	
調味	刺槐豆粉（注意：高糖含量）	肉桂	柑橘類果汁和柑橘風味調味料	丁香
	蒸餾的無麩質酒精（蘭姆酒、雪利酒、干邑——如果酒精會被加熱去除）	香草萃取物（如果酒精會被加熱去除）	調味料萃取物（要仔細檢查成分表）	香草粉（仔細要檢查成分表）

	新鮮或壓成糊的水果和蔬菜	新鮮或磨碎的薑	荳蔻	鹽
	香料（見 P295）	茶（紅茶、綠茶或藥草茶）	酒（如果酒精會被加熱去除）	冷凍乾燥的水果
糖和甜味劑	刺槐豆粉	椰棗糖	水果乾	石榴糖蜜
	新鮮水果或蔬菜	水果或蔬菜糊	蜂蜜	楓糖
	楓糖漿	糖蜜（最好是蘭蜜酒）	黃砂糖（也就是巴貝多糖）	原蔗糖（也就是黑蜜糖，使用有機產品）

這些糖全都是未精製的，因此保留了其中的維生素和礦物質。要注意的是，蜂蜜能對那些有FODMAP不耐的人造成問題，因為有些蜂蜜中的果糖含量很高。蜂蜜也有抗微生物、抗氧化和抗發炎的特性，這對不受高果糖困擾的人來說是有益的。要記住即使是未精製的糖對血糖也會造成影響，所有糖的使用都應該極度節制。

蛋黃

就像在第二章中討論過的一樣，蛋白對那些患有自體免疫疾病的人可能會成為問題。然而蛋黃——尤其是來自於放牧雞的蛋黃——不見得如此。蛋屬於高度致敏性食物，而蛋的食物過敏相當常見，然而如果蛋能被良好耐受的話，它們便會是一些重要營養素有價值的來源，包括了維生素E、膽鹼還有DHA及EPA脂肪酸（假設產蛋的雞是放牧養殖的）。

當你剛開始採行原始飲食生活攻略時，我們建議最好迴避蛋的食用（包括蛋黃），然而一旦你的症狀開始有所改善，蛋黃就可以謹慎的重新引進你的飲食中（更多關於重新引進食物的討論見第九章）。

巧克力

巧克力中的植酸 P142 及omega-6多元不飽和脂肪酸 P112 的含量極高，同時還含有咖啡因 P184，這些全都是建議避免食用巧克力的理由。

刺槐

刺槐是常用的巧克力替代物。儘管技術上來說刺槐是一種豆類，刺槐豆粉

事實上是只用刺槐豆的豆莢研磨所得的。刺槐不含咖啡因，而且鈣的含量比巧克力高出三倍，刺槐還含有維生素B群、維生素A、鎂、鐵、錳、鉻和銅。刺槐本身就是甜的，其中所含的糖類多為蔗糖（五十五％到七十五％），葡萄糖和果糖則佔七％到十六％；刺槐中的其餘糖類（○‧五％到三％）是半乳糖、甘露糖及木糖。

　　從各方面來說，這都讓刺槐在糖含量方面與多數水果十分相似。刺槐豆粉中唯一的成分應該就是刺槐，不幸的是，刺槐碎通常會以大麥和乳製品為成分製作，所以把這些置諸腦後吧！

水牛酪油

　　水牛酪油屬於澄清奶油，其中九十九‧七％都是脂肪，這代表只有微量的乳蛋白殘留。由草飼牛所得來的水牛酪油會是脂溶性維生素的絕佳來源，然而，如同微量麩質會對敏感性個體造成傷害一樣，水牛酪油中的微量乳蛋白殘留也可能會造成問題（記得乳蛋白除了會與麩質抗體產生交互作用外，還具有高度致敏性 P143 、 P130 ）。水牛酪油在剛開始實行原始飲食生活攻略時應該要避免食用（唯一可能的例外是人工培養的草飼水牛酪油，因為培養的過程會使那些微量蛋白質降解）。

蛋的替代品

　　商業用的蛋替代品通常都要靠著乳化劑和安定劑來發揮黏合的功用 P155 ，應該避免這些東西。

奇亞籽和亞麻籽

　　奇亞籽和亞麻籽通常因其中所含有的大量omega-3脂肪酸招來注意。然而如前所述，這些omega-3大多以較不便於使用的α-次亞麻油酸的形式存在（與EPA和DHA相比）。亞麻籽中極高含量的植物雌激素已在前面章節討論過 P73 。奇亞籽和亞麻籽都含有相當多植酸 P142 ，除此之外，當這些種籽浸泡在水中時會產生膠漿性凝膠（此凝膠就是這些種籽之所以成為蛋替代品的原因），從而妨礙消化（這表示這些種籽會餵養細菌，使其過度生長，而在營養方面，你無法從這些種籽中得到任何東西）。奇亞籽和亞麻籽在原始飲食生活攻略中都應該避免食

用，其他黏液性植物——像是蘆薈和榆樹皮，也要特別謹慎，因為這些植物已顯示能夠調節免疫系統 P409 。

酒精要花多長時間才能被煮掉？

你必須注意，除非你花好幾個小時燉煮或煨煮肉類，部分酒精並不會被加熱去除——殘留多少取決於你是用哪一種烹飪方法。如果你對酒精非常敏感，即使用酒或像是香草等香料萃取物烹飪可能都對你不好。對多數人來說，在要以文火燉煮三小時的燉菜中加入一或二杯紅酒是沒問題的。

烹飪方法		酒精殘留百分比
將酒精加入煮沸的液體後離開熱源		85%
點火燃燒		75%
不加熱，存放過夜		70%
烘烤25分鐘，酒精並未攪拌入混合物		45%
烘烤或燉煮，酒精攪拌進混合物	15分鐘	40%
	30分鐘	35%
	1小時	25%
	1.5小時	20%
	2小時	10%
	2.5小時	5%

烹飪的方法有差別嗎？

一般說來，食物經過烹煮會改善其可消化性，食物可消化性愈高，你能從中獲得的營養素就愈多，而能供給細菌過度生長的養分就愈少。這並不是說生食沒有好處 P272 ，但是對那些消化道脆弱的人來說，生食不見是個好主意（至少在剛開始時）。那麼，烹飪的方式有沒有關係呢？

一般用低溫長時間烹煮食物對食物可消化性有最正面的影響，同時又能保留最多營養素。對有嚴重消化道問題的人來說，通過主要食用湯和燉菜、煨煮的肉類和充分煮熟的蔬菜（除了服用支持消化的保健補充品之外；見 P368 ），可能是讓修復過程得以開始的好主意。

許多人關注的是高溫乾式（無水）烹調技術，像是炙烤、炒、油炸和燒烤。你可能應該限制用這些方式烹調食物的頻率，因為在烹飪過程中會產生一

類叫做**最終糖化蛋白**的氧化物（AGEs）。整體說來，最終糖化蛋白是那些在燒烤或嫩煎時美味、棕褐色小塊出現的成因，不過除了會在高溫乾式烹飪過程中形成之外，你身體中的糖分子（最常見的是果糖）與脂肪或蛋白質結合時，也會生成最終糖化蛋白，結果產生的分子會導致氧化損傷和發炎反應，這通常被認為是**老化的主要肇因之一**。記得某些氧化物的生成是正常且健康的，身體也有各種不同的機制應對，這對最終糖化蛋白也成立；問題會在我們製造出太多或當我們從食物中攝取太多最終糖化蛋白時發生。限制身體製造最終糖化蛋白最好的方式就是避免過度攝取碳水化合物——特別是果糖，而這件事在你遵行原始飲食生活攻略時就已經開始做了。儘管這可能不是同樣重要，但是一般來說，限制你對最終糖化蛋白的攝取是明智的，這表示**不要燒焦你的食物**，還有**不要將脂肪和油加熱到超過發煙點的溫度** P286 。這是不是表示如果食材在烤箱裡冒了點煙，你就不能再燒烤牛排或食用烤蔬菜了？當然不是！你只是不該天天這樣料理食物，**而和食用多樣性食物一樣重要的，就是用各種不同方法料理這些食物。**

對許多人來說，另一項顧慮是使用微波爐烹調或重新加熱食物。這個顧慮主要是由對於微波爐所使用輻射種類的誤解而來，並誤信微波輻射會損害食物的分子結構或產生致癌物質。實際上截然相反：用微波爐烹煮食物通常能讓維生素和礦物質得到比用其他烹飪方式處理更好的保留，比起其他烹飪方法，微波爐能夠減少肉類中的異環胺（一種致癌物質）產生，同時已經在科學文獻中被重複記錄為完全安全的烹飪方法。

微波爐所使用的輻射源是非游離輻射，波長介於一般射頻和紅外線輻射（陽光的組成之一）之間，這種輻射與游離輻射（由極低劑量的X光和極高劑量的原子彈造成的輻射）有根本上的不同。**非游離輻射無法改變原子的結構、組成或特性**，非游離輻射反而會將能量傳遞給原子。在極性分子中——一端帶正電、另一端帶負電的分子，包括水、脂肪和食物中一些其他分子——這些額外的能量會引起振動，而振動會產生熱。

食物中產生的任何化學變化都是因為加熱所導致，和用其他加熱方式引起的化學變化是一樣的。烹調食物——不管用什麼方法，都會導致部分營養素的流失 P272 ，但許多研究顯示，與其他料理方式比較起來，用微波爐烹煮的蔬菜營養素流失較少（歸因於微波爐料理用的水較少，而且烹調時間也較短）。這

並不一定表示用微波爐料理蔬菜一定比較好；只是代表「營養素流失」不是迴避使用微波爐的令人信服的理由。科學研究毋庸置疑的顯示微波處理過的食物是能夠安全食用的，和許多網站想要你相信的截然相反。

經常被引用的「漢斯・赫特爾進行之瑞士臨床研究」則做出相反的主張，這個研究是以八位自願者為研究對象（有兩位是作者，其中一位稍後撤銷了自己的作者資格），而且從未發表在任何有同儕審查的科學期刊，其研究結果也從未被成功重現（在超過二十年當中）。相較之下，經過嚴格同儕審查的科學研究顯示，即使重複以微波爐加熱食物也不會引起有害的影響（我打賭除了味道之外！）儘管你確實應該擔心微波爐受損時會逸散出大量微波輻射（例如爐子的門破裂——這種情況你應該換一臺新的），還有只使用微波爐專用容器和碗（禁用塑膠！）來加熱食物十分重要，但你不需要放棄微波爐帶來的便利性。

我的早餐該吃什麼？

要想出早上該吃些什麼對原始飲食生活攻略是個挑戰，因為大多數標準美式早餐食物都不被允許食用，不過還是有足夠被認可的早餐選項，包括了水果、培根和香腸（用合於原始飲食生活攻略原則的調味料製作）。燻鮭魚在世界上某些地區是傳統的早餐選項，是非常健康的蛋白質來源。高品質來源、原始飲食生活攻略認可的早餐香腸有點複雜，不過好在你可以自己製作：只要將香腸用香料（不含紅椒、辣椒粉和黑胡椒）加進絞肉中，將肉做成肉餅烤熟或煎熟。你可以做一大批香腸肉冷凍起來，這樣一來當你沒時間煮飯時還有這些材料可用。

將你腦中關於早餐應該是什麼樣的概念放掉是有幫助的，與其想著早餐應該是一碗麥片粥，不如將早餐視為一日所用的第一頓飯。蛋和穀片之所以如此根深蒂固的被視為早餐食物是因為它們準備起來很快，但這對許多你通常不會聯想為早餐的食物來說也成立，讓這些食物也成為很好的早餐選項。早餐吃前一天晚上的剩菜或一碗你週末煮好的燉肉在剛開始可能會覺得有點怪，不過你很快就會發現，比起覺得怪異，一早就食用這些食物會讓你感到舒服並受到滋養。

各就各位，預備……

現在你差不多已經了解所有改變進食方式來修復身體該知道的事情。儘管

詳盡的食物列表十分的重要，但請不用太過緊張，或感到壓力很大，其中的規則其實相當簡單：

。食用蔬菜和一些水果。
。用高品質脂肪烹飪。
。獲得你力所能及最高品質的食材。

。食用肉類、家禽類、魚和貝類。
。盡可能增加所吃食物的多樣性。

　　這些規則看起來不一定是很大的改變——取決於你現在如何進食。如果你採用典型西式飲食，這些規則看起來可能會很激進。如果你採用原始飲食生活攻略或原始飲食方式，你需要做的可能只是更換早餐主食。如何進行轉換及該期待何種轉變結果，包括適應控制飲食後的某些情緒反應，會在第七章討論。

　　你可能已經注意到，我不是計算熱量、擔心主要營養素比例、過度限制碳水化合物攝取或特定食物每天必須食用特定份數的熱情粉絲。我不想讓你對你吃的東西變得神經兮兮的，或把你變成一個食物激進分子。原始飲食生活攻略並不真的是一種「飲食法」；原始飲食生活攻略是一種從正確角度支援身體修復的轉換方法。如果你因食物感到有壓力，這壓力帶來的傷害會多過你的清淨飲食所能帶來的好處。所以，在本書提供的指南範圍內，吃你喜歡吃的、用你喜愛的方式準備食物，並隨你喜好多吃或少吃。

　　當選擇要煮些什麼的時候，從花費較少功夫就可轉變為原始飲食生活攻略認可之熟悉的膳食開始。你喜愛的烤雞食譜可能需要一點簡單的調味料替換，也許你可以自製肉類混合調味品以去除胡椒；下次烤肉的時候，試著用松露鹽取代牛排調味料。製作漢堡時，用生菜取代麵包。其他簡單的改變還有捨棄你原本用來嫩煎或油炸的脂肪，用葛鬱金粉替代麵粉或玉米澱粉做為肉湯增稠劑，用橄欖和魚露等原料取代通常由番茄提供的鮮味。這不必然是錯綜複雜或耗費時間的。

讓食物成為你的良藥，使藥物成為你的食糧。

——希波克拉底

複習

○紅肉又回到菜單上了！紅肉是完整蛋白質，也是礦物質和維生素的優質來源。

○將海鮮納入飲食中是極為重要的，每週至少食用三次魚類對平衡omega-6和omega-3脂肪酸比例是很必要的。

○對於食用魚類的汞中毒疑慮不需過於擔心，海洋魚類中硒的含量非常高，硒會與甲基汞結合，使甲基汞無法有效的被人體吸收。唯一要避免食用的，是體內甲基汞含量高於硒的魚類。

○盡可能選擇草飼的肉品，這類肉品的營養密度比傳統飼育的肉類更多，同時也含有更佳的omega-6對omega-3脂肪酸比例。

○內臟肉品是甘胺酸的優質來源，其他營養素也很豐沛。你食用的肉類大約五分之一到四分之一應該要是內臟，這表示每週約有四餐要食用內臟。

○如果你礙於預算只能將部分肉類換為草飼的，原則如下：盡可能確保草飼肉類帶有脂肪，穀飼肉類則是愈瘦愈好。

○植物素材的多樣性愈多愈好，每餐（包括早餐）都要吃到蔬菜，而且每餐至少兩種——最好是一種葉菜和一種其他顏色的蔬菜。

○水果在原始飲食生活攻略中並沒有限制，只要確定每日果糖攝取量在十到十二克之間——大約是每天二到五份水果。

你需要重新好好過日子

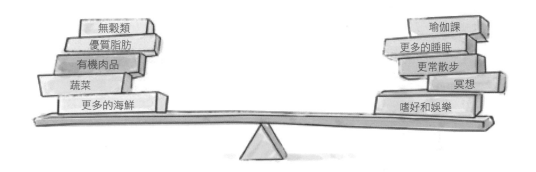

無穀類
優質脂肪
有機肉品
蔬菜
更多的海鮮

瑜伽課
更多的睡眠
更常散步
冥想
嗜好和娛樂

所有過量之物皆違反自然。

──希波克拉底

　　沒有錯，食用沒有腸道刺激物和促炎性食物之營養豐富的飲食是很重要的。不過這並不是全部。

　　如同你在第三章中讀到的，讓你的生活方式井然有序是同樣重要的。具體說來，你需要將獲得高品質睡眠、控管壓力和進行分量適中之低強度到中等強度運動列為優先。那麼，你該如何進行呢？

　　面對生活方式因子會讓你覺得自己像個雜要演員，是，你需要更多睡眠，但是你也需要散步的時間。哪件事會勝出？還有陪伴小孩的時間怎麼辦？或是你的工作？從各方面來看，這些變數都幾乎不可能解決，因為每個人適合的計算方式都是不同的。對飲食提出通用的處方比要對生活方式提出建議簡單多了，因為每個人面對的挑戰、責任和優先順序都大不相同。

　　本章只是收集了在解決影響你自體免疫疾病之生活方式問題的旅途中，能刺激你繼續前行的一些想法。不同生活因子對自體免疫疾病造成的影響程度因人而異，對你來說，也許最好將重點放在增加睡眠，對其他人來說，最為正面的影

響或許會來自每天散步或空出時間深層冥想。你為了解決生活方式因子問題所做出的改變會和其他人的不一樣,如何將這些改變落實到生活中的方法也是獨屬於你,需要你自己琢磨體會。

✣ 米琪‧崔絲考特的見證 ✣

在被診斷出同時患有乳糜瀉和橋本氏甲狀腺炎後,我因為傳統的治療方式已經讓我感覺比確診前還要差而挫折。我的健康狀況持續變差,而我最終惡化到無法保住工作,更不用說踏出家門了。

由於沒有醫生有能力或意願協助我,我便自行承擔起幫助身體自然修復的責任。那時我偶然發現了原始飲食生活攻略,剛開始我推遲了採用這個方法,因為我成為嚴格素食者已經十年之久了,吃肉的概念對我來說實在難以理解。我試過生食飲食法、排毒斷食法和保健補充品,但那只是讓我的狀況更糟,即使原始飲食生活攻略顛覆了所有我對營養的信念,在絕望之餘,我還是決定給這個方法一次機會。

一個月後,我開始發現一些改變。我的消化問題消失了,我感覺更有活力,同時我的關節疼痛開始減輕。每經過一個月,我都感覺好一點。隨著將肉類納入飲食當中,我開始慢慢的改變長年受維生素及礦物質匱乏所苦的狀況。我發現了我對穀類、蛋、乳製品和茄科植物極為敏感,以致於我決定選擇長期執行嚴格飲食限制。

除了飲食上的改變,我開始研究生理時鐘、睡眠的重要性以及減輕壓力的技巧,還有這些用在控管自體免疫方面是多麼有效。當我開始執行生活方式這一部分後,我的健康狀況開始迅速獲得改善;在我開始採行原始飲食生活攻略的一年內,我重返職場、完成一項歷時九個月的營養治療計畫、開通了部落格,還為跟我採用同樣飲食方式的人寫了一本食譜。我的體力甚至比青少年時期還要好!當我回顧在這趟旅程開始時我的狀況,我簡直不敢相信那和現在的我是同一個人。

遵循原始飲食生活攻略帶來的正面效應讓我有動力繼續食用能夠為我的身體帶來滋養和能量的食物,同時迴避那些會導致發炎反應和疼痛的東西。身為一個美食家兼廚師,我一直在督促自己在對我安全的食物範圍內,想出更多適用的美味食譜。

然而,讓自己更健康的過程中,最大的挑戰其實並非飲食,而是維持那些幫助我達到現況之生活方式上的改變。當我的精力一經恢復,想要立刻進行一大堆事的誘惑幾乎是無法抵擋的,到現在我還在學習如何將睡眠、溫和的運動、冥想還有出門走走的優先權擺在完成更多工作前面。我非常感激莎拉所提出的方案中包含了這些生活方式因子,因為這些因子所扮演的角色與適當的飲食一樣重要。

米琪‧崔絲考特是電子書《自體免疫返祖解決方案食譜》的作者,並在Autoimmune Paleo撰寫部落格(autoimmune-paleo.com)

每個人也有自己的困難要克服。對你來說，障礙可能是你因為疾病的關係遭受了極大的痛苦，導致你沒有辦法積極活動或好好睡覺。對另一個人來說，可能是由於工作上嚴苛的要求使得他沒有足夠的時間留給身體活動和足夠的睡眠。重要的只是在你所處的環境中盡你所能（不過也別用「我已經盡力了」這種話當成不做出你其實做得到的改變的藉口）。**當你的身體復原，你面對的障礙可能會隨之變小，你就能著手進行更多生活方式的改善**。修復這件事是一項持續進行的工作，需要在你生活中的外在影響因素發生變動時（變動總是會發生）做出調整適應，並在新的機會和挑戰出現時，做出謹慎的考量。

吃對食物也要吃對時間和方法

即使我要討論關於生活方式方面的問題，我還是要從食物開始，不過不是你餐盤中有些什麼，而是由生活方式的角度切入，比如說**用餐的地點、用餐時間還有共同用餐的對象**。這些事情有其重要性——部分是因為食物（還有購買及烹煮）可能在你生命中會佔據重要地位一段時間（至少直到你已經習慣這樣的進食方式），另一部分則是因為當談到食物，我們都有自己的規矩和習慣，有些規矩相當有價值，理當加以保護，不過有些習慣則是有害的，需要被破除。

舉例來說，家庭聚餐就是值得保護的規矩，共同用餐是與人交際和建立聯繫的機會，研究顯示，一同晚餐的家庭成員關係較為親密和健康。只是因為你用不同的方式進食，也許甚至是吃不同於家人的食物，都不代表你不能將家庭聚餐列為優先。用餐聯絡感情的時間也可以延伸到餐點準備時間，由於你很可能需要投注大量時間從頭開始準備一頓飯，這會是邀請你的孩子、伴侶、朋友或甚至鄰居和你一起進入廚房的好機會。讓烹飪成為一種社交活動能一次達成數個目標：準備食物會變得更有樂趣，時間似乎過得更快，你可以有機會和家人及朋友分享營養學的知識，你能讓烹飪時間變成停工期，而且你會讓烹飪成為減少壓力而非增加壓力的重要活動。就算你是獨居或你的小孩年齡太小無法進廚房幫忙，準備食物仍然是能讓心情放鬆的機會。播客、有聲書、美妙的音樂或和好友電話擴音聊天，都會讓待在廚房的時光成為愉快的體驗而非只是一項例行工作。

有些不良的飲食習慣可能也需要被解決，或許你習慣在電視前吃飯，或者你有吃宵夜的習慣，也許你習慣整天都在吃東西，卻不好好坐下來正經吃一頓

飯；你可能總是邊工作邊吃午餐⋯⋯這都會降低你從食物中獲得的愉悅感，因為你並未關注自己正在吃些什麼——而這事實上 會影響你的神經傳導物質 。還有，這些習慣當中有許多會干擾消化作用，或者是處理壓力、將睡眠列為優先的能力。雖然解決這些惡習可能會是一個不間斷的計畫（你不需要一夜之間徹底改頭換面，可以隨著時間逐步改善），這全會歸結為執行所謂良好的「用餐衛生」。

執行良好用餐衛生

好的習慣能增加你由食物中獲得的愉悅感，支持最理想的消化作用：

。坐在餐桌前進食，專注在你的食物上。
。徹底咀嚼，不要倉促吃完一頓飯。
。感到緊迫時不要匆忙消化或進食。

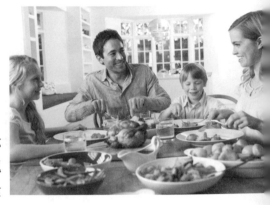

當然，一些其他的建議可能也會幫上忙。 分心會導致進食過量 。分心不僅會影響你吃了多少東西（比如假設你邊吃晚餐邊看電視或打電玩），也會影響接下來的一天中你進食的分量。儘管這是一種部分簡化的說法，基本上這表示如果你沒有留心，聆聽你的身體給你的線索是很困難的（例如你是否有夠吃的食物）。為你的身體成功食用適當分量的食物，這對一般健康還有由自體免疫疾病中康復都很重要，取決於要充分了解你的身體所發出的飢餓和飽足訊號。這表示坐在餐桌前進食，而且 將注意力放在你的食物還有共餐者的身上 ，如果你習慣在吃飯的同時回覆信件和閱讀新聞播送，這在一開始會有讓你覺得有點不自在。

當你用餐時，慢慢來不要急也是很重要的，徹底咀嚼食物是支持理想消化作用最好的方式之一。咀嚼是消化的第一步，能將食物分解成體積小、好處理的碎片，同時將其與唾液中的消化酵素（澱粉酶）混合。咀嚼也為你的消化道提供關鍵訊號，為其餘的消化過程做準備，研究顯示，徹底的咀嚼會使膽囊收縮素和升糖素類似胜肽 P178 的生成增加，並引起飢餓肽的大幅減少（代表較強烈的飽足感）。咀嚼也會加速胃內停滯時間並增加胃酸的緩衝能力。

當你花時間徹底咀嚼你的食物，你也比較不需要那麼多液體將食物「沖下

去」。這一點之所以能幫助消化是因為在用餐時喝下過多液體會稀釋胃酸、膽鹽，還有消化酵素，使得消化過程的效率降低。整體而言，試著將用餐期間飲用的水或其他液體限制在一小杯的分量，但增加每餐間隔之間以及早上剛起床時的液體攝取量，確保你獲得充足的水分。

雖然好好坐下放鬆吃飯是很重要的，用餐完畢不要立刻衝出門也同樣重要。在消化作用正在進行時，任何會讓皮質醇增加（例如早上的上班通勤）或讓血液由內臟器官分流的事（例如在健身房鍛鍊）都會為消化作用帶來負面影響，人們在飽餐一頓後會想睡覺是有原因的（記得嗎，褪黑激素會調節消化作用 P206 ）——休息有助於消化。試著組織你的用餐時間，好讓你不需要一用完餐就要立刻離開餐桌（或就算離開餐桌，也只是為了移動到另一個一樣平和的地方），這並不是說你在飯後需要躲掉洗碗或躺下來小睡一番——只要確定你用餐後接下來的事是安靜而愉悅的，同時不會引起身體或心理壓力。

在有心理壓力的狀況下用餐已被證明會抑制消化酵素活性，沒錯，單就壓力一件事就會妨礙消化作用（因而助長了腸道生態失衡）。如果你在正常用餐時間正在心煩或受到不同尋常的壓力，延遲用餐直到你有機會處理壓力問題其實是比較好的（經由處理壓力源或可能經由進行正念靜心；見 P322 ）。如果長期壓力對你來說是個問題，那麼使用支持消化的保健補充品來幫助消化作用，直到你的壓力控管獲得改善會很有幫助 P368 。

改變用餐頻率

若你習慣整天都在吃東西，那麼減少進食頻率可能會是你在適應原始飲食生活攻略時最大的挑戰 P218 。從一天吃五到六餐小分量餐點到一天只吃二到三餐大分量餐點對你的系統可能是很大的衝擊：事實上，許多人表示這是最難戒除的習慣之一。儘管如此，放棄吃零食的習慣其實會讓人覺得非常有解脫感；當你正掙扎著擠出更多時間煮飯、更多放鬆並享用餐點的時間、還有更多睡眠及身體活動的時間時，如果你不是把所有時間都拿來吃東西真的會很有幫助。

你不需要斷然做出這個改變。過於激進的改變進食頻率會帶來很大的壓力。做為替代，由每次用餐都食用分量較大的餐點開始著手，而且要等到你真的覺得飢餓才能再次進食。當你的身體開始習慣消化分量愈來愈多的餐點，並且在用餐間隔時間愈來愈長後感覺更加舒適，你就會發現，減低用餐頻率這件事已經

自然發生了。最終輕微的飢餓感會成為非常舒適的感受，就算是強烈的飢餓感也會讓你覺得是一種來自身體正常、健康的訊息，而不是造成恐慌的起因。

你不應該在還沒將自身壓力程度控制好以及能夠滿足睡眠優先的需求時著手進行這個改變，如果你的皮質醇沒有得到良好的調控，將用餐間隔時間增加會讓皮質醇濃度增加更多。當你將用餐間隔進一步加長時，留意皮質醇失調的徵兆，比如說對糖或脂肪的渴求、頭痛、倦怠、體重增加（尤其是腹部發胖）、睡眠障礙、早上起床後覺得沒有休息夠，還有需要半夜起床上廁所（尤其是需要起來不止一次）。一些能夠幫助身體對減少用餐頻率做出調整的訣竅包括在兩餐間食用一湯匙的椰子油或MCT油（一種由椰子油衍生的中長鏈三酸甘油脂補充品），兩餐間食用像是膠原蛋白或左旋麩醯胺酸等胺基酸補充品，更努力加大餐點的分量（同時確保其中包含蛋白質、脂肪和碳水化合物），練習正念靜心 P322，還有白天小睡一會兒 P328。如果你仍然感受到皮質醇失調的症狀，或許最好將用餐頻率增加，晚一點再進行這一項改變。

在剛開始適應原始飲食生活攻略時，可能需要協調一致的努力來適應一日三餐和一頓點心。然而，你可能會發現執行四個月後，你似乎不再渴望那頓點心了，或許在一年內，你會覺得你好像不需要吃午餐了，而且在一頓大分量、均衡的早餐和一頓大分量、均衡的晚餐後，你的感覺會好很多。也許你的身體總會在一日三餐的情況下感覺比較好，這也沒有問題，一旦你的飢餓激素得到良好的調控，預測你的身體是不是真的在飢餓狀態或飽足狀態也會比較容易。

這裡你所得到的訊息是以較低的頻率食用較大分量的餐點是比較好的。如果你目前正吃個不停，在未來數週或甚至數月間著手處理這個問題絕對很適合。

重點是如何面對你的壓力

對抗壓力最好的武器就是我們選擇一個念頭而捨棄另一個的能力。
——威廉·詹姆斯

積極的管理壓力是一項多方面同時高度個人化的挑戰，這牽涉到非常廣泛的壓力源，每一種都有其獨特的影響和各自的解決方法。你的健康、你個人的優先順序、你擔負的責任，還有你的偏好，全都會影響你如何面對壓力。再次強

調，本章節的設計是為你提供一個起始點，把它當做能讓你對簡化生活要做出哪些改變，還有如何抒解和更好的應付壓力有些主意的腦力激盪章節。

控管壓力的策略可以歸類為兩個包羅萬象的類型：

。減少你生活中壓力源的數量及嚴重程度。
。增加你的恢復能力（或減輕壓力源對你造成的影響）。

開始進行的最佳起始點可能是這句話：**如果你無法全都做完是沒關係的，選擇少做一點**。對，我知道你讀了那句話而且並不相信我。我也是這樣的，我真的想完成每件事，也因此一直在為設定界線以保護我的健康而掙扎。不論你是否正面臨選擇，對自己說「說不是沒關係的。」會有幫助，事實上，這個章節中許多減輕壓力的點子總結起來就是。與此類似的說法是：**求助是可以的。**

管理壓力最好的方法之一就是向外求助。這可能表示你要求自己的伴侶每週負責煮幾次晚餐，或要求孩子將餐桌擺好；這也可能表示你得請求鄰居或朋友幫忙看小孩，好讓你能小睡一下或更有效率的把家務做好；這還可能表示你請求一位家人幫你領取社區支持農業的蔬菜箱。的確有時候自己去做會比較簡單，的確其他人可能沒辦法做得和你一樣好，也的確那其實沒有什麼關係。如果妳先生沒辦法把地板拖得和妳一樣乾淨也關係，如果你媽媽摺襪子的方法跟你不一樣也關係，就算洗乾淨的衣服根本沒有摺也沒什麼見鬼的關係。

要能夠開口求助（而且獲得幫助）很大一部分是擁有良好的支援網路，就像在第三章中所討論過的，社會連結對心理健康和壓力管理十分關鍵。擁有能起作用的支援網路其中一部分就是積極的選擇其中的成員，如果你生命中存在並不能給予你支持及幫助的人，或破壞你為恢復健康所做的努力（暗中顛覆或公然破壞），還是單純為你帶來更多壓力而非安撫的人，你可以選擇不讓他們留存在你的生活中。是的，引導家人（和朋友）是很微妙的事，而每個不同情況都有其獨特的挑戰，儘量限制抱持負面態度的人出現在你的生活中（你並不一定需要將他們完全排除）將會顯著的減輕你的壓力。

減輕生活中的壓力通常是很困難的，因為那需要承受你最沒控制權的外部力量，無論如何，好好的認真檢視是什麼造成你生活中的壓力是值得的。下一步就是辨別哪些你有能力加以改變，哪些你無能為力而必須接受。

工作壓力源應該屬於最難解決的問題，但既然我們醒著的時間大多花費在工作上，這會是一個不錯的起始點。大多數人——即使是熱愛工作的人，仍然發現工作就只是……嗯，工作。整天坐在辦公桌前對身體帶來的壓力會對你的健康造成負面影響，請找出減輕身心在工作時所面臨壓力的方法：也許你可以獲得截止期限的展延或更改行事曆，好讓你能在早上多睡一會兒。也許你已經連續工作好幾個小時意圖「領先」，但其實並沒有人期待你這樣做，所以縮減工作時間並不會造成什麼嚴重的後果；或許你老闆會為你的健身房會員卡買單，這樣一來你就能在午餐時段擠出一次訓練時間，甚至他可能願意購置站立式辦公桌或跑步機辦公桌，讓你能在上班日增加活動量。任何能在工作中做出的正面改變都會造成不同，仔細考慮這個可能性並沒有什麼損失，開口問問也不會有什麼損失！

然而，不是每個人都能奢侈的享有彈性的時間表或有能力減輕工作負擔。也許你幾乎不可能避免被吸進失衡的漩渦；也許你的同事會榨乾你的精力；對，你確實需要付清帳單；而且沒錯，換個有彈性時間表和善解人意老闆的工作並不實際，但還是有些能減輕工作上之身心壓力的事是你能做的：

○ **在一天中花點時間做幾次深呼吸或伸展**。就算只是將視線離開電腦螢幕三十秒、站起身來、轉動幾次肩膀然後將手臂伸展過頭同時做三到四次深呼吸，都會很有幫助。手機和電腦上的應用程式可以用來為這些超短休息時間設定提醒鬧鈴，每十分鐘三十秒的休息是很好的起點。

○ **保持良好姿勢**。由依瑟‧葛克海爾所著《八步驟讓你遠離背痛》這本書是關於正確姿勢的絕佳資源，葛克海爾主張脊椎更為自然和健康的形狀是J字形，而不是傳統教育中學到的S形。你可以藉著將骨盆前傾使脊椎達成J形（這稱為骨盆前傾，與你可能已經知道的所謂正確姿勢的骨盆收縮不同）。剛開始可能會感覺像是將臀部翹出去看向你的腳趾。骨盆前傾會提供能讓你的脊椎中段和上段保持平直而不會使背部肌肉緊張的好處（《八步驟讓你遠離背痛》中包括了許多幫助你在坐姿、站姿或躺姿的情形下，用此方式校正脊椎的練習）。

你的電腦螢幕應該與眼睛同高，而鍵盤不應該高過手肘。如果可能的話，花點時間使用站立式辦公桌或用跑步機辦公桌散步。如果你的工作需要長時間站立，確保你穿著的鞋子能最適當的支持你雙腳的自然運動（極簡鞋、自然律動鞋或赤足型跑鞋——沒錯，這表示沒有高跟鞋）。如果你有這個需要，在手機

上設置提醒鬧鈴或在會吸引視線的地方寫一張提醒便箋以便檢查自己的姿勢（這在你讓自己記住究竟何謂正確姿勢時尤其有幫助），隨著時間過去，這會愈來愈輕鬆自如。

- **給自己找出站起身來活動的理由。** 長時間坐著對身體會造成緊張，而且與許多疾病有關，包括心血管疾病和第二型糖尿病（無論在你離開辦公室後有多活躍都一樣），好在每四十分鐘起身活動就算兩分鐘都能抵銷大部分久坐帶來的有害影響。也許是有些文件必須送到位於不同樓層的某人辦公室：那就走樓梯去吧！也許是你需要幫水壺裝水了；也許是辦公室裡需要有人幫忙拿訂好的午餐（即使你自己帶了便當）；也許是你將車停在遠一點的地方，所以上班和下班時能多走點路。

- **讓工作留在辦公室。** 盡你可能在當你回到家以後不要接聽工作上的電話或電子郵件，除非你能在其他日子提早下班，否則不要接受正常上班時間以外的開會要求，而且除非長期看來能達成大幅減輕工作相關壓力的結果，否則別在晚上「趕進度」或「先行準備」。盡可能將自己的情緒從構成上班日日常的辦公室角力和社交戲劇中解離出來，只要回到家中，就將一切發生過的事放下。

- **工作前後將注意力放在減輕壓力的活動上。** 如果你沒有辦法改變工作壓力的程度，那麼在每天工作之餘安排有趣的活動就更為重要了。

最後一項重點——你所能做的、能減輕壓力對你身體造成影響的大小事，這些改變能幫助你應付讓你束手無策的壓力源，並改善你的恢復適應能力。恢復適應能力是能在壓力和逆境中成功適應的能力；這不代表壓力不會對你造成影響，而是指你能不失控的處理這些事件。恢復適應能力強的人有下列特性：

恢復適應能力的心理特徵[13]	
符合實際的樂觀	積極因應和高效因應的自我效能*
高度認知功能及自律性	計畫性、動機性、正面的冒險精神
強烈認知再評估能力及情緒調節	安全依附、信賴感
強大的社交技巧及社交網路	自信心、正面特質
有賦予生命意義的宗教信仰	幽默感、正向思考
利他主義、慷慨	

*自我效能（self-efficacy）指個人對自己有充分能力足以完成某事的信念。

你可能看著這個表格心想「沒錯，我都做得到。」或者你可能會想「唉呀老天！那正是我的問題。」你並不需要具備表列所有的特徵才能邀遊在人生的高潮與低谷間。具備恢復適應能力並不僅是關於人格特質，還與因應策略、建立健康的慣例，以及對接近生活的事物皆抱持正面的態度。最後一點完全取決於你，不過我可以提供你一些應對的策略以及一些能加進日常生活中的減壓活動。

找樂子

留出找樂子的時間是你能做的減輕壓力最有效的事。我們大多都陷在每天的例行工作中，通勤、家庭雜務、照顧小孩或父母、煮飯、打掃清潔還有跑腿辦事，以致於我們忘了留下時間給自己做喜歡的事情。有時候我們過於忙碌或是分心，以致於即使在從事喜愛的活動時，卻沒有意識到或並未樂在其中。

每天分割出時間做些有趣的事情是很重要的，不論有趣對你的定義是什麼。或許這表示去餵鳥，或許這表示讀本小說、收聽你喜愛的推播節目，或看一個電視節目或一場電影。或許這代表作一點蠢事，舉例來說，也許你可以在晚餐桌上教你的孩子一個新笑話，或在你的小孩洗澡時唱首傻兮兮的歌（我們很愛發明像是「嬰兒搖搖」之類無意義的字眼，目前最受歡迎的版本是「鼻子搖搖」！）。我個人最喜歡的是和我的孩子們來段三分鐘的即興舞會，而這似乎能能讓所有人的情緒調整重來（不只是我而已）。

歡笑即最佳良藥。

——諺語

只要微笑或大笑的動作便能減輕壓力和改善情緒。微笑和大笑會活化生成腦內啡的腹內側額葉，腦內啡是鴉片類胜肽，其功能是做為神經傳導物質之用。這類物質會因應運動、興奮、愛意和性高潮而自然生成，並與幸福感及安樂感有關。腦內啡會抑制痛覺，作用機制和痛覺缺失類似，而更重要的是，腦內啡會增加多巴胺的釋放，多巴胺是腦中有許多不同功能的神經傳導物質，包括獎賞式學習、抑制負面情緒、提振心情、改善睡眠品質，以及增加積極性、認知和記憶。

微笑和大笑也會活化部分大腦邊緣系統，尤其是杏仁核和海馬迴（回想一下腦中這個區域對HPA軸的重要性 P193 ）。邊緣系統是腦中較為原始的部分，

涉及情緒並協助我們生存所需的基本功能，當邊緣系統被活化，血清素的濃度會增加，引發安樂和幸福感；進一步影響會發生在平衡血壓、心跳和呼吸的自律神經系統。微笑和大笑也會降低用餐後的血壓、協助調節免疫系統、減輕肌肉緊繃，以及——最為關鍵的，減少皮質醇、生長激素和兒茶酚胺激素 P145 。

你可能已預期到，大笑和微笑的是透過同樣的途徑發生作用，不過大笑的威力比微笑要強多了。你可能會覺得驚訝的是，即使是裝出來的微笑和假裝出來的大笑對你的心情、壓力指數、免疫系統、血管健康、消化健康以及甚至是你的血糖調節都有正面的影響（儘管發自內心的笑顯然會更加有趣）。事實上，在充滿壓力的任務中全程維持假笑能減少身體的壓力反應，同時促進身體由壓力中的恢復；貨真價實的微笑會讓這種影響更為放大，反過來也成立：皺眉頭會加深抑鬱的程度。即使你不想微笑，強迫你的面部肌肉擠出微笑引起的身體及腦部化學變化和一個真實的微笑或大笑是一樣的（儘管程度較差）。這表示硬擠出微笑事實上可以讓你覺得快樂一點，還會減輕你的壓力！

找樂子應該滲透進你的每一天當中，那可能只是很簡單的記得在小事情中尋找樂趣。也許那是花點時間體會來自孩子的擁抱，嗅聞他的頭髮、感受他身體的溫暖和皮膚的滑嫩；也許是花點時間品味一杯藥草茶，感受杯子在你手中的溫度、蒸氣中的芳香還有飲用時的口感；也許是在和鄰居、同事或超市收銀員眼神交會時微笑並愉快的打個招呼；也許是因為一個笑話而笑痛肚皮、笑出眼淚。

享受與自然的連結

研究顯示，野外的景色、聲音、氣味和觸感全都對身體和大腦有正面的影響。這包括了身處於荒野型的自然環境中，像是在森林中散步或坐在沙灘上觀看潮水，也包括了馴化的自然環境，像是坐在寧靜的花園中或由陽臺遠眺壯麗的山景。甚至在後院中赤足散步或是載送孩子上學後，靜靜的站立一分鐘聆聽鳥叫聲都能減輕壓力並傳遞平靜的感受。如果你居住在城市中，找個屋頂花園或公園去走走，或在窗臺上種幾盆香草植物也能提供你與自然的連結。

一個能充分利用與自然之連結的方法就是花一分鐘認知你的感受，無論你身在何處。停下腳步感受空氣接觸皮膚的感覺、你聞到的氣味、所見的色彩和形狀、聽見的聲響，還有你周圍的特徵。花一分鐘將手放在泥土上或拂過柔軟的青苔，或讓沙粒由指間流瀉。如果可能的話，脫下鞋子感受你腳下的地面，記錄下

那感覺起來是硬的還是軟的、涼爽的還是溫熱的、潮溼的還是乾燥的。這被稱為「活在當下」，是一種冥想的方式。顯然每個人接觸自然的機會是不同的，但是當你有機會時，利用這些機會與自然建立連結是值得的。

玩泥巴是與自然建立連結的方式之一，這是衛生假說 P74 明顯是正確無誤的領域之一。暴露在土基微生物中，局部接觸（像是把手直接插進肥沃富饒的土壤挖掘）和吃進口中 P294 都是極有好處的。這可能只是代表你在窗臺或陽臺上種幾盆植物，可能表示你開始學習園藝，或者也可能表示你該在有機會的時候——比如說在森林裡時，把自己弄得髒兮兮的。在優質有機泥土中玩樂，而且不要去擔心是不是該洗手對你是有好處的（甚至在你吃東西前也一樣）。

花時間到戶外去，即使不是到曠野去，也能藉由支持你的生理時鐘而幫助減緩你的壓力。晝夜循環（意思是指日出即為晝，日落即為夜）對你的生理時鐘來說是一個強大的訊號，而在白天待在戶外是你所能採取保護生理時鐘的最佳策略之一，這還包括了晚間褪黑激素的生成。

動動腦

把你的腦筋用在有趣的智力活動中，不論那對你來說可能代表什麼意思，能幫助腦部的血流增加，而這對腦部發炎反應的緩解十分關鍵。這對所有對付腸腦軸或腸-腦-皮膚軸問題的人 P381 非常重要，因為緩解腦部發炎反應可能會是個非常緩慢的過程。

刺激智力的活動有各種不同的趣味：讀一本有挑戰性的書（可能是因為寫作的主題或寫作風格，或甚至可能是因為寫作所用的語言），學習演奏一項樂器，解決一項謎題（填空、數讀、魔術方塊、拼圖），學新的手藝（像是編織蕾絲），或記住一些微分方程式（請告訴我我不是唯一一個覺得那很有趣的人！）；也許是重讀一遍本書的第二章，我是說真的。就算你的工作有很高的智力要求，每天花十分鐘鍛鍊你的大腦是非常健康的。

將大腦關機

冥想可能不會像某個科學研究主題那樣讓你留下印象。然而冥想已經被詳盡記錄在科學文獻中，顯示動能靜心（例如瑜伽、太極拳以及甚至更為劇烈的武術）以及正念靜心兩者皆能戲劇化的降低壓力指數並促進認知能力。

平衡呼吸法

1. 這個方法可以躺在平坦的地方練習（腿伸直或膝蓋彎曲，或甚至墊一個枕頭在膝蓋下支撐腿部都可以）或以舒適的坐姿練習（坐在地板上或椅子上）。
2. 吸氣，數四拍。
3. 呼氣，數四拍。
4. 在你適應這個技巧後，你可以將呼吸放慢，吸氣和呼氣各數六拍或甚至八拍（或用更慢的速度數四拍）。你也可以試著將平衡呼吸法與腹式呼吸法或交替鼻孔呼吸法結合練習。

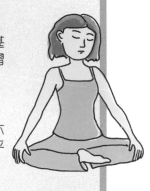

腹式呼吸法

1. 這個方法可以躺在平坦的地方練習（腿伸直或膝蓋彎曲，或甚至墊一個枕頭在膝蓋下支撐腿部都可以）或以舒適的坐姿練習（坐在地板上或椅子上）。將一隻手放在胸部上方，另一隻手放在腹部——這能讓你感受你呼吸時是否是用橫隔膜而非胸腔肌肉。
2. 用鼻子慢慢吸氣，在讓肺充滿空氣時，讓你的胃對著手的方向擴張。放在胸部的那隻手應該盡可能維持不動。
3. 呼氣時，讓你的胃向身體內部退回，同時縮緊你的胃部肌肉，幫助肺部將所有的空氣排出（由鼻子或噘嘴吐氣）。再一次強調，放在胸部的那隻手應該盡可能地維持不動。
4. 讓你的呼吸盡可能深且緩慢。

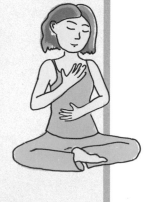

交替鼻孔呼吸法

1. 這個方法可以躺在平坦的地方練習（腿伸直或膝蓋彎曲，或甚至墊一個枕頭在膝蓋下支撐腿部都可以）或以舒適的坐姿練習（坐在地板上或椅子上）。將手放置在面前，手掌朝向自己。
2. 用右手大拇指將右側鼻孔封閉，然後由左側鼻孔吸氣。
3. 立刻用你的右手食指或小指封閉左側鼻孔，將大拇指由右側鼻孔移開（這牽涉到你手的簡單轉動），由右側鼻孔呼氣。
4. 由右側鼻孔吸氣，然後用右手大拇指將右側鼻孔封閉，將食指或小指由左側鼻孔移開，用左側鼻孔呼氣。
5. 繼續這個動作，一輪呼吸是由一次左側吸氣開始，由左側呼氣結束（記住每次吸氣要換一側鼻孔會有幫助），將你的呼吸保持在盡可能深且緩慢的狀態。

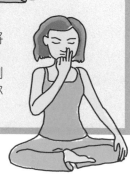

動態靜心有助於壓力的管理。除了由中等強度的身體練習帶來的好處之外，動態靜心的冥想品質還被和抑鬱及焦慮的減輕、樂觀心態的提升及壓力的減輕（以及皮質醇濃度的下降）連結在一起。如果你是那種曾加入健身俱樂部，卻在幾個月之後讓會員卡在角落積灰塵的人，試試動態靜心吧！研究顯示，對習慣久坐不動的成人來說，瑜伽課程比其他身體活動更容易堅持下去，而且瑜伽對許多人來說都普遍更容易接觸（同時也更慣於容納各種身體上的挑戰）。

正念靜心（有時被稱為「正念呼吸練習」或「正念」）可能是在對抗壓力的武力儲備中，你所能擁有最為強大的壓力管理工具之一。除了在奉獻出相對短暫的時間內就能得到巨大收穫之外（研究顯示即使是僅有十分鐘的冥想也能帶來好處），正念靜心在任何場合、任何時間而且幾乎任何人都能夠進行。實際上正念靜心需要在一段規定的時間內靜坐並專注在你的呼吸上，你的注意力會因專注維持在呼吸上使心思不會游離亂飄而得以持續。

正念靜心相當簡單，選一個舒適的姿勢，不論是坐著、靠著或躺著都可以。將注意力集中在呼吸上，你可能會發現藉著施行需要心理控制的呼吸技巧（像是平衡呼吸法；已知本身就有減壓效果的腹式呼吸法；或前頁詳述到的交替鼻孔呼吸法）能更容易維持專注。你也可以簡單的盡可能深深的、緩慢的呼吸。或者你可以「觀看」你的呼吸，而同時試著不去加以控制（實行比聽起來困難）。當思緒湧來搶奪你對呼吸的注意力時，覺察這些思緒（「好，我知道我結束後得去洗碗」或「沒錯，黃色是最適合廚房牆壁的顏色」）然後有意識的放開那些思緒，並將注意力轉回你的呼吸上。從各方面來看，正念靜心就是讓重複不停或執著縈繞於心的念頭停歇下來的方法。正念靜心可能能夠幫助你意識到哪些問題是真正需要你注意，而哪些並不是那麼重要的，正念靜心可能也會幫助你，讓你與你的身體更為協調。

正念靜心在安靜的環境、有自然聲響的戶外或播放背景音樂（通常是沒有歌詞、舒緩的音樂）時都可以進行。雖然研究普遍顯示一天十到十五分鐘的靜心是有益的，但假如你只有五分鐘的空檔，你也許會發現這對壓力管理和你的整體情緒狀態會有極大的幫助。你可以留出一日中的某個時段進行靜心，或每天在你覺得需要時隨時進行（或兩者皆可）。在才剛過去的感恩節假期中，我在準備晚餐中途溜進臥室進行正念靜心，因為當時我感受到我的壓力指數和焦慮的程度正不斷攀升，冥想之後，烹飪帶來的混亂似乎好控制得多了。

正念靜心甚至被評估用來做為許多不同慢性疾病狀況中的協同療法——包括某些自體免疫的情況，舉例來說，評估進行正念靜心的臨床試驗顯示，正念靜心對患有癌症、肌纖維痛症、慢性疼痛、類風溼性關節炎、第二型糖尿病、慢性疲勞症候群、多重化學物質過敏、及心血管疾病的患者都是有益的（儘管有時候效果一般）。冥想練習也被發現會減輕氧化壓力及增加兩種重要抗氧化物——穀胱甘肽和超氧化物歧化酶——的濃度 P95 。這一項壓力管理技巧最棒的一件事就是幾乎所有人都做得到。

小改變會帶來大不同

　　幾乎是層出不窮的其他小改變能對你的壓力程度造成極大不同。舉例來說，音樂能減輕壓力：你可能會發現在你工作或處理家務時播放一片音樂光碟能提振你的心情（雖然重金屬搖滾可能不會奏效，所以試試各種音樂流派吧！）。搖曳的燭火或壁爐中的火光可能是很讓人放鬆的，所以在晚餐或在夜晚放鬆的同時，點幾支蠟燭可能會帶來更平靜的感受。芳香療法是支持放鬆的絕佳工具：嘗試各種香氛，找出對你最具舒緩效果的種類。

　　其他改變你所處環境的小調整也許也有幫助。將你的鬧鈴聲音改成較不那麼刺耳的——或更好的是，投資購買一個光觸發鬧鐘，它會藉助你臥房中光線強度的漸增搭配上鳥鳴聲叫你起床。更改你上班的交通運輸路線，比如說，走鄉間小道而不是高速公路，通勤時間可能會變長，但卻是壓力比較小的路徑。或多搭乘大眾運輸工具，或者參加車輛共乘計畫，或與人共乘。也許你可以走路或騎腳踏車上班，而且在得到運動機會的同時消除塞車帶來的壓力。只要是對你有效的方式，尤其是假如只是個簡單的改變，那麼就是值得的。

　　許多人在「感恩日記」或「感恩靜心」中得到壓力的釋放（更為技術性的說法是「感恩介入」）。這個方法的實踐已經過臨床實驗，同時研究結果顯示會增加安樂感（藉由測量情緒、應對行為、健康表現、身體症狀及整體生活評估）。在這些方法當中，你花一些時間反思和專注在你生命中讓你感恩的人或事上面。就感恩日記來說，每天將這些事記錄下來；就感恩靜心來說，你花費二到三分鐘在精神上專注感謝這些事或人（可以在正念靜心接近尾聲時加入其中，或可以單純的成為你入睡前的慣例）。概念就是專注在你覺得感恩的、微小特定的事情——儘管對大一點、更普通一點的事覺得感恩當然也沒有壞處。每天選出幾

件事情讓你集中注意力，比如說三到五件；如果其中某些事件是主題性的也沒有關係（例如妻子對你的支持可能會每天都盤據在清單中），不過試著將每天當中特定的事件、情緒、感受極小細節也納入其中。概念就是藉由將你的注意力集中在正面的事情上，如此你就能開始打破負面情緒及壓力的循環。

　　有許多滋養自身的事情是你能做到的，從而能增加你管理壓力的能力——像是剪個頭髮或者去按摩（或者兩件事都做！）、泡一次礦鹽浴（已顯示對像是牛皮癬等皮膚疾病非常有益，還有助於減輕壓力）、或為自己買束花。也許晚上多花幾分鐘梳理你的頭髮或用牙線清理牙齒會幫助你因為關愛自己而感覺良好。找出會讓你覺得感受到滋養的事物，並將其儘量經常納入你的生活中，還有，別低估小改變累積之下所帶來的影響，微小的改變會加總成巨大的益處。

利用生理時鐘保護自己

　　如同已經討論過的，最強而有力的給時者（幫助生物時鐘準時的環境暗示）就是晝夜循環 P202 ，這表示你所能為保護生理時鐘做的最好的一件事就是白天儘量暴露在陽光下，晚上則儘量處在非常暗的環境中。

　　所以每天花點時間待在戶外，通常陽光愈充足的日子，需要的時間愈少。白天在戶外停留最少十五分鐘是一個很好的目標（雖然愈久愈好），陽光會藉由其中的紫外線輻射（明確說來是UVB）和藍光波長帶來益處。

　　暴露在陽光中的UVB輻射中會刺激維生素D的生成 P100 。還記得維生素D會參與神經滋養因子的生物合成、調節像是血清素等重要激素的釋放 P206 ，還會活化腦中負責生物節律的區域。除此之外，全身上下的細胞——包括皮膚和眼睛，對陽光中的藍光都很敏感，而藍光在早晨最為強烈。當視網膜中的特殊細胞被陽光刺激時，這些細胞會直接影響腦下垂體和下視丘 P193 ，而這接下來會直接影響生理時鐘的調控（從而影響睡眠品質）並影響控制皮質醇生成的腎上腺（調節以及通常是減少皮質醇的生成，這也是人們覺得曬太陽讓人覺得放鬆的原因）。接觸藍光的其他影響包括了增加警覺性、改善認知及提升情緒和活力。

　　如果——不管是因為什麼原因，你甚至沒辦法滿足待在戶外時間的最低要求，光療箱是你的另一個選擇（有時候也稱為SAD光照，或光照療法、光照箱），市面上有許多不同機型，環境療法研究中心（cet.org）有幫助你選擇符合

對某些人——像是患有皮肌炎的病患來說，暴露在陽光下其實是禁忌的。有些光療箱配有紫外線濾鏡，因此這類人仍然能獲取藍光為生理時鐘帶來的好處。

由食物中獲得維生素D（像是藉由食用足夠的野外捕獲的魚、草飼及放牧的肉品還有野生菌菇）或服用維生素D₃補充品（這可以單獨服用，或加進——比方說——發酵鱈魚肝油）對這些人也非常重要。確保你的維生素D濃度有經過測試，好決定你可能會需要的補充品劑量。

預算之最佳機種的指南。花點時間使用日曬機或許也能提供許多同樣的益處。光照箱的重點通常會放在白光（市面上有一些僅有藍光的光照箱，但似乎沒有比白光效果好多少），而日曬機的重點則是紫外光輻射。在缺乏陽光曝曬時，維生素D₃的保健補充品也會有所助益；然而，從陽光的全頻波長光譜帶來的大量好處是無可取代的。

要保護生理時鐘的另一方面是晚上假裝自己是隻蝙蝠。這可能是最不容易達成的事情之一，因為我們已經太習慣在太陽下山後將燈打開，好讓我們繼續手邊的事。不幸的是，白熾燈泡所散發出的藍光會藉由抑制松果體製造褪黑激素 P203 而擾亂我們的生理時鐘，日光燈、省電日光燈（CFL），特別是發光二極體（LED）的光更加糟糕（可能來自你的電腦螢幕、電視或智慧型手機。LED發散出的藍光多到它們被加進玻璃中，做為光療箱的替代物）。首要任務就是，當太陽下山後，將你家中的照明盡可能維持得愈暗愈好（這對你的電費帳單也有好處！）。

保護你的生理時鐘另一個很棒的策略就是睡前配戴琥珀色（黃色）鏡片的眼鏡（在當地五金行販售、價格低廉的琥珀色安全眼鏡，或在大多眼鏡行販售的青光眼眼鏡，或抗藍光的駕駛眼鏡）至少二到三個小時，這些眼鏡能阻擋藍光波長的光線，同時讓你仍能夠看見並享受你的夜間活動，事實上，臨床實驗顯示在這個時段配戴琥珀色眼鏡會戲劇化的改善睡眠品質。要注意的是，即使你戴了琥珀色的眼鏡，你還是需要將光線保持昏暗，因為你的皮膚也是光受體，就算是皮膚在晚上暴露於藍光下都會使免疫細胞的節律時鐘發生改變。

在非常黑暗的環境中入睡也是很重要的——你的臥室愈暗愈好，這是實行所謂「優良睡眠衛生」的一部分。遮光窗簾會很有幫助，也可以用膠帶或同樣

不透明的東西把任何在嬰兒監視器、電話、電動牙刷或所有其他東西上的LED光線遮蔽住。甚至連你鬧鐘的顯示螢幕都可能是個問題（這是另一個投資光感應鬧鐘的好理由 P323 ），將你的時鐘用像是紙膠帶這類半透明的膠帶貼起來能遮蔽大多數的光線，不過還是能夠讓你看見時間顯示。在過亮的環境中戴助眠眼罩是無用的：你的皮膚跟你的眼睛一樣，需要在黑暗的環境中入眠。

關於良好睡眠衛生的其他方面還包括了在安靜的房間中入睡（或使用白噪音機器遮蔽外在噪音）、在涼爽的房間內入睡，還有確定你入睡的地方與睡眠相關（這意思是說，唯二被允許在床上進行的活動是睡覺和性行為）。你所能做的、讓你的臥室成為一個平和之地的任何事都能幫助你放鬆和入眠。

其他重要的給時者還有活動與食物的攝取。你在睡覺的同時不會進食或四處亂跑的事實是一項給你的生理時鐘的關鍵訊號，這也表示盡可能依照相對規律的作息時間進食是很重要的。在白天走出戶外以及從事輕度到中等強度運動對保護生理時鐘極有幫助，同樣會有幫助的是在相對持續的時間中從事更劇烈的運動（持續性比你在何時運動要來得重要許多）。就跟自發性對情緒健康很重要一樣，身體在一天中特定的時刻也會期待受到特定的肉體刺激，因此當講到身體活動、進餐、睡眠及戶外活動時，安排容易預測的例行作業能為你的生理時鐘刻畫良性的軌跡。

獲得足夠的優質睡眠

控管壓力和保護你的生理時鐘（以及大致上的修復）兩者最重要的部分就是將睡眠列為優先。和已經討論過的一樣，獲得充分的睡眠對修復、調節激素及緩解（和預防）發炎反應，還有免疫系統的正常功能都十分關鍵。

早睡又早起，讓你健康、富裕又聰明。

——班傑明・富蘭克林《窮理查年鑑》

即使重要性如此之高，睡眠卻是在我們試圖完成代辦清單上所有事項時，最容易被忽略的生活方式因子之一。我們有些人剝奪身體所需的足夠睡眠如此之久，以至我們甚至已經不知道「睡眠充足」是什麼感覺了，少分配一些時間給工作日的打算可能也會感覺很嚇人。為了給睡眠留出時間，你必須放棄些什麼？這

個問題的答案完全取決於你自己，你將需要評估自己的優先順序和責任，好規劃出你可以做出哪些改變讓你能早點上床睡覺。

大體而言，**每晚八到九個小時的睡眠應該被視為最低標準**（這是對多數人來說，並不僅指自體免疫疾病患者，儘管有些健康人可以僥倖躲過一晚只睡七小時的不良後果）。如果你自知自己的睡眠品質不佳，那麼就更值得仔細考慮將更多的睡眠時間當做目標。你要如何才能每晚睡足九小時呢？就像你的孩子有規定的就寢時間，你也應該要有，從你早上該起床的時間開始回溯，接著加上半個小時，那是讓你準備好上床到睡著的時間（如果你要沐浴，或有其他更花時間的例行公事要在入睡前進行，預留超過半小時的時間出來）。然後計算出你需要多少時間用來放鬆（睡前你是不是喜歡看點書？）好讓你知道該何時開始進行你的睡前儀式（還有或許開始將你的琥珀色眼鏡戴上）。

舉例來說，假設你早上六點要起床，如此你就不需要在匆忙中準備上班或送小孩上學，假設你的目標是睡足九個小時，這樣一來，你的「睡著時間」就會是在晚上九點，加上半個小時換睡衣和入睡的時間代表你的就寢時間應該是晚上八點半（儘管你的目標可能是在八點四十五分熄燈）。如果你在睡著前喜歡看一會兒書，也許你的目標應該放在八點開始閱讀。這可能表示你在大概七點的時候就該把你的琥珀色眼鏡架在鼻梁上，沒錯，這時間實在是很早，對，這可能甚至比你孩子上床的時間還早。是，這代表你必須在白天找出時間，把你習慣在晚上八點到十一點間做的事全部完成。沒錯，這表示有些事可能沒辦法處理完（這是練習向外求助的最好時機）。還有，對，你得習慣早點吃晚餐。

早點上床的概念可能有點難以接受，然而，獲得充足睡眠對你白天能夠正常發揮功能至為關鍵。如果你的身體正在逐漸復原，你也攝取營養密集的食物讓身體獲得滋養，而且如果你的壓力獲得控制，同時你也有好好休息，你將會擁有大量精力而且更具有生產力。

認真的評估你的時間是如何使用以及是否使用得當也是很重要的。或許你在孩子上床後看了好幾個小時電視，你可能要考慮縮減一些看電視的時間，或根本不要看電視了。也許你可以限制每天花在社群媒體上的時間（我們多數人都知道社群媒體是時間消耗大戶）。也許你習慣每天下班後跟同事一起出去玩，那可能得變成一週只和他們出遊一到二次。也許你要在晚上做所有的家務事，這表示你該向人求助，或重新調整白天或週間的時間，在其他時段完成這些家務。也許

你孩子的課後活動會侵蝕你晚上的時間，而請求朋友幫忙在足球練習後送小孩回家可能代表你可以在合理時間內準備好晚餐。也許將晚間的時間解放就和事先計畫好讓你在到家時便已準備好能上菜的餐點一樣簡單。再次強調，向外求助還有認真評估什麼是不可或缺的是你照顧自己的關鍵部分（地板真的需要每天清掃嗎？你真的需要一週工作六十個小時嗎？）。

在你弄清楚怎麼適應就寢時間的提早之後，這些是接下來的問題：你如何入睡，還有你要如何保持入睡狀態？

如果你入睡有困難，已經討論過的保護生理時鐘的策略還有執行良好睡眠衛生對你將十分重要。在「入睡時間」至少兩小時前

如果疾病或其他外在因素讓你沒辦法睡覺怎麼辦？

特定自體免疫疾病的特徵就是會干擾睡眠，若不是因為疼痛和神經性症狀，就是因為需要半夜起床上廁所，像是間質性膀胱炎的例子就是如此。然後還有外在影響因素，像是新生兒，有新生兒就表示不管你多努力把一夜好眠的優先權排在前面，那就是不可能發生的事。如果你的睡眠狀態被打擾或就算你知道自己需要，但就是沒辦法每晚花這麼多時間躺在床上，那麼打個盹會是非常好的備用計畫。研究顯示，晚上未獲得足夠睡眠之後的小睡能夠**減輕睡意、改善表現並使皮質醇濃度及發炎反應標誌物發生有益的變化**。

只要你的時間夠你快速的打個能量盹，已有研究顯示小睡長度**不超過二十五或三十分鐘**是非常能夠溯及既往、改善認知的，而且完全不會影響你晚間的睡眠。祕訣就是在第二階段的睡眠中停留三到二十分鐘，同時避免進入更深層的睡眠階段。睡眠可分為四個階段，每個階段都比前一個程度深，每個階段都有不同的腦波模式。大部分睡著帶來的好處都屬於你處在深度睡眠的時間（第三和第四階段），加上快速眼動期休眠時間（被和其他睡眠階段分開考慮），快速眼動期是你做夢的階段，儘管打個能量盹並不能取代優質的夜間睡眠時間，但卻能幫助你熬過一天。處於睡眠第一階段五到十分鐘後，你會進入睡眠的第二階段，再經過二十分鐘，你會進入睡眠的第三階段，這時便很難由其中清醒，這也是三十分鐘最高限度或能量盹的緣由。

如果你有更多時間可以準備小睡，睡眠超過三十分鐘會讓你進入深層睡眠階段（第三和第四階段）。**長時間小睡最好的情況就是能睡至少九十分鐘**，針對老人的研究顯示，雖然小睡九十分鐘或更久確實會減少夜間睡眠的時間，但二十四小時中的總睡眠時間是比較長的（那就是重點所在！）。再加上這些相同的研究顯示，與在白天較早的時間小睡比較起來，即使在晚上打盹，也不會影響整夜睡眠的質和量，以上全都代表你應該隨時在可能的情況下，獲得你睡眠的機會。而且你當然不必等到變老才能用打盹的方式增加睡眠！

　　雙相睡眠就是將你的睡眠時間分割成兩個階段，伴隨一段半夜清醒的時間，這其實不算是不正常的。典型的模式是先睡四到五個小時，清醒一到二個小時，然後再次入睡三到四個小時。即使在你已經嘗試保護你的生理時鐘後，假如這聽起來還是很像你的睡眠模式，你就接受這件事，並規劃你的生活已便容納這種睡眠模式。不過對你來說，將更多待在床上的時間列為優先也是很重要的（如此你夜半清醒時間前後的睡眠時間總和仍然能達到至少八小時），這可能表示你得規劃十小時或更多待在床上的時間。如果這是你的天然睡眠模式，半夜看書或起床做些安靜的事是沒問題的，但要記得戴上琥珀色眼鏡並維持光線在非常低亮度的狀態，好保護你的生理時鐘（最好是維持完全的黑暗狀態聽有聲書或利用這個時間冥想）。這樣一來，你就能利用夜半清醒的時間但仍然保護了身體回歸睡眠的能力。

避免進食，你可能會發現食用**富含色胺酸的食物** P207 、 P254 、 P275 特別有幫助。你也可以試著安排一些令人放鬆的睡前儀式，也許是用水氧機和含有鎮靜效果的精油擴香，也許是洗個熱水澡。如果你正在服用鎂補充營養品，晚上服用能改善睡眠品質。某些藥草茶可能會幫助你緩和及放鬆（洋甘菊是最經典的，不過任何不含咖啡因的溫熱飲品都能為睡眠提供鎮靜的刺激）。白天時避免攝取咖啡因也會有所助益。大多數助眠方法對自體免疫疾病患者而言都有禁忌 P386 。

　　如果維持入睡對你來說有困難，**這通常代表你的皮質醇製造或HPA軸出了問題**（儘管有些睡眠干擾可能與激素有關，特別是會影響性激素的促性腺激素；疼痛也可能是影響因素之一）。在這個情況下，與功能醫學專家、醫師或另類保健照護者配合，評估皮質醇濃度及節律性會帶來好處。支持腎上腺功能的藥草可能可以幫助恢復更為自然的睡眠模式，不過許多對自體免疫疾病患者都是禁忌 P386 。避免進行劇烈運動也是非常重要的，同時盡可能多睡一點（打盹可能是個不錯的方法；見前頁說明）。

　　讓睡眠成為你的優先事項可能要花點時間。在我們的文化中，人們通常會將社交生活、休閒活動和工作放在優先考慮的地位，而睡眠則是遭到擱置。如果你患有自體免疫疾病，不論工作或遊樂都不應該阻擋在你和睡眠之間。當你的身體復原，你可能注意到你的睡眠品質會提升到一個程度，以致於你可能發現最終你需要的睡眠會比一開始的要少（雖然你八成可以指望你的餘生都會需要每晚七到九個小時的睡眠）。同時對多數人來說，睡得愈多，復原的速度就會愈快。

評估將褪黑激素補充品做為睡眠輔助的研究結果相當不明確（在重新調整輪班工人和受時差影響的生理時鐘方面，褪黑激素表現十分良好，但對於像是失眠等睡眠相關健康問題上，得到的結果是好壞參半）。服用典型劑量（一到三毫克）的褪黑激素補充品可能會將你血液中褪黑激素的濃度提升到高於正常濃度的一到二十倍。

還記得褪黑激素是一種強效的抗氧化物，它會調節免疫系統，還會調節腸道蠕動 P203 、 P206 。評估褪黑激素的補充在自體免疫疾病中影響的研究結果非常混雜：褪黑激素會改善症狀（就發炎性腸道疾病、纖維肌痛症及慢性疲勞症候群而言），褪黑激素也會使症狀大幅加重（同樣是對於發炎性腸道疾病而言，還有乳糜瀉）。一項評估褪黑激素對類風溼性關節炎影響的研究顯示，使用褪黑激素沒有任何好處（甚至會使某些發炎反應標誌物增加，雖然褪黑激素並未被發現與症狀惡化有關），因此服用褪黑激素來輔助睡眠應該要謹慎考慮。

如果你選擇使用褪黑激素，將目標設定在**只使用最多三個月**，用來幫助你的生理時鐘重置，一般相信較小的劑量（比如說〇·二五毫克）要有效得多。還有，避免服用緩釋型的褪黑激素膠囊，因為這類產品無法複製你的身體在晚上正常製造褪黑激素時所引起的濃度突增。支持自然的褪黑激素生成以改善你的睡眠品質是最好的起始點——這表示**褪黑激素補充品只應該在你已經實施了飲食及生活方式的改變後使用**，這些改變包括白天盡可能花時間待在室外、晚上配戴琥珀色眼鏡、在黑暗的房間內入睡，以及食用甘胺酸和色胺酸含量豐富的食物。

進行足夠的低強度活動

我們習慣性的認為運動就是一種燃燒熱量和讓肌肉增長的方法，讓我們得以變瘦、長肌肉和讓體態健美；但看起來像運動選手或超模並不是那些自體免疫疾病患者運動的目標，真正的目標應該是激素的管理，更明確的說法是對調控發炎反應和控制免疫系統都很關鍵的調節激素。就活動的程度來說你要從何開始、你的健康狀況如何、你的機動性如何（舉例來說，假設你的自體免疫疾病限制了你的活動或會引起疼痛）、你喜愛何種活動，以及你的下半輩子是怎麼建構的，全都會影響你如何將身體活動納入你的生活當中。

並不需要有多困難，低強度活動包括了散步、游泳、瑜伽、太極拳、園藝以及跟你的孩子或狗兒玩耍——**基本上就是所有與坐著或躺著無關的活動**。如果

你已經相當活躍,加入更多中等強度的運動或許很適合:健行、慢跑、跳舞、騎腳踏車、舉重、健身課程,還有各種不同的運動(這些全都可能達到密集或高強度的程度,所以確定你傾聽自己身體的聲音,不要運動過度)。確保選擇你喜愛的活動——如果不有趣就不值得了。

如果你已經非常習慣久坐不動,你將必須慢慢建立你的耐力。對大多數人而言最好的活動就是散步;在一日之中進行數次短時間的散步能讓將這項新的活動加入你生活中的負擔保持在較低狀態,並幫助你增進體力和耐力。累積耐力並不是代表每次你散步時,行走的時間都要長一點或要走得快一點,或行走距離要更長一點。如果你想行走的距離比前一天短也沒什麼關係,如果你走得很慢也沒有關係,重要的是行走本身。如果你有摔倒的風險或疼痛程度嚴重到你無法支撐到回家,找位朋友和你一起散步或記得帶手機,或者你也可以用踏步機散步。也許你可以找另一項活動,比如像是踩室內靠背式健身單車。

如果靈活性是個問題,也許你可以選擇游泳或參加水上運動課程。或許你可以找到水療課程(也被稱為水療治療課程),這或許能夠更好的根據你的需求量身訂做。椅子運動或椅子有氧運動可能也是你的選項之一。如果沒有任何一項是你容易達成的,與物理治療師配合以增加靈活性會非常有幫助——只要在你能力範圍內盡力而為。隨著你的復原,你可能會發現你能做到的愈來愈多,而曾經看來不可能進行的活動也不再是問題。

如果疼痛是阻止你運動的原因,那麼你有幾個選擇。如果你的疼痛讓你如此虛弱,以致於嚴重限制了你的活動性,與物理治療師配合將會有好處。你可以考慮進行簡單的伸展運動,這能幫助你活動肌肉和關節(你的物理治療師應該能訓練你的看護,協助你在家進行這些運動),即使簡單的阻力運動可能都能對你產生良好功效(通常會使用彈力帶,但也有其他選擇)。許多人發現另類療法能緩解疼痛,例如針灸、整脊或按摩療法,以上任何一種都是值得花時間去做的 P237 。如果你的疼痛是發生在你的肌肉或關節上更「輕微」類型的痛楚或疼痛(典型出現在許多自體免疫疾病中),以致於讓你無法參與你喜愛的運動項目,但並不會嚴重限制你的活動,那麼找尋替代方案會是個不錯的解決辦法;如果這表示你得放棄喜愛的運動,**把它想成是暫時的**,當你的身體復原,你或許能夠逐漸將你喜愛的活動重新引進生活中。

如果你現在的活躍程度算是中等,增加你的活動量可能只是減少你每天坐

著不動時間的問題。舉例來說，如果每天傍晚外出散步已成為你每天例行工作的一部分，也許你可以找個方法在中午加進第二次散步來打斷你坐辦公室的時間。除了使用跑步機辦公桌之外，還有其他的方式能結合運動器材與工作，比如說飛輪車辦公桌或半飛輪車辦公桌。這些替代方案並不是為了讓你在一邊計算數字或設計新軟體時一邊健身，而是要讓你脫離靜止的姿勢，所以你可能在跑步機辦公桌上一個小時或甚至更慢的速度行走〇‧六公里，這仍然能在工作日起到累加的效果。如果你真的選擇利用這些特殊辦公桌的其中一種，那麼慢慢適應是很重要的，對你的系統來說，由每天坐著八個小時到突然間連續行走八個小時會是很大的衝擊。還有確保你不會在用餐後立刻跳上跑步機，給你自己三十分鐘到一個小時好好消化，在這段時間內，你可以坐在辦公桌前工作。

還有許多潛移默化、細微的增加一天中活動量的方法。規定自己將車子停在離超市入口遠一點的地方（還有所有你停車的其他地方）。還記得我在 P318 提到的三分鐘即興舞會嗎？那不只是在減輕壓力方面很好用。不喜歡跳舞嗎？也許你可以偶爾趴到地上做一、兩個伏地挺身或仰臥起坐。也許你就單純站著做一些你平時會坐著進行的事情（像是閱讀雜誌或解填字遊戲）。很多休閒嗜好不僅能減輕壓力還能讓你活動身體，像是園藝、賞鳥（通常需要走路）、做木工、製陶、雕刻、彈奏樂器、打保齡球、玩冰球或甚至玩溜溜球。

如果你不習慣太過活躍，投資一雙品質良好的自然律動鞋（像是赤足型慢跑鞋或極簡鞋）會是值得的，因為這種類型的鞋子最能夠支撐你身體的最佳型態，即使你是個非常活躍的人，自然律動鞋依然是一個很好的選擇。對所有人來說，盡可能打赤腳甚至會更好，如果你習慣穿有跟的鞋、使用矯正鞋墊或非常約束的鞋子，你會想要逐漸感受赤足的輕鬆舒適。

如果你屬於高度活躍的人，而且由於劇烈運動可能使你的病情惡化 P211，所以正試著在減少健身強度及持續時間的同時增加訓練間的休息時間，你可以用像是散步或瑜伽等溫和的運動進行取代，那對你會非常有益。

不論你在活躍程度計量表的哪個位置，慢慢累積體力、耐力、靈活度、彈性和熟練度都將會是你的目標。若你運動過量（有時要到事後你才知道訓練過度），請確保身體獲得足夠的休息（二十四到四十八小時）才能開始下一輪運動週期。休息期間還是可以進行一些低強度的活動（基本上就是所有耗費精力比你過度訓練時正進行之項目更少的活動），額外增加的睡眠也有助於恢復。

你更可能會為喜愛的事物挪出時間，而且這給你的感覺會比為某些無聊但「因為對我有好處所以我要做」的事情空出時間要來得好多了。確定你運動的地點也讓你覺得舒適，即使你喜歡你正在進行的活動，但如果你所處的環境令你感覺被威脅或毛骨悚然，那這件事也無法持久。

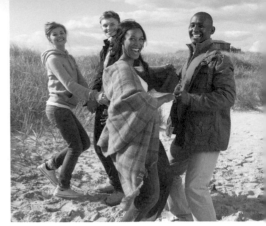

一步一腳印

到目前為止，我所談到的都是關於對你的環境和你的日常生活例行工作做出你所能做的一切改變，以協助你管理壓力、保護生理時鐘、獲得充足睡眠，還有動一動。你所能做的一切都是值得的；任何一點點都有幫助。如果這感覺起來像是持續不停的過程是沒問題的——這就是人生。重點是你所做的任何改變要能夠堅持留下，而這通常表示要一步一腳印的進行，而非一下子做出劇烈的改變。

在很多方面來說，這全都關乎平衡。你可能還沒有發現你的生活在任何情況下有失衡的情形出現，但你的自體免疫疾病是失衡已然出現的警示紅旗。找回平衡代表在生活的責任與讓自己好起來中創造出和諧，你可能無法改變每一件你想改變的事——至少不是在一開始——所以找出何者會造成最大的不同，然後開始著手修補，讓改變產生效果，不管是獲得更多睡眠、獲得更多紫外線照射、食用更為有機的肉類、或練習冥想。你實行原始飲食生活攻略中建議的方式會反應你獨特的需求和欲望。

當你在追求更健康的旅途中繼續前行，現在看來不的事可能在不久的將來可能會成為完全可行，而且沒有什麼是必須永恆不變的：如果有什麼不起作用，逆轉回你原來的方法或嘗試新的方式都是沒什麼問題的。你需要不斷的再評估你的生活方式和環境對你的健康所造成的影響，並一路上做出相應的調整。

要記得許多不同的環境毒素都可能是自體免疫疾病的關鍵誘發因子 P62，改善環境也代表評估你周圍是否有需要解決的環境誘發因子。

再次強調，你只能盡力而為，同時再說一次，別用「我已經盡力了」在你其實有能力的狀況下，當做不做任何改變的藉口。

複習

○管理飲食

將家庭聚餐列為優先。

讓煮飯變得有趣、具社交性，還有令人放鬆的。

實行良好飲食衛生。

　　▷坐著用餐，並專注在你的食物上。

　　▷不要著急；確保有經過徹底的咀嚼。

　　▷不要急著消化或在束縛下進食。

每天吃二到三頓大分量餐點。

○管理壓力

學會説不。

向外求助。

解決工作壓力源。

　　▷在休息時間做深呼吸或在工作時伸展你的身體。

　　▷工作時的正確姿勢是很重要的。

　　▷找出讓自己站起來走走的理由。

　　▷讓工作的歸工作。

　　▷工作前後專注在減壓的活動上。

找樂子。

　　▷幫嗜好留出時間。

　　▷做犯傻的事。

　　▷微笑和大笑。

享受自然並與自然連結。

　　▷玩泥巴。

動動腦。

讓大腦關機。

　　▷進行動態靜心，像是瑜伽、太極拳或武術。

　　▷進行正念靜心。

專注在能讓你覺得受到滋養的小改變。

　　▷聽音樂。

　　▷點支蠟燭或點燃壁爐的火。

　　▷使用芳香療法。

　　▷接受按摩。

　　▷洗礦鹽浴。

　　▷寫感恩日誌。

○保護生理時鐘

白天接受太陽的曝曬。

　　▷考慮光療箱的使用。

晚間保持光線的昏暗。

　　▷嘗試配戴琥珀色眼鏡。

實行良好的睡眠衛生。

　　▷將臥室保持在涼爽、安靜，和完全黑暗的狀態。

從事中等強度的身體活動。

保持用餐時間「準時」。

獲得足夠的優質睡眠。

　　▷計算出你的理想就寢時間，以便獲得足夠的睡眠。

○活動

將低強度運動加進你的生活中。

　　▷除了坐著或躺著以外皆構成活動。

　　▷低強度運動包括了散步、瑜伽、太極拳、園藝、跟你的孩子或狗兒玩耍。

　　▷中等強度運動包括健行、慢跑、跳舞、騎腳踏車、舉重、健身課程，和各
　　　種運動。

▷適合機動性有限的人的活動包括游泳、水上運動課程、水療課程、椅子運
　動，和椅子有氧運動。
探討使用健身桌工作的選項。
培養非靜態的嗜好。
利用所有能將活動加進你生活中的每次機會避免劇烈運動。

○改善你的環境
小小改變能疊加在一起造成極大的不同。

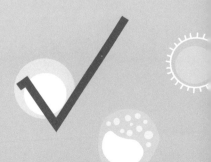

正式踏上康復之路

未來的醫生不會再用藥物治療人的身體，將以營養治療及預防疾病。
——湯瑪斯・愛迪生

　　現在你對於該吃什麼以及如何改變你的生活方式以促進修復已經有了很好的概念。也許你已經訂購了琥珀色眼鏡而且找到了你所居住地區的農夫市集，不過你可能還是存有一些疑問。

　　知道你該做些什麼和實際去執行絕對是兩回事。本章處理一些生活方式大改造過程中，實際和情緒方面的問題。在本章中，我也會給你一些關於你在實行原始飲食生活攻略時該預期些什麼的提醒，要耗費多少時間才能看到結果，還有你是不是有必要在接下來的生活中都遵循受限如此之多的攻略。或許本章可以被視為常見問題的大本營，最重要的第一個問題就是：這真的是治癒的良方嗎？

這真的是治癒的良方嗎？

　　讓我把話說清楚：自體免疫疾病並沒有治療方法。一旦你的身體發展出攻擊自身的能力，這個能力便會永遠存在，你還是能修復受損的組織，你也仍然能夠駕馭免疫系統，但一旦你罹患自體免疫疾病，那就是一輩子的事了——而且隨時有發病的可能。

　　即便自體免疫疾病沒有治療方法，遵循原始飲食生活攻略是你最佳的第二選擇，因為這能讓你的病況得到緩解。技術上對於緩解的定義是「疾病或疼痛嚴重程度或劇烈程度的降低；暫時的恢復」。由於處於緩解狀態時你不會感受到症狀（或至少是大幅減輕後的症狀），這會讓你覺得你的疾病似乎得到了治癒。而儘管暫時的這個字眼被包含在緩解的定義之中，但藉著謹慎的選擇飲食及生活方式，其實許多人將得以在餘生中都將自體免疫疾病維持在緩解狀態！

　　當你著手實行本書中所提出的建議時，感到懷疑是很自然的反應。即便你

已經讀過所有的科學根據，你可能還是會對這個方案是否對你有效感到懷疑。如果你的病情嚴重——尤其是如果用藥控制疾病已經只剩微弱的緩解效果時，你可能會覺得挫敗，好像做什麼都不會有所不同。你可能會覺得已經太遲了，或覺得食物是你僅剩的樂趣，對此，我最好也唯一的回應，就是**你得試了才知道**。給原始飲食生活攻略一個好好的、不設限的、傾盡所有的嘗試機會，如果這能讓你再次感覺完整，放棄你喜愛的食物難道不是值得的嗎？

過渡的方法

要全面改變你的飲食和生活方式有兩個方法。第一種是決定好你要做些什麼，花適當的時間做準備，然後挑一天開始執行；你可能會把這種行為視為「不加考慮就倉促進行」或「說做就做」，端看你當下的飲食習慣和怎麼過日子的方式，還有你病況的嚴重程度以及你有多迫切想要好起來，這種做法可能是你的最佳選擇。第二種方法則是選擇可控制的步驟，然後按部就班的加以實行，這會是個緩慢的過程，但對許多人來說卻更為可行也更能夠持續。

過渡方法的選擇完全由你自己決定，這是你的健康之旅，你有選擇路徑的權力。所以想想你對自己的了解：循序漸進的慢慢改變對你比較好，或者延長改變過程會讓你覺得挫折，而可能讓你在達成目標之前放棄？你屬於做了再說的人，還是說開頭艱難的幾個禮拜會讓你無法招架？你可以好好的遵守嚴格的規則，還是那反而會讓你生出逆反心理？如果你不確定，關於過渡有幾個思考的方向能幫助你做出選擇。

選擇過渡方法其實就是順應性和持續性的平衡問題。

順應性是醫學團體和製藥工業會使用的詞彙，指的是你遵循特定療程的配合程度（或者在醫學中指的是你依照指示服用藥物的順從程度）。製藥公司將順應性測試當做量化所生產藥物效用的一種方法，順應性也被視為藥物作用有效程度和副作用嚴重程度兩者的指標。如果副作用嚴重，同時藥效也不理想，最終僅有少數人會依照指示服藥——也就是說，順應性很低。如果藥物具有神效而且副作用也不多，會按時服藥的人也會比較多——也就是說順應性很高。

當談到原始飲食生活攻略時，順應性代表的是你的飲食方法有多貼近這個攻略，當然會有一些轉圜空間的存在（舉例來說，你要不要食用高FODMAP食物或蛋黃，或是你多久吃一次魚或肝臟）。同時你可能知道一些被我否決的特定

食物其實對你很有好處（哪些食物可能可以重新引進將在第九章中詳細討論），比如說，或許你知道發酵的、生草飼乳製品對你很有好處，因此你選擇從一開始就將其保留在你的食譜裡。這些選擇並不落在順應性的旗號下。在這種狀況下順應性代表的是你多久食用一次你知道對你有益的食物，同時你知道這食物會引起症狀反應或使症狀惡化，或者你知道這會減緩你腸道及身體其他部位的癒合。

適應性是某件事能保持在特定速度或程度的能力。這可以代表很多事，取決於我們討論的是原始飲食生活攻略的哪一方面（環境永續、經濟持續性等等）。以實踐本書中主張之飲食和生活方式的改變而言，持續性代表的是個人的持續力，或者不如說是你長遠地堅持這些改變的能力。如果你是用和改正壞習慣相同的方式——花費功夫做出改變，直到新的習慣形成、改變變得一點也不費力——著手對付需要持續的事，那會不會更有可能堅持下去？如果你能輕鬆引導進入某件事，並一次做出一項可控制的改變，你是不是能夠更容易的堅持下去？如果你很快的看到結果，你是不是更可能堅持實行原始飲食生活攻略？如果你沒有立即看到結果，你能夠保持耐性和樂觀嗎？

你如何過渡到原始飲食生活攻略對順應性和持續性皆有影響，但究竟是何種影響則是因人而異。或許我該強調一下，**在排除所有製造問題的食物之前，很多人是沒辦法看到改善的**。所以如果你選擇的是按部就班的過渡方式，直到你執行完所有步驟前，你無法預期能看到明顯的結果（雖然有些人會看見隨著每一步的實踐而增加的改善）。如果延長過渡的過程不見得看得到改善的潛在可能會讓你洩氣、失去繼續下去的積極性的話，那麼說做就做對你來說會是比較好的策略。你當然可以先按部就班的開始過渡的過程，然後如果時機適當或感覺對了，便轉換成說做就做的模式。

不假思索實踐原始飲食生活攻略可能會有點不愉快，但好處是你必須強迫自己快速的適應，而且通常會很快就看見戲劇性的改善。但是儘管如此還是要小心，即使在你用這個方法「安然度過過渡階段」，有些人會在身體調整適應新的主要營養素比例、新食物和開始看到改善之前體驗到一些時間差，不過，**其他許多人則表示在過渡開始的幾天內，就看到症狀出現驚人的改善**。從另一方面來說，快速的過渡可能也會在小部分人身上引起類似赫氏反應的症狀 P345 。

大體而言，增加睡眠時間和控制壓力會讓飲食的改變較易於控制。當然如果你開始渴望為下廚留出額外的時間，還要同時為身體活動、正念靜心和早點上

　　儘管我相信一頭栽進去是得到結果最方便的方式，但我了解這並不適用於每個人。如果你打算按部就班進行過渡，以下是關於優先順序的建議：

(1)**將有害腸道的食物由你的飲食中消除**。這可以做為多步驟過程，在你實行其他步驟的同時一起進行。首先將重點放在麩質，這表示要戒除所有含小麥、裸麥和大麥的食物（還有像是麥芽等隱形麩質成分 P133 ）。**不過不要用無麩質的替代品去取代**：不要用無米、馬鈴薯或以豆類為基礎製作的無麩質麵包，取而代之，試著習慣不要食用麵包。接下來將注意力集中在其他的穀類（像是米）和仿穀類（像是藜麥）。再來就是戒除豆類，先排除大豆和花生。然後，戒除茄科植物，由於茄科植物在香料中的普遍性（如果成分列表標籤上註明「香料」，這樣食品中就非常有可能含有紅椒粉），這個步驟通常會被食用包裝食品阻礙。接下來，戒除乳製品，然後是蛋（也許先戒除蛋白，然後是全蛋）。戒除任何額外添加糖的食物（像是汽水），尤其是精製糖和高果糖含量的糖。戒除堅果和種子，並最終戒除以種子為基礎的香料。如果你的飲食中還留有不符合原始飲食生活攻略的加工食品或成品食物（舉例來說，如果你還是會購買含有關華豆膠的罐裝椰奶，或嚼食有添加木糖醇的口香糖），將那些也一併戒除。

(2)**開始自己下廚烹煮所有的食物**。很不幸的，要從餐廳和包裝食品找到符合解決方法的餐點是一件非常困難的事，由於我們已經太習慣這樣的便利性，這可能是遵循嚴格飲食方案最大的挑戰之一。開始收集能在週間快速烹調的食譜；煮多一點，這樣你能維持幾天有足夠的「有價值的剩菜」。把食譜上的分量加倍或加三倍，如此你可以將冰箱裝滿，能夠在太忙或太累不想煮飯時，解凍並重新加熱就可以食用。

(3)**習慣你的餐點是由某種蛋白質（肉類、家禽、魚貨貝類）、一些蔬菜（或許有幾種不同顏色的蔬菜，包括至少一種綠色蔬菜），或許還有一些水果所組成**。每一餐看起來都應該這樣，連早餐也是。早餐吃豬排和烤蔬菜一開始可能有點奇怪，不過很快這就會變成你新的一般日常。這會是嘗試一些新的蔬菜或不同肉類及魚類，還有實驗用新方法烹煮這些食材的好時機。

(4)**開始想想脂肪**。改用高品質脂肪——像是獸脂、豬油、培根油和椰子油——做為你的主要烹飪用油。用橄欖油和酪梨油做為你常用的未烹調油脂（如用在沙拉醬中），還有開始想想你的omega-6對omega-3脂肪酸攝取比例。這表示要盡可能經常開發高品質肉類來源，以及將魚類和貝類盡可能經常加進你的飲食當中。這個步驟也會和下一個步驟有所重疊。

(5)**注重食物品質**。開始食用草飼和放牧的肉品、野生捕獲的魚以及當地出產的有機當季水果及蔬菜（在預算和取得方面都許可的情況下）。

(6)**致力於讓吃食具有多樣性，同時或許可以加入一些新的食材**。如果你發現自己一天到晚都在吃相同的食物，該是你拓展視野的時候了。開始嘗試新的食材，並增加你飲食的多樣性，你的飲食中加入愈多不同的食材，就愈可能為你的身體提供復原所需的所有營養素。

(7)**清理你的食物儲藏室**。當你進行每個步驟時，把你不會再食用的都丟棄（製成堆肥、餵給某些鴨子、送給食物銀行或一位非原始飲食的朋友）。

(8)**尋求支援**。適應原始飲食生活攻略（或甚至只是標準的原始飲食法）最艱難的事情之一可能就是缺乏朋友和家人的理解。我會建議找一些部落格或播客節目，或是一些你可以發問的論壇，還有與與飲食限制（不管他們是無麩質或有食物過敏）的朋友或熟人互相取暖，因為他們會對你必須跳脫框架的飲食方式相當同情。這些支援會為你帶來應付問題、以及應付你周圍一無所知的人對你的批判的勇氣。

(9)**解決其他生活方式因子的問題**。別忘了解決原始飲食生活攻略中的生活方式方面的問題。你可以努力增加睡眠、管理壓力、保護你的生理時鐘，還有進行更多輕度到中等強度運動的同時，改善你的飲食。

(10)**慶祝吧！**當你達成過渡到原始飲食生活攻略的目標，確認你對你所成就的、你付出的努力，還有做為結果享受到的身體的復原都充滿感激之情。也許這會是買下那隻龍蝦，還有你一直垂涎的草飼牛排、或犒賞自己一些做spa的時間，或好好泡個漫長的礦鹽浴的絕佳藉口。

床睡覺切割出多餘的時間可能會變得很困難。或者也許你覺得獲得更多睡眠時間對你來說的優先順序要高於所有的飲食改變，因此你會先專注在睡眠問題，而後才將注意力放在準備食物上。**對許多人來說，首先解決飲食問題然後再改變生活方式是最簡單的**。只要記得，生活方式因子有著同樣的重要性。

　　要如何過渡完全取決於你。你如何著手改變你的飲食和生活方式會取決於你目前的飲食方式、你的個性、病情的嚴重程度、你下廚的自在程度，你的支持網路有多堅固，還有這些改變有多容易被你感受到。只要最終你達到目標，就沒有所謂錯誤的過渡方法。

事前準備

　　不論你選擇何種過渡方法，花點時間準備可能會非常有幫助（在你打算採用說做就做時更是如此）。這項準備工作可能會需要採購、煮些食物放進冷凍庫，還有組織你的支援網路。

　　如果你打算說做就做，把你絕對不會再食用的食品清出去是個不錯的開始，這麼做也能幫助你控制你的食物儲備。舉例來說，你可能已經有橄欖油、一些醋和一些香料，如果你正在實行原始飲食，也許你的冰箱裡已經有一些草飼牛

肉和一些由放牧豬得來的豬油。你可以用第五章中的食物列表做為採購指南。當你仔細規劃新的食物儲備時，不用擔心你得一次買齊所有東西，想好接下來一週要煮些什麼餐點會是不錯的開頭，並且列出你要烹煮之餐點中所有你沒有的原料，這樣一來，你就可以在數個月中慢慢幫你的食物庫存進貨。

　　搞清楚要去哪裡購買本書中所提到的一些特殊食材可能很有挑戰性。大體而言，多數在健康食品商店和特產店，或是民族市場中都找得到。你可以試試當地雜貨店的有機食品、無麩質食品或素食貨品區（這些貨品通常能同時找到），你可能也可以從合作社或買家俱樂部獲得其中的一些商品。許多特產食品由網路購買會比較便宜，而且，取決於你居住的區域，網路購物可能會是你購買某些原料的唯一途徑。

　　囤積魚罐頭、冷凍熟蝦、冷凍蔬菜、冷凍魚排還有絞肉能讓你在比說出「準備一頓飯」這句話還短的時間內做出一餐。

　　立即開始烹飪可能會相當有幫助，尤其是在週間你沒有多少時間下廚的情況下。煮幾頓餐點放進冷凍庫（湯和燉菜顯然很適合冷凍，不過烤肉、家常自製香腸、高湯和甚至是一些蔬食餐點也可以冷凍）。我建議手邊準備一些簡單的蛋

白質來源，供週間的早餐和午餐之用（可能是一些烤過切片的雞肉及牛肉，還有一些家庭自製香腸）。我也建議你燉一大鍋高湯，這可以分裝成一份大小再冷凍，或冷凍在製冰盒中，或做成可以冷凍的湯品。有太多食譜只需要半杯或一杯高湯，所以有一小部分隨時可以使用的高湯會真的很省時，而且因為高湯解凍和重新加熱很簡單，所以加一點高湯到你的飲食中會是非常容易的事。

對許多人來說，最大的障礙之一是想出該如何花費更多寶貴時光待在廚房裡；也就是說，如何由你的日常創造出讓自己能吃好的空間。這可能代表一週花一個下午專心致力大量烹飪、者開發可以讓你在匆忙的狀況下完成的常規餐點或準備大量剩菜。這也可能代表調整你的時間表，好讓你能早點開始準備晚餐，或更熟悉慢鍋、壓力鍋、真空低溫料理水烤箱的使用方法，另一個極佳的策略則是讓你的家人參與廚房活動。如果你沒有下廚的習慣，在全力投入原始飲食生活攻略前，**先考慮你要怎麼空出時間煮飯是很重要的**：在你肚子餓、而且已經下午六點鐘、孩子吵著要吃起司通心麵時，要做出好的食物選擇是很困難的。

和烹飪一樣，開始為騰出時間從事身體活動、冥想還有放鬆，以及你的就寢時間該是幾點等等會是個好主意。為這些事情空出時間而重新調整你的生活也表示要支撐起你的支援網路，想想有哪些人能在特定的事項上提供協助；和你的配偶、父母、你的孩子、手足、鄰居、朋友，還有孩子同學的父母、你參加的教會或俱樂部當中的成員、支持團體以及網路社群談談。也許你需要的只是在你執行原始飲食生活攻略時，有人能夠回答問題，或表示慰問之情，或幫你解決問題；也許你只是需要一個啦啦隊隊長，跟你說聲「幹得好！」你的支援網路一定會隨著時間演變，但在你開始之前，找出那些不論你可能需要什麼都能讓你倚靠的人，會讓這個過渡感覺不那麼難以忍受。

度過第一個月

這大部分適用於選擇直接一頭栽進去的人，不過一些選擇按部就班方案的人也會有某些相同的經驗。

有些人在實踐原始飲食生活攻略的幾天之內就會感覺變得比較好，如此立即的結果會激勵他們追求進一步的改善。這些人的樂觀和興奮極具傳染性，很快的，所有他們認識的人也都會開始做出讓生活健康的改變，但這種情形不是在每

個人身上都成立，對某些人來說，一開始的過渡會很艱難，剛開始的幾個星期會因為更為嚴重的疲勞、頭痛和甚至像是起疹子、腹瀉或便祕等新的症狀使情況變得更為複雜。

　　預測誰的過渡會輕鬆自在、誰的過渡會困難重重幾乎是不可能的，不過了解可能會讓過渡變得困難的因素是很重要的。知道你的體內可能發生了什麼事（還有通常會持續多久）將會幫助你在過渡時期能堅持依計畫而行，或幫助你釐清你是否需要尋求醫學專業的建議。

　　如果你習慣食用大量碳水化合物——尤其是糖，你可能需要二到四週才能調整接受低碳水化合物和低糖含量的原始飲食生活攻略。你的代謝將必須適應從主要藉由糖分運轉變成要使用脂肪做為燃料（對健康人來說，身體使用糖和脂肪兩者都能順暢的運轉，而且能很容易的使用其中任一種當下可取得的燃料）。當你的代謝發生偏移，你可能會體驗到疲倦、無精打采、頭痛、極度渴望食物（通常是對糖的欲望，不過有時候是對脂肪）、情緒波動、抑鬱、焦慮、甚至腸胃不適等症狀的出現，俗稱為「碳水化合物感冒」。在調整發生期間，確保你食用高品質脂肪、保持水分攝取充足、維持身體的活動、控制壓力和有充足的睡眠會有極大的幫助。你可能會發現在用餐時或兩餐之間食用一湯匙的椰子油或MCT油能緩解許多症狀（因為這些油脂對身體來說是簡易的能量來源 P284 ），另外一些人則會因兩餐間食用膠原蛋白或左旋麩醯胺酸獲得緩解。

　　激素的表現可能也會發生顯著的偏移。胰島素、瘦體素、飢餓肽、皮質醇和褪黑激素都有可能發生濃度、敏感性和一日之中節律性的改變。由於性激素與飢餓激素和HPA軸兩者間的交互作用，性激素也可能因此受到影響 P70 ，這可能會導致長痘痘、性欲的改變，還有對女性而言，生理週期（經血的量、經期延續的時間、經期間隔的時間、經痛的嚴重程度、經前症候群的嚴重程度）的改變（通常是改善，但也很難說）。甲狀腺激素因其與甲狀腺功能和胰島素、皮質醇，以及性激素間牢固的連結，也有發生偏移的傾向。

　　你也可以預期一些與調整你的腸道微生物相以及可能發生在你消化道中的改變相關的症狀發生（像是黏液層厚度的變化和會影響食物通過時間之腸道蠕動的變化）。當你餵養腸道微生物相的食物發生劇烈變化，你的腸道微生物數量、種類和分布區域也會隨之改變，這是件好事，但這可能會引起腸道運動頻率的增加或減少、便祕、腹瀉、噁心、腹部疼痛、排氣，還有脹氣。這些消化道症狀

可以藉由使用支持消化之保健補充品 P368 、增加omega-3的攝取、減少果糖攝取、減少攝取含有FODMAP的食物，以及限制自己食用煮過的水果和蔬菜（至少在當下）而減到最輕微。**這些症狀不應該持續超過二到四週**，不過如果症狀發生延續的情形十分嚴重，那就要諮詢醫學專業人士。

與過渡時期相關的症狀通常被稱為雅裡施-赫氏反應，或赫氏反應，或更通俗的「die-off」或「Herxing」，指的是當數量龐大的致病生物在體內快速死亡時，可能出現之洶湧釋放的細菌毒素和促炎性細胞激素。起初這是在二十世紀之交時，用來描述接受水銀治療（做為抗菌藥物）之梅毒病患的症狀，這個詞彙現在指的是因接受任何抗菌藥治療（例如抗生素）而出現的症狀，同時最常被認為與螺旋體類細菌的迅速滅絕有關。因抗菌藥治療而產生的雅裡施-赫氏反應通常在施用第一劑後便會很快發生，症狀可能包括發燒、發冷、僵直（身體部分僵硬）、低血壓、頭痛、心律過速、換氣過度、臉發紅、肌肉疼痛、皮膚損傷的惡化，以及焦慮。**這些反應通常會自行減退**，並不需要任何治療。

雅裡施-赫氏反應已被發現會出現在接受四環黴素治療，以根除一種有抗生素抗藥性細菌（疑似，很有可能是直接的類肉瘤病病因）持續感染之類肉瘤病的病人身上。雅裡施-赫氏反應也被發現出現在接受慢性萊姆病治療以根除伯氏疏螺旋體感染的病人身上，而伯氏疏螺旋體的感染已知與多發性硬化症及類風溼性關節炎有關 P63 。然而卻沒有醫學研究確認雅裡施-赫氏反應是否是腸道內過度生長的細菌和酵母菌快速滅絕（不論是因抗生素引起的，或因飲食的巨大變化而引起）造成的結果。

當病人使用強效、非吸收型抗生素 P379 治療小腸細菌過度生長（SIBO）時，會出現的副作用通常包括虛弱、頭痛、暈眩、失眠、便祕、腹瀉、噁心或嘔吐、腹部疼痛、味覺紊亂、沒有食欲還有皮膚起疹子。取決於所使用的藥物，這些症狀通常都很輕微。副作用出現的頻率會隨藥物和研究設計不同而改變；有些研究記述副作用出現頻率與對照組差不多（表示這些全都是隨SIBO出現的症狀，而且並不一定與治療有關），通常佔測試對象的二％到五％。由於某些藥物的關係，有害反應（通常是腹瀉）發生頻率等級高達五十％，然而這些副作用並不被歸類為雅裡施-赫氏反應。

據說許多另類健康保健專家記述了在病人採行了類似於原始飲食生活攻略的飲食方法後（最常見的是消化道痙癒飲食GAPS或慢性碳水化合物飲食

SCD），所出現之暫時的消化道症狀以及甚至是暫時的皮膚症狀（像是面皰和疹子）。這些症狀通常被認為是由快速改變腸道微生物相造成的大量毒素累積所引起（假設在你消化道中的細菌大量滅絕，然後許多毒素便會經由滲漏的腸道進入體內），然而這些症狀是否真的能被歸因為雅裡施-赫氏反應仍屬未知。已知的是，將注意力放在支持健康的消化作用和營養素密度兩者上——尤其是能支持肝臟功能的營養素 P405，有助於早點解決這些症狀。當然，採取這樣的舉動已經被包括在原始飲食生活攻略當中了。

　　當患有自體免疫疾病的人（可能有腸道生態失衡的問題，包括細菌過度生長）大幅的改變飲食時，這代表了什麼意思呢？除了代謝的調整以適應減少的碳水化合物和糖的攝取，還有激素的調整之外，他們可預期會經歷消化道的不適，然而，這些症狀是否能被歸類於雅裡施-赫氏反應仍屬於猜測的範圍。

復原需要多長的時間？

疾病騎馬馳騁而來，卻步行離開。

——荷蘭諺語

　　如果對你的生活方式做出如此全面的改變看起來很嚇人，你可能會想要對在你看到結果前需要花多長時間有點概念。這是個非常合理的期待，但不幸的是，你的身體需要多長時間修復到你能注意到改善取決於非常多不同因素：你的腸漏症有多嚴重、你身體發炎的程度、你的身體究竟製造何種自體免疫抗體，還有這些抗體攻擊的是體內哪一種細胞。花費的時間還取決於有多少傷害產生、哪些組織受到傷害、哪一種激素調節失衡，還有失衡到何種程度。就像你的基因會讓你有易於發生自體免疫疾病的傾向，基因也規定了你的身體要停止製造自體抗

體還有你身體修復的難易程度。你已經患病多長時間還有你有多充分實踐本書中的所有建議也都是影響因素。有趣的是，這不必然表示患有較嚴重之自體免疫疾病的人要看到改善得花比較長的時間，要預測誰會體驗驚天動地的快速改善，還有誰的復原會是漫長、曠日持久的過程是相當困難的。

有一些軼事記錄記載有人在實行原始飲食生活攻略一天之內就體驗到了巨大的轉變，有人一開始沒有任何變化，而是在二到四個月後開始感受到改善（這就是發生在我身上的情形，儘管我花了數個月才做到全部建議）。如果你已經鉅細靡遺的持續遵行原始飲食生活攻略三到四個月但沒有任何成果，瀏覽第八章並且與功能醫學專家配合解決你可能遇上的特定挑戰會有幫助 P236 。

要花多長時間才能體驗到完全的緩解也有許多變數。儘管一些人會迅速痊癒，並且在一個月內感受到症狀的完全消退，其他人要走的路卻會很長（通常會是緩慢但漸進的改善，而且必須要長期嚴格服從原始飲食生活攻略）。還有，有些人會受到無可挽回的組織損傷，這表示雖然大幅的改善仍然可能發生，但完全的緩解就不太可能了。每個人的結果都會不同。

要想看到症狀的改善需要在解決腸道生態失衡、恢復腸道障壁的完整性、調節先天性和適應性免疫系統，以及修復受損的組織各方面都有所進展。

你的腸道需要被修復，而這需要時間。如果你很幸運的並沒有嚴重的腸道生態失衡或腸道障壁損傷，修復的過程可能只需要短短的二到四週，最多不超過約六個月。嚴重的腸道生態失衡，尤其是和會攻擊消化道系統組織的自體免疫疾病一起出現時（就像乳糜瀉的情況），修復的時間可能會從六個月到五年不等，這並不表示一定要這麼長的時間才會看到改善，只是在這段時間當中改善會逐漸發生。

你的身體也需要停止製造自體抗體還有攻擊自身，這要花多久時間與解決微量營養素匱乏、應付激素的失衡、增加睡眠的質和量、管理壓力，以及排除飲食誘發因子並修復腸道有密切關聯。通常需要三到六個月才能測量到自體抗體製造的減少──若你的腸道修復進展緩慢可能會讓時間大幅拉長。

受損的組織需要被修復，端看哪些組織或器官是你所罹患疾病的攻擊目標，還有受損的嚴重程度（這會與你罹患自體免疫疾病的持續時間還有疾病的侵略性有多強有關），這些組織的修復可能需要相當長的時間。想像需要縫針的嚴重割傷，你可能在兩週後就能拆線，但那並不代表你的傷口已經徹底癒合，你可

能還是需要包紮和擦藥膏來促進癒合。傷口大概會結痂，當痂脫落時，你可能就有了一道粉紅色、崎嶇不平的傷疤，等六個月到兩年過去，疤痕會變淡還有變平滑；相同的癒合過程也會發生在體內（減去縫針的步驟）。對許多自體免疫疾病而言，評估組織所發生之損傷是不可能的（或許除非透過激素濃度、血液中器官受損的標誌物、或症狀——但多數情況下並沒有直接的測量方式）。而修復的效率則是取決於非常多其他因素，像是微量營養素的狀況、你獲得多少睡眠、你的壓力管理好壞，還有你的基因。

儘管這聽起來有些悲觀，不過要記得，這是指要**完全癒合**可能需要的時間長度。修復是一個過程，而且很大一部分人在整個過程還遠遠不到完成之前，就能注意到症狀的改善。

有什麼幫助加速修復過程的事是你能做的？你愈嚴格遵守原始飲食生活攻略，你就能在體內創造愈有利於修復的環境。許多人發現，另類療法與他們所做的其他努力一起作用時是有好處的 P237 。最重要的是要有耐心，不要去嫉恨快速痊癒的人，對你所見到的改善心懷感恩。不要放棄，繼續努力找出品質更佳的食物來源、增加營養密度還有讓你的生活方式更為完善。如果你需要，可以尋求專業人士的協助。自體免疫疾病是具有很多面相的疾病，有時候你得讓所有拼圖就位才看得到結果。

要多嚴格才行？

我從經驗之中得知，原始飲食生活攻略的飲食方案是一種要堅持實行有相當難度的飲食法，經驗也告訴我，原始飲食生活攻略通常需要百分之百的支持投入——至少在剛開始時如此。

和標準原始飲食不同，當我們講到原始飲食生活攻略，沒有所謂的八十／二十規則，有部分歡迎你嘗試的灰色區域以及一些界線模糊的食物，但多數患有自體免疫疾病的人不能容忍「作弊行為」，即是你已經遵守一般舊石器時代飲食中所謂「只要偶爾維持無麩質飲食」的原則也一樣。事實上，有許多別人經常食用的食物會引起嚴重的症狀爆發，即使你只是嚐嚐味道也一樣；再沒有比因為就那麼一次外出晚餐時，吃掉了沙拉裡的番茄，然後就陷入自體免疫疾病大爆發好幾週或好幾個月更令人感到挫折的事了。

這是那些滑坡謬誤問題之一。如果我只咬一口呢？如果我只有生日的時候吃呢？這要看你說的是什麼東西，哪怕只吃一點點都有可能徹底破壞你想由自體免疫疾病中康復的努力。要強調一點點特定食物會造成的後果，最簡單的方法就是想想花生，一種食物僅僅和花生接觸過，就會引起過敏性休克的全面爆發。**是的，一點點的確會造成傷害。**

這並不是說每一種被排除的食物都會出現災難性的反應，然而，當你處在修復的過程中，測試你對特定食物的耐受度並不符合你的最佳效益。

這並不是說每個患有自體免疫疾病的人不能在不會出現可怕後果的前提下，偶爾吃一把堅果或一份煎蛋捲。其實很多是可以的，尤其是嚴格執行原始飲食生活攻略**一段時間後**——這表示在你的身體大體上修復之後，你對許多食物的耐受度很可能會增加。重新引進食物在第九章會詳細討論。

不論你是說做就做還是按部就班，一旦你百分之百接受了原始飲食生活攻略，我的建議是，在開始用食物實驗你個人的耐受度極限和敏感性前，堅持原始飲食生活攻略至少一個月（三或四個月會**更理想**——更好的是，直到你的病情獲得徹底的緩解）。

還有，你要了解你對潛在有刺激性食物（像是蛋和堅果）的耐受度會因你的睡眠量、控制壓力好壞的程度等等因素而有所變化，要找出那條不能跨越的界線會有點微妙，好消息是，在你體驗到實在的復原感之後，要找出那條線會變得簡單得多。

唉呀，建立或打破一個習慣要花二十一天是沒有根據的說法啊！習慣的養成十分複雜，而且人們要花多少時間重複進行一項任務，直到成為無意識自動行為，這其中存在著巨大的變化。一項近期的研究顯示，要養成一個新習慣所需要的平均時間更接近六十六天——不過，一般來說會在十八天到二百五十四天中變動。

這並不表示在原始飲食生活攻略要感覺起來像是你的第二天性之前，你得耗費兩個月（或甚至八個月）的時間。情況很可能會是，一旦你開始看見症狀的改善，找出堅持下去的動力就會很簡單，即使飲食和生活方式的改變似乎仍需要努力嘗試也一樣。

獲得標準體重

不論你現在是過重還是體重過輕，就原始飲食生活攻略的角度來看，當你的腸道癒合而且消化獲得改善，當發炎反應消退，還有當激素獲得更好的調節時，要達到標準體重便相當容易。事實上，你的身體保持健康體重的能力甚至可以做為成功控制你的自體免疫疾病的衡量標準，反之亦然——達到健康體重確實會幫助你的身體痊癒並緩解發炎反應。

你的體重是由一系列複雜的變因所決定——並非只是牽涉熱量攝取和消耗的等式。雖然你的能量攝取和消耗確實是其中兩項變因，另外還有許多包括像是數十種激素的濃度、敏感性和節律性（例如胰島素、瘦體素、飢餓肽和皮質醇），以及神經傳導物質（像是多巴胺和血清素）等其他變因；同時還有你的營養狀態（當然這會讓問題又繞回激素和神經傳導物質）。

許多營養學專家和減重專家都相信，這些其他因素遠比熱量的攝取和花在健身房的時間都更為重要，而且這些其他因素會透過產生飢餓感、飽足感、渴望和滿足感影響你的熱量攝取，它們還會藉由調節精力、倦怠感和積極性影響你的活躍程度。你身體的激素環境及化學環境會決定你的體重將會如何。

如果你體重超標很多，減重將會對成功控管你的疾病有相當貢獻，因為脂肪組織的細胞（主要是脂肪細胞，還有駐在這些組織中的巨噬細胞及樹突細胞）對促炎性訊號極為敏感（像是細胞激素、感染性媒介以及內毒素），當這些細胞被促炎性訊號刺激時會分泌大量促炎性細胞激素，使全身的發炎反應訊號逐漸增加；這也是肥胖症被認為與系統性發炎反應（遍及全身、全身性的發炎反應）增加有關的原因，還可能是肥胖與心血管疾病之間的連結。因此減重（如果你過重的話）將有助於發炎反應的緩解。

然而減重和修復這兩個目標常常是互為競爭關係。想要減重的人會限制熱量、脂肪、碳水化合物的攝取，而這可能同時限制了營養素的攝取。由自體免疫疾病中復原**需要更多的營養素，而非更少**：更多的維生素、礦物質、健康脂肪、胺基酸，還有抗氧化物。你可以在不增加熱量的情形下，經由營養密度最高的食物（像是內臟、海鮮和蔬菜），為身體提供更多的營養素。

如果你體重超標很多，同時又患有自體免疫疾病，你應該**將注意力放在先修復你的身體，然後再來擔心減重的問題**。然而，當你體內眾多微量營養素的濃度恢復正常、腸道癒合、免疫系統得到比較好的調控，還有你的激素及神經傳導物質恢復正常濃度、敏感性及節律性時，你的身體有極大的可能性會自然的減去那些多餘的重量。本書中的每個建議——採用不刺激腸道及能活化免疫系統的高營養密度飲食，支持理想的消化作用及隔開用餐時間；控制壓力、保護生理時鐘、將睡眠列為優先，以及增加低到中等強度運動——都會對想要維持健康體重的欲望有所貢獻。本書每一個建議都有助於讓你的激素正常化，這不但對於調節免疫系統十分重要，還會影響你的飢餓、代謝、精力指數，甚至你的積極性。基本上，**如果你體重過重，你最需要做的事就是遵行原始飲食生活攻略以減重：你的身體自然會做到。**

有些過重的人在首次實行原始飲食生活攻略後便體驗到體重的大幅減輕，其他人則發現在體重開始減輕前會先有緩慢增長的狀況。後一種反應通常是你第一次踏上這個旅程時，微量營養素匱乏和激素調節的結果；如果你的身體迫切需

要營養（如果你患有自體免疫疾病就很可能發生這種情形），同時你的胰島素、瘦體素、飢餓肽和皮質醇全都發生失衡（如果你患有自體免疫疾病或體重過重也很有可能發生），你身體的第一反應會是留住你在頭一次為身體提供優質食物時，能攝取的全部能量和營養素。這個反應持續時間通常很短暫，尤其是當你在控制壓力、將睡眠列為優先，還有從事一些溫和到中等強度運動（所有能幫助激素在短時間內得到較好控制的因子）表現良好的時候。如果你的體重仍然持續緩慢增加，或者儘管你已經徹底依照原始飲食生活攻略行事，體重就是無法減少時，這時候便可能適合進行疑難排解（見第八章）。

當在實踐原始飲食生活攻略時減重，人們的體重維持在比理想中想要的體重多四・五到十三・五公斤也是非常常見的。這可能反應了生活方式因子需要更多的改變好讓激素獲得更好的調控，或者這也可能反應了你的身體比你更了解何謂健康體重的事實。我們想要的體重通常反應了（常常是誤導）何謂美的文化價值。身體質量指數（BMI）圖表在決定健康體重方面並不是特別有幫助，因為

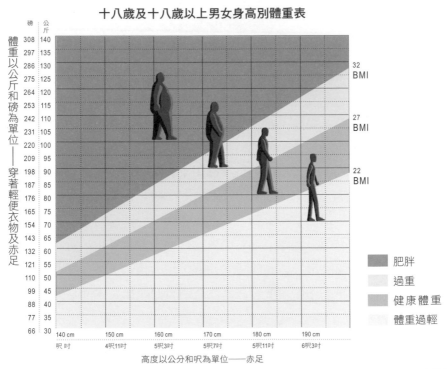

十八歲及十八歲以上男女身高別體重表

雖然做為一般性指標很有用，但是身體質量指數（BMI）仍是過度簡化的公式，無法正確來決定你的理想體重。做為取代，由你感覺如何來判斷你的體重是否是健康體重。

BMI並未將身體由多少比例的肌肉或骨骼、或脂肪所構成納入考慮（舉例來說，健美先生的BMI可能會將他歸類到體重過重或肥胖的分類下，只因為肌肉重量極大而導致健美先生「過重了」）。你的BMI也不會將你的脂肪儲存在哪裡列入考慮，這一點對整體健康的重要性比身體一共儲存了多少脂肪還要高得多（內臟脂肪對於患病——比如說心血管疾病——風險的影響遠比皮下脂肪大得多）。與其執著於達成特定體重，不如評估一下你的感受，你的病情是否在減輕？你享受充滿活力嗎？你是否白天精力充沛、晚上也能一夜好眠？你的衣服舒適合身嗎？你覺得快樂健康嗎？這些都比磅秤上的數字更具意義。

原始飲食生活攻略對減重有益的想法可能會讓那些體重正常或過輕的人擔心，尤其是那些體重過輕到會引起危險的人。並不是原始飲食生活攻略本身對減重有益，而應該說原始飲食生活攻略對**使體重正常化有益**，它能讓過重的人自然減重，也會自然的讓體重正常的人維持體重，並讓體重過輕的人能夠增重。

想要讓體重增加最大的障礙通常是消化作用。雖然激素調節失衡仍然是讓許多自體免疫疾病患者苦於不健康體重減輕最重要的因素，不過營養失調才是最主要的原因，而且解決營養失調不只是對達到健康體重很重要，對於恰當的免疫系統調節也很重要。如果你體重嚴重過輕，加入支持消化的保健補充品 P368 和將注意力集中在營養最為密集的食物上（內臟、魚和蔬菜）可能會特別有幫助。如果你很難消化生的蔬菜，就只食用煮熟的蔬菜，至少在剛開始的時候這麼做或許會有幫助。魚、內臟和燉煮或慢燉的肉類通常也比其他蛋白質來源容易消化，並能夠幫忙更快修正微量營養素匱乏的狀況。還有，延長你兩餐間的進食間隔可能並不恰當：如同前面所提到的，在消化道嚴重受損的情況下，更經常進食（再強調一次，至少在剛開始的階段）帶給消化道的負擔可能較小 P218 。能協助腸道障壁功能恢復的保健補充品或許也會帶來好處 P408 。

要增重的另一個障礙應該是失調的飢餓訊號。如果你不會覺得餓（這可能是因瘦體素或皮質醇失調或兩者皆失調引起的），你的進食量可能就會不足。當你的身體復原時，這個問題會自己修正過來，然而在剛開始時，致力於食用能量非常密集的食物以確保你攝取足夠的熱量，來支撐修復過程及健康的增重可能很有幫助。這表示每餐都應該要吃進脂肪來源，甚至可能直接食用少量的的健康脂肪（放牧豬油、草飼獸脂、椰子油、橄欖油等等）以增加你餐點中的能量密度（若這會造成腸胃不適，考慮加進支持膽囊功能和消化酵素保健補充

品 P369 ~ P374 ）。還有，每餐攝取碳水化合物（以澱粉類蔬菜或水果的形式，取決於你的喜好和耐受度）對增重很重要，因為胰島素會促進能量儲存。蛋白質當然仍是不可或缺。

生活方式因子是假設你過重時，調節控制飢餓和能量之激素的關鍵，當你體重過輕時，它們也仍然是關鍵。做出正面的改變來支持將睡眠、壓力管理、生理時鐘和活動列為優先。

若你的體重過輕到會引起危險的程度，可能會需要和一位合格的健康保健專業人員合作，評估潛在的干擾因素，像是持續感染或對器官功能支持的需求（見第八章）。健保專業人員也能評估你飲食的能量和營養含量，並辨識出任何可能加以改進的區域，或在合適時，推薦保健補充品或藥物（見第八章）。

常見Q&A

預測出所有你可能會有的問題是不可能的，不過運氣好的話，你能在這裡發現你尋找的答案。

如果我放棄而且吃了一片披薩怎麼辦？

你可能會暫時重蹈覆轍，有時候那並不是個清醒的決定。舉例來說，或許你去拜訪朋友，卻忘了告訴他們你的飲食限制，當他們端上披薩，你決定放縱一下而不是等回家再吃。或許你就是對強烈的渴望低頭了，有時候則是意外接觸，比如說，或許你向進行採購的農夫要一張他用在放牧豬肉香腸中香料的完整清單，聽起來一切都沒問題，但他忘記告訴你裡頭有紅椒粉；或許你外出用餐，即使你告訴侍者你是無麩質飲食者，香煎雞肉上還是灑了麵粉（這很難被即時注意到）。沒有人是完美的（噓！），所以如果你重蹈覆轍了，別太自責——重新回到正軌就是了。

如果你確實吃了並非優良選擇的食物，你可能會覺得糟透了，尤其當你吃下肚的是麩質時更是如此，不過這個情況也會發生在所有由原始飲食生活攻略中剔除的任何一種食物。你可能會經歷消化道症狀、頭痛、倦怠、面皰或其他皮膚問題、情緒問題（包括抑鬱和焦慮）、睡眠受到干擾、關節及肌肉疼痛，或者整體狀況欠佳。

你可能也會經歷所患疾病現有症狀的惡化，但你不一定會聯想到食物方面去，所以要非常注意你在食用了非原始飲食生活攻略內食物後的感受。

對某些人來說，症狀的出現相當立即且明顯，接觸後可能只要幾個小時你就會覺得不舒服了，其他人可能會不舒服好幾天或好幾週，還有一些人則可能會發生症狀全面爆發，出現明顯、嚴重且立即的症狀事實上會讓你更容易做出更好的選擇，或讓你下次能採取更周密的預防措施。

對一部分人來說，症狀的出現會延遲而且很細微，只有當他們重蹈覆轍很長一段時間後才會變得明顯。這事實上會更麻煩，因為你會說服自己相信特定食物對你並沒有負面影響——就算絕對有影響的情況下也一樣，你可能會重新引進幾種不同的食物，而當你發現你正在經歷症狀反彈時，罪魁禍首是誰已經很難說了（這一點在第九章中會進一步討論）。

實際上你可能對某些食物會出現立即且嚴重的反應，而對其他食物的反應則是慢慢發展。

所以如果你真的發生了「糟糕了」的狀況怎麼辦？不論你是有意識的吃了不該吃的東西，或是意外接觸了你自知應付不來的食物，也不論這個狀況是只出現過一次或者你已經脫離計畫一段時間了，最重要的事就是盡可能趕快回歸到計畫之中：

食用你能獲得的最乾淨、最嚴格合乎計畫，以及營養密度最高的食物，包括富含甘胺酸的食物、內臟肉品、魚、每種顏色都有的大量蔬菜——這是你知道你為了復原該做的事。獲得更多的睡眠（目標大概要放在一晚十到十二個小時，在剛開始的前幾天或甚至幾週可能需要的睡眠甚至會更多）。要毫無疑問的確定，壓力對你來說不是問題。

如果你已經完全脫軌，你需要質疑自己這是為什麼，是什麼阻礙了你？要遵從規則為何如此有挑戰性？你需要更多支援嗎？還是更多睡眠？你是不是需要找出更多隨時可取用的現成快餐或可信的零食？你是不是需要嘗試些新的食譜，好讓你的食物更美味？你需要找一位功能醫學專家來評估微量營養素匱乏（對食物渴求最常見的罪魁禍首）的狀況？你是否只是需要強迫進行調整？你需要更好的壓力管理策略嗎（壓力可能是人們無法遵行原始飲食生活攻略的頭號原因）？釐清你被卡住的地方，還有你需要採取什麼作為讓原始飲食生活攻略能對你起作用，好讓你能回歸計畫之中，並且維持下去！

到餐廳或出外旅遊時要怎麼吃？

在有如此嚴格的飲食限制下出外用餐可能有點微妙，不過這是可能發生的。了解究竟哪些食物你可以完全耐受，哪些你可以少量、偶爾耐受，還有哪些食物你完全嚴禁食用，將會很有幫助（這些資訊只能由實踐原始飲食生活攻略的過程，還有藉由第九章中所討論、重新引進食物的步驟，一點一滴的收集）。

如果你打算外出用餐，先打電話並確認餐廳能提供符合你需求的服務會是個好主意。對大多數人來說，**維持無麩質飲食是最優先的事項**，但其他食物對你而言可能也是同樣會出問題的自體免疫誘發因子，像是基改穀類、大豆、花生，還有茄科植物，這也是為什麼了解你絕不能跨越的界線在哪裡，對搜尋餐廳至關重要的原因。幸運的是，許多餐廳都開發出無麩質菜單，也備有無麩質工作區，為那些患有乳糜瀉或麩質過敏的顧客提供飲食。還有數量漸增的原始飲食生活攻略友善餐廳，這些餐廳大多能輕易的符合額外的限制。

與你的侍者開誠佈公的對話是很重要的，向他解釋哪些食物是你不能食用的（即使技術上來說，那些食物不會讓你過敏，不過有時候這樣講述能讓人們認真對待你的需求）。確定你有提出特定問題：肉在烹調前有沒有沾裹麵粉？使用何種脂肪或油脂？沙拉醬中有沒有任何乳製品？用了哪些調味料？找出哪些餐點可以為你量身訂做——你的牛排能不能不要調味，或者牛排都已經預先調味過了？你可以點一份沒有麵包的漢堡嗎？——問問主廚是否願意為你準備不在菜單上的餐點（這是最好在你抵達前問的好問題）。

某些食物有可能比其他食物還要「安全」。一般說來，用烤架炙烤或燒烤的肉及海鮮、沙拉（要求沙拉醬另外附上）還有烤架炙烤或水蒸的蔬菜由於大多都屬於原始飲食生活攻略友善的範圍（這些食物不一定是用最佳品質的脂肪所烹調，而且可能含有某些以種子為基礎的香料，不過大多數人都能偶爾耐受這些問題，尤其是在實行計畫的時間夠長，已經感受到病情有顯著改善的情況下）。

當講到在別人家用餐，你應該跟邀請你的主人討論。向對方解說你不能吃的東西（還有哪些是你能吃的），確認你的東道主了解哪些食物可能是麩質的隱藏來源（像是罐裝醬料）還有哪些香料對你來說是安全的。提議自己帶去一些你能吃的東西（或許是蛋白質，如果你知道這對你的東道主來說是最難準備的，或者是一道配菜，或者是一起分享的甜點）也會有幫助。

旅遊可能也是一個挑戰。以自駕遊來說，最好將車用冰箱拖出來塞滿，以

確定一路上能好好吃飯。若是長時間旅行，而你必須到雜貨店補給時，去找慢火串烤的雞（檢查調味）、某些熟食肉品（檢查成分）、魚罐頭或袋裝鮪魚、生蔬菜和水果。只要可以事先自製（根類蔬菜脆片、烤肉、家常自製香腸、水蒸蔬菜等）或購買（只用肉和鹽製成的肉乾、用優質脂肪烹調的香蕉片、乾燥或冷凍乾燥的水果或蔬菜），自駕遊絕對可以掌控（慢燉鍋和微波爐可在車上接電）。

　　許多相同的「便利食物」也適用於空中旅行。如果你要進行國際旅行，預先確認相關規定，看看有哪些食物可以帶上飛機（一般說來，不會腐壞的食物像是水果乾、包裝香蕉片或甘藷片，還有魚罐頭都是可以的）。取決於在你飛行前或後是否有跨越國境，你可以帶一些會腐壞的食品上飛機，但要在進入海關前丟進廚餘桶。在離家之前吃一頓大餐，並對一旦抵達目的地要如何找到良好食物來源做出計畫：如果你要住在某人家中，事先和你的東道主談談。如果你要住旅館，事先考察最近的雜貨店或特產店；多付一點錢選一間有小冰箱或更好──有小廚房的房型，會讓你過得更愉快。然後你需要做的就只有帶上一把水果刀或小摺刀（放在你托運的行李裡）、一個開罐器，還有也許一兩瓶你喜愛的脂肪或油脂、混合調味料或高品質的鹽，這麼一來，就在遠離家中的同時，你已經默默的做好萬全的準備了。準備一些緊急時可用的食物絕對不會有錯，不論對你來說是什麼──也許只是一罐椰子油，或者是幾個沙丁魚罐頭。

　　基本要求就是，在離家時要吃得好的最佳方法和在家時要吃得好是很像的：先做計畫。同時在遇到問題前，先做好疑難排解：如果飛機誤點怎麼辦？如果你到了朋友家，卻發現他將豬排醃在含麩質的烤肉醬裡怎麼辦？如果你抵達飯店時，雜貨店已經打烊了怎麼辦？在某些情況下，不要吃飯會比食用會加重症狀的食物來得更好，在其他情形中，食用不是那麼理想的食物會比忍受不能吃飯帶來的壓力好。準備一些緊急口糧會讓你避免以上兩種意外事件。

我的食物過敏原測試是陰性，那我想吃什麼都可以囉？

　　如果你最近有接受食物過敏或敏感性測試，而且結果是陰性的，你可能會想，是不是你就可以食用某種食物，即使那被列在第二章該避免食物的清單之中。我很遺憾得這麼說，不過最好還是不要食用那些食物。如果你再次閱讀那一章（我知道你一定很想的！），你會了解到，所有被原始飲食生活攻略迴避的食物，它們導致你的疾病的方式都不是用過敏或敏感性測試可以檢查出來的。

唯一的例外是蛋黃。如果你的測試結果毫無疑問的顯示你不會對蛋黃敏感，那麼你絕對可以將蛋黃納入飲食之中（蛋白又是另外一回事，即使你的測試結果是陰性的，也應該避免食用 P152 ）。

雖然這該是不言而喻的事，不過不管怎樣我還是要再說一次：如果你的測試結果中，對第五章所列的優良食物有任何一項陽性反應，你就不應該食用那些食品；這作法在關乎食物過敏的狀況下尤其正確。就食物敏感性而言，是否要排除那些食物，部分取決於你的敏感性有多強。如果你有腸漏症，許多食物在食物敏感性頁面上都會顯示測試結果為陽性，如果是這樣的話，或許可以將那些並非必須的食物排除。與一位醫療專業人員合作解讀測試結果是決定究竟哪些食物應該迴避的最佳策略。

懷孕和哺乳期間也能執行原始飲食生活攻略嗎？

答案是肯定的！你將不會錯失任何一種要用來支持寶寶生長和發育的營養素，而是只會攝取營養密度最高的食物，這一點很難被打敗。如果你所罹患的自體免疫疾病在懷孕時正好進入緩解，遵行原始飲食生活攻略或許會減輕或甚至能完全阻止你在寶寶出生後面臨之症狀爆發的嚴重程度 P72 。

如果你有孕吐的情況，高湯、香蕉、蘋果醬、魚（你已經知道魚的蛋白質非常好消化），還有蔬菜（再說一次，考慮用燉的）都不會讓你脆弱的胃太過費力。薑是強力的止吐劑。避開有放鬆下食道括約肌功用的薄荷茶（咖啡因、酒精、巧克力、吸菸和高脂肪餐點也有同樣效果），這會引起胃灼熱、噁心還有吐得更嚴重。蛋白質事實上能使下食道括約肌緊縮。新鮮木瓜或木瓜酵素補充品通常被建議用於胃灼熱和孕吐：木瓜含有能改善消化的蛋白質分解酵素 P372 。

兒童可以採用原始飲食生活攻略嗎？

原始飲食生活攻略完全適合患有自體免疫疾病的兒童，但有兩點注意事項：攝取較大量碳水化合物的兒童表現通常比大人好，還有，兒童需要吃點心。

當談到幼兒的主要營養素比例，由於史前文化中的孩童可能一直到四歲或五歲都會食用部分母乳，因此人類母乳提供了「理想碳水化合物、脂肪和蛋白質攝取量該是多少」的最佳線索。母乳中不同主要營養素的含量變化相當大，取決於母體的飲食、嬰兒的吸乳量，以及嬰兒的年齡。似乎有某種由嬰兒到母體的信

號存在，而且這種主要營養素的變化很可能反映了嬰兒的特定飲食需求。母乳中碳水化合物的含量由五十七％到七十％不等（佔總乳固形物之百分比），脂肪構成母乳的二十八％到三十九％，蛋白質則是七％到十％，將這個比例換算成熱量攝取時，人類母乳中碳水化合物帶來的熱量佔四十四％到五十五％，這全都表示你的孩子食用大量碳水化合物是沒有問題的。平均來說，兒童的碳水化合物需求有隨年齡逐漸減少的傾向（尤其是會被蛋白質取代）。

如同我並非計算成人主要營養素的狂熱信徒，我也不認為兒童的主要營養素計算有其必要。多數孩童對身體所需的物質會產生渴望，並會在碳水化合物、脂肪和蛋白質的需求因生長陡增、發育陡增和年齡增長的特定需求產生變化時，在對不同主要營養素的偏好之間循環。熱量的總攝取量也會隨生長陡增、發育陡增和年齡增長而出現極大的差異。在大多數情況下，將符合原始飲食生活攻略的健康選項放在你的孩子面前，並且不要太擔心他哪些東西吃了多少。

孩童的新陳代謝也比成人要快得多，因此確實需要更頻繁的進食（舉例來說，想想嬰兒多長時間要喝一次奶）。如果孩子肚子餓了，給他吃點點心是沒有問題的。

對兒童來說，遵循原始飲食生活攻略最大的挑戰確切說來，應該是飲食受到限制的心理層面問題。取決於你孩子的年紀，要解釋為什麼他不能吃某種特定食物可能是很困難的（尤其是在生日宴會和與小伙伴一起玩耍時）。做出這類偶發事件的應急計畫，讓你的孩子有可接受的替代品。

要確保你的孩子在離開家時，仍然會遵守原始飲食生活攻略會是個挑戰，尤其是如果你的孩子年紀太小，無法理解哪些食物吃了沒有問題、而哪些不是。知會孩子的老師或校長，或任何其他負責監護孩子的成人（保母、臨時保母、家人、朋友、鄰居）你家孩子的飲食需求是極為重要的。在某些情況下，會需要一份醫囑：許多幼稚園和學校無法在沒有醫囑的情況下提供特殊食物。還有永遠讓適當的食物和你的孩子一起被送到要去的場合（去上學、去和小伙伴一起玩、到你兄弟家去）。

若我有自體免疫疾病但我孩子沒有，他需要執行原始飲食生活攻略嗎？

因為你有自體免疫疾病而擔心你的孩子是否也有患病風險當然是有根據

的，而且你可能會好奇原始飲食生活攻略能不能做為一種預防方法讓你的孩子使用。儘管是預防自體免疫疾病絕對強效的方案，原始飲食生活攻略對大多數健康孩童來說是多餘的限制。反而如果你的孩子在大部分時間都遵循標準原始飲食，而且在離開家門時採用無麩質飲食，以及你鼓勵他們的健康生活習慣（像是在戶外玩耍還有早早上床睡覺），這些可能就足以防範自體免疫疾病的發生——即使你的孩子在遺傳上較容易有罹病傾向（但除此之外是健康的）。在讓可能有自體免疫疾病遺傳風險因子的孩子採用原始飲食生活攻略時，適當的加入對原始飲食生活攻略在營養密度和其他方面的關注，包括了食用魚類、食用內臟、食用各色蔬菜和水果，以及食用發酵食物。

自體免疫疾病的感情掙扎

在症狀初現端倪、到接受醫學測試（有時候是大規模且侵入性的）、再到診斷（和預後），之後還有控管你的病情（藥物副作用、對你生活方式造成的影響等等），自體免疫疾病就像是場讓人難受的雲霄飛車之旅——而我們全都想要下車。想要在醫師辦公室討論時大發脾氣並不算很過分。哭泣是可以的；覺得生氣是可以的；怨恨你受到的痛苦，並找尋事端或其他人做為代罪羔羊是可以的。沒錯，感覺悲傷是可以的。徹底怨恨我所提出、對你的飲食和生活方式做出如此劇烈改變，以求使你疾病痊癒的建議也是可以的。好像罹患自體免疫疾病還不夠慘一樣，遵行原始飲食生活攻略代表的是你可能必須放棄一些你所喜愛的食物。這可能表示放棄一些嗜好或社交活動好讓你能多睡一會兒，可能代表在備有一大盤甜甜圈的商務會議中感覺像個異類，或你不能在酒吧和朋友一起（痛快的！）喝一杯。對，罹患自體免疫疾病會很難熬；對，遵行嚴格的飲食和有別於同輩的生活方式優先順序是很難熬的（或許感覺更加難受）。

因為本書而感到挫折或煩躁是可以的。但來到接受的境地也很重要——接受你病情的狀況以及要克服疾病將必須付出的努力。再次強調，他人的支持將會十分關鍵，如果你無法從家人、朋友、或你所參加之實體或虛擬社群中得到情感上的支持，考慮找個諮商師、治療師或精神科醫師。

當順應性變成健康飲食症

當你患有自體免疫疾病，很容易便會對接觸「可能對你有

害」的食物這件事產生偏執——尤其是在我已經強調，百分之百的順應性對許多想要看到結果的人來說是必須的之後。若你已經有過因意外接觸而使你病得非常嚴重的經驗，你的偏執就有了很正當的理由！儘管如此，對食物保持健康的心態很重要，不要執迷於接觸「壞食物」的念頭。如果某一天你的果糖攝取量有一點點高，沒有關係；偶爾來份點心沒有關係（尤其是你能將點心維持在原始飲食的規範之內）；如果你連一週吃一次內臟都做不到，或者連續吃了四天青花菜，沒有關係。執迷於食物的選擇、固執的重複細節，或過分強調餐食是不健康的，原始飲食生活攻略並沒有意圖把食物轉變成你生活中又一項壓力的來源。

　　健康飲食症是一種進食障礙，有健康飲食症的人會對「避開被看做不健康的食物」出現過度的專注。當食物真的讓你生病時，積極主動管理你的健康與養出一種病態只吃「健康的」食物執念間的界線可能只有一線之隔。要注意你對食物的態度會如何被閱讀本書所影響，還有當你執行原始飲食生活攻略時，你對食物的態度又是如何發展的。如果你懷疑自己的態度逐漸變得不健康，找個可以讓你吐露心聲的對象，與對方深談自己的感受以獲得一些其他的觀點。

要如何用這種方式進食同時不會讓家人跟著受折磨？

　　如果你的家人不想遵行原始飲食生活攻略，面對最大挑戰的人會是你——因為周圍會有其誘惑力（計畫外）的食物，你會需要比那些可以單純將所有壞東西扔出去的人動用更多的紀律。有一些訣竅能讓這件事行得通：

- **手邊準備符合原始飲食生活攻略規範的零食和點心**。有時候看著你的孩子和配偶吃著你（曾經）喜愛但（現在）知道對你不好的食物可能是很難以忍受的。如果你覺得厭倦或壓力很大，你可能沒辦法凝聚足夠的意志力克制自己想要來點家人們正享用的東西的欲望。因此，在隨手可及的地方準備些可口的替代品，或許你會喜愛淋了椰漿的水果、香蕉片或培根，或許你甚至可以慫恿家人和你一起分享合於原始飲食生活攻略的點心。
- **區分你的餐食**。這個策略與準備一鍋到底的餐食恰恰相反。做為替代，想像準備一份有多種構成成分的餐食（肉類、綠色蔬菜、澱粉類蔬菜、沙拉、水果等等）。這樣你就能最大限度的準備好一頓符合原始飲食生活攻略的家常飯菜，同時簡單的避開不符規範的食物，或將其與完全適合你的東西交換。比方說，

你可以準備烤牛肉搭配馬鈴薯泥、烤胡蘿蔔和水蒸綠花椰菜，你可以放棄使用馬鈴薯，或用它換一些白花椰菜泥或烤栗子南瓜。若要煮義大利麵當做晚餐，用新鮮羅勒、大蒜、橄欖油和一點點粉紅岩鹽來製作義大利青醬（你不會想錯過松子或帕梅善乾酪）。你可以把這醬料直接倒在麵條上（或者用在一些烤雞和嫩煎蔬菜上）做為給家人的餐點，但準備你自己的餐點時，將醬倒在麵條替代物上——例如烤金線瓜（又稱義大利麵瓜，瓜肉的組織有如一絲絲的麵條）、嫩煎螺旋切片的櫛瓜、燉煮捲心菜絲、水蒸綠花椰菜沙拉，或寒天冬粉上。

- **剩菜和冷凍餐是你的好朋友。** 一定會有幾個晚上，你的家人們想要訂披薩或來份茄子義大利蛋餅。確保你有剩菜或冷凍餐在手，能讓你做為替代品享用。

　　一開始或許要花點心思還有一些實驗來搞清楚要怎麼讓這件事同時對你和你的家人都行得通。或許你必須開發出一些應對的策略好避免誘惑（像是當你的家人在購物中心吃霜淇淋時出門散散步）。和你的家人談談，如此一來，讓你們能夠做為一個團隊一起達成你復原身體的目標可能也非常有幫助。你可能會吃驚於他們竟是如此的支持。

如何向朋友、家人和陌生人說明我的飲食？

　　意外遇見不了解（尚未了解）營養在疾病控管方面有多大威力的人是相當常有的經驗。一段關於你之所以採用目前飲食方式的對話，是分享你所知道關於食物（還有睡眠及壓力）在健康方面所扮演角色的好機會，你的樂意分享可能會幫助另一個人恢復健康。不幸的是，遇見就是沒準備好接受「放棄多穀類麵包能讓你更健康」的人也是非常常見的事，和這些人對話可能會讓你感覺挫折、充滿戒備，還有好像你得為自己的飲食方式正名一般。但你並不需要向任何人解釋你的選擇——尤其是如果你正在做的事是行得通的！在這種情況下，如果你覺得你得說些什麼，你可以簡單的說：「這對我有效。」到此為止。或者你可以隱晦的說些關於過敏或食物敏感之類的事情，好避免一場冗長的爭論，這也沒什麼不對。如果你確實發現自己變得致力於很可能不會有任何結果的、關於食物的哲學辯論，那麼將本書分享出去。這是我反覆研究其中科學知識的原因——不只是幫助你了解改善你的飲食和生活方式為什麼很重要，同時也賦予你能夠以淵博的知識和其他人談論這個主題的能力。

宣稱無法做到之人不該阻礙那些已經開始進行之人。

——喬治・伯納蕭

面對失敗

子曰:「譬如為山,未成一簣,止,吾止也。譬如平地,雖覆一簣,進,吾往也」

　　關於自體免疫疾病真正不幸的事(更不用說會有多挫折)就是症狀會因為非常多的原因而爆發——有些原因很明顯,有些則否。如同已經討論過的,自體免疫疾病病沒有療法;原始飲食生活攻略是強有力的修復策略,但它無法讓症狀爆發的可能性永遠消失。症狀爆發通常有跡可尋,而且肇因通常非常明顯,也許是你感到壓力比平常大,也許是你最近改變了飲食或做出生活方式方面的改變。即使意圖良好的改變都有可能帶來負面影響,舉例來說,你可能因為想讓體態更理想而突然增加了你的常規運動量,但新增加的運動強度給身體帶來如此大的壓力,以致於引起了症狀的爆發;也許是你無意間接觸了麩質;也許是新的工作讓你睡眠不足;也許罪魁禍首只是單純的感染,又或者是最近正流行的感冒。而有時候,症狀的爆發並沒有明顯的原因。

　　這一類障礙會讓你煩躁的想拔頭髮,但最重要的是,不要自責(或責怪任何人),為你「做錯」的事而壓力大增只會阻礙你的恢復。症狀的爆發是重新評估進食、睡眠,壓力管理以及活動程度的機會。即使你已經做對每件事,一次症狀的爆發代表你仍需要對你的生活做出些微調整,比如說睡得更多一些、增加強度溫和的活動,或將食用營養密集的海鮮、內臟和蔬菜的分量增加更多。

為自己創造成功契機

　　本章的設計是確保你的過渡能盡可能平順、復原能愈快愈好,並且具備只要有需要便夠能堅持執行計畫的能力。你要如何保證自己的成功將由你來決定,但大多數人會需要同時考慮執行原始飲食生活攻略時的情緒和實際兩個層面。

　　這或許可以簡單到用樂觀的態度進行這趟旅程而非抱持著懷疑。針對癌症患者的研究顯示,抱持希望(技術上來說,與樂觀心態並不相同)可能有助於改

善存活率（樂觀的態度會增進生活品質，但並不影響存活率）；相反的，抑鬱會降低存活率。這不僅只是安慰劑效應（在安慰劑效應中，相信你正在接受治療的信念會引起症狀的改善）並可能直接透過HPA軸產生效果（記得皮質醇是一種強力免疫調節物 P193 ）。擁有正面觀點在一開始可能是很有挑戰性的，那取決於你病情的嚴重程度及疾病如何對你的生活造成影響，不過當你開始看到改善時，事情就會變得容易多了。

　　花點時間想想你究竟需要些什麼來確保成功。你會想要確定家裡充滿了高品質的食物，還有你有安排好自己的一日行程，好留出足夠時間下廚、從事身體活動還有睡覺。如果有幫助的話，列個清單吧！不只是購物清單（雖然那也會很有用處），而是你在將開始或正在過渡的過程中，必須要做、或計畫、或甚至只是想想的有形和無形事項的待辦清單。額外多花一點時間確認你的支援網路已經就位，而且你已做好穩固的計畫，將毫無疑問的提高你立即獲得成功的機會。

　　情況確實會漸入佳境。當你愈來愈習慣新的食物、新的生活方式優先順序，還有總體面對生活的新方法，所需要的努力就愈少。為自己和家人烹煮食物和平衡餐食不會是什麼大不了的問題，食用新的食物並避開你從前所喜好的食物將不再感覺困難，而成了一種自在的習慣。你將會很開心的讓自己遠離社群媒體然後早點上床睡覺，因為你知道這會讓你在早上感覺好非常多。你將會享受散步或正念靜心後的感受，而你將不再需要認真思考如何為這些活動擠出時間。如同我偶爾喜歡提醒自己，在成為慣例前才需要努力嘗試。

　　當你啟程開始這段旅程，要知道你並不孤獨。要知道原始飲食生活攻略是針對控管自體免疫疾病所發展的強而有力且全面性的策略。同時知道你做得到。你準備好可以開始了！

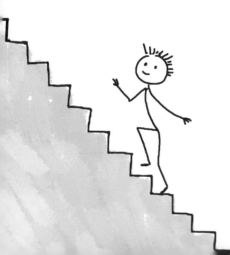

Chapter 7
複習

○自體免疫疾病並無治療方法,但是,原始飲食生活攻略可能有機會讓你享有終
　生緩解。

○要過渡到原始飲食生活攻略有兩個方法——說做就做,或按部就班——兩者皆
　有其優勢和缺點。選擇最適合你的個性及個人狀況的方法。

○原始飲食生活要想成功,表示需要達成順應性和持續性間的平衡。

○在過渡期的第一個月,當你的身體在適應原始飲食生活攻略以及開始修復時,
　你可能會體驗到各種不同的症狀。

○要看到執行原始飲食生活攻略成效所需的時間長短因人而異。

○如果你過重或體重過輕,原始飲食生活攻略會幫助你的體重恢復正常。

○原始飲食生活攻略對患有自體免疫疾病的懷孕和哺乳期女性和孩童都很適合。

○為自己在執行原始飲食生活攻略時創造成功契機,代表你要在開始前做好身體
　及心理的萬全準備。

你可能會遇到的困難

　　自體免疫疾病如何發生和發展因人而異。兩個不同的人可能都苦於會導致營養不良的乳糜瀉、都有相似的消化道症狀，也都有體重過輕到危險的狀況——這對許多醫師來說，只需要簡單的給出乳糜瀉的診斷，並且建議採用無麩質飲食，然而，這兩位病患其中之一可能缺乏較多脂溶性維生素，而另一位則缺乏較多的鎂和鋅，這些細微的差別會影響身體的復原程度，以及身體如何對飲食和生活方式的改變做出反應。人與人之間的個體差異產生了讓每個人的病情如此獨特的複雜因子組合，以致於想預測修復過程會花多久時間，或每個人會多嚴格堅持遵行本書所提出的方案是不可能的。

　　這並不是一個一視同仁的計畫。你應該已經知道，執行原始飲食生活攻略的方法有如此多種，就和能由原始飲食生活攻略獲益的人一樣多。有些人能會遇到額外的挑戰，需要一些疑難排解來克服這些問題。你要怎麼知道自己是不是其中一員？如果你徹底順應原始飲食生活攻略，並且在二到三週內沒有感受到一些改善，這時可能適合進行一些微調。

　　我將會解答在你執行原始飲食生活攻略時所出現最常見的問題，並提供調整飲食和生活方式的訣竅，讓你能夠解決這些問題，不過在特定情況下，你可能會需要專業醫學建議。當談到評估你正在服用的保健補充品是否有作用，或者你是不是需要不同的補充品，諮詢你的醫師或其他健康保健人員是很有必要的。同樣的，如果你在執行原始飲食生活攻略後並未感受到明顯的改善（或進展比你認為該有的還慢），你應該請一位醫藥從業人員幫你進行更多的測試，檢查你的特殊情況和家族病史的細節，以便解決你獨有的挑戰。

何時該進行疑難排解？

　　如果你已經完全遵守了原始飲食生活攻略三個月而且似乎什麼都沒改變，先別放棄。你該問自己的第一問題就是你是不是已經盡自己的全力做好每件事，

來完全順應原始飲食生活攻略的執行。**要誠實做答**：你有一絲不苟的遵守飲食建議嗎？你有沒有再次確認所有你所攝取、帶有標籤的食物成分表，包括香料在內？你有沒有食用營養密集的食物（比如說肝臟）？你有充足的睡眠並且控管你的壓力嗎？你有沒有花時間到戶外曬太陽，然後在晚間將你的光照暴露降到最低？你有將身體活動加進生活中嗎？

　　如果所有的答案都是肯定的，那麼，為了身體的修復，該是更深入一點進行挖掘並找出還有什麼是你需要解決的時候了。

僅服用藥物而忽視飲食的人浪費了醫師的天賦。

——中國諺語

消化不良

　　最理想的消化作用有賴於徹底咀嚼你所吃的食物 `P311`、足量製造的胃酸 `P94`、足量製造和分泌的膽鹽及胰消化酵素、擁有健康的腸道障壁（包括健康的腸道上皮細胞、健康的腸道型態，還有厚度正常的黏液層 `P77`、消化作用所需之激素和神經傳導物質維持正常濃度 `P206`，還有數量、多樣性及位置都正常的腸道生物相 `P85`。當你執行原始飲食生活攻略時，這個消化作用拼圖不見得每一部分都在正確位置——如果在正確位置的話，你可能就不會罹患自體免疫疾病了！

糟糕的消化是萬惡之源。

——希波克拉底

　　如同你所知道的，本書中的多數建議都以修復腸道和恢復正常消化作用為目標。然而，嚴重受損的腸道是復原之路上的巨大絆腳石，很大一部分原因在於當你無法好好進行消化作用時，你就無法由食物中吸收到身體修復需要的營養素，同時，你也為你的腸道微生物提供了一場能盡情享用的盛宴。這並不是說只藉由堅持實踐原始飲食生活攻略無法徹底修復你的腸道，並改善你的消化作用的效率。你當然可以，不過服用支持消化的保健補充品——特別是在首次進行過渡

的時候，或許能加速你的復原，並讓你的過渡更為順暢。一旦你的消化道能正常發揮作用，本章中所討論的許多其他潛在挑戰都將變得沒有實際意義。

在你剛開始採用原始飲食生活攻略時，要不要服用支持消化的保健補充品完全由你決定。許多人發現，單純的改變飲食和生活方式就能讓他們的消化反應出現大幅度改善，不過如果你知道自己有「消化缺陷」，或者如果你已經遵循原始飲食生活攻略一陣子，但並沒有顯著改善，這就是你疑難排解的起點。

有一些明顯到不行的特定狀況是你一定需要支持消化保健補充品的，包括便祕、腹瀉、糞便中有可辨識的食物殘渣（尤其是如果殘渣很大塊的話）、糞便經常浮於水面、胃食道逆流（胃灼熱）、腹脹、極度脹氣，還有進食後胃痛。理想狀態下，你的糞便應該跟布里斯托糞便圖中第四類型一樣，雖然任何介於第三類型和第五類型間的糞便型態通常都會被認為是正常的（如果偶爾發生腸道蠕動不是很理想的情形也不是什麼大事）。如果你的糞便分類經常落在第一、二、六或七這幾種類型，支持消化保健補充品會被證明是非常有用的。

你的糞便中出現大塊、未消化的食物殘渣也是你需要放鬆、更細嚼慢嚥，還有將食物咀嚼得更徹底的訊號。只吃煮過的水果和蔬菜可能有所幫助（至少持續到你的糞便品質有所改善），在此同時也服用支持消化之補充品。

支持消化的保健補充品有三個主要種類——**胃酸補充品、膽囊支持補充品，以及消化酵素**，都有不同的效果，每一種適合不同的對象（雖然有些人會由同時服用兩種、甚至全部三種類型的補充品而得益）。有些補充品在某些狀況下有服用禁忌，所以確認你了解特定的補充品是否適合你的需求——最好的方法就是去諮

布里斯托糞便圖	
類型 1	獨立硬塊如堅果，不易排出。
類型 2	長條狀，但有結節
類型 3	長條狀，表面有裂紋
類型 4	長條狀，平滑柔軟
類型 5	軟塊狀
類型 6	微稀狀
類型 7	水狀，無固體，完全液狀

詢醫藥專業人士。除了專門針對以改善消化為目標的補充品，益生菌補充品可能也會帶來益處（特別是在你沒有食用太多發酵食品時 P289 ）。

胃酸補充品

　　胃酸不僅在消化作用的初始階段非常關鍵（比如說讓蛋白質變性），在提供恰當的訊號使膽囊釋放膽鹽、使胰臟釋放消化酵素方面也很重要。因此，確保足量胃酸的製造能對消化作用每一個階段的效率造成極大的不同。解決胃酸不足的問題通常能修正許多你可能在直覺上沒有聯想到與胃酸缺乏有關的消化道症狀。如同已經討論過的，許多低胃酸的症狀通常會被錯誤解讀成胃酸過多 P94 。解決方法的第一步就是停止服用任何會減少胃酸的酸性或減少胃酸生成的藥物——包括處方藥和非處方藥 P225 。

　　實行良好的用餐衛生也能極大程度的改善胃酸的生成 P312 ，尤其是減少用餐時喝下的液體（那會稀釋胃酸），改為在一整天內的其他時間飲用大部分你要喝的液體。若你一定要在用餐時喝東西，你也可能會發現飲用微酸性的飲料（像是加了一些檸檬或萊姆汁的碳酸水 P297 ），或用餐時一併食用酸性食物（像是發酵食品、柑橘類水果，或是鳳梨）是有益的。由於長期壓力可能導致低胃酸，你必須要解決這一項生活方式因子 P192 、 P314 。酒精的攝取也會使胃酸生成減少，因此如果你一直在合理化繼續飲用酒精性飲料的行為，該停止這麼做了。還有，特定細菌感染會使胃酸減少，這也是另一項應該與你的保健人員討論的事項。你對於胃酸補充品的需求可能隨著這些調整而降低或完全消失，不過某些補充品可能還是需要的，至少在採行原始飲食生活攻略的初期如此。

　　如果上述改變無法發揮功效，你有兩個主要的選項：食物為基礎的補充品或藥丸形式的補充品。胃酸補充品對所有在服用類固醇抗發炎藥物 NSAIDs P222 或類固醇 P224 的人、被診斷出有凝血疾病的人、因胃食道逆流而

使食道嚴重受損的人、被診斷出下食道括約肌畸形的人，以及正患有或曾有胃潰瘍病史的人來說都是忌服用的。

胃酸補充品對被診斷出有胰臟疾病或胰臟感染的人來說也不是個好主意（因為胰臟負責製造能在小腸中中和胃酸的碳酸氫鈉）。如果你並不完全確定胃酸補充品確實適合你服用，跟你的健康保健專家確認——即使你確定服用胃酸補充品對你有好處，我還是強烈建議你，要在有醫藥專家的監督下服用。你可能也可以考慮在服用補充品前，由醫師檢測你的胃酸生成量。

以食物為基礎的補充品牽涉到要在餐前飲用生蘋果醋或檸檬汁，用餐前約十到十五分鐘搭配上述兩種飲品，直接服用一到兩湯匙（跟一小口酒一樣！）或用一到三湯匙的水稀釋，或是在吞服補充品後追加飲用（確保十五分鐘過後你會用餐）。如果你曾有嚴重的胃食道逆流病史，使用這種方式服用補充品一定要極為謹慎：

如果你被診斷出患有逆流性食道炎、食道狹窄或巴瑞特氏食道，蘋果醋和檸檬汁就不適合你使用。

藥丸型的補充品有鹽酸補充品（這聽起來有點可怕，但你的胃酸其實就是鹽酸），通常被稱為鹽酸甜菜鹼（有時候單純稱為鹽酸）。服用鹽酸甜菜鹼的好處是，你可以小心的調整劑量，同時你並不是直接飲用可能在吞嚥時沿路造成食道灼傷的液態酸（像是喝生蘋果汁和檸檬汁的狀況）。鹽酸甜菜鹼補充品的劑量通常介於一百五十毫克到七百五十毫克間（每顆藥丸的劑量愈低，你愈容易計量出你身體適用的最佳劑量），有些鹽酸甜菜鹼藥丸還會搭配消化酵素胃蛋白酶（通常由胃壁內襯細胞所分泌的蛋白酶）。

將鹽酸甜菜鹼的劑量最佳化可能要花費數天甚至數週。這個步驟不要倉促進行：服用過多鹽酸可能會使你的消化道受損。

(1)從飯前吃一顆藥丸開始，服用時機可以是你剛要開始用餐或甚至吃了幾口之後。**餐食中未包含動物性蛋白質時，不要服用鹽酸甜菜鹼。**

(2)當你用餐結束，注意一下你的上腹或下腹有沒有任何感覺，尤其是發熱、沉重感、灼熱感或腸胃不適。

(3)維持兩整天中，每次用餐時一餐一顆藥丸的劑量。如果你在任何一餐中都沒有注意到任何異樣的感覺，將劑量增為一餐兩顆藥。

(4)同樣的，維持兩整天中，每次用餐時一餐兩顆藥丸的劑量，每次用餐後要注意腹部的感受。

(5)每兩天增加一次用餐服用藥丸的數量，直到你注意到有些腸胃不適或如第二步中所提到的發熱狀況。

(6)一旦你達到會引起腸胃不適或發熱的劑量，在現有劑量下減少一顆藥丸，這就是你的最佳劑量。

(7)如果你每餐要服用的劑量達到五千毫克到六千毫克都還絲毫沒有腹部不適的感受，與一位合格的醫藥專家討論繼續增加劑量的好處和壞處。同時若你尚未測試過你的胃酸狀況，是否要進行測試也可以一併討論。

　　如果你已經找到恰到好處的胃酸補充品劑量，你應該會注意到你的糞便品質發生非常快速的改善。

　　胃酸補充品對大多數人都應該定位成暫時的對策。清楚你的消化作用如何隨時間變化是很重要的，當你身體自然生成的胃酸增加，對補充品的需求或許會逐漸的減少。如果在用餐後開始覺得腹部有不適感（即使你已經使用同樣劑量的鹽酸甜菜鹼一段時間了），調整你的服用劑量，開始每餐減少服用一顆藥丸。

膽囊支持補充品

　　如果你的膽囊已經切除，或被診斷出有任何膽囊相關疾病或病變、任何肝臟疾病或病變（由於膽鹽是由肝臟所分泌的）、低膽固醇，或任何脂溶性維生素匱乏 P99，膽囊支持補充品就成為必要的治療。就算沒有相關的狀況，但你若注意到任何消化道症狀（像是胃食道逆流、胃痛、腹瀉或便祕），或者在食用高脂肪食物後發生糞便浮於水面的狀況，膽囊支持補充品或許會對你有益。

　　膽囊儲存膽鹽，並在膽囊接收到由腸道傳來之恰當的訊號時，一次快速釋放到小腸中。如果膽囊不存在，或肝臟沒有生成足夠的膽鹽，或膽囊無法清空（因為結石或膽管炎的緣故），使得無法有足夠的膽鹽與食物混合，從而妨礙你正確的消化脂肪（脂肪分子必須先被膽鹽乳化，才能讓脂肪酶執行它們的任務 P145）。如果你無法消化脂肪，你將無法吸收脂溶性維生素。幸運的是，你可以藉由牛膽汁或膽鹽輕鬆的補足身體的膽鹽生成量。

　　牛膽汁（也稱為冷凍乾燥牛膽汁或牛膽汁萃取物）經常會與其他被認為能

支持膽囊功能的化合物混合，通常是胰脂肪酶（由三種胰消化酵素所組成）和甜菜濃縮物（因為甜菜中含有支持肝臟功能的甜菜鹼）。膽鹽是由牛膽汁中純化而來，通常會和能支持膽囊功能的其他化合物混合。

　　每個廠牌的牛膽汁和膽鹽補充品都有自己的建議劑量，你可能需要根據你餐食中脂肪的含量調整劑量──不論你是否還擁有膽囊以及你肝臟的健康狀態。如果你因為服用膽鹽而出現腹瀉，這可能顯示你服用的劑量過大（即使你是按照瓶身上的指示服用也一樣）。任何未被吸收的膽鹽一旦進入結腸內就會成為瀉藥，因此試著降低劑量。如果你在非常低劑量並食用大分量餐點的狀況下依然出現腹瀉，這可能表示你並不需要這一類補充品，醫藥專家能幫助你決定你是否適合使用膽囊支持補充品，並在有必要的時候將你的服用劑量最佳化。

　　還有許多能促進你的身體自然生成膽鹽或稀釋膽鹽以溶解膽結石的保健補充品，大多數都未曾經過科學文獻的驗證。在服用之前，與一位合格的醫學專家討論這些補充品是否適合你使用。

消化酵素

　　消化酵素（其中所含的是與你的胰臟所製造相同的酵素）可能是最必然有幫助和最安全的消化支持補充品。雖然胃酸補充品會加強傳給你的胰臟、使其分泌消化酵素之訊號，許多人卻有服用上的禁忌。除此之外，如果胰臟因感染、血糖失調或你的自體免疫疾病而產生緊迫，就很有可能無法生成足夠的消化酵素，直到你的身體大幅修復為止。

　　消化酵素補充品對那些低胃酸但忌服用胃酸補充品的人是很好的選擇，也可以用來支持那些腸胃嚴重不適者的消化作用，對那些有輕微或沒有消化道症狀但想由所食用的高品質食物中使營養素吸收作用最佳化的人也一樣有好處。消化酵素可以做為你唯一的消化補充品使用，或與膽囊支持補充品以及（或）胃酸補充品一起使用（如果有需要的話）。

　　如果你不確定是否能從服用消化酵素補充品中得到好處，卻又在尋找加速修復的方法，消化酵素不失為一個很好的起點。

　　不同製造商有不同的補充品配方，取決於酵素的確切來源。大體說來，在任何一種補充品中，你都可以預期能找到至少一打不同的酵素（雖然並不一定明確的詳列出來）。這些消化酵素應該會包括以下數種的綜合：

。**蛋白酶**（分解蛋白質的酵素），像是胃蛋白酶。

。**脂肪酶**（分解脂肪的酵素），通常都單純標示為「脂肪酶」。

。**醣酶**（分解碳水化合物的酵素），通常包括消化澱粉之澱粉酶及許多其他將三醣和雙醣分解為單醣的酵素，像是麥芽糖酶。

　　消化酵素的來源有二：植物性及動物性。植物性酵素典型的販售對象是素食者和嚴格速食主義者，包含許多幫助纖維素和其他碳水化合物分解的酵素。這些酵素對那些受消化道症狀所苦的人（排氣、脹氣、腹瀉，和便祕）或在食用水果或蔬菜後出現糞便浮在水面的狀況——尤其是如果糞便中還有可辨識的水果或蔬菜未消化殘渣的情況都會有所幫助。植物性酵素補充品也能幫助蛋白質、脂肪和澱粉的分解。鳳梨蛋白酶（由鳳梨中所分離而來）及木瓜酵素（由木瓜中分離而來）都是常見的植物性酵素（而且這兩種都可以單獨購買）。植物性酵素補充品中可能也含有微量礦物質，有可能會詳盡的列於成分表中。

　　動物性來源的消化酵素通常是由豬或牛的胰臟而來（也會被標示為胰酶或胰臟酵素），包含消化酵素的各種不同組合（會與你的胰臟酵素互補），特別有助於蛋白質和脂肪的消化，不過其中也含有能消化澱粉的澱粉酶。動物性來源為基礎的消化酵素補充品對在食用富含蛋白質或脂肪（或兩樣都有）的餐點後，受消化道症狀所苦的人（腹痛、噁心、胃食道逆流、腹瀉、便祕）尤其有益。有些胰臟消化酵素補充品也含有牛膽汁，還有一些甚至含有鹽酸，所以一定要謹慎閱讀標籤！

　　消化酵素通常都是在你用餐前一刻服用（有些製造商建議服用後等一到二分鐘再進食），或吃幾口之後再服用。**和使用其他消化支持補充品一樣，確保你在服用消化酵素後一定要進食**（請記住，太多消化酵素會使腸道受損 P140 ）。許多製造商會建議素食者使用比食肉者低的劑量，所以要仔細研讀標示。

　　還有，和其他的補充品一樣，最好選擇正常劑量會有好幾顆膠囊的品牌，這會讓你對你的劑量有部分控制權，並讓你有隨需求調整的能力（如果你要服用比標示建議還高的劑量，諮詢你的保健師），同時在你的身體復原時，能逐漸降低劑量。

　　植物性酵素與胰臟酵素的組成是不一樣的，雖然其中有一些重複。你可能會想要兩種都服用，好讓纖維素及其他碳水化合物，還有蛋白質及脂肪的消化都

達到最佳。如果你決定要這麼做，一開始兩種酵素都只用一半的劑量（而不是兩種都用完全劑量）並與你的保健師討論每一種酵素增加到完全劑量的好處。

確保你仔細閱讀消化酵素補充品的標籤，乳製品和米是較平價品牌中的常見成分。選擇一款標示為無麩質、無小麥、無大豆、無乳製品、無玉米、無酵母菌還有無蛋的補充品。還有，酵素作用是有所差異的，因此這一類補充品的高品質品牌是值得多花一點預算的。

你要怎麼知道該是你減少消化酵素補充品劑量的時候了？如果你的糞便品質已經有所改善，你可以選擇降低劑量並觀察糞便品質是否再次故態復萌、你體驗到消化道症狀的增加或任何一項自體免疫疾病的症狀有加重的情形。如果你對使用這些補充品的感覺良好，你當然可以繼續服用它們。觀察消化道不適隨時間增長的逐漸產生，這可能表示你的胰臟分泌出更多消化酵素，同時你對補充品的需求開始減少。

這會有幫助嗎？

當你首次開始服用消化酵素補充品時，腸道微生物的改變將會讓你對消化道出現反應這件事有所期待（與你一開始過渡到原始飲食生活攻略的過程相似的反應 P343 ）。這是因為一旦你開始能夠更好的消化你吃下的食物，你的身體就會剩下比較少能夠餵養細菌過度生長的食物殘渣。這些症狀（最常見的是排便頻率增加，不過有時候是腹瀉或便祕，雖然後者不太可能發生）**應該相對溫和而且持續不超過兩週**。

當你恰當的使用消化支持補充品，你的消化作用應該會相當迅速的獲得改善，你的糞便品質也會在兩週內獲得改善。對大多數人來說，隨著腸道微生物相的調整還有微量營養素吸收效率的提升，修復的過程會被加速。

如果加入消化支持補充品不能對你的症狀造成可察覺的不同，那麼可能還

購買全效產品會比較好嗎？

有些消化支持補充品含有消化酵素和牛膽汁，有些產品中甚至同時含有消化酵素、牛膽汁和鹽酸。如果你考慮使用綜合補充品，先諮詢醫藥專業人員。大體而言，分別服用消化酵素、膽鹽和鹽酸會讓你對每一種補充品個別的劑量有更多控制權，並讓你能夠針對你的特殊需求修改這些補充品。

有其他潛在的罪魁禍首，和你的保健師討論關於是否你應該在探索其他可能時，繼續服用補充品。

益生菌補充——無法耐受發酵食物時

如果你無法耐受（或不喜歡）發酵食物，你可能會需要服用益生菌補充品。不過你有太多選擇：要如何知道哪一種對你最好呢？如同在第五章中所提到的，不同的益生菌種有不同的益處，不過在將近三萬五千種不同的益生細菌品種中，只有少數菌種的特徵已被記述。

就像前面所提到的，益生菌已被證明對被用來測試的所有自體免疫疾病都有好處，包括發炎性腸道疾病、自體免疫重症肌無力、多發性硬化症以及自體免疫甲狀腺疾病。然而，也有一些矛盾的結果，事實上，有可信的證據顯示雙歧桿菌和乳酸桿菌兩種益生細菌（最常見於益生菌補充品中的兩種細菌屬）是自體免疫甲狀腺疾病中（在第一章中有討論），經由分子模擬而使自體抗體生成的主要來源。此外，有報導顯示，嚴重的嗜伊紅性症候群——其獨特的狀況為嗜伊紅性球（白血球的一類，為先天性免疫系統所必要 P46 ）在血液中的增加，伴隨著心血管系統、神經系統或骨髓的損傷——可直接歸因於使用益生菌（對有自體免疫疾病病史的人和完全健康的個體兩者皆然）。

這代表什麼意義？如果你無法耐受發酵食物，益生菌補充品絕對值得一試。科學文獻中絕大部分的證據都支持益生菌的潛在益處；然而有一些警告事項需要注意。如同發酵食物的情況，益生菌補充品可以在執行原始飲食生活攻略**至少三週後加入**，適用於有嚴重消化道症狀或已知有細菌過度生長的人。

你該服用哪一種呢？益生菌補充品可歸納成兩類：**乳酸桿菌和雙歧桿菌。**

乳酸桿菌和雙歧桿菌是被研究得最為透澈的兩個益生細菌屬。

如果你服用其中一種，盡可能選擇包含許多不同菌種的品牌（這是為了更高的益生菌多樣性），不過要注意乳製品是這類型補充品中常見的成分，尋找不含乳製品、麩質、大豆、玉米、小麥、蛋、花生以及木本堅果的。如果你因為對酵母菌敏感無法食用發酵食品而服用益生菌補充品，那麼你也得尋找不含酵母菌的補充品。

包含了乳酸桿菌和雙歧桿菌的長期處方箋——VSL#3——已顯示能經由增加

緊密連接調節，以及減少發炎反應而改善腸道障壁功能。這已經成功的被用於數種腸道病變的臨床實驗中——包括潰瘍性大腸炎。

不管使用任何益生菌，從低劑量開始，甚至可以將膠囊打開，將少部分內容物灑在你的食物或一小杯水中，另一個選擇是你可以每二到三天服用一次益生菌補充品。在幾個星期時間過去後，將服用量提升到每日建議劑量。有一些益生菌補充品應該與食物一併服用，其他則空腹服用——遵循你所使用品牌的建議。如果你的補充品沒有關於是否要與食物一同服用的指示，先試試和食物一起服用，在數週之後，換成空腹時服用並觀察你是否有注意到任何改善。

土基生物雖然並未像乳酸桿菌及雙歧桿菌一般被廣泛的研究，不過土基生物在調節免疫系統及修正腸道生態失衡方面很有潛力。已知土基生物對大腸激躁症十分具有治療價值，並能提供因現今社會對衛生的執念而慣常缺乏、但卻是健康腸道中正常住客的益生生物。確認你所購買的品牌沒有包含潛在的病原菌株，像是地衣芽胞桿菌、仙人掌桿菌，或炭疽桿菌（大多數土基生物補充品的製造商，如果不是全部，都已經將這些菌種由配方中排除）。

Prescript-Assist品牌包含了二十九種土基生物，同時也是無乳製品、麩質、

細菌過度生長造成的左旋乳酸生成

　　一項評估苦於慢性疲勞症候群之患者體內腸道微生物相的研究發現，這些病患體內有過度生長的細菌（腸球菌和鏈球菌），而這些細菌會經由代謝小腸內的糖製造左旋乳酸；這些乳酸會造成腸道通透性增加。除此之外，過量生成的左旋乳酸還會導致左旋乳酸中毒（通常發生在因腸道切除而發生短腸症候群的患者體內），乳酸中毒的症狀是由輕微到嚴重程度不等的認知機能障礙，伴隨著各種神經損傷，包括發音困難（表達有困難）、運動失調（缺乏肌肉協調，有時候會以缺乏平衡的方式呈現）、虛弱、混亂以及無法專注。

　　這項研究的研究人員提出左旋乳酸至少能解釋一部分慢性疲勞症候群症狀的假設。重要的是，乳酸桿菌也是會生成左旋乳酸的菌種。儘管沒有其他總體評估左旋乳酸的生成是否會導致自體免疫疾病的研究，但這絕對是對以乳酸桿菌為基礎的益生菌補充品抱持謹慎態度的理由之一，並在你感受到任何上述症狀時立刻停用。對患有小腸細菌過度生長的患者來說，乳酸桿菌為基礎的益生菌補充品絕對是忌用的，與此同時發生的還有左旋乳酸中毒的風險（特別是如果你被診斷出短腸症候群、曾經做過腸道切除手術，或在一九七〇年代進行過小腸繞道手術）。還有要注意的是，這一項使用禁忌也適用於乳酸發酵的蔬菜和水果。

大豆、玉米、小麥、蛋、花生、木本堅果以及酵母菌（同時該產品中完全沒有來自乳酸桿菌屬或雙歧桿菌屬的菌種，或那些通常會出現在發酵食品中的菌種），是市面上找得到的益生菌補充品中，擁有最佳菌種多樣性的品牌之一，並已被試用在臨床實驗治療中（至少有使用在大腸激躁症上）。比起乳酸桿菌及雙歧桿菌，土基生物似乎較容易被耐受，雖然尚未進行過廣泛的比較。

一天兩顆膠囊（分成兩次服用的劑量，搭配食物一起食用），持續三十天，接下來改為一週服用一到兩次做為維持的劑量，這是典型的建議使用方法。由於土基益生生物的菌種有別於發酵食物中的菌種，即便你正在食用發酵食物或乳酸桿菌及雙歧桿菌為基礎的益生菌，同時服用土基益生菌仍是值得考慮的。

嚴重的小腸細菌過度生長

有時候結合傳統醫療和像是本書中所建議的自然療法會比單獨採用任何一種更為有效，嚴重的小腸細菌過度生長就是個很好的例子。記得SIBO是一種腸道生態失衡的形式，在這個狀況下，小腸中的微生物數量比正常的多出許多 P85 。多出來的可能是正常出現在小腸的細菌和酵母菌，或其他種類的細菌或酵母菌，像是通常出現在結腸（最為常見）或嘴的菌種。通常會發生過度生長的有一到三個菌種，某些最常見的罪魁禍首有鏈球菌、大腸桿菌、葡萄球菌、微球菌、克雷博氏菌，以及念珠菌。

SIBO會以很多方式表現出來，這可能反映了疾病的細節（究竟是哪一種菌種發生過度生長、微生物的確切數量，以及發生過度生長的確切位置）是會因人而異、出現巨大的不同的。SIBO可能完全不出現症狀，或可能與各種不同的消化道症狀有關（脹氣、胃脹、腹部不適、腹瀉、便祕、腹痛）。當情況嚴重時，SIBO可能會與以下情況有關：

· 吸收不良的徵兆（無法解釋的體重減輕、營養不良，或脂肪痢——也就是油性糞便）。
· 肝臟機能障礙。
· 皮膚症狀（玫瑰斑或酒糟、面皰、溼疹、皮疹等等）。
· 關節疼痛。

· 營養素匱乏症候群（由維生素B$_{12}$匱乏引起的貧血；由維生素D匱乏導致之高鈣血症所引發的手足強直或無意識肌肉攣縮；代謝性骨骼疾病；由維生素B$_{12}$匱乏導致的多發性神經病變；受損的腸道障壁功能等等）。

而且毫無疑問的，SIBO與大腸激躁症及多種自體免疫疾病間有非常強的關聯性。

輕微到中度嚴重的SIBO對原始飲食生活攻略的反應可能非常不錯，這是託了減少碳水化合物攝取總量，減少難消化食物的攝取，由蔬果而來、做為益生源之纖維素的增加，omega-3脂肪酸的增加，以及加入含益生菌食物還有補充品的福。消化支持補充品的使用也能大幅改善SIBO，尤其是與 P150 中的正面飲食改變一起進行。SIBO也會因FODMAP不耐而產生 P275，所以你在採用原始飲食生活攻略後若仍持續發生SIBO，這絕對表示你該將含有FODMAP的食物由飲食中剔除。有時候你需要多一點耐心，因為只用飲食和生活方式的改變想緩解SIBO，可能會是長期抗戰；然而，如果你的SIBO情況十分嚴重，無法快速對飲食和生活方式的改變發生反應，就大概需要加入一些傳統的醫療方式。

在你要這麼做之前，你應該要先得到確診，診斷SIBO有兩種常用的方法。第一種方法被視為黃金標準，牽涉到使用內視鏡（裝設在一條長管子上的攝影機和特殊針筒，由你的嘴進入後再引導至你的小腸，通常過程中你是被麻醉的）吸引（吸出）空腸（小腸的中間段）中的食糜做為樣本，之後這個樣本會被培養，並計算其中的細菌數以及菌株數。這個診斷方法有一些限制，那就是偽陰性，偽陰性之所以可能發生是因為，樣本中的菌株可能無法在實驗室環境中被培養出來。另一方面，偽陰性也可能因為取樣錯過過度生長而出現。

第二種診斷SIBO的方法牽涉到測量你呼吸中的氫氣和甲烷（測量氫氣較為常見，也較為準確），氫氣和甲烷呼氣測試也可以與右旋木醣呼氣測試合併進行，這能夠改善準確率。呼氣測試顯然比由空腸中抽取食糜不具侵入性，因此更常做為例行測試。氫氣（或甲烷）呼吸測試是在你喝下一杯含有葡萄糖或乳果糖的噁心糖水後進行；如果同時進行右旋木醣呼氣測試，糖水中會加入放射性標記的碳十四右旋木醣或碳十三右旋木醣，或直接以其取代葡萄糖或乳果糖（放射線標記是以具放射線活性的碳原子替換一個分子中的一般碳原子，碳十三或碳十四會發散出被稱為伽瑪射線的具特定波長的光，可利用特殊儀器輕易的檢測出來。

碳十三和碳十四都是我們每日接觸到的自然產生放射線分子，用於測試的量很低）我們的細胞不會製造氫氣，也不會製造甲烷——這些物質只會由腸內的細菌製造；在健康人身上，會製造氫氣和甲烷的細菌幾乎全部都生存於大腸中，因此八十％這些細菌所製造的氣體都是藉排氣排出體外。當這些細菌在消化道較高的部位生存時，愈來愈多的氫氣和甲烷會在這些細菌代謝糖的時候，由呼氣中被檢測出來（製造的量會因有多少細菌存在和所在位置有多高而發生變化，而這無法由呼氣測試分辨）。只有部分能被你的身體吸收的右旋木醣尤其會被腸道中的厭氧細菌代謝（因此也增加了這個測試的明確性），右旋木醣的代謝也會產生氫氣，並釋放出有放射線標記的碳原子，這在稍後會被身體吸收，一旦併入了被呼出的二氧化碳中就能被測量到。呼氣測試也可能出現偽陰性結果——肇因於發生過度生長的是好氧細菌而非厭氧細菌；其他造成偽陰性結果的原因包括在消化道上部不尋常的葡萄糖快速吸收，以及細菌過度生長發生的位置在消化道相當下部的地方，比如說迴腸末端。像是胃排空的延遲等其他因素也會造成偽陰性結果（快速的腸排空也是原因之一）。

傳統對SIBO的治療牽涉到一系列不吸收性抗生素及（或）抗黴菌藥物。雖然有數種已知是有效果的，被研究得最透徹的（也許也是效果最好的）是一種被稱為利福昔明的藥物（商品名為Xifaxan），利福昔明甚至顯示能誘發中度克隆氏症出現緩解現象。其他的選擇包括萬古黴素、新黴素、四環黴素、硝基甲嘧唑乙醇、左氧氟沙星以及氟康唑，或這些藥物的各種組合。有時候益生菌和益生源會被加入治療當中，臨床實驗的結果通常顯示效果更好。在接受治療的同時，人們會感受到巨大的改善是很常見的，改善會持續一段時間，但在造成SIBO的根本問題沒有解決的狀況下（**像是差勁的飲食和長期壓力**）是很有可能復發的。

另類健康保健從業人員使用各種不同的藥用或植物性抗菌劑，包括單月桂酸甘油酯、貓爪草、青蒿、毛茛（注意：毛茛會刺激Th1細胞的活化，因此可能

呼氣測試的其他用途

用來診斷SIBO的呼氣測試也應用在其他疾病的診斷上。氫氣呼氣測試可以被用來診斷FODMAP不耐 P275 及像是乳糖不耐等其他碳水化合物代謝不良疾病（只要簡單的更換測試溶液中所用糖的種類即可），
右旋木醣測試能夠用來診斷乳糜瀉和腸管吸收不良。

會使某些自體免疫疾病的病情惡化）、保阿科、橄欖葉萃取物、大蒜、伏牛花、十大功勞以及奧勒岡油，也可能達到同樣的目標。甚至特級初榨橄欖油也可以做為抗菌劑，用來治療SIBO。生物膜破壞物——像是乳鐵蛋白和N-乙醯基半胱氨酸，可能能夠增進抗菌劑的功效。這些治療方式在和正面的飲食改變聯合使用時也會變得更加有效。

　　一項相當新而且對腸道生態失衡、困難梭狀芽孢桿菌感染、大腸炎、長期便祕以及大腸激躁症都有些成效的治療方式就是糞便微生物移植，治療方式相當的直接：將健康捐贈者的糞便藉由灌腸或大腸鏡檢查的方式引進患者大腸中。由於類型日漸增多的健康問題，愈來愈多醫師進行這個步驟，對某些自體免疫疾病患者來說，這可能是一個可以加以探討的、非常好的選項。

持續性感染及寄生蟲

　　其他病原體也有可能會在你的消化道（或身體的其他部位）佔據一席之地，並可能妨礙你的修復能力，這些病原體除了胃幽門螺旋桿菌、困難梭狀芽孢桿菌還有伯氏疏螺旋體菌，還有寄生蟲感染，例如梨形鞭毛蟲、血吸蟲還有蟯蟲 P63 ~ P68 。

　　在一些病例中，藉由實行原始飲食生活攻略恢復免疫系統的功能就足以為應付持續性感染提供足夠的火力，不需加入藥物干預，不過有時候，可能成為自體免疫疾病重要誘發因子的持續性感染的確需要傳統藥物治療。你可以在接受治療的同時執行本書中建議的飲食及生活方式改變。

　　許多不同的血液及糞便測試被用來評估持續性細菌感染。還有其他用於特定感染的測試，像是測定胃幽門桿菌的碳呼氣測試（與右旋木醣呼氣測試類似，不過你喝下的是會被細菌代謝之放射性標記尿素溶液）。切片樣本的評估及醫學造影（像是核磁共振掃描）可能也有需要。評估寄生蟲感染有許多不同的測試可用，包括糞便檢查（即蟲卵與寄生蟲測試）、內視鏡、大腸鏡、驗血以及醫學造影（像是電腦斷層掃描）。對持續性細菌感染及寄生蟲感染來說，因為診斷技術的限制，確診是很有挑戰性的。

　　許多用於治療SIBO的抗微生物藥物、藥用或植物性抗菌劑也能夠用來治療持續性細菌感染——即使經常需要多種抗微生物藥物或抗寄生蟲藥物的複合治療

和多次療程。用於治療寄生蟲感染的藥物包括替硝唑、腐絕、史克腸蟲清、甲苯咪唑、碳醯氨嗪、依維菌素及吡喹酮。由於這些感染的治療可能相當困難，治療後的再評估以查核滅除效果便相當重要（症狀有所改善的情況下亦然）。

　　持續性感染和寄生蟲感染的治療可能會伴隨著一些相當劇烈的副作用（副作用會隨不同寄生蟲或感染以及所使用的藥物而有所變化，不過可能包括許多不同的消化道、神經性、皮膚及過敏症狀）。管理壓力、獲得充足睡眠，以及非常嚴格的遵守原始飲食生活攻略中的飲食指導方針，在治療後協助修復腸道及恢復正常腸道微生物相的重要性更為提升。

腦腸軸──大腦讓腸道出問題

　　大腦和消化系統藉由一個複雜的系統互相溝通。我們已經鉅細靡遺的討論過這個連結中的激素成員（皮質醇 P193 ；褪黑激素 P203 ；以及飢餓激素 P178 ），甚至還有這個連結中的化學及免疫成員（腸道中之免疫細胞所生成的細胞激素也會向大腦發送訊號）。然而還有通過神經系統的溝通方式──確切來說，是透過腸神經系統。這種溝通方式是為什麼光是想到食物就能引起胃酸和消化酵素分泌，或胰島素因為預期中的高血糖而釋放的原因 P168 。如果你很神經質或壓力很大，你會出現腸胃不適而且食欲可能會受到抑制。很重要的是，這種經由神經傳導的溝通方式是雙向的──腸道也會發送訊號到腦部。這個存在於消化系統和大腦之間的多面向溝通方式（包括神經訊號、

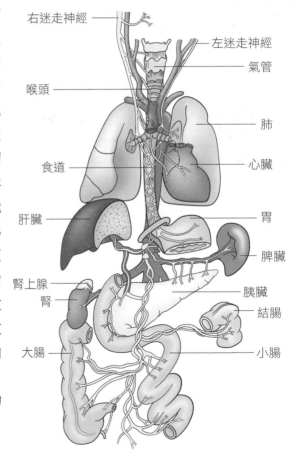

右迷走神經

左迷走神經

氣管

喉頭

肺

食道

心臟

肝臟

胃

脾臟

腎上腺

胰臟

腎

結腸

大腸

小腸

激素訊號以及化學或免疫訊號）被稱為腸-腦連結或腸腦軸，如果這個連結出現問題，將會影響修復。

被包裹在消化道障壁中龐大的神經線路鋪滿了整個消化道——食道、胃、小腸、結腸和直腸。這個神經線路被稱為腸神經系統，而且構成腸神經系統的神經元比脊髓或周邊神經系統還要多。這個神經網路如此之龐大以至於又被稱為「第二腦」。腸神經系統負責調控消化作用的一切，從分解食物到吸收營養素，再到排除廢物。你的大腦會送出訊號傳遞至你身體中所有的神經元，這些訊號對所有行為都屬必要，從呼吸到讓你的腿移動好讓你行走。大腦很大一部分的輸出是送往迷走神經，迷走神經分布（即分支成神經控制單元）主要是在甲狀腺和腹腔——包括消化道。因此迷走神經控制的功能很廣泛，從你的心跳到消化酵素的分泌，再到你消化道的蠕動。

壓力、焦慮、抑鬱和強烈的負面情緒會減少大腦活動，而這會降低迷走神經的活化。這會為消化作用會帶來巨大的影響，包括減少胰臟酵素的分泌、導致膀胱功能缺失、降低腸道能動性 P203 、減少腸道血液流量 P213 ，以及抑制腸道免疫系統；這就是為什麼心煩時不應該吃東西。當迷走神經活性降低的情況持續——比如可能處在長期壓力或臨床憂鬱症期間，如此多消化功能的減慢可能會導致SIBO P85 ，而SIBO會導致腸漏症和慢性發炎反應。這是除了皮質醇失調以外會出現的影響 P193 ，也是抑鬱的人經常受便祕或大腸激躁症所苦的原因。

迷走神經八十％的神經纖維攜帶的都是由腸道到腦部的資訊，而非反向的訊息，這表示**腸道（甚至腸道微生物相）能直接與大腦溝通，可能對情感和情緒會造成直接影響**。事實上，腸道中益生細菌的許多益處要靠迷走神經活化以影響大腦功能而達成（當然益生細菌還會透過其他機制為健康帶來益處 P289 ）。

腸道也會利用化學訊號直接與大腦溝通。由腸道內益生菌生成的各種不同代謝物具有神經活性，這表示這些物質會影響神經元。這些物質包括短鏈脂肪酸 P86 、各種不同的神經傳導物質及神經調節物（像是γ-胺基丁酸GABA、去甲腎上腺素、血清素、多巴胺以及乙醯膽鹼——沒錯，這些全部都可能由腸道細菌製造），還有細胞激素。

細胞激素所傳遞的促炎性及抗發炎性訊號已經充分的討論過了，然而，這些不只是由一個免疫細胞傳遞給另一個免疫細胞的訊號：當細胞激素大量製造時，會隨血液行遍全身，並將所攜帶的訊息傳遞到幾乎所有的細胞——包括腦部

細胞。這就是源自於腸道（或身體任何其他地方）的發炎反應如何變得範圍廣泛並遍佈全身——也就是說變成**全身性的**。當促炎性細胞激素被大量製造，像是任何有腸漏症以及特別是那些有自體免疫疾病的人，這些細胞激素會進入血流並移動到腦部。這些細胞激素會跨越血腦障壁並活化腦部的原住巨噬細胞——也就是微膠細胞，因此**從腸道開始的發炎反應會導致腦部的發炎；當從腸道而來的發炎性訊號持續時，腦部的發炎反應便會增加**。而發炎中的大腦神經傳導較少（而且較慢），這會以壓力、抑鬱或焦慮的形式表現——這也是抑鬱和情緒相關的症狀如此經常被認為與自體免疫疾病有關的原因。

此一腦部和腸道之間的溝通明顯與第三章所討論過的長期壓力有關，然而目前腦腸軸值得討論的部分在於，一旦腦中的微膠細胞被活化就可能非常難再去活化，這表示腦中的發炎反應可能會很難停止，而由於迷走神經活性的降低，導致**腦部發炎會阻礙腸道的修復**。這是個不折不扣的惡性循環。

如果你正在應付腦腸軸的問題，所有第六章討論過的策略就更形重要——

大腦也會跟免疫系統溝通嗎？

最近的研究證實，大腦也會直接與免疫系統進行溝通，反之亦然——此溝通也是藉由迷走神經達成。在正常（健康、未受傷）的情況下，迷走神經的活化會釋放訊號至脾臟，刺激脾臟中的常駐記憶型T細胞子類型釋放一種叫做乙醯膽鹼的神經化學物質，接著乙醯膽鹼會傳達不要製造促炎性細胞激素的訊號給免疫系統中的其他細胞；但當你受傷或受到感染時，神經系統會被活化（藉由細胞激素、前列腺素，甚至還有病原體本身與神經元受體的結合），不要製造促炎性細胞激素的訊號會被關閉。這是一種早期警報系統，是周圍神經系統針對發展中的危機警告大腦的一種方法，作用時機遠早於此一威脅嚴重到所製造出的發炎性媒介物（像是細胞激素）濃度足以進入血流，並與腦部進行化學溝通。當腦部接收到有傷害或感染發生的神經訊號，大腦會將腦腸軸活化（這會為免疫系統提供內分泌或激素類型的溝通方式 P193 ）。同時迷走神經的輸出也會減少。結果改變後的訊號傳遞到脾臟便會使對發炎性訊號內建的抑制停止；取而代之的，是脾臟會釋放大量的促炎性細胞激素進入血流。促炎性細胞激素會傳訊令骨髓、胸腺和脾臟中的免疫細胞釋放至血液中，搜尋要摧毀的入侵者或需要修復的傷口。

評估直接刺激迷走神經（透過手術埋設一個電療裝置）或控制乙醯膽鹼系統的研究顯示，這些方法可以被用來控制發炎反應，這可能證明這對那些自體免疫疾病患者是有用的。無論如何，這切實的強調了在由自體免疫疾病中復原過程中，管理壓力的重要性。

腸腦皮膚軸？

　　與皮膚相關的自體免疫問題是最難只用飲食一項就使其減輕的狀況，這是因為皮膚與腸道及皮膚與腦部間同樣有和腸道與腦部間相同的連結。

　　科學家們正要開始定義涵蓋範圍更大的軸，稱為腸腦皮膚軸，此軸能夠辨識這三種器官間的溝通訊號。腸腦皮膚軸的概念來自於發現情緒障礙（像是抑鬱）、消化道症狀（像是便祕）以及皮膚症狀（像是嚴重的面皰和異位性皮膚炎）同時發生頻率極高的觀察。腸道生態失衡與許多皮膚問題間有著眾所周知的關聯性，這中間大多數的機制都已經討論過（雖然是以比較平常的用語）。皮膚的問題會在進入身體的毒素因腸漏症增加、發炎反應增加、氧化壓力增加、免疫活化以及因接觸內毒素而降低的胰島素敏感性等因素影響下而顯現出來（特別是內毒素 P149 ）。皮膚的狀況與大腦之間也有明確的連結，因為皮膚狀況的出現一般都會造成受害者的心理壓力。

　　對因自體免疫疾病而影響到皮膚狀況的人來說，壓力的管理和將睡眠列為優先至為關鍵。保護皮膚的障壁功能以及保護正常狀態下居住在皮膚上的微生物相也是有用的：不要使用刺激的清潔劑和肥皂，或任何其他可能刺激皮膚的化學品，沐浴或洗浴時間不要過長或使用過高的水溫。除此之外，使用天然、富含維生素以及抗氧化物的油脂，像是鴯油、瓊崖海棠油、草飼獸脂、橄欖油、荷荷芭油、發酵鱈魚肝油以及椰子油（還有上述油脂的各種組合）做為保濕劑，能夠恢復皮膚的障壁功能。局部的益生菌（清潔劑、保濕劑、身體噴霧以及藥用軟膏）在部分臨床實驗中已被發現會對一些皮膚狀況帶來益處。曬太陽、礦鹽浴（特別是用死海的鹽），以及補充膠原蛋白通常在緩解皮膚問題上也極為有幫助。

腸腦
皮膚軸

尤其是壓力管理和將睡眠列為優先，正念靜心會極為有幫助——如果你還沒有開始實行的話。藉由中等強度運動使通往腦部的血流增加，或空出時間進行智力挑戰活動會加速腦中發炎反應的緩解。睡眠對緩解發炎反應（不只是腦部的，而是對全身的發炎反應皆然）和管理壓力都極度重要。攝取含益生菌的食物或使用益生菌補充品能協助改變由腸道傳遞到大腦的訊息。增加omega-3脂肪酸的攝取

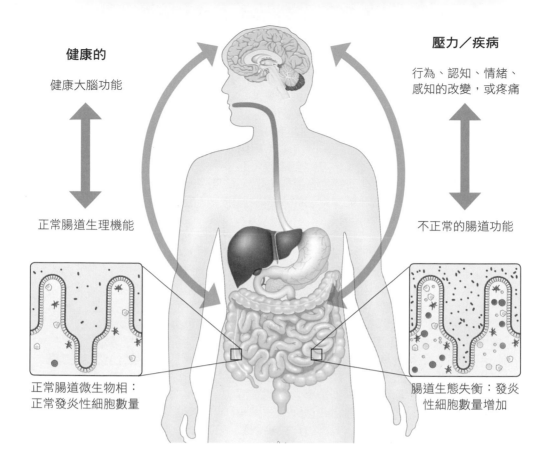

健康的

健康大腦功能

正常腸道生理機能

壓力／疾病

行為、認知、情緒、感知的改變，或疼痛

不正常的腸道功能

正常腸道微生物相：
正常發炎性細胞數量

腸道生態失衡：發炎
性細胞數量增加

（確切的說來，是DHA和EPA）會支持正常神經傳導物質的生成與功能，並有助於腸道微生物相的正常化。

　　還有一些保健補充品——S-乙醯化穀胱甘肽、銀杏、左旋乙醯肉鹼以及石杉鹼甲，可能可以減輕腦中的發炎反應，然而這些補充品需要在保健專業人士的監督下服用。短期的生酮飲食可能對一些人會有益處 P290 。洋甘菊和其他藥草茶可能能引起放鬆的感受。

對抗壓力的保健補充品

鎂：在對抗壓力時，鎂或許是一種極為有益處的保健補充品，因為鎂是神經功能所需的重要礦物質，處於壓力期間會被消耗殆盡，特別是在自體免疫疾病中發生的發炎性壓力。事實上，鎂的匱乏可能會使由其他誘發因子——包括長期壓力和睡眠不足所引起的發炎性或氧化壓力增加。鎂的保健補充品會減少因衰竭運動而釋放之皮質醇的量。鎂的補充品也會改善睡眠，並做為情緒穩定劑，甚至能藉由恢復血清素濃度徹底改變抑鬱的問題。

選擇鎂補充品時，甘胺酸鎂和牛磺鎂已被證明在解決鎂的匱乏及改善抑鬱方面十分有效。鎂的吸收會隨著益生源纖維素 P110 及維生素B₆的攝取而增加。由於鎂的鎮靜效果十分有助於睡眠，因此在晚上睡前服用鎂是很常見的，不過將劑量分散在每次進餐時服用或許能使吸收增加。你也可以雙管齊下（這在臨床實驗中已被證實是有效的）——進餐時服用，還有睡前服用。

要注意的是，鎂的補充品不會被完全吸收，而殘餘的鎂會使你糞便中的含水量增加 P225 。如果你因鎂而發生腹瀉的情況，試著降低劑量改變你所服用鎂補充品的類型（舉例來說，如果你已經用過牛磺鎂，改成甘胺酸鎂試試），同時根據用餐時間改變服用的時機。

維生素C：維生素C可能對那些與皮質醇失調奮鬥的人很有幫助。其實維生素C是腎上腺因回應促腎上腺皮質激素（ACTH P193 ），在分泌皮質醇之前所分泌的。雖然為什麼腎上腺會有這個動作的確實原因仍然未知，但在長期壓力的狀況下，會發生身體維生素C被耗盡的情形，這表示如果你處在壓力之下，你會需要更多的維生素C。要注意的是高劑量的維生素C補充品（一天三次五百到一千毫克）已被證實會減弱對嚴重的心理壓力和劇烈運動的皮質醇反應。飲食中omega-3脂肪酸攝取量增加對皮質醇調節的好處已經在前面提過 P197 。

還有許多各式其他保健補充品可以買得到——通常標示為腎上腺支持補充品、調理素補充品、草本壓力治療方案，或甚至草本助眠劑——其中有許多已經是好幾個世紀以來用來抵銷壓力的傳統療法，其中有一些方法的療效已經有科學文獻加以證實。儘管這些保健補充品有部分可能對你控制壓力的努力來說是有所助益的，但很多含有同時是免疫刺激物的成分，因此，在有自體免疫疾病的狀況下，對待這些保健補充品必須萬分謹慎。

舉例來說，許多草本腎上腺支持補充品含有燕麥種子或燕麥種子萃取物（通常會以拉丁學名Avena sativa標示於標籤上），而燕麥種子含有稱為燕麥蛋白的醇溶蛋白，甚至可能含有麩質 P133 。檸檬香蜂草（通常會以拉丁學名Melissaoffucunalis標示）對先天性及適應性免疫系統都會帶來負面影響，同時也會抑制甲狀腺功能。

草本調理素，或稱為適應原，是能增加身體對壓力、創傷、焦慮和疲勞抵抗力的草藥或由其中分離出的化學物質（通常是多酚 P97 ）。另一種在腎上腺支持補充品中極為常見的成分是南非醉茄，南非醉茄是茄科屬植物的一員，在某些人身上可能有刺激免疫系統的作用。通常會被加進減壓配方中以提振精力的人參似乎具有刺激免疫的特性；顯然刺激已經處於過度刺激狀態的免疫系統一點成效也不會有。黃耆、五味子和冬蟲夏草等調理素草藥都對免疫系統有刺激性。

支持神經傳導物質的補充品也常被推薦給那些在對抗長期壓力的人。GABA（γ-胺基丁酸）是一種抑制型神經傳導物質，已知在HPA軸下視丘及腦下垂體兩者的階層佔有一席之地。以補充品形式所獲得之GABA的意義在降低壓力，但GABA補充品的效力並未被記錄在科學研究中。DHEA（脫氫異雄固酮）是一種神經活性類固醇及雄激素與雌激素生成過程中的中間物（這些激素的生成是循序漸進的過程，DHEA是其中的一個步驟），DHEA正常來說在腎

上腺及腦部都會生成。DHEA補充品已被發現能降低皮質醇及改善記憶。然而DHEA具有免疫調節性，而皮質醇的降低並不見得是件好事（你該希望皮質醇濃度是受到調節而非單純降低的）。DHEA已經被發現會增加自然殺手細胞的數量和活性 P34 ，減少某些促炎性細胞激素，還會增加由Th1細胞所分泌的細胞激素並刺激T細胞增殖。DHEA的補充在系統性紅斑狼瘡病人身上造成的結果是不確定的。同時還存在著長期使用DHEA補充品的安全顧慮。

會抑制微膠細胞活化的低劑量那曲酮是另一個選項（在 P410 有更詳細的討論）。

雖然藉助保健補充品「治好」壓力的想法極具誘惑力，但這個方法相當不可能對那些自體免疫疾病患者奏效。儘管omega-3脂肪酸的大量攝取加上補充鎂及維生素C可能是有益的，但這並不能取代調整生活方式以減少生活中的壓力源並改善你的先天性適應能力。如果你正與腸腦軸的問題抗爭，保健補充品應被視為第六章中所列策略的輔助。

過敏、不耐受及敏感

另一項修復的障礙是持續食用（或在環境中接觸特定物質）你已經發生過敏、不耐受或敏感性的食物。要弄清楚哪些食物（或物質，像是化學物質）或許會對你造成問題可能有些複雜，因此我要談的是最常見的罪魁禍首。

過敏是一種免疫反應，在過敏反應中，免疫球蛋白E抗體 P56 會被生成，對抗某種食物或你所處環境中的特定物質（像是花粉）。這會引發組織胺由肥大細胞和嗜鹼性球的釋放 P46 ，而組織胺的釋放會導致通常認為與過敏有關的症狀，包括蕁麻疹、皮疹、腫脹（嘴唇、眼睛、耳朵、面部、舌頭、喉嚨）、皮膚有脹紅或灼熱感、腹痛、脹氣、嘔吐、腹瀉、耳朵痛、打噴嚏、咳嗽、支氣管收縮、喘鳴、窒息感、紅眼或眼睛發癢、鼻子組織腫脹、流鼻水，還有心律增快，這些症狀可能很劇烈（像是過敏性反應），卻也可能很細微（像是輕微的季節性過敏）。

你可能已經注意到，最常見的食物過敏原已經被原始飲食生活攻略排除了，不過還是有少數存留，而未診斷的食物過敏可能會妨礙你的復原。仍然包括在原始飲食生活攻略中的常見食物過敏原包括：

。**魚**。引起過敏的食物中，九十%都肇因於類似的食物過敏源，魚類便是其中的

的前八名之一；同時也被食品藥物管理署明文規定，在有汙染存在的可能性時，必須在所有的食品標籤加以標示 P246 。

◦ **貝類**。跟魚類同為引起食物過敏的前八名食物之一；同時也被食品藥物管理署明文規定，在有汙染存在的可能性時，必須在所有的食品標籤加以標示 P246 。

◦ **乳膠過敏食物**。由於抗體出現交叉反應的高度可能性，乳膠過敏會與以下食物過敏一同出現：木薯、香蕉、酪梨、奇異果、蘋果、胡蘿蔔、芹菜、木瓜，還有甜瓜（以及過敏程度較輕微的芒果、桃子、李子、貝類、櫻桃、鳳梨、柑橘類水果、草莓、椰子、無花果、葡萄、杏桃、蒔蘿、荔枝、百香果、奧勒岡、櫛瓜、油桃、鼠尾草還有柿子）。

◦ **白樺花粉症水果及蔬菜**。由於抗體出現交叉反應的高度可能性，白樺花粉症會與以下食物過敏一同出現：芹菜、蘋果、桃子、胡蘿蔔、梨、李子還有櫻桃。

◦ **豚草花粉症水果及蔬菜**。由於抗體出現交反應的高度可能性，豚草花粉症會與香蕉及甜瓜過敏一同出現。

◦ **艾草花粉症水果及蔬菜**。由於抗體出現交叉反應的高度可能性，艾草花粉症會與以下食物過敏一同出現：芹菜、蘋果、胡蘿蔔、奇異果還有荷蘭芹。

◦ **毒藤屬**。由於毒藤屬的全部成員都含有過敏原漆酚，毒藤過敏通常會和芒果過敏一同出現 P390 。

◦ **柑橘類** P267 。

食物不耐消失的時間範圍

等六個月再重新將你發生不耐的食物引進飲食中，這並不是一個隨便決定的時間。想要食物不耐消失，你的身體必須停止製造拮抗該食物中之蛋白質的抗體，已經被製造出來的抗體則必須被清除（清除——或說消滅抗體，是很複雜的過程）。還好抗體和B細胞並不是永生不死的，漿B細胞存活的時間最長可達數個月，不過通常只有幾天（許多因素決定究竟特定B細胞的壽命是多長）。抗體的半衰期（身體清除半數現存抗體所花的時間）是兩天到二十三天（做為食物不耐背後最常見罪魁禍首的免疫球蛋白G抗體擁有時間最長的半衰期）。所以如果你的B細胞壽命不長，九十九％的抗體在六個月後會從你的系統中被清除（假設抗體的壽命很長）。有許多變數會影響食物不耐何時消失，因此你可能需要多點耐性。

- **酵母菌**。對酵母菌過敏便需要迴避所有含有酵母菌的食物，包括所有的發酵食物、酒、蘋果汁、醋、部分水果（尤其是葡萄和李子）、馬麥醬、澳洲酵母醬、加工肉品和魚、多種罐裝食品、維生素B（除非有明確標示）、多種果乾，以及某些保健補充品。
- **牛肉**。
- **大蒜**。
- **奇異果**。

　　食物過敏測試可以選血液測試或皮膚測試。血液測試相當的直接；最常見的放射性過敏原吸附測試（RAST）測量的是拮抗超過一百六十種不同食物的免疫球蛋白E抗體在血液中的存在。在被認為準確性更高的皮膚測試中，少量過敏原被以格狀的方式放在你的手臂或背部皮膚上，接著放有過敏原位置的皮膚會被刺破（另一個替代方案是將過敏原注射到皮下）；在特定等候時間過後評估皮膚所發生反應的嚴重程度（通常是發紅、浮腫或起蕁麻疹）。

　　如果你已有確診或懷疑的食物過敏對象，你應該徹底迴避該種食物。儘管過敏反應的嚴重程度會減輕，但在執行原始飲食生活攻略的過程中，嚴重的食物過敏不太可能徹底消失。

　　或許你會對原始飲食生活攻略中建議的食物產生不耐受的問題——即免疫球蛋白E抗體反應之外的免疫反應（通常是免疫球蛋白G、A或M抗體 P56 ）。當你有嚴重的腸漏症時，你所食用的所有蛋白質都會刺激腸道障壁並和免疫系統發生交互作用。你的腸道障壁損傷還有免疫系統被活化的愈多，你就愈可能發生食物不耐的問題；儘管這些食物在正常狀況下原本不會刺激腸道或活化免疫系統，然而因為食物不耐的問題，這些食物現在會使發炎反應更嚴重。

　　你可能可以藉由用二到三週的時間來排除嫌疑犯，並觀察是否有造成不同來搞清楚你對哪些食物敏感；如果你持續留意當你食用特定食物後出現的症狀，那這會是件簡單的事，然而如果罪魁禍首不只一個，那麼請你的健康保健師進行一次免疫球蛋白G食物敏感性測試、協助你解讀測試結果或許是個好主意（如果測試範圍包括免疫球蛋白A和M就更好了）。在嚴重腸漏症的情形中，許多食物的測試結果都是陽性，你的健康保健師能夠協助你決定哪些要由你的飲食中排除（那些會引起最強烈反應的），還有哪些能夠適量食用。

儘管最常見的不耐受是針對那些早已被原始飲食生活攻略排除的食物（乳製品、蛋、豆類、穀物類以及堅果類），其他不耐受頻率較高的食物包括：

- 蘋果
- 蘋果醋
- 牛肉
- 芹菜

- 雞肉
- 魚
- 羊肉

- 豬肉
- 酒
- 酵母菌

- 貝類
- 木薯（即樹薯、絲蘭、木薯）

　　一旦你將所有不耐受的食物由飲食中排除，你應該就會開始看到改善。好消息是，最快在六個月後你就應該可以將這些食物重新引進你的飲食中——只要你的腸道已經大幅的復原，而且你的免疫系統得到比較好的調節（雖然最安全的還是等到你的自體免疫疾病完全獲得緩解）。跟食物過敏不同，食物不耐傾向於是暫時的，這表示將這些食物由你的飲食中移除一段時間再搭配腸道障壁功能的恢復，你就能在未來再次食用多數這些食物而不會發生什麼問題。

　　還有另一種可能就是食物敏感。食物敏感有別於食物過敏和食物不耐之處在於，食物敏感並不牽涉抗體的生成，敏感反而是因多種不同的其他機制所引起的，包括嚴重腸道生態失衡帶來的影響（舉例來說，細菌代謝產物的生成可能是造成你敏感性的來源）或是因無法處理或代謝某種物質（這可能是發炎反應、腸道受損、肝臟過勞或其他組織受損造成的結果）。

　　在腸道受損或發炎的情況下，食物過敏可能會針對任何一種食物發生，並

針對芒果的一個例子

　　芒果中的總含糖量非常高，其中超過一半以上都是果糖：每一百克、或比半杯多一點的芒果含糖總量有十四‧八克，其中〇‧七克是葡萄糖，二‧九克果糖還有九‧九克蔗糖。除了含有大量糖之外，芒果還是毒藤屬的一分子，芒果皮中含有與毒藤及毒橡木中相同的油性物質漆酚，這是造成八十五％接觸這些植物的人嚴重起疹子的原因。對自體免疫疾病——特別是像牛皮癬這種自體免疫皮膚疾病患者來說，處理芒果都可能造成問題。

　　腰果和開心果也是毒藤屬的成員，對於計畫在自體免疫疾病進入緩解後，再次將堅果類納入飲食的人來說（在遵循第九章的指導原則下），在遇到腰果和開心果時應該格外謹慎——尤其是曾對毒藤或毒橡木產生過反應的人。

且可能不易診斷。**食物敏感通常並沒有特定的測試方法；唯一能釐清的方式是透過食物排除法。**以下所列出的是可能妨礙你復原能力最常見的食物敏感：

- FODMAP敏感 P275 。
- 組織胺不耐。
- 亞硫酸鹽敏感。
- 水楊酸鹽敏感。
- 其他獨屬你的自體免疫疾病之敏感（如果是用在你身上，那麼你的保健師應該已經跟你提起過了）。

　　上述的任何一種都會讓修復過程變得更有挑戰性，並且也會讓疑難排解變成一段冗長而且充滿挫折的過程。如同每一個本書中所討論的潛在且令人不知所措的問題，與一位保健專家合作準確找出問題所在會極為有幫助。

食物循環以及隨季節進食

　　當你的腸道出現嚴重腸漏症和發炎，或腸道受損時，食物不耐和敏感就很可能會發生。一旦你由飲食中辨識並排除禍害你的食物，修復的過程應該會加速，然而，在你的腸道進行修復時，要如何避免新的不耐或敏感發生？

　　最好的策略是稱為**食物循環或食物輪流**的方法：設定在一段時間內（通常是一到三週）只食用原始飲食生活攻略中某種子類型的食物。所以，在第一個時間區段中，或許你的蛋白質來源是鮭魚、牛肉、雞肉和牡蠣；下一個時間區段中可能就變成鯖魚、鱒魚、羊肉、鵪鶉和蝦；在最後一個時間區段變成大比目魚、鬼頭刀、豬肉、野牛肉和扇貝。取決於你所習慣食用之食材的多樣性，這樣的安排可能極具挑戰性。製作食物清單詳細列出哪些肉類、海鮮、蔬菜和水果在整個循環中的每個時段是被「允許」食用的通常都會有幫助。

　　另一個選擇是隨季節進食（這大部分與水果和蔬菜相關，所以這個方法可以與蛋白質的循環搭配使用）。隨季節進食的意思是，你只購買當季的水果和蔬菜，通常也是當地種植的。當然這會隨著你所居區域的氣候而有所不同，舉例來說，草莓和蘆筍通常在晚春時收穫，桃子和櫻桃在夏季，蘋果是秋天收穫，而柑橘類水果和十字花科蔬菜——像是球芽甘藍，則是冬季收成。一個隨季節進食的簡單方法（同時也是食用最佳品質作物的方法）就是在當地的農場和農夫市集進行大量採購，這不見得是個實際的作法，要取決於你居住的區域，所以你可能需要（或想要）從雜貨店補充一些農產品（當季的，即使那並非種植在附近區域）。當季的水果和蔬菜的價格通常也會較為低廉（因為供應量較多），這對預算有限的人來說是好事。

什麼時節有哪些當季產物？
（以北美洲農產收穫為主，有區域性差異）

春季		夏季	
◦ 杏桃	◦ 萊姆	◦ 杏桃	◦ 油桃
◦ 朝鮮薊	◦ 芒果	◦ 芝麻菜	◦ 秋葵
◦ 芝麻菜	◦ 芥菜	◦ 沙梨	◦ 百香果
◦ 蘆筍	◦ 橙	◦ 甜菜	◦ 桃子
◦ 甜菜	◦ 鳳梨	◦ 黑醋栗	◦ 鳳梨
◦ 綠花椰菜	◦ 菊苣	◦ 黑莓	◦ 李子
◦ 白花椰菜	◦ 野韭菜	◦ 波森野莓	◦ 蘿蔔
◦ 韭菜	◦ 大黃	◦ 綠花椰菜	◦ 覆盆子
◦ 芥藍菜葉	◦ 酢醬草	◦ 櫻桃	◦ 草莓
◦ 茴香	◦ 菠菜	◦ 胡瓜	◦ 夏南瓜
◦ 蕨類嫩芽	◦ 嫩圓白菜葉	◦ 無花果	◦ 蒸菜
◦ 大蒜	◦ 蔥	◦ 大蒜	◦ 櫛瓜
◦ 葡萄柚	◦ 草莓	◦ 葡萄	
◦ 蜜瓜	◦ 蒸菜	◦ 奇異果	
◦ 豆薯	◦ 蕪菁	◦ 萊姆	
◦ 羽衣甘藍	◦ 維達麗雅洋蔥	◦ 楊莓	
◦ 大頭菜	◦ 水田芥	◦ 甜瓜	
秋季		**冬季**	
◦ 蘋果	◦ 菊芋	◦ 蘋果	◦ 柳橙
◦ 芝麻菜	◦ 豆薯	◦ 白菜	◦ 百香果
◦ 沙梨	◦ 羽衣甘藍	◦ 球芽甘藍	◦ 梨
◦ 白菜	◦ 大頭菜	◦ 白花椰菜	◦ 柿子
◦ 綠花椰菜	◦ 金橘	◦ 番荔枝	◦ 鳳梨
◦ 球芽甘藍	◦ 百香果	◦ 橙	◦ 石榴
◦ 白花椰菜	◦ 梨	◦ 椰子	◦ 柚子
◦ 番荔枝	◦ 石榴	◦ 芥藍菜葉	◦ 紅醋栗
◦ 椰子	◦ 南瓜	◦ 椰棗	◦ 蕪菁甘藍
◦ 蔓越莓	◦ 榲桲	◦ 葡萄柚	◦ 甘藷
◦ 日本蘿蔔	◦ 菊苣	◦ 豆薯	◦ 橘
◦ 大蒜	◦ 蕪菁甘藍	◦ 羽衣甘藍	◦ 冬南瓜
◦ 薑	◦ 甘藷	◦ 大頭菜	◦ 芋頭
◦ 葡萄	◦ 蒸菜	◦ 萊姆	
◦ 番石榴	◦ 冬南瓜		
◦ 越橘莓			

全年皆有				
◦ 酪梨	◦ 捲心菜	◦ 韭蔥	◦ 洋蔥	◦ 蕪菁
◦ 香蕉	◦ 胡蘿蔔	◦ 檸檬	◦ 木瓜	
◦ 甜菜葉	◦ 芹菜	◦ 萵苣	◦ 歐防風	
◦ 綠花椰菜	◦ 芹菜根	◦ 蘑菇	◦ 紅蔥頭	

組織胺不耐

如果你的身體中出現的組織胺大於身體所能處理的量時，就會出現組織胺不耐的問題。組織胺是飲食中正常的一部分（至少在少量時），同時也是我們腸道中細菌的正常產出物。

組織胺（這是過敏反應中你的身體所生成的關鍵化學物質 P387 ）是一類被稱為生物胺的分子。在健康人體內，組織胺和其他生物胺會迅速被腸道酵素解除毒性，然而在組織胺不耐的情況中，若不是組織胺生成異常大量，就是這些解毒酵素的活性不同尋常的低（或兩者皆然）。如果你有甲狀腺問題或在服用甲狀腺激素替代藥物（特別是在甲狀腺激素劑量過高時），更有可能發生組織胺不耐。

▶ 有趣的事實 ◀

生物胺是經由移除胺基酸上的羧基而生成。在組織胺的例子中，被「去羧基化」的胺基酸是組胺酸。

組織胺會被兩種不同的酵素降解。胺氧化酶（DAO）是由腸道上皮細胞所分泌的，在細胞外、甚至是腸腔中作用，將組織胺轉化為味唑乙醛，從而使組織胺去活化。DAO構成了阻止組織胺在腸道被吸收的第一道防線。第二種酵素則存在於腸道上皮細胞，被稱為組胺N-甲基轉移酶（HMT），會將組織胺轉化為N-甲基組織胺，以此方式將組織胺去活化。儘管大部分研究顯示DAO濃度不足是組織胺不耐中出現的問題，HMT不足或許也是引起組織胺不耐的原因之一。組織胺不耐可能也與DAO基因中特定基因突變，使DAO活性效力受損有關（相較於其他人種，這些突變在白種人中似乎更為常見，但仍需要更多研究來確認此一說法）。

如果腸道障壁受損，腸道上皮細胞就無法分泌足量的DAO。此外，腸漏症也會讓組織胺在無須通過腸道上皮細胞的狀況下進入體內，而組織胺本來應該在腸道上皮細胞內由HMT降解。還有，HMT去活化組織胺是通過將組織胺甲基化的步驟，因此微量營養素匱乏可能會導致HMT的活性降低 P103 。組織胺如果要製造混亂就必須被身體吸收，並在未被DAO或HMT去活性的狀況下進入血流，這在有嚴重腸漏症的人身上似乎是有可能發生的。

此外，組織胺的生成在那些有嚴重腸道生態失衡——尤其是有SIBO的人體

內，會大幅增加。食物中的組織胺通常是食物處理、加工或發酵所造成的結果，特別易於因加工或包裝而產生組織胺的食物包括魚、加工及發酵肉品、乳酪、發酵蔬菜、大豆製品以及酒精性飲料。許多不同的細菌會將組胺酸代謝為組織胺，這類生物稱為去羧酶陽性微生物，通常也會生成其他種類生物胺；在大部分情形下，這些細菌與食物的腐敗有關，儘管它們在食物被認為腐壞之前所能製造出組織胺的量便已足以造成問題。

組織胺生成細菌包括以下細菌屬當中的許多菌種：乳酸桿菌屬、梭狀桿菌屬、摩根氏桿菌屬、克雷伯氏菌屬、Hafiia、變形桿菌屬、腸桿菌屬、弧菌屬、不動桿菌屬、假單胞菌屬、氣單胞菌屬、鄰單胞菌屬、葡萄球菌屬、片球菌屬、鏈球菌屬以及細球菌屬。甚至連大腸桿菌也是組織胺生成細菌。你可能認出其中有許多是腸道的正常住客（這可能就是一開始我們就需要DAO障壁的理由），而更重要的是，這些菌種中有許多在SIBO發生時很可能會出現數量爆表的情形 P377 。這表示這些細菌種類不僅會使你食物中的組織胺在你食用前就已增加，它們還有可能會在你腸道中製造大量的組織胺。

這些細菌是怎麼進入食物的？一般說來，這些細菌在環境中無所不在，舉例來說，這些細菌大多數都原產於水生環境，因此在魚被捕捉之前，這些細菌就已經存在於魚體表面或甚至體內。這些細菌在攝氏十五度以下的活性最低，因此組織胺在魚身上的生成通常是魚未加以適當處理的結果（在魚離水後未即時冷凍或處理、加工及包裝時的保存溫度不夠低。大多數剛從海中、河或湖裡捕捉的魚所含有的組織胺濃度低到可忽略不計）。即使在低溫下，細菌確實還有一些殘餘活性，因此如果魚被冷凍的時間太長，組織胺的濃度仍然會增加。食物中所生成的組織胺被視為汙染物、或顯示食物腐敗的指示物，事實上，食物中的組織胺是食物中毒的源頭之一——尤其是如果來自於魚的話。在某些情況下，組織胺生成細菌會刻意被加進食物中，像是在製作乳酪和發酵香腸、大豆製品以及蔬菜的時候（雖然目標顯然不是要製造組織胺，而是要協助發酵作用的起始過程）。

還有一些其他因素會引起組織胺不耐。如果因為做為你自體免疫疾病的一部分或因未確診的食物或環境過敏而使嗜鹼性球和肥大細胞（在免疫及過敏反應中使組織胺釋放的兩類主要細胞 P46 ）被活化，你對食物中組織胺的敏感性可能會單純因為你的基礎組織胺生成量較高而增加。許多不同的藥物會抑制DAO的活性，包括一些常見的處方肌肉鬆弛劑、麻醉劑、止痛藥、局部麻醉劑、降壓

藥、利尿劑、抗生素、H2阻斷劑 P225 還有抗憂鬱藥物。DAO活性不僅會被酒精抑制，酒和啤酒中還含有大量組織胺（尤其是紅酒）。

組織胺不耐的症狀與過敏很類似，可能包括腹瀉、頭痛、鼻腔症狀（鼻塞、流鼻水、鼻涕倒流、鼻竇壓力增加、鼻竇疼痛、打噴嚏、嗅覺出問題）。眼睛發癢或流淚、哮喘、低血壓、心律不整（變快、變慢、或心律不規則）、蕁麻疹、出疹子、臉部發紅以及其他症狀 P387 。通常在攝取含有大量組織胺的食物後，在相當短的時間內就會感覺到有反應發生。食物與症狀日誌是最常用於診斷組織胺不耐的方法，不過血液檢查能夠同時測量組織胺和DAO，或許能協助確認診斷結果（雖然血清中DAO是否確實代表腸道中的DAO還有所爭議）。預估總人口中的一％有組織胺不耐，大部分都是中年人，然而許多研究人員相信，由於組織胺不耐直到相當近期才被認定為一種病變，這個數量明顯是被低估的。

對有組織胺不耐的患者最典型的建議就是採用 **無組織胺飲食**，由於食物中組織胺的含量差異相當大（取決於處理和加工，還有發酵過程中所採用的細菌），無組織胺飲食會是相當大的挑戰。此外，組織胺含量通常不會被標示在標籤上，只會在確保食品安全時進行測量（高濃度的組織胺會導致食物中毒）。**只有在意外攝取高濃度組織胺時才會建議使用抗組織胺，且不建議長期使用。** 儘管市面上找得到DAO保健補充品（一般是豬腎臟酵素），但尚未有臨床實驗測試這些補充品的效果，還要注意的是，椰子油和棕櫚油中的健康脂肪中長鏈三酸甘油酯（MCTs），會增加DAO活性，對有組織胺不耐的人或許有益。

很多經常含有大量組織胺的食物已經由原始飲食生活攻略中排除，包括優酪乳、酸奶油、乳酪（高達乳酪、康門貝爾乳酪、切達乳酪、瑞士乳酪、哈澤爾乳酪、蒂爾西特乳酪還有帕瑪森乾酪）、肉乾，含有茄科植物或以種子為基礎的

那對其他生物胺不耐呢？

組織胺不是唯一會造成問題的生物胺，尤其是在高劑量的情況下。毒性第二強的生物胺是酪胺，酪胺是許多和使組胺酸生成組織胺的同類細菌（像是乳酸桿菌屬、肉食桿菌屬和微球菌屬）由酪胺酸所生成。**含有大量組織胺食物傾向於同樣含有大量其他生物胺**，所以好消息是，如果你對另一種生物胺敏感，並不需要額外迴避更多食物。

此外，攝取其他生物胺事實上會增強對組織胺的反應。因為有些其他生物胺會抑制組織胺的代謝，有一些甚至能使輸送通過腸道障壁的組織胺增加。

香料、酒精性飲料（白酒、紅酒、香檳、雪利酒、啤酒）、番茄、番茄醬、茄子、咖啡、可可和大豆製品（特別是發酵的大豆製品）。可能含有大量組織胺但是被原始飲食生活攻略所允許食用的食物有：

◦ **酒精性飲料**

    白酒（即使酒精已經被煮掉）   香檳（即使酒精已經被煮掉）

    紅酒（即使酒精已經被煮掉）   雪利酒（即使酒精已經被煮掉）

◦ **發酵、乾燥的肉類（只要是使用「安全的」香料所製作的 P295 ）**

    風乾肉腸   發酵火腿

    發酵肉腸

◦ **魚**

    鯷魚   沙丁魚

    鰹魚   鯵魚

    腹翼鯖   smoth-tailed 鯵

    虱目魚乾   沙丁魚（有些不含組織胺）

    魚露   秋刀魚

    魚醬（例如鯷魚醬）   蝦醬

    鯡魚   鮪魚（有些不含組織胺）

    鯖魚   任何存放太久或未適當處理的魚

    馬林魚

◦ **水果**

    香蕉   鳳梨

    葡萄   草莓

    橙   橘子

◦ **綠茶**

◦ **豬肉**

◦ **德國酸菜（可能還有其他乳酸發酵的蔬菜和水果）**

◦ **菠菜**

    除了組織胺含量會因處理和加工過程而有所不同外，有些食物比其他的更

易於生成組織胺。在上列食物中，組織胺的平均含量由每公斤二毫克到每公斤四千毫克不等，其中鳳梨、草莓、葡萄、橘子和香蕉在含量較低的一端，而香腸、鯡魚、鯖魚、豬肉和菠菜則在含量高的那一端。

也有一種說法認為有食物具有組織胺釋放的能力，這意思是說儘管本身不含有組織胺，一旦攝取這些食物，它們便會刺激肥大細胞釋放組織胺。這些食物有好幾項並不為原始飲食生活攻略允許食用，包括**蛋白、巧克力、可可、番茄、堅果、各種食品添加物和部分香料**（沒有明確定義，但可能是茄科植物——如果考慮到香腸、薩拉米臘腸、番茄和茄子中大量的組織胺含量）。然而有些被原始飲食生活攻略接受的食物可能也具有組織胺釋放的能力，包括了：

- 柑橘類水果
- 甲殼類
- 魚

- 甘草
- 木瓜

- 鳳梨
- 豬肉

- 菠菜
- 草莓

由於腸道細菌（尤其是在細菌過度生長的情況下）對那些組織胺不耐的人體內之組織胺生成究竟有何作用仍屬未知（而且或許非常多變），導致對於含有大量組胺酸的食物應該迴避到什麼程度也並不清楚。若你已被診斷出有組織胺不耐，同時因避免食用含有組織胺的食物而已經使症狀獲得部分（但不完全）的緩解，少量食用肉類、魚和貝類（這些是組胺酸最多的飲食來源）或許值得與你的保健師進行討論。當然，遵循本書中已經詳細敘述（耗費很長篇幅）的建議以恢復正常腸道生物群及腸道障壁完整性是很重要的。因為組織胺不耐同時反映了腸道受損腸漏症和腸道生態失衡（或許除了基因突變的狀況之外），在執行原始飲食生活攻略後，組織胺不耐很可能會減輕或完全消失。

亞硫酸鹽敏感

亞硫酸鹽是一群有多樣商業用途的化學物質（包括亞硫酸鈉、亞硫酸氫鈉、偏亞硫酸氫鉀，還有二氧化硫）。亞硫酸鹽在食品工業被廣泛做為防腐劑以及防止食物在加工、儲存和配送過程中褪色或褐化。亞硫酸鹽也廣泛備用於製藥工業，同時有許多其他工業用途。

亞硫酸鹽被用於釀酒已有數個世紀之久，因為亞硫酸鹽被認為是

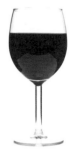

安全的，因此在一九七〇年代和一九八〇年代，亞硫酸鹽在食品及飲料工業上的使用急遽的增加。然而愈來愈多對亞硫酸鹽產生嚴重反應的病例被記錄下來，食品藥物管理署終於禁止了亞硫酸鹽在新鮮水果和蔬菜上的使用（被用來使水果和蔬菜維持新鮮的外觀）。亞硫酸鹽仍繼續被常規使用在新鮮馬鈴薯和某些蝦類、啤酒和酒，以及許多加工和預包裝的食品中。

　　亞硫酸鹽與哮喘的症狀有所關聯，而哮喘症狀則在由輕微的喘息到可能有生命危險的反應中變化，呼吸困難是最常見的症狀，其他可能的症狀包括皮膚炎（溼疹）、蕁麻疹、臉紅、血壓過低、腹痛、腹瀉，以及過敏性反應。雖然有些人在過敏原測試時會對亞硫酸鹽有反應 P389 ，但亞硫酸鹽敏感反應一般來說，並不是由免疫球蛋白E抗體的生成為媒介而產生。可以進行一項名為口服偏亞硫酸鹽測試的檢測，在此測試中，肺功能在病人接受劑量漸增的偏亞硫酸鹽時持續受到監測。食物排除法可能也能夠用來診斷亞硫酸鹽敏感。

　　亞硫酸鹽敏感的確切機制仍然未知，然而已知亞硫酸鹽會對免疫系統造成影響，這或許是氣喘和類過敏這兩種症狀的肇因。尤其是在細胞培養系統進行研究時，亞硫酸鹽會抑制需要Th1細胞協助之免疫反應，包括由Th1細胞所分泌的細胞激素。儘管尚未在人體進行測試，但一般相信亞硫酸鹽會導致Th2細胞活化效應的放大，而這會引起對過敏原之過敏性反應及免疫反應增加的可能性，像是過敏、哮喘以及溼疹。經由這種對免疫系統的影響，**接觸亞硫酸鹽或許也會妨礙由自體免疫疾病修復的過程。**

　　大多數國家規定，亞硫酸鹽做為防腐劑加入食品中必須加以標示，若是用於食品加工而非明確用於防腐則不需標示。大多數通常含亞硫酸鹽的食物已被原始飲食生活攻略所排除（像是玉米粉、太白粉、番茄糊，以及加工食品），然而有些不一定含有大量亞硫酸鹽的食品是被原始飲食生活攻略所容許（或者要取決於確切的成分表；亞硫酸鹽的含量會隨製造商的不同而有所變化），包括：

° 含酒精或不含酒精的蘋果汁
° 罐裝檸檬和萊姆汁以及濃縮液
° 罐裝和冷凍的水果及蔬菜
° 調味料（例如辣根、巴氏消毒的醃漬食品、巴氏消毒的德國酸菜）
° 熟食肉品、熱狗還有香腸（即使所用香料是「安全的」）

◦ 水果乾和蔬菜乾（例如杏桃、椰子、葡萄乾、甘藷）

◦ 乾燥的草藥、香料和茶

◦ 魚、甲殼類和貝類

◦ 水果和蔬菜汁

◦ 明膠

◦ 酪梨莎莎醬

◦ 果醬、果凍、蜜餞和柑橘醬

◦ 糖蜜

◦ 醋和酒醋

◦ 酒和氣泡酒（即使酒精已被煮掉）

　　亞硫酸鹽通常不會加進品質極佳的食物中，許多製造商——尤其是有機產品製造商，都以不添加亞硫酸鹽為傲，所以在標籤上尋找或向製造商探詢是值得的。亞硫酸鹽會加進許多藥物中，包括（很矛盾的）某些用來治療哮喘和過敏性反應的藥物，事實上，藥物中的亞硫酸鹽遠比食物中的更可能成為接觸亞硫酸鹽的主要來源。如果你不確定所服用的藥物是否含有亞硫酸鹽，詢問你的藥劑師或與製造商聯繫。亞硫酸鈉也出現在保溼劑、清潔劑、洗髮精、潤髮乳以及酵母菌感染乳膏中，由於有些人確實對亞硫酸鹽會產生皮膚敏感，這是應該要記住的事情——尤其是如果你的自體免疫疾病會影響皮膚。

水楊酸鹽類敏感

　　水楊酸鹽類指的是水楊酸的鹽類和酯類，水楊酸是一種有機酸，為阿斯匹靈和其他止痛藥的關鍵成分；水楊酸經常出現在化妝品和美容產品中，並會在植物中以不同濃度自然生成。水楊酸是植物的免疫激素，保護植物免於疾病、昆蟲、黴菌和細菌感染的侵襲。

　　水楊酸鹽類會在體內被轉化為水楊酸。在高劑量時，水楊酸是具有毒性的，並且是意外中毒致死的主要原因之一。高劑量水楊酸會造成的影響包括：

◦ **呼吸性鹼中毒**。水楊酸會刺激腦幹中的呼吸中樞，這會造成過度換氣，而過度換氣會使血液酸鹼度增加（使血液的酸性減弱，變得較偏向鹼性）。

◦ **代謝性酸中毒和體溫過高**。水楊酸會干擾粒線體的代謝（即克氏循環 P160 ），因此限制三磷酸腺苷的生成，導致有氧代謝轉變為無氧代謝。這會造成丙酮酸和乳酸在體內累積以及熱能生成的增加，從而使血液和身體組織的酸鹼度降低（使血液更偏向酸性而較不呈鹼性），還會使體溫增高。

在一開始的時候，急性水楊酸中毒、呼吸性鹼中毒階段會因為鉀離子和碳酸氫鈉的分泌產生鹼性尿，症狀通常包括噁心、嘔吐、出汗過多、耳鳴（耳中有聲響）、眩暈、過度換氣、心博過速以及過動。當中毒情況更進一步時，即使在呼吸性鹼中毒的情況下尿液還是會變成酸性：尿液變為酸性是因為丙酮酸和乳酸的堆積，還有因為鉀離子濃度的下降。中毒情況更進一步時，除了上述症狀外，還有可能會出現高熱（發燒）、焦慮、譫妄、幻覺、痙攣、昏睡，以及恍惚等症狀。水楊酸中毒最終階段的特徵是脫水、低血鉀（鉀離子濃度過低），還有愈加嚴重的代謝性酸中毒。如果不加以治療，嚴重的水楊酸中毒足以致命。

在水楊酸敏感的狀況中，造成中毒症狀的劑量要小得多。水楊酸敏感一開始被描述成藥物不良反應，直到今日，大部分相關研究還是以含水楊酸鹽類或水楊酸成分的藥物為主體。儘管還需要更多的研究，水楊酸敏感的定義已經擴充到涵蓋了對含大量水楊酸鹽類的食物還有清潔及美容用品的敏感性。典型的水楊酸過敏反應有消化道反應、哮喘相關反應，或偽過敏性反應（經由非免疫球蛋白E抗體媒介途徑產生的過敏性反應症狀）。水楊酸鹽類敏感的症狀有：

◦ 哮喘和其他呼吸困難問題，像是持續咳嗽
◦ 皮膚變色
◦ 抑鬱和焦慮
◦ 疲勞
◦ 頭痛
◦ 皮膚發癢、蕁麻疹或起疹子
◦ 記憶缺失及注意力不集中（與注意力不足過動症有關聯）
◦ 鼻塞或鼻竇炎
◦ 眼睛酸澀、發癢、浮腫或灼痛
◦ 胃痛、噁心、或腹瀉

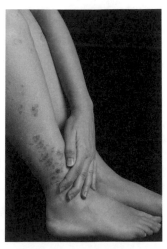

∘ 手、腳、眼皮、臉部、或嘴唇腫脹（血管性水腫）
∘ 耳鳴

　　沒有能夠適用於水楊酸鹽類敏感的診斷測試，唯一能夠決定你是否對水楊酸鹽類敏感的方法是大幅減少你對這類物質的接觸，然後觀察你的狀況是否有改善。由於水楊酸很容易被皮膚及肺部吸收，因此這會牽涉到避免不只是口服，還有局部及吸入的接觸。以下所列產品通常含有大量水楊酸鹽類或水楊酸：

∘ 抗痘產品
∘ 空氣清新劑
∘ 我可舒適發泡錠（胃藥）
∘ 薄荷糖
∘ 泡泡沐浴露
∘ 口香糖
∘ 清潔用品
∘ 化妝品
∘ 清潔劑
∘ 香氛和香水
∘ 髮型噴霧劑、髮膠和造型慕斯
∘ 口紅和唇蜜
∘ 乳液
∘ 喉糖
∘ 藥品（包括阿斯匹靈和其他非類固醇抗發炎藥物）
∘ 漱口水
∘ 酸痛乳膏
∘ 止痛藥
∘ 洗髮精和潤髮乳
∘ 刮鬍膏
∘ 潔膚乳和磨砂膏
∘ 肥皂
∘ 防曬和仿曬劑
∘ 牙膏
∘ 局部外用乳膏
∘ 去疣和去角質產品

　　有一點極為重要必須加以強調的是，水楊酸被認為是必須微量營養素，甚至可能夠資格被視為維生素。水楊酸似乎具有抗發炎、抗動脈粥樣硬化和抗腫瘤的作用，這表示水楊酸可能會防止心血管疾病和癌症。部分研究人員認為，飲食中豐富的水果和蔬菜能減低心血管疾病和癌症的發生率是因為飲食中的水楊酸所帶來的好處——讓水楊酸的角色比纖維素、維生素、還有礦物質都來得重要！即使在水楊酸過敏的狀況下，除了藥物和環境來源（到目前為止接觸水楊酸的較大貢獻因素）之外，是否該迴避水楊酸的食物來源仍然是熱門的爭議焦點。

水楊酸鹽類敏感可能是omega-3脂肪酸或鋅匱乏的結果。水楊酸的任務之一就是抑制因花生四烯酸經環氧合酶cox-2媒介之代謝作用而生成的促炎性前列腺素 P172 ，然而如果細胞膜中沒有足夠的DHA和EPA，水楊酸可能就無法達成這項任務。評估以高劑量omega-3脂肪酸（以魚油的形式）為有水楊酸鹽類敏感的人進行補充的研究顯示出症狀的大幅減輕，動物實驗也顯示鋅的補充（同時水楊酸的劑量達到有毒性的程度下）會預防水楊酸鹽類中毒的症狀。

水楊酸鹽類敏感已被認為是許多消化道疾病如大腸炎和克隆氏症，還有哮喘的關鍵參與者（這也是不建議哮喘患者使用阿斯匹靈和其他非類固醇抗發炎藥物的原因）。同前所述，可能引起這些狀況的omega-3脂肪酸還有鋅的匱乏 P112 、 P107 或許是水楊酸鹽類和免疫及自體免疫疾病間的關鍵連結。

評估水楊酸鹽類濃度（以及名為乙醯水楊酸鹽的相關化合物）的相關研究顯示，由飲食攝取的水楊酸濃度通常都很低，尤其是與其他接觸途徑相比較之下（這些結果被用來合理化以阿斯匹靈做為心血管疾病預防用藥，以及將乙醯水楊酸鹽用於癌症治療）。而對於那些有水楊酸鹽類敏感的人來說，最有可能的代表意義就是，他們或許並不需要迴避含有水楊酸鹽類的食物（特別是許多已知含有最多水楊酸鹽類的食物——像是茄科植物和酒精，已經由原始飲食生活攻略中被排除了）——尤其是如果你的飲食中富含omega-3脂肪酸、鋅，還有所有的必需營養素。

如果你確實被診斷出有水楊酸鹽類敏感，就要食用富含omega-3和鋅的食物。基於水楊酸鹽類可能對離子所造成的影響，你可能會想要測量你的電解質（只需要一個簡單的血液檢測），尤其是鉀離子。在電解質不平衡的情況下，食用富含你所缺乏之電解質的食物會有所助益。下列食物是原始飲食生活攻略中，水楊酸鹽類的最大來源：

- 所有的果乾和果汁
- 蘆筍
- 紅茶
- 綠蘋果
- 油桃
- 橘子

- 多種草藥和香料（肉桂、迷迭香、百里香、奧勒岡、薑黃，還有薄荷）
- 大部分的莓果類
- 橙
- 鳳梨

交叉汙染

如果你確實有食物過敏、不耐或敏感的問題，即使微量的致敏物質都可能會引起問題，關鍵字是**可能**：舉例來說，即使是非常微小的量，麩質都有可能在某些人身上引發極端劇烈的反應，但FODMAP不耐所造成的症狀可能只會在攝取超過一定量的時候出現。但如果確實有食物會讓你發生強烈反應，那麼明確的意識到交叉汙染的可能性是非常重要的。

舉例而言，如果你生活在一個其他人都食用含麩質食物的家庭中，你將必須在準備食物的過程中格外謹慎，同時採取預防措施來確保即使再微量，那些食物都無法汙染你盤中的食物。指定一塊砧板用來準備含有麩質的食物，另一塊給無麩質食物使用（還有，收納時不要將兩塊砧板靠在一起）；將那些食物儲存在獨立的櫥櫃中或冰箱和冰櫃的不同區域；當處理含麩質食物時要戴手套——更好的作法是，讓其他人來處理這類食物。最好的選擇：讓不管是哪一位食用含麩質食物的家人閱讀第二章，好刺激對方停止食用那些食物。如果含麩質食物和無麩質食物要使用相同的器皿，那麼所有東西都得徹底清洗乾淨。

這些預防措施對你的特殊敏感性可能有些過度，而且當然不是所有人都需要做到這麼極端的程度，**不過如果你遲遲無法復原而又不確定是什麼原因，交叉汙染很可能就是罪魁禍首**。你也應該重新檢視成分標籤，某些「香料」可能是那些引起問題食物的隱形來源。檢視家中所有食物、藥品，以及保健補充品的標籤。注意那些常在製造過程中受到汙染的食物 P133 。如果你並未快速復原，同時又在食用你無法百分之百確定安全的食物，試著將那一項食物由你的飲食中排除，看看你的症狀是否因此開始減輕。

那麼其他敏感又是如何？

還有其他一些經常被診斷出（還有自我診斷出）的食物敏感，像是對味精敏感（有時候也被稱為游離麩胺酸敏感）還有對草酸鹽類或草酸的敏感性 P154 ——即便支持這些敏感性存在的科學證據非常稀少。除此之外，許多不同的敏感性可能是你的自體免疫疾病引起的直接後果，尤其是會影響肝臟和腎臟的那些狀況。

如果你知道自己對任何一種或一類食物會起反應，不論是否有被詳盡記錄在文獻中，同時不論你所敏感的食物是否被包含在原始飲食生活攻略中，你都應該避免食用這些食物。

器官功能支援的需求

因為你的自體免疫疾病或因微量營養素缺乏、全身性發炎反應、或腸漏症而對你的身體所造成的壓力，你可能會需要器官功能支援（比如說你的肝臟可能因過濾從腸道滲漏進血液中的內毒素而處於緊張狀態）。

如果你已經因你的自體免疫疾病而服用支援器官功能的藥物，一旦你開始適應原始飲食生活攻略，你可能會想要減少服藥的劑量或完全停藥。如同前面已經提到過的，由於需要頻繁進行器官功能測試（像是甲狀腺激素濃度）以評估你的用藥需求，因此藥物減量或停藥這件事應該要在一位合格的健保專家監督下進行。一旦你開始看到症狀的改善就很容易變得過度熱衷。儘管對一些在服用某些藥物的人來說，簡單的停止服藥或許是合適的，但可能無法完全恢復器官功能的人將會需要無限期的持續服藥。在對用藥問題方面做出任何改變前，和你的醫師進行討論是很重要的。

為補償器官功能不足要花費的功夫不僅止於被你的疾病所攻擊之器官，特定器官——尤其是甲狀腺和肝臟，在自體免疫疾病中經常會受到壓力，不論你罹患的是何種自體免疫疾病。這不一定發生在你的體內，但如果你沒有體驗到實行原始飲食生活攻略後的預期結果，這會是一個值得探討的問題。

甲狀腺激素控制代謝，因此健康的甲狀腺對良好的健康是必要的。沒有人知道普遍存在之輕度不正常甲狀腺功能（表示技術上來說，甲狀腺功能並不算低，但也並非理想狀態）是如何成為一種自體免疫疾病的，但這是很常見的狀況，而且可能會干擾你的復原。會出現的症狀有疲勞、體重增加或無法減重、抑鬱、易怒、焦躁不安、皮膚乾燥、掉髮、易碎的指甲，還有女性經血過多。

完整的甲狀腺血液檢查（比通常在健康檢查時做的要更加全面）是測量甲狀腺功能最佳方式。如果你的甲狀腺功能有些低落，但又未低到需要使用甲狀腺激素補充品，你可能會想要檢查一下你體內碘、硒、鐵和鋅的濃度（並考慮針對匱乏所要採取的飲食策略或保健補充品）。極低碳水化合物飲食和極高碳水化合物飲食都會為甲狀腺帶來壓力，因此，確定你食用足夠但又不至於過多的碳水化合物是很重要的 P289 。皮質醇對甲狀腺功能也有深刻的影響，因此管理壓力和充足的睡眠或許是讓你的甲狀腺回到顛峰狀態唯一需要做的事。

各種會導致自體免疫疾病的不同因子也會對肝臟造成負面效應，包括因腸

道生態失衡和腸道障壁功能障礙使得內毒素和其他毒素進入體內 P75 、大量攝取果糖 P165 、身體內其他部位免疫細胞所分泌的促炎性細胞激素，以及肝臟功能所需要之營養素的匱乏。肝臟可能也會因重金屬毒性而產生壓力 P68 ，重金屬毒性可以由血液檢查還有頭髮或指甲的分析檢測出來。考慮到體內眾多系統都有賴於肝臟發揮最佳功能，肝臟需要一點支持也不是什麼令人意外的事。

水飛薊（乳薊、北美奶薊草）研究用在肝臟疾病的治療中，其中的活性物質——水飛薊素——存在於整株植物中，但在果實和種子中的含量最多。水飛薊素具有做為抗氧化物的潛力，並藉由抑制毒素與肝臟細胞表面的細胞膜受體結合，做為堵住毒素的障礙物。水飛薊素能保護肝臟，使其免受不同毒素、輻射還有鐵質過度負擔等因素的傷害。水飛薊素已經被成功的用來治療酒精性肝臟疾病、急性和慢性病毒性肝炎、以及毒素誘發之肝臟疾病（有些研究也顯示水飛薊素沒有作用，還有許多研究顯示維生素C也能達成同樣效果）。儘管種子類在原始飲食生活攻略中通常會被迴避，水飛薊籽萃取物仍然可能是有益的保健補充品（除非補充品中極少量的酒精會造成不耐 P148 ）。水飛薊茶也是很好的選項。

支持甲基化的營養素——不論來自保健補充品還是食物，也有助於支持整體肝臟功能 P61 。這些營養素包括硒、硫、甜菜鹼和維生素B群（尤其是維生素B_6、B_9和B_{12} P103 ）。除此之外，鉬、硒、鎂，還有硫辛酸對重金屬中毒的治療可能也有所助益。

更牢固有效的控制血糖

如果你的疾病史中曾出現過代表代謝錯亂的健康問題——像是肥胖症、高血壓、心血管疾病、超高血脂（膽固醇）、第二型糖尿病，或是妊娠疾病，那你可能需要比旁人在調節血糖方面做出更多努力。然而，即使你沒有以上健康問題，皮質醇失調、胰島素抗性、瘦體素抗性，甚至一些營養方面的匱乏，都可能對血糖的控制造成影響，你可能需要對血糖進行更嚴格的控制，以恢復激素平衡，好讓你能夠復原。事實上，某些自體免疫疾病——像是牛皮癬和乾癬性關節炎，即使在沒有其他風險因子存在的狀況下，仍被發現與代謝症候群有關。

要確定你的血糖濃度有受到調控最簡單的方式就是使用血糖儀，這在 P269 已經討論過。然而，在你決定購買血糖儀之前，你可能會需要用批判性

的眼光檢視你飲食的含糖量，舉例來說，如果你太熱心投入大餐的食譜、食用大量水果或中度升糖負荷的蔬菜，你或許需要減少這些碳水化合物的攝取並觀察你的症狀是否有改善。有些人根本無法消受食用水果，這或許是因為相較於其他碳水化合物來源——例如澱粉類蔬菜來說，水果會對血糖濃度造成較大的影響。

對糖的渴望通常表示失敗的壓力管理和睡眠不足，將解決問題的重點放在壓力和睡眠，或許會比戒除嗜糖的習慣要來得簡單，一旦你的壓力得到控制，同時獲得了足夠的睡眠，減少你的糖攝取量就不是什麼大不了的事。有些人發現，空腹使用左旋麩醯胺酸補充品會降低渴糖的欲望（左旋麩醯胺酸也能協助腸道恢復障壁功能 P408 ）；另一些人則發現在兩餐之間食用一匙椰子油會有幫助。還有一些人則需要全力戒除糖分上癮，例如在黛安‧聖菲麗帕所著《二十一天戒除糖分》一書中所列之計畫，以引發代謝改變，使糖分渴求的欲望消失。

除此之外，如果你已經依據本書的指導方針做出正面的飲食和生活方式改變，有些保健補充品可能對恢復胰島素敏感性會有幫助，這些保健補充品包括鉻（在牡蠣、內臟肉品、肌肉肉品、蘋果、香蕉、菠菜，和糖蜜中含量豐富），肌醇（在新鮮水果，尤其是哈密瓜和柑橘類水果中有豐富含量），硫辛酸（在內臟、肌肉肉品、綠葉蔬菜、綠花椰菜以及球芽甘藍中有豐富含量），輔酶Q10（在心臟及其他內臟中含量特別豐富 P254 ），還有肉桂。

微量營養素匱乏

維生素或礦物質的匱乏可能會阻擾你身體修復的能力。不幸的是，當腸道嚴重受損時，要恢復某些微量營養素在體內的濃度可能相當有挑戰性，而這會導致因腸道受損過於嚴重，以致於無法吸收修復腸道所需之特定必要營養素的困境。在這種狀況下，判斷所匱乏的特定微量營養素或許會非常有幫助，目標明確的補充或許會很合適。

儘管尿液檢查有時候能提供更多資訊，不過微量營養素匱乏通常是透過血液檢查加以診斷。一旦完成全面的測試並建立微量營養素的狀態後，你就能與健保護理師合作，制訂用來將匱乏的微量營養素恢復到適當水準的行動計畫。

修正的過程並不總是只有針對你缺乏的營養素使用補充品那麼簡單，這也是你應該與一位合格的專家合作的原因。有時候，一種微量營養素的匱乏反應了

對另一種通常做為輔助因子之微量營養素的需求，舉例來說，鐵的吸收需要維生素C，因此貧血可能表示更多維生素C的需求，而非更多鐵的需求。儘管有些醫師會單純的為貧血開立鐵劑補充品，但在食用含鐵食物（像是紅肉和貝類）的餐點同時服用維生素C或許會讓鐵的濃度恢復更有效率。同樣的原則在微量營養素過量的情形也成立，舉例來說，過量的碘（像是有時候在橋本氏甲狀腺炎和葛瑞夫茲氏症會發生的狀況）可能代表了硒的匱乏 P105，同時有研究顯示，補充硒之後，碘的濃度和甲狀腺激素的濃度會迅速恢復正常。

另一個例子是自體免疫疾病中十分常見的維生素D匱乏 P100。有證據顯示，自體免疫疾病或系統性發炎反應的患者，或是肥胖的人，由小腸吸收維生素D的能力可能較差。這通常是吸收脂質能力降低（如同在假設肝臟、腎臟、或膀胱未正常發揮功能，或你的胃酸生成過少 P94 還有如果你的腸道障壁受損的狀況下）直接造成的結果。在這種情形下，補充維生素D_3，或更好的，攝取富含維生素D的食物（或像是發酵鱈魚肝油這類以全食物為基礎的補充品）應該與使用消化支持補充品一起進行 P368。

除了保健補充品帶來的好處，即使在解決微量營養素匱乏問題的同時，營養素仍應該盡可能的由食物來源取得。這樣做的理由有二：

第一，對絕大多數微量營養素而言都存在著一個健康的範圍，如同在第二章中所討論的，許多微量營養素的匱乏是相當常見而且與自體免疫疾病有關的，然而，許多微量營養素若過量，也會造成健康問題，有一些可能會造成性命危險，而當來源為食物時，任何一種特定微量營養素要發生過量是非常、非常困難（如果不是不可能）的事。第二，不同維生素和礦物質間有大量的協同作用，當你適量攝取這些物質，這些物質會保護你免於過度攝取任何一種所帶來的有害影響，而且這些物質共同帶來的好處通常比單獨的要多。食物通常含有所有你需要的、質量正確的好東西。

只要你知道自己缺乏的是何種微量營養素，你就可以將大量富含該微量營養素的食物加入飲食當中（要確定你的飲食仍然是多樣而且葷素均衡的）。將這項策略與消化支持補充品搭配使用，通常就能達到扭轉匱乏問題的目的。

如果你選擇使用保健補充品，請在醫師的監督下進行。在大多數的情形下，劑量必須根據你特定情況的細節小心的調整，某些微量營養素必須與輔助因子化合在一起以幫助吸收或避免毒性產生。追蹤測試對評估補充品的效力也是必

要的。對大多數微量營養素來說，補充品的使用應該是短期的，以解決匱乏問題或促進修復，在恢復正常濃度後——尤其是假如這是讓腸道得以修復的最後一片拼圖，就不再需要保健補充品了。

你的身體在修復腸道時需要協助嗎？

有許多保健補充品的目的都是協助保護或修復腸道內壁和恢復腸道障壁功能，這些補充品可能是有益的，尤其是在你有因吸收不良或腸道組織因自體免疫疾病而受到攻擊，像是乳糜瀉和發炎性腸道疾病等所引起之微量營養素匱乏的情況下。不過由於這些補充品中有許多也是免疫促進物，仍建議要謹慎行事。

麩醯胺酸這個胺基酸是目前用來降低腸道通透性最知名的化合物，麩醯胺酸上是腸道上皮細胞腸道相關淋巴組織偏愛的營養燃料來源 P77 ——麩醯胺酸匱乏會引起腸道的滲漏。麩醯胺酸匱乏可能是，自體免疫疾病中被過度活化的免疫系統對麩醯胺酸的使用增加而直接造成的結果，從而使腸道滲漏的現象擴散。麩醯胺酸會與其他胺基酸，像是白胺酸和精胺酸共同發揮作用 P39 ，以維持腸道的完整性及腸道障壁的功能。麩醯胺酸對適當的免疫功能也極為必要，麩醯胺酸補充品已顯示會為發炎性腸道疾病及有各種不同其他會影響腸道完整性問題的病人帶來好處（劑量範圍在每公斤體重〇・三到〇・五克，這表示每天服用大約十到四十克）。由於麩醯胺酸是所有上皮細胞的燃料來源，因此可能也會對影響其他組織上皮細胞障壁，像是皮膚和肺的自體免疫疾病有所助益。你可以買到易與水混合的粉狀左旋麩醯胺酸；胺基酸補充品一般在空腹時服用吸收最好。

許多具有植物黏膠的植物——包括甘草、榆樹、蜀葵根，以及蘆薈——因會加厚腸道的黏液層而使得這些植物有幫助修補腸道障壁的能力，但由於它們有可能是免疫刺激物，在患有自體免疫疾病的情況下應該加以迴避。甘草、榆樹還有蘆薈都具有免疫刺激性。蘆薈已被發現會大幅增加細胞激素的生成，特別是會刺激Th2細胞的細胞激素。甘草（或甘草素，一種由甘草萃取的化合物）會促進由巨噬細胞分泌、已知會刺激Th1細胞的細胞激素，幸運的是，有一種稱為解甘草甜素（DGL）之已去除具免疫刺激性甘草素的保健補充品，可能是支持腸道障壁修補的優良選擇。如果你要服用DGL，找以膠囊形式包裝的產品，因為嚼錠和含片都可能含有像是糖醇等不受歡迎的成分 P167 。

另一項為改善腸道障壁完整性而經常被建議服用的保健補充品是牛初乳，然而還不清楚此一保健補充品是會帶來好處還是會讓腸漏症變得更為嚴重。舉例來說，牛初乳會降低因NSAIDs引起的腸道通透性 P222，但會使因耐力訓練而引起的腸道通透性大幅增加 P213。

你的身體在控制免疫系統時需要協助嗎？

在考慮使用保健補充品或藥物來恢復正常免疫功能之前，確定你已經盡你所能遵行原始飲食生活攻略：原始飲食生活攻略中已經為調節你的免疫系統提供了大量免疫支持之營養素以及改變生活方式因子的技巧。當然，有時候保健補充品也有其必要，而調節免疫系統最有力的策略或許會是支持消化作用，還有使正常微量營養素狀態得以恢復 P368、P91。然而，如果你其他方面的努力沒有收到成效，一些具有潛在免疫調節性好處的保健補充品是值得加以考慮的。

抗氧化物匱乏在自體免疫疾病中十分常見 P95，因此許多不同的抗氧化物補充品能協助減輕發炎反應一點也不令人意外。維生素C P103 便具有抗發炎的特性，而且已被證明能減輕胃幽門桿菌感染造成的發炎反應和損傷。穀胱甘肽是腸道中的主要抗氧化物（甚至是全身的主要抗氧化物），除了用硒的補充品來支持穀胱甘肽的自然生成以外，補充稱為S-乙醯穀胱甘肽的還原型穀胱甘肽乙醯化衍生物已被證明對恢復細胞內的穀胱甘肽濃度有效，甚至還可能對HIV有所助益。硫辛酸是一種強效抗氧化劑，會抑制由炎性細胞所生成的細胞激素，硫辛酸也會直接回收並延長維生素C、穀胱甘肽及輔酶Q10的代謝壽命 P254，還會間接促進維生素E的回收循環 P101。

薑具有一些可能對自體免疫疾病患者非常有好處的有趣特質。除了幫助消化的能力之外，薑還具有抗氧化、抗發炎，以及抗微生物的特性。薑會減少由炎性細胞所製造的細胞激素（包括巨噬細胞以及Th1細胞）、抑制巨噬細胞的抗原呈現 P45、減少T細胞增殖，還甚至會抑制前列腺素和白三烯的生成 P172～P173。

白藜蘆醇通常被建議使用在幫助調節免疫系統上。白藜蘆醇屬於多酚類，在紅葡萄、紅酒、莓果類、巴西莓及板取茶當中的濃度極高；白藜蘆醇具有潛在的抗發炎特性，而且可能能夠協助預防癌症，並降低心臟疾病發生的風險。然而

白藜蘆醇對免疫系統的影響是非常複雜的，低濃度的白藜蘆醇事實上會刺激免疫系統，包括Th1和Th2細胞的活化及細胞激素的製造，還有細胞毒性T細胞及自然殺手細胞的活化（見第一章）；相反的，高濃度的白藜蘆醇會抑制免疫系統。已有研究顯示，白藜蘆醇能夠抑制Th17細胞（雖然這個效應是否取決於濃度仍屬未知）。白藜蘆醇對調節型T細胞的影響則有互相矛盾的結果，有些結果顯示白藜蘆醇會促進調節型T細胞，但其他資料卻顯示有抑制的效果。雖然白藜蘆醇能殺滅癌細胞，但同樣會使正常細胞──包括淋巴球和血管內壁細胞（上皮細胞）死亡。此外，白藜蘆醇是一種植物雌激素 P73 ，許多人發現白藜蘆醇會帶來好處，但以白藜蘆醇做為補充品時應抱持極端謹慎的態度。

薑黃素（由香料薑黃中所分離出來的）通常被建議做為免疫調節物之用。然而，和白藜蘆醇一樣，薑黃素對免疫系統的影響是相當複雜的。薑黃素具有抗氧化物和抗發炎特性的潛力，各種不同的研究已顯示薑黃素能調節T細胞、B細胞、巨噬細胞、中性球、自然殺手細胞，以及樹突細胞的活化。補充薑黃素可能會減少多種促炎性細胞激素的分泌，然而，在低劑量下，薑黃素會增加促炎性細胞激素的分泌，並增強抗體反應。

此外，薑黃素會抑制調節型T細胞的活性。薑黃素也是種刺激物，實驗室用薑黃素的物質安全資料表上有警告，薑黃素對皮膚、眼睛及黏膜有極強的刺激性。服用高劑量或長期服用的常見副作用包括了噁心和腹瀉，許多人發現薑黃素會帶來好處（而且動物實驗顯示對類風溼性關節炎和大腸炎有所助益），但如果你決定將薑黃素做為保健補充品使用，務必採取極度謹慎的態度。

槲皮素也有抗發炎特性，但再次提醒：務必採取謹慎的態度。槲皮素會抑制樹突細胞的活化、減少促炎性細胞激素的生成，同時抑制抗原呈現 P45 。在哮喘的動物實驗模型中，槲皮素會減少Th2細胞的活化，增加Th1細胞的活化。

納曲酮是發展出來治療鴉片類藥物上癮的藥物。在高劑量下，納曲酮是鴉片類受體的競爭性拮抗物，這意思是說，納曲酮對腦中鴉片類受體的接合會比鴉片類藥物（像是嗎啡和海洛因）或身體自身的鴉片類藥物（像是內啡肽）對鴉片類受體的接合還要牢固。在低劑量時，納曲酮會藉抑制微膠細胞 P383 減少促炎性細胞激素以及神經毒性活性氧物種的生成 P95 ，而微膠細胞之所以能夠被抑制是經由納曲酮與不同於鴉片類受體的另一種受體接合，明確說來是一種類鐸受體 P43 ；鑑於其對微膠細胞的影響，低劑量的納曲酮對受腦腸軸問題所苦的人

來說或許會有好處。低劑量納曲酮在一九八○年代晚期首次被嘗試用在HIV患者身上（並有獲得好處）。近期使用低劑量納曲酮的測試（三到五毫克）已顯示纖維肌痛、克隆氏症、多發性硬化症，以及皮膚搔癢症等疾病的症狀嚴重程度有所降低。由於低劑量納曲酮也能減輕疼痛（經由內啡肽生成的反應性增加），如果你正在服用鴉片類或NSAIDs為基礎的止痛藥，同時為修復你的腸道正試著停用這些藥物，納曲酮或許是一個可以與你的醫師討論的選項。

關於保健補充品的幾點備註

如果你已經和自體免疫疾病掙扎對抗一段時間，特別是你已經嘗試用自然的方式讓你的身體復原，那你可能服用過各種各樣的保健補充品，包括維生素和礦物質，還有一些被歸類在天然、草本、植物性、草藥的以及順勢療法類別下的補充品。這些補充品可能是被你的醫師或另類健康保健師所推薦的，也或許你是從一本書或某個網站看到的，還有可能是從朋友或一位見多識廣的售貨員那裡聽說這些補充品的好處。雖然部分保健補充品確實可能幫助你的身體進行修復，有一些卻會妨礙修復的過程，或甚至使你的病情加重。

要注意的重要事項是，許多經常被建議使用、甚至被健保專家推薦的保健補充品並不見得適合所有自體免疫疾病患者使用，這對經常被用於以平衡Th1和Th2細胞活性 P52 為目標的「免疫促進物」來說尤其真確，這些補充品包括各式草藥（通常在市場上以做為加強免疫系統的天然軟膠囊販售）：接骨木果、毛茛、紫錐花、人參以及槲皮素等等。如果一種草藥是以能提振免疫系統做宣傳，那自體免疫疾病患者最好避免使用此一產品。

本章全篇都在對保健補充品進行討論，討論的背景基於補充品對特定狀況或許會有幫助，以及通常被建議使用的補充品對多數人來說或許是個壞主意兩者之上。然而就像談到每種自體免疫疾病的肇因都各有其特徵一樣，對於保健補充品的反應也是各有千秋，如果某一項補充品對你不起作用就停止使用（即使所有科學研究都支持該產品），如果對你確實有效就持續使用（就算沒有經過科學驗證）。本章中所有的資訊都是為了協助你，讓你能夠與你的保健專業人員開展有依據的對談，使你能夠針對自己的狀況將治療方案最佳化。

理解「少量能有些微幫助」並不代表「大量能帶來大幅幫助」也是很重要

的，本章節討論過的大多數保健補充品如果以不適當的高劑量服用是會造成傷害的。使用補充品的一項挑戰是這些補充品大多數都無需處方，在任何自然食品、保健補充品或維生素商店中都可購買，這會使人對這些補充品的安全性及效用產生錯誤的安全感。和一位合格的健保專業人員討論使用何種品牌、多少劑量、何時服用、要服用多長時間、何時評估該產品是否產生作用，以及服用後預期能產生的好處等，是很重要的。本章中所討論的大多數保健補充品都能由食物中找到或在壓力獲得管理、有充足的睡眠，以及身體獲得所需要的營養素之後，由身體自然生成。在談到這些保健補充品時，我的建議是，去食用真正的食物、管理你的壓力，還有獲得充足睡眠吧！

本章與其他章節中提到的保健補充品

硫辛酸	薑黃素	乳酸桿菌	十大功勞
嗜酸乳桿菌	解甘草甜素	乳鐵蛋白	牛膽汁
調理素	DHA	檸檬香蜂草	木瓜酵素
蘆薈	脫氫異雄固酮	檸檬汁	保阿科
抗生素	消化酵素	甘草	鉀
抗寄生蟲藥物	紫錐花	鎂	益生菌
蘋果醋	電解質	甘胺酸鎂	槲皮素
南非醉茄	EPA	牛磺鎂	白藜蘆醇
黃耆	發酵鱈魚肝油	蜀葵根	乙醯左旋穀胱
燕麥	發酵食品	中長鏈三酸甘	甘肽
小檗	γ-胺基丁酸	油脂	五味子
鹽酸甜菜鹼	大蒜	乳薊（水飛薊	硒
雙歧桿菌	明膠	素）	榆樹
膽鹽	薑	薄荷茶	土基生物
牛初乳	銀杏	鉬	螺旋藻
貓爪草	人參	單月桂酸甘油	硫
洋甘菊茶	甘胺酸	酯	維生素B_6
綠球藻	甘草	肌醇	維生素B_9
鉻	毛茛	N-乙醯半胱胺	維生素B_{12}
肉桂	石杉鹼甲	酸	維生素C
椰子油	鹽酸	納曲酮	維生素D_3
鱈魚肝油	碘	燕麥籽	青蒿
輔酶Q10	鐵	橄欖葉萃取物	鋅
膠原蛋白	乙醯左旋肉鹼	omega-3脂肪酸	
冬蟲夏草	左旋麩醯胺酸	奧勒岡	

複習

　　需要一些協助來縮小範圍嗎？使用此一便利檢查表來看看哪些你已經徹底搞定、哪些需要改進、哪些值得嘗試，還有你可以跟你的醫師討論些什麼。

飲食

☐我每週至少吃三次海鮮。

☐我會吃大量的蔬菜。

☐我會依照彩虹飲食法進食。

☐我吃富含甘胺酸的食物。

☐我吃的是高品質脂肪。

☐我已經遵從所有原始飲食生活攻略的建議。

☐我成功的迴避了所有可能微量接觸的麩質和其他穀類。

☐我成功的迴避了乳製品、豆類、茄科植物、堅果，還有種子。

☐我有再三確認保健補充品、藥物、香料及預包裝食品還有加工食品的成分。

☐我每週吃三到五次、或更多次的內臟。

☐我食用的大多數餐點都是綠色有機食品。

☐我藉由節制高升糖負荷食物的攝取避免發生高血糖濃度的問題。

☐我的血糖濃度調節得很好（如果我有糖尿病、肥胖症或代謝症候群，這一點就特別關係重大）。

☐我吃的餐點分量適中，每餐間隔適當時間。

☐我在預算許可範圍內找出最佳品質的食物來源。

☐我和我的醫師合作，確定我是否有其他的食物過敏、不耐，或敏感的狀況，並迴避疑似引起這些反應的食物。

☐我有吃含益生菌的食物或益生菌補充品。

☐我用的鹽含有微量礦物質。
☐我一天的飲水量是足夠的。

消化作用
☐我有徹底咀嚼食物。
☐我將注意力集中在食物還有與我共同用餐的人身上。
☐我不會剛吃飽就趕著進行下一項活動。
☐我會避免用餐時飲用過多液體。
☐我有服用胃酸補充品（如果適合的話）
☐我有服用牛膽汁或膽鹽補充品（如果適合的話）。
☐我有服用消化酵素補充品（如果有需要的話）。
☐我會花時間坐下享受一餐。
☐我不會在受到強迫的狀況下進食。

生理時鐘與睡眠
☐我在需要時會小睡一下。
☐我確保每晚有八到十二小時的高品質睡眠。
☐我在就寢時間一到三小時前會戴琥珀色眼鏡。
☐我每天會花時間待在戶外或使用光治療箱。
☐我的用餐和活動在白天會遵循著相對可預測的慣例進行。
☐我在晚間會保持光線昏暗。

壓力管理
☐當我需要的時候我會說不。
☐我正在努力增加我的復原能力。
☐我正在努力減輕我生活中的壓力。
☐我每天都進行正念靜心。
☐我每天為一項需要動腦的嗜好留出時間。
☐我會花時間耕耘我的社交關係。
☐我為了促進放鬆和滋養自我做出各種小改變。

□我會尋求並且接受幫助。

□我確保自己每天都能找到樂子。

□我會花時間接近自然。

活動

□我避免長時間久坐不動。

□我每天都有從事溫和到中等強度的活動。

□我允許我的身體在任何可能稍微劇烈的活動後有充分的休息。

□我避免過度劇烈的活動。

傳統或另類醫療的需求

□我接受適當藥物或治療以支持器官功能（若器官有受到我的疾病所影響）。

□我已經對食物敏感和過敏做過評估。

□我的皮質醇濃度和甲狀腺功能已經經過測試。

□我已經接受過長期感染的評估。

□我已經接受過重金屬中毒的評估。

□我已經與我的醫師討論過關於極嚴重SIBO的治療方案。

□我正與我的醫師合作決定哪些藥物和保健補充品適合我使用。

□我正與我的醫師合作評估激素的調節。

□如果我發現有用的話，我會接受另類療法。

保健補充品的需求

□我食用的食物富含我被診斷出缺乏的維生素或礦物質。

□我使用保健補充品解決特定的微量營養素匱乏。

□我正在服用消化酵素補充品（如果合適的話）。

□我正在服用益生菌補充品或食用發酵食品。

□我正與我的醫師合作決定適應原補充品是否對我有益。

□我正與醫師合作決定器官功能支持或免疫調節的補充品或藥物我是否適用。

□我迴避了任何一種可能破壞我所做其他努力的保健補充品。

能不能重拾喜愛的食物

醫療的藝術包括了在大自然治癒疾病的同時取悅病人。

——伏爾泰

　　請別將原始飲食生活攻略中的飲食限制當成無期徒刑。我保證，你仍然有豐富美味的食物可以享用，再者，這些改變若能讓你重獲健康，這難道不值得嗎？難道放棄一些麵包之類的小東西，使你感覺重獲新生不是更值得嗎？

✚ 凱特・強森的見證 ✚

　　一開始我對原始飲食生活攻略抱持著懷疑的態度。我真的會看到結果嗎？搞清楚我的症狀會有多簡單？我最大的問題就是持續性。我在排除所有的食物方面沒有太大的問題，但在重新引進食物的環節我總是會出錯。

　　我的第三次嘗試大獲成功，這並非說我前兩次不完美的嘗試就一無所獲，我非常緩慢的排除食物，並且持續這麼做，所以到了第三回合我唯一需要避免的，只剩下茄科植物和以種子為基礎的香料。我的大腦不願意相信番茄竟然會是個問題，但在我做了一些義大利麵醬以後，我的身體發出了非常清楚的訊號。然而我隔天還吃了些咖哩，所以要判斷何種症狀是由哪種食物引起是有困難的。這也是我必須在第三次嘗試時非常謹慎並堅持下去的原因，每次引進食物的間隔不少於三天，並將症狀記錄在一個龐大的Google試算表中。

　　在前兩次嘗試中，我學會信任我的身體——唯一適合我的飲食是由身體決定的。只要記住食用特定食物後的反應有多強烈，要在派對或聚會中從那食物旁邊走開就容易多了——**那不值得我去承受身體上的疼痛和情緒上的痛苦。**我不會去想要持續這種飲食多久，或何時能再次吃某種食物，那樣的苦惱會讓修復之路脫軌的速度比吃下配上油炸雞蛋、核桃和可可粉的茄子咖哩還快。

　　在我的情緒和身體都準備好接受原始飲食生活攻略前我做了數次的嘗試，但這是我為自己的健康所做過最好的投資之一。我學會信任自己的身體、遵循我的直覺，還有如何戰勝做為我復原之路上最大障礙——負面自我對話。我終於也能夠不再理會「哪些食物對我有效而哪些沒有」這些糾纏不休的疑慮。對自己要有耐心，用你自己的步調和方法去實驗，同時記得，你要的是一條能恢復自身健康、可以持續前行的道路——而且你值得！

　　摘自凱特・強森的部落格「進食、回收、重複」（eatrecyclerepeat.com）

不過我不想談論做出這些改變的重要性——我們已經在前八章裡討論過了。我現在要討論的，是接下來該怎麼做——在你修復了身體並覺得自己再次煥然一新之後。原始飲食生活攻略不必然是你在餘生中必須遵行的方案，事實上，當你的身體重獲健康，你就能成功的重新將許多食物再次納入飲食中（取決於你自身對這些食物的敏感性，還有你腸道復原得有多徹底）。只要病情發生緩解，許多人將能夠偶爾大幅放鬆飲食限制（對，也就是作弊的意思）。

目標是能夠在實行接近標準舊石器時代飲食或乳品原始飲食（重點仍然是營養密度和食物的品質）的狀況下，使你的病情維持緩解，同時在管理壓力、保護生理時鐘、睡眠，以及保持活動方面繼續努力。

讓我們把話講清楚：進步到採用標準原始或乳品原始飲食（primal diet，和原始飲食相當接近，但一開始就容許生乳和發酵乳製品）的前提是只要那對你有效。這表示重新引進的食物重點會放在蛋、堅果、種子（包括巧克力！）、茄科植物、高脂肪草飼乳製品、豆莢可一併食用的豆類，偶爾還有酒精性飲料（不過是無麩質的）。特定食物能不能成功的重新納入飲食，還有何時可以重新納入是因人而異的。

儘管你會成功的將某些食物重新引進飲食中，但你將不會重新引進任何會導致腸道生態失衡及腸漏症，或會刺激免疫系統的食物，所以，你可以跟麩質還有大豆永遠道別了。不含麩質的穀類——像是偶爾來一份精白米，或非基改有機煮玉米棒，在很少食用的前提下對某些人來說可能是可以耐受的。其他豆類若是以傳統方式處理（通常會包括在完全煮熟前的浸泡或發酵）同時並非經常享用的話，或許也是沒有問題的。你或許可以食用某些茄科蔬菜，但可能永遠沒辦法在不使你的疾病症狀重新出現的情況下食用番茄和馬鈴薯。你將會需要一直留意你食用的脂肪種類，而且總是需要將注意力集中在食用營養密集的飲食。你將會需要保持警覺，並時常再次評估特定食物對你如何產生效用還是不起作用。你可能偶爾會需要回歸嚴格遵守原始飲食生活攻略——比如說在經歷極大壓力期間，或如果你會偶爾攝取導致你的症狀死灰復燃的食物。

有些人能夠將本章中所提到的所有食物都重新引進飲食中，或甚至成功的在採用八十／二十或八十五／十五原始飲食法（原始飲食法的輕鬆版本，容許每週有食用二到三次「作弊」餐點的機會）的狀況下仍然使自體免疫疾病保持在緩解的狀態。最終你很可能會在原始飲食生活攻略還有乳品原始飲食法之間找到快

樂的中庸之道，繼續刪除對你的身體特別會造成敏感的特定食物，但是可以吃得比原始飲食生活攻略允許的還要放鬆一些。了解重新引進飲食這件事不是對每個人都適用是很重要的，有一部分人可能終其一生都需要一絲不苟的遵循這些原則。不過直到你在食物重新引進上進行實驗，否則很難知道你是屬於何種狀況。

何時可以開始重新引進食物？

能夠成功的重新引進部分食物（即使只是以種子為基礎的香料）對很多人的生活品質都會是巨大的提升。早餐能夠吃蛋或偶爾可以用杏仁粉做烘焙，還是不時享用一塊黑巧克力，都會在讓你能堅持你的健康新習慣方面造成巨大的不同。儘管如此，不要過於急切的開始重新引進食物，一般說來，你讓身體有愈多時間修復，你能夠成功重新引進部分食物的可能性就愈大。

最理想的狀況是在你的病情完全進入緩解（這是你的腸道就算沒有完全、但也已經大幅復原的指標），還有你已經完全適應原始飲食生活攻略在生活方式方面的改變之前，你應該避免重新引進食物。最起碼你在重新引進食物之前，應該嚴格實行原始飲食生活攻略至少一個月（三到四個月會更好）。而且你應該先確實看到症狀的改善，而且是帶有顯示你的腸道已經大幅修復，並且免疫系統也不再攻擊你的身體（這由你有何感受可以明顯的判斷出來）的證據。

在重新引進食物之前，確保你的壓力得到良好控制、有適當的活動量、每晚都有充足的睡眠，還有每天都有花時間待在戶外是很重要的，因為這些都會在你重新引進食物時，影響你的身體耐受這些食物的能力。

對某些人來說，器官或組織已永久性損傷、無法完全恢復——即便你已成功的讓免疫系統得到調節，腸道也得到了修復。舉例來說，如果你患有橋本氏甲狀腺炎，你可能會持續需要甲狀腺激素替代治療，或者，如果你患有多發性硬化症，你可能無法完全重新獲得身體的平衡。如果你是屬於這個陣營的一分子，在以下所有事項都成立之後，你就可以評估是否覺得準備好重新引進部分食物：

(1)你能夠徹底消化你的食物（即使你還是需要支持消化的補充品）而且不會因為任何消化道症狀不舒服。

(2)你的自體免疫疾病不再愈來愈嚴重。

(3)你能夠在不使用疾病修飾型藥物（DMARDs P227 ）、類固醇 P224 或非類固醇抗發炎藥物（NSAIDs P222 ）的情況下控管你的自體免疫疾病。

　　甚至在患有是具侵略性和毀滅性自體免疫疾病的情況下，你都應該等到你的症狀有所改善且病情穩定之後再開始進行，這表示剩下的症狀是因你身體所留下的永久性傷害所造成的，而不是你的自體免疫疾病還在發動攻擊。

　　如果你認為你的免疫系統仍然在攻擊你的器官和組織，那要開始重新引進食物就還太早了。

　　如果你因為懷疑有敏感性而排除了含有FODMAPs的食物或任何其他種類的食物，那麼這些食物應該被列入重新引進的首批名單中。**會讓你過敏的食物應該排在你試圖重新引進名單的最後**。任何可能因受損或滲漏的腸道而引起的食物敏感都應該先加以測試，因為如果你的腸道的修復程度還沒有到能夠耐受FODMAPs、組織胺、水楊酸鹽類和其他類似物質前，你更容易感受到對像是堅果、種子、蛋、酒精，以及茄科植物等食物的敏感性。如果你仍在與這些食物敏感抗爭，那麼重新引進食物還嫌太早。不過只要這些食物敏感不再是問題（或只是小問題），而且只要你確實看到了病症的大幅改善，那就是你開始測試並看看你能否耐受某些食物的時機了。

　　要何時引進哪些特定食物最終是你自己的決定，你的感受是最佳的判斷標準，而且只有你自己知道你什麼時候準備好了。不過還是要提醒一句：**別讓渴望影響你**，你的決定應該要來自自身的感受良好，還有看到病情的改善。

關於蛋黃的備註

　　巴氏消毒後的蛋黃是一種美妙的營養密集食物，而且可能是被原始飲食生活攻略排除，但卻是標準原始飲食中，最健康的食物之一。雖然對蛋黃不耐很常見，但是蛋黃不太可能引起除此之外的其他問題。蛋黃是omega-3脂肪酸、葉黃素、玉米黃素、膽鹼、硒、磷、維生素A、D以及維生素B群的絕佳來源。**蛋黃可以在比引進其他食物更早之前重新納入飲食中。**

如何重新引進食物？

重新引近一種已經由你的飲食中排除一段時間的食物被稱為「口服激發測試」、「口服激發測驗」，或單純稱為「食物測驗」。在本章節所詳列之食物測驗建議的步驟是假設你對這些食物並不會過敏——也就是說，你並不會對這些食物產生免疫球蛋白E媒介反應。如果你被診斷出對某樣食物過敏，而你又想進行食物測驗，那麼請諮詢你的醫師。

食物測驗一次只測試一項食物，每次測驗三到七天。如果你在測試時普遍對新的食物耐受良好，那你就能快一點將這些食物重新引進（每三到四天）。如果你對許多食物敏感，你應該花更長時間再將它們重新引進（每六到七天，或甚至更久）。基本程序是這樣的：你在測試日當天全天食用數次特定食物；然後在監測自己的症狀以評估身體對該食物耐受性期間，避免食用新的食物（還有所有異於常規的東西）三到七天。

重新引進食物是有訣竅的，因為非免疫球蛋白E反應會在一小時到幾天內出現（雖然症狀一般在食用食物後一到四小時內出現，在四到二十四小時內達到高峰）。發生的反應會極為不同，可能會包括以下任何一種：

∘ 你所患疾病的症狀再次發生或惡化。
∘ 消化道症狀：肚子痛、排便習慣改變、胃灼熱、噁心、便祕、腹瀉、腸蠕動頻率的增加或降低、排氣、脹氣、糞便中有未消化或部分消化的食物殘渣。
∘ 精力減退、午後疲勞或精力下降。
∘ 食性上對糖和脂肪產生渴求，或對咖啡因的渴望。
∘ 異食癖（對非食物來源，像是黏土、粉筆、泥土，或沙子等物質中的礦物質產生渴望）。
∘ 睡眠問題：不論是入睡問題、維持睡眠狀態或只是早上覺得沒有休息夠。
∘ 頭痛（從輕微頭痛到偏頭痛）。
∘ 暈眩或頭暈。
∘ 黏液分泌增加：痰、流鼻水或鼻涕倒流。
∘ 咳嗽或需要清喉嚨的次數增加。
∘ 眼睛或嘴巴發癢。

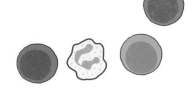

。打噴嚏。

。持續性疼痛或特定部位的疼痛：肌肉、關節、肌腱，或韌帶。

。皮膚變化：疹子、面皰、皮膚乾燥、粉紅色腫塊或小點、頭髮或指甲乾燥。

。情緒問題：情緒波動、感覺低落或消沉、無力應付壓力、焦慮感的增加。

　　就算只有這些症狀中的任一項，都意味著你對某樣食品敏感。要記得症狀甚至可能在你食用該項食物數天後才會發生。如果你的症狀延遲出現，要決定症狀是否與你測試的食物有關就有點微妙了，如果你無法確定（或許你在進行食物測試的隔天感到疲累，但你在前一晚因為陪寶寶熬了一整夜沒有睡覺），先繼續下一項食物（前提是不將另一項食物加入飲食中）然後數週後再次測試無法確定的食物。如果你有感染的問題、進行特別劇烈的運動、比正常狀況睡得少、感受到特別大的壓力，或處於任何其他可能會讓解讀你的反應變得困難的情況下，不要重新引進新的食物。

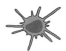 **當你準備好測試一項食物，以下是進行的步驟：**

⑴首先，選擇要進行測試的食物。準備好一天中要食用該食物二到三次（不過在接下來數天不需食用）。

⑵剛開始食用時，先吃半茶匙或更少（極少量一點一點的食用）。等候十五分鐘。如果你出現任何症狀，停止繼續食用。接下來，食用一茶匙（一小口）。

⑶等候十五分鐘。如果你出現任何症狀，停止繼續食用。接下來，吃一茶匙半（稍微大口一點）。暫時先到此為止。

⑷等候兩到三小時，同時自我監測是否有症狀出現。

⑸現在食用一份正常分量──單獨食用或做為餐點的一部分。

⑹接下來的三到七天不要再食用該食物（在那段時間也不要重新引進任何新食物）。自我監測是否有症狀出現。

注：有些方法建議在測試當日第三次食用要測試的食物（基本上就是再次食用該食物的正常分量，通常是和晚餐一起吃），不過對於這是否有助於決定食物敏感並無共識。如果你想的話，隨你的心意在測試日再次食用測試食物。

⑺如果你在接下來的三到七天都沒有出現症狀，你就可以將這項食物重新納入飲食當中了。

如果你要測試的食物一般就是少量食用的（像是香料），你最多應該吃的量就是正常的一份。這也表示在第二步驟的分量要縮減——所以與其以半茶匙開始，你應該以一小撮開始嘗試。或者你可以用該項測試食物為材料煮一道菜（以香料的例子來說，一次只用一種新的香料），同時增加或減少你一份食物的量，好攝取滿足該項新食物的建議分量。舉例來說，如果你要測試紅椒粉，你可以將雞肉用大量紅椒粉調味，然後先咬一小口雞肉做為測試，然後是兩口，接著三口；你會在二到三小時後吃完一整塊紅椒粉調味的雞肉。

進行測試的食物可以是生的或熟的，**取決於你的各人喜好**：就測試食物敏感性而言，哪一種正確性更高並無共識。

有時候症狀會悄悄接近你，你很容易因為過於渴望自己能耐受某樣食物，而忽略身體對該食物的反應，直到你食用的時間長到你無法再忽視症狀的存在（這可能要花費好幾週）。這在症狀很輕微而且相當模糊的情況下特別容易發生（比如說情緒變化還有疲勞），在這個情況下，要回溯你採取的步驟並決定真正的罪魁禍首會很困難。注意任何從開始重新引進食物以來經常食用的食物，消去所有可能的候選者（這可能表示你重新引進的最後六種或更多種食物）。當你有所懷疑時，退回到完全遵行原始飲食生活攻略數週或直到你的症狀完全緩解，然後再次開始重新引進食物的過程（這次要更吹毛求疵還有更有耐性，同時兩次重新引進要間隔更長的時間）。

如果只是偶爾食用的話，你可能可以耐受某些食物，但如果在做為每天飲食一部分的基礎上就會無法耐受。要決定是哪些食物會出現這種情況、能耐受的頻率，還有可以食用的量可能很困難。這些通常就是會在被重新引進後，使症狀逐漸累積的食物，也是會在你重新引進後，讓你又得從頭開始的食物。如果你無法確定某種食物是否會引起反應，那麼在你完成重新引進的過程，並找到適合你的維持飲食法之前，那最好迴避該食物。到那個時候，你可能就可以不定期且少量的重新引進這些狀況不明的食物，持續監測自己是否有出現反應的症狀。狀況不明的食物有像是巧克力、堅果和種子類等高植酸含量的食物 P142 ，還有蛋白、咖啡，以及酒精，以上這些食物在你的腸道健康，同時食用頻率不高的情況下影響很小 P152 、 P184 、 P148 ）。

酒精性飲料是這個重新引進方法的例外：**你只會在測試日飲用一小份**（通常是在晚間）。飲用一小杯，並確定該飲料是無麩質的，你所飲用的量應該是

二百四十到兩百七十毫升蘋果酒或無麩質啤酒、一百毫升紅酒、九十到一百二十毫升強化葡萄酒（像是雪利酒、波特酒，或馬德拉酒），六十到九十毫升香甜酒，或三十到四十五毫升司烈酒。慢慢享用你的飲料，這樣一來，若你注意到任何立即發生的症狀就能停止飲用。再度飲用下一杯前至少等候一週，你可以逐漸將這個嗜好的頻率增加為每週兩次（自體免疫疾病患者不太可能耐受更大劑量的酒精或更高的飲用頻率，不過歡迎你自己測試一下）。要記住你會比從前更快感受到酒精的影響——也就是說，你會是個「一杯倒」！請負責任的飲酒。

　　你可能會想將這些重新引進食物當中的數種做為僅僅偶一為之的嗜好。舉例來說，即使從前你一天要喝好幾杯咖啡，或許你會選擇將你的咖啡飲用量保持在最低——即使你的測試是成功的。也許咖啡現在可以成為你週日早午餐時間的樂事。某些由原始飲食生活攻略中排除的食物（像是咖啡）在經常而且大量攝取、或腸道障壁已被破壞、激素失衡，還有免疫系統過度活化的狀況下，才會造成嚴重的破壞。這表示將這些食物視為偶爾出現的特別享受，是在避免習慣性食用這些食物所帶來壞處的同時享用它們的一種好方法。畢竟如果放棄喝咖啡對你來說很困難，你真的會想因為這樣而陷入對其產生情緒或身體上依賴性的泥沼嗎？還有要記得的是，這些食物有一部分永遠沒辦法很好的為身體所耐受，即使做為久久一次的嗜好也一樣，所以你或許就該選擇不再測試任何這一類可能會帶來問題的食物，並假設你沒有這些食物反而會更健康。

對於酒精的備註

　　要記得：酒精的攝取已被認為與類風溼性關節炎和牛皮癬罹患風險的增加有關，然而，適量攝取酒精也已經被證明會降低包括橋本氏甲狀腺炎、葛瑞夫茲氏症、乳糜瀉、第一型糖尿病以及系統性紅斑狼瘡等自體免疫疾病的罹病風險。

　　這項證據是由相關性研究（比較罹患同一種病症的病人及未罹病者群體，並試圖釐清兩個群體間飲食和生活方式不同之處的研究方法）所得來，同時研究中傾向於描述發展為疾病的風險，而非酒精對疾病的控管是否會造成影響。與此同時，針對患有非活性發炎性腸道疾病患者的研究顯示，在一週時間內適量飲用紅酒會造成腸道通透性的增加（同時使糞便中做為發炎性腸道疾病活性增加標誌物的鈣胃蛋白減少），因此如果你患有非活性發炎性腸道疾病，同時又每天飲用紅酒，你就可能處於會故態復萌的長期風險之中。如果你有自體免疫疾病病史，每天一杯紅酒**絕對不該**成為你的標準日常。

製作一份食物記錄對辨識哪些食物可能對你造成問題會非常有幫助。要這麼做最基本的方法就是在你每次重新引進一種新的食物、開始使用新的保健補充品，或吃了不屬於你正常慣例的食物時做筆記。如果你出現反應，就只需要簡單的檢查前一週你吃了什麼不同尋常的食物。

至於讓辨識問題食物更有挑戰性的輕微反應則值得製作一份更為詳細的記錄。將一頓飯裡的所有成分以及食用的時間都記錄下來，還要記下你所感受到的是哪些症狀以及是何時感受到的，以及你認為那些症狀是否與食物相關。這些更為詳盡的記錄能幫助你或保健專家辨識出除了用這種方式之外可能無法辨識的模式以及食物與症狀之間的關聯。

你能夠耐受的食物種類可能會隨時間增長而有所不同，現在對一種重新引進的食物產生反應，不必然表示你永遠不能食用該食物（雖然如果反應十分劇烈，那就很可能是對其終身敏感）。特別是如果你的反應溫和，你可能可以在六個月或一年後再重新測試一次。另外，**也可能發生新的食物敏感**，你現在成功重新引進的食物未來不再適合你食用是很有可能發生的（這通常會與壓力的增加、睡眠減少、感染，或其他針對腸道健康和免疫系統的襲擊同步發生）。如果一種食物不再適合你食用，盡早分辨並將其由飲食中排除是很重要的。

重新引進食物的建議順序

原始飲食生活攻略基本上是一種消去飲食法，消去飲食法已經被過敏學家和其他醫學專家採用數十年了，被消去的食物是那些根據科學文獻看來，最有可能對腸道健康和免疫健康方面有害的。

當講到重新引進食物，選擇從哪裡開始並沒有所謂對或錯的方法。有一項非常好的論點是，首先被重新引進的應該要是你最想念的那些食物，另一個不錯的說法是，首先重新引進最不可能引起反應或最能補償營養品質的食物。我的建議順序是將起反應的可能性（基於科學對於特定食物與腸道障壁或免疫系統如何產生互動的說法）與食物固有的營養價值兩者皆納入考慮。

共有四個階段，第一階段包括最能夠被耐受或營養密度最高的食物，第二階段包括比較可能良好耐受或營養密度較差的食物，第三階段包括更不可能被耐

受的食物，第四階段則包括最不可能被耐受而且你大概永遠都不會想去測試的食物。進入第二階段前，在第一階段中將所有你想要重新引進的食物都列入測試（除了任何你會過敏或曾發生過嚴重反應歷史的食物）。在由第二階段進入第三階段、和要由第三階段進入第四階段前都遵循相同的方法。你不需要耐受第一階段中所有的食物才能進入第二階段，不過如果你無法耐受多數（或大部分）第一階段中的食物，暫停重新引進新食物幾個月，然後再重新對第一階段中的食物進行測試。如果你仍然會對它們起反應，再多等幾個月，然後再開始測試第二階段的食物（將第一階段中無法耐受的食物排除在你的飲食之外）。

　　第四階段中的食物通常可能會被標準原始飲食法、乳品原始飲食法，或傳統食物飲食法允許食用（至少是做為偶爾的點心），比如以偉斯頓・A・普萊斯基金會指南為根據。但假如你的自體免疫疾病沒有在重新引進食物的過程中維持完全緩解的狀態時，最好不要測試任何第四階段（甚至第三階段）中的食物。

第一階段	第二階段
蛋黃 豆莢可食用的豆類（四季豆、花豆、蜜豆、荷蘭豆、豌豆等等） 水果和莓果類為基礎的香料 種子為基礎的香料 種子和堅果油（芝麻油、澳洲胡桃油、胡桃油等等） 由草飼乳製品而來的酥油	種子類（包括全種子、磨成粉的，還有醬，例如中東芝麻醬） 堅果類（包括全堅果、磨成粉的，還有醬，例如杏仁醬），除了腰果和開心果以外 可可或巧克力 蛋白 草飼牛油 少量的酒精 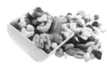
第三階段	第四階段
腰果和開心果 茄子 甜椒 紅椒粉 咖啡 草飼生奶油 發酵草飼乳製品（即優格和克非爾） 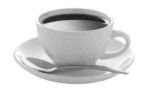	其他乳類製品（草飼全脂牛奶和乳酪） 辣椒 番茄 馬鈴薯 稍微大量一點的酒精 白米 其他茄科蔬菜和含茄科植物之香料 傳統方式處理的豆類（最理想的是浸泡和發酵） 傳統方式處理的無麩質穀類（最理想的是浸泡和發酵） 有讓你嚴重反應歷史的食物 會讓你過敏的食物

有些類似的食物會被區分成兩個或更多階段，這包括了茄科植物（第三和第四階段）、乳製品（第一、二、三和四階段），還有堅果跟種子兩者（第一階段與第二階段）。如果這些「家族」中的食物在較早的階段無法被耐受（例如說

關於食物品質的備註

當你要為自己的飲食重新引進食物時，品質同樣是極為重要的。一項研究顯示，由大豆為基礎的禽類飼料中之大豆異黃酮會在食用這些飼料的母雞所下的蛋中被完整的找到。如果你對大豆極為敏感，那麼你會無法耐受由大豆所餵養之母雞生的蛋，不過你可能可以耐受由無大豆飼料餵養之母雞所下的蛋。麩質或其他有害的蛋白質是否會在攝取含有這些物質之飼料的母雞所生的蛋中完整的找到，這一點還沒有被測量過，但是一些軼聞所述事件顯示，患有乳糜瀉的人對吃以燕麥為基礎飼料之母雞所下的蛋會出現反應。因此，在談到要重新引進蛋的時候，試著去找當地生產、由未使用補充品之飼料或是不含大豆或燕麥（或任何其他讓你可能發生有害反應的物質）之飼料餵養的全放牧母雞所下的新鮮雞蛋。大多數的當地農人會很樂意和你來場關於他們養雞用的飼料的談話。

巧克力是另一項因品質不同而會造成耐受能力不同的食物。即使是不含乳製品的黑巧克力，大豆卵磷脂都是其中常見的成分。巧克力如何加工，還有使用的是哪一種甜味劑也都會影響你是否能夠耐受。找找以有機糖（通常是甘蔗汁或蜂蜜）調味的有機巧克力，同時得要是無乳製品、無麩質、無穀還有無大豆的。

乳品的品質會造成極大的不同，不只是在其耐受程度上，還有可消化性及營養價值。草飼乳品含有優質脂肪（包括omega-6比omega-3之健康平衡還有共軛亞麻油酸 P175 ），以及脂溶性維生素（包括維生素A、D和K_2）。草飼生乳會帶來更多益處，但也比巴氏消毒過的乳品有著更多風險。如果你能找到低溫槽式巴氏殺菌牛奶，這類牛奶會含有許多存在於生乳中之理想的活性酵素，但包含感染性生物的機會較小。當牛的乳品無法被很好的耐受時，山羊奶、綿羊奶、馬奶或駱駝奶有時候也會出現同樣的情形。

至於堅果類，加工方式可能對其可被耐受之程度有影響。一般都認為將堅果浸泡在鹽水中然後再加以乾燥會改善堅果的可消化性、降低酵素抑制活性，還會減少植酸。這並未在科學文獻中有所記載，但軼事記錄顯示，許多人能夠耐受經過浸泡再乾燥後的堅果——即使他們無法耐受生的或烘烤的堅果。如果你想自己試試，將一湯匙鹽加進有四杯份的生堅果中，然後加水到堅果被覆蓋，浸泡七到十二小時。將任何漂浮起來的堅果丟掉，之後瀝乾、沖洗，然後在食物乾燥機中乾燥或放到烤箱，設定為最低溫烘烤十二到二十四小時。另一個選擇是，你可以藉由將生堅果和種子浸泡在未加鹽的水中一整天、清洗，然後儲存在於陽光下以棉布封口的罐子裡，並藉由每天清洗數次讓它們保持濕潤。大多數堅果和種子在二到四天就會出芽。

如果酥油會引起反應），那麼接下來的階段中不要再測試此家族中的其他食物（也就是說，不要再測試牛油、奶油、發酵乳製品，或其他的乳製產品）。

如果你不想測試某種食物（因為不喜歡或因為由過往歷史判斷，你懷疑該食物對你特別會造成問題），那就不要測試。如果你喜歡現在的感覺而且沒有被你過往食用的食物所誘惑，那你根本不用測試任何食物。將這些食物重新加回飲食中並沒有營養方面的好處。重要的是你要找到對你奏效的東西。

是的，重新引進食物會是個漫長的過程，但重新引進食物的速度太快可能會引起你的自體免疫疾病發生病症大爆發，這有可能讓你比謹慎且有條不紊的重新引進食物所耽誤的時間還要更多。

為何我對從前習慣的食物反應如此劇烈？

雖然許多從前導致自體免疫疾病的食物在排除夠長時間、加上你的腸道得到修復，以及你的免疫系統活性恢復正常後，可能能夠很好的被耐受，但某些食物反而會引起比從前還要多的問題。在食物過敏和不耐的例子中，你現在對某些食物的反應可能會遠比採行原始飲食生活攻略之前還要強烈許多。這種情形甚至在這些食物非常微量時都可能成立——即使它們曾經是你飲食中的主要成員也一樣。舉例來說，過去你或許每天都吃麵包和義大利麵，但是現在即使一絲麩質的存在都會讓你發生劇烈的不適。為什麼會產生這種轉變？

即使在完全健康的腸道中，食物蛋白質抗原都會被幾種不同的細胞吸收、處理，然後經由抗原呈現的步驟呈現給免疫系統，做為身體慣例巡察感染性物質的一環 P45 。樹突細胞會在腸道上皮細胞與腸腔內部間伸出一根稱為樹突的長長的、手臂狀突出物，用來「取樣」腸道環境查找感染的痕跡。接著這些樹突細胞會移動到腸道相關淋巴組織中呈現食物抗原（或任何其他樹突細胞找到的抗原）給未成熟T細胞和B細胞。持續由腸道環境中取樣尋找抗原，並將這些抗原（由食物和微生物兩者而來）呈現給免疫系統細胞 P80 其實是派氏結中之M細胞的工作。即使是腸道上皮細胞本身都能夠吸收一部分完整的食物蛋白質，並將這些蛋白質呈現給被活化的T細胞。

當身體「選擇」不對某個抗原起反應時，這種反應稱為**免疫耐受性** P53 。免疫耐受性的概念與任何會讓你產生免疫反應的食物相關（這意思就是食物過敏

和不耐）。免疫耐受性一般都被認為是件好事，但是，當然如果你對某種食物不會產生免疫反應，你就不需對那項食物發展出免疫耐受性。

免疫耐受性依賴數個因素，包括基因和有效率的消化作用。蛋白質被分解的愈徹底就愈不具免疫原性（即免疫刺激性）。單單是使健康消化作用恢復就能讓許多食物敏感消失。第二點，免疫耐受性有賴於通過腸道障壁之抗原的量，在腸漏症的情形中，能夠通過腸道障壁進入體內之特定食物抗原遠比腸道障壁完好時多出許多。最後一點就是，**免疫耐受性代表的是傳往免疫系統的訊號被抑制。**對食物抗原產生的免疫反應是由Th1、Th2和記憶細胞所媒介，抑制這些細胞的活性是調節型T細胞的任務。調節型T細胞能夠生成特定會抑制免疫細胞活化的抗發炎性細胞激素，或者它們能夠切斷受體，從而使T細胞無法與抗原結合。

對食物抗原產生的免疫耐受性在消化作用被擾亂、腸道障壁被破壞或調節型T細胞數量不足以壓制免疫反應時會消失。

對某種食物產生誇張的反應很有可能是能夠辨識該食物抗原的未成熟T細胞及記憶細胞在體內仍然在接受此食物抗原的呈現。記得這些細胞擔負著哨兵的作用，由於該特定食物抗原是這些細胞最後偵測到的抗原，因此能夠辨識該特定抗原的細胞數目會隨時間而減少。然而，幸虧藉由消去飲食法讓接觸抗原的機會降低，能夠抑制那些特定T細胞的調節型T細胞數量已經被減少（這可能與基因有關）。因這種特定狀態而起的誇張反應中，還是有過多未成熟T細胞會辨識食物抗體，但沒有足夠的T細胞能阻止它們被完全刺激，這被稱為免疫耐受喪失。隨著時間過去，這些反應應該會消退（當能辨識食物的未成熟T細胞和記憶細胞數量最終也會減少），這並不表示免疫耐受性恢復了（雖然有可能），反倒更像是身體「忘記」對這些食物產生反應。

其他因子或許也參與現在對食物產生的誇張反應。或許腸道黏液層在你實行原始飲食生活攻略前已增厚，形成一種保護機制——基本上是你身體讓接觸抗原機會減至最小的手段。現在你的身體已經修復，黏液層的厚度更接近正常，因此當你食用會讓你過敏或發展出不耐受性的食物，更多的該項食物會與免疫系統發生交互作用。這在你的腸道正在修復，而且還未徹底修復前尤其可能發生，在這段時間內抗原的「取樣」會成為更加緊密控制的過程。

如果你對某種食物會產生嚴重的反應，就別再食用了（如果你嚴重過敏，向你的醫師諮詢開立腎上腺素注射筆的事宜）。有些免疫敏化作用的步驟可在一

位過敏學家的引導下進行，以緩慢的將少量食物抗原引入來刺激調節型T細胞，但這個方法只有在你的自體免疫疾病進入完全緩解，而且除此之外的健康狀況完全良好的狀況下才予以考慮。

對大多數人而言，在繼續遵循原始飲食生活攻略的前提下，這些劇烈的反應會隨時間減輕。事實上，對食物缺少嚴重反應是腸道及免疫健康的絕佳指標。

迎接終身健康

重複的行為造就了我們。因此，卓越不是單一的舉動，而是一種習慣。
——亞里斯多德

堅持原始飲食生活攻略會隨著時間而愈來愈簡單，當你開始看到你的症狀、精力程度和甚至心理健康都出現明確的改善，你會更有動力繼續做出能夠支持修復的決定。當你的身體持續復原，同時變得更適應新的食物習慣及新的生活慣例之後，為你的健康做出最佳選擇就會變得更簡單。

當你實驗新的營養密集食物時，嘗試新的食譜並找出適合你從前喜愛的作法，你很快就會發現很明顯的，以這種新的方式進食其實沒有那麼難，食物仍然能夠同時療癒身體和心靈，遵行嚴格的飲食法也不需要感覺像是在「節食」。你還是可以吃到美味的食物。

當你跨越初期修復的階段並開始以面貌一新的樂觀態度和冒險的感覺展望你接下來的人生，將原始飲食生活攻略的原則銘記在心：

∘ 食用營養密集的食物
∘ 支持腸道的健康
∘ 管理你的壓力
∘ 獲得充足睡眠
∘ 花時間待在戶外
∘ 找樂子

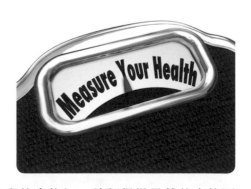

當你實驗新的食物時（也許還有一些老的食物），請記得微量營養素的匱

乏與自體免疫疾病息息相關（通常還有慢性疾病）。記得任何難以消化的食物都會餵養助長腸道生態失衡，同時也失去獲取營養素以滋養你的身體的機會。在你發現新的嗜好還有進行新的挑戰時，記得嚴格評估哪些活動能支持你的健康而哪些會損害你的健康——並且將後者揚棄。

當你的身體復原，辨識出飲食中及生活中其他的誘發因子會變得更為簡單。隨著時間增長，你會弄清楚對你個人來說最重要的飲食因子為何——包括何種食物該迴避及何種食物應優先食用。隨著時間的增長，生活方式誘發因子會變得一目了然、十分明顯，明顯到你將可能可以預期，在損失一個晚上的睡眠或工作上出現額外壓力源之後，你究竟會有些什麼感受。這會協助你繼續做出健康的生活方式選擇——關於你所面對的是哪些挑戰、你擔負起了哪些責任，還有對哪些要求說不。

原始飲食生活攻略中花費的時間和獲得的經驗會讓你能夠找到自己在順應

✦ 史黛西・陶斯的見證 ✦

我的故事在舊石器時代飲食社群中可說是屬於原創、戲劇性、前無古人後無來者的，但對我而言，成功並非一開始減掉的那六十公斤體重。我在接下來的一年中重新發現我的健康，而這是整個故事中更為重要的元素。在採行低碳水化合物、低營養素飲食及高壓生活方式一年之後，我的身體被壓垮了，而且我的激素也不正常。儘管執行了舊石器時代飲食一整年，我還是有腸漏症，這在從前未知的自體免疫狀況——也就是乳糜瀉——爆發時變得十分明顯。

這個認知帶領我大幅的再重新調整了飲食和生活——將注意力放在營養素密度、進一步排除發炎性食物、壓力的減少、適當的睡眠，還有陽光。藉由遵行所有這些針對自體免疫方案的原則，我現在已經可以讓自體免疫狀況的症狀進入緩解！我的頭髮、指甲和皮膚都充滿生氣而且強健，而且近乎不變的關節疼痛成為了過去式。我睡得很好，不再出現偏頭痛、極度抑鬱、喜怒無常還有接觸麩質後持續數天的身體疼痛。

這個攻略並不是無須付出努力。要做出「個人身體健康是最重要的事情」的選擇是需要做出承諾的，而且必須承諾做所有的事都全力以赴以達到最好的結果。

這不只包括進食，還有莎拉在原始飲食生活攻略中所羅列出的生活方式的改變。付出的代價會有所回報，因為沒有比意識到你的身體正在自我修復，還有你能控制自己的健康更讓人感到自由的事了。

史黛西・陶斯與先生麥特・麥凱瑞，在返祖父母（PaleoParents.com）中經營部落格，並著有《像恐龍般進食》及《培根之外》

性及持續性之間的平衡。時間和經驗能讓你得以找出什麼對你奏效，你又願意做出何種犧牲和妥協，直到成為習慣之前都只能努力。

　　你藉由閱讀本書所學到的還有開始實施其中的方案是在長期抗戰中維持你的健康的策略。你已經學到你的飲食和生活方式選擇會影響你的健康（而且了解的程度比你以為你會關心的還要更加細緻入微！）。你已經學到某些食物如何與你的免疫系統產生交互作用並影響你的腸道健康，你也已了解為何那是很重要的。你也已經學到為何如何過日子和你用來為生活添柴的食物同樣重要。

　　記得要警醒但不要偏執。堅定的維持對你身體的覺知，但不要懼怕未來。定期再評估你吃些什麼和做些什麼如何影響你的健康，樂於隨時適應及做出改變以繼續使你的健康狀況更完美。生活是一項進行中的工作，現在你已經具備重獲健康和過好你的生活的知識，去吧，享受吧！

詞彙表

花生四烯酸	AA	一種omega-6脂肪酸。
獲得性免疫系統	Acquired Immune System	適應性免疫系統的另一個名稱。
適應性免疫系統	Adaptive Immune System	免疫系統中針對特定外來入侵者的部分。
佐劑	Adjuvant	會刺激適性免疫系統的物質。疫苗中會加入佐劑以刺激免疫系統，因為抗原（通常是死的或減活的病毒和細菌）不具感染性──需要佐劑使免疫力得以發生是因為死病毒無法繁殖而且無法只靠著死病毒有效刺激免疫系統。
好氧的	Aerobic	需要氧氣的。
凝集素	Agglutinin	能讓紅血球聚集成團塊的一種蛋白質。
胺基酸	Amino Acid	所有蛋白質的基礎建構分子。
澱粉酶	Amylase	一種分解澱粉的消化酵素。
厭氧的	Anaerobic	指不需要氧氣的。
雄性激素	Androgen	任何能與雄性激素受體結合之物質的總稱，例如睪固酮。
雄性激素受體	Androgen Receptor	一種控制基因表現的特化受體，尤其是那些與支持或抑制男性特徵有關的基因。在控制脂肪囤積和肌肉重方面也扮演一定角色。
抗體	Antibody	一種特化蛋白質，由免疫系統的細胞製造，會辨識並與其他蛋白質中的小段胺基酸序列結合（通常是外來蛋白質）。
抗原	Antigen	會與抗體結合之病原體蛋白質的小片段。
抗原接合處	Antigen Binding Site	抗體與抗原結合的部分。
抗原呈現	Antigen Presentation	為適應性免疫系統呈現或顯示體內找到何種抗原的步驟。抗原呈現可以由任何體內的細胞透過主要組織相容性複合物（這也告知免疫系統此一細胞是否已被感染）或經由先天性免疫系統的吞噬細胞（這可以將該細胞所吞噬的抗原種類顯示給免疫系統）而達成。
抗發炎性	Anti-inflammatory	任何抵銷或協助緩解發炎反應的東西。
抗營養素	Antinutrient	任何妨礙營養素吸收或利用的物質。

細胞凋亡	Apoptosis	一種受到嚴格控制的細胞死亡，與細胞自殺類似。未加控制的細胞死亡稱為細胞壞死。差別在於細胞凋亡並不會導致細胞碎片或蛋白質釋放進入體內，但細胞壞死會。
自體抗體	Autoantibody	會辨識並與體內蛋白質之小段胺基酸片段結合的抗體（而不是與外來侵入者蛋白質接合）。也稱為**自體標靶抗體**。
自迴分泌	Autocrine	一種以脂肪為基礎的分子，做為細胞內部溝通訊號之用（由細胞的一部分傳遞到另一部分）。
自體免疫疾病	Autoimmune Disease	因免疫系統攻擊體內的細胞、組織或器官而引起的疾病。
自體免疫性	Autoimmunity	以自身為標靶的免疫力。自體免疫性疾病不會成為自體免疫病——直到損傷累積並出現症狀。
B細胞	B cells	會製造抗體的白血球細胞（淋巴球）。B細胞是體液免疫系統中的主要細胞類型。
刷狀緣	Brush Border	腸道障壁的一部分，由腸道上皮細胞連接成小腸內襯的整片細胞組成，會形成一層連續的絨毛。
碳水化合物	Carbohydate	由一連串糖分子所構成的分子。碳水化合物不僅是身體重要的燃料，也是許多被身體內細胞所用或製造之化學物質的重要分子構成成分（醣蛋白、醣脂、膜碳水化合物）。
消化劑	Catalyst	能加速化學反應率的物質。在生物學中，這通常代表一種能加速酵素作用（這會使化學反應加速）的物質（像是礦物質）。
CD4	CD4	一種鑲埋在T細胞外側細胞膜中的醣蛋白，與T細胞受體合作辨識外來入侵者。也能幫助分辨不同種類的T細胞。CD4陽性T細胞在體內扮演的角色有別於CD8陽性T細胞。
CD8	CD8	一種鑲埋在T細胞外側細胞膜中的醣蛋白，與T細胞受體合作辨識外來入侵者。也能幫助分辨不同種類的T細胞。
膽固醇	Cholesterol	脂肪的一類（技術上來說是一種稱為固醇的脂質），為細胞膜結構、類固醇激素、維生素D，以及膽鹽的必要結構組成成分。
食糜	Chyme	濃稠的酸性液體，由胃液和被部分消化的食物組成，由胃部送往小腸。
生理時鐘	Circadian Rhythm	生物功能隨著二十四小時計時的循環。生理時鐘是由腦中特定細胞所控制，但所有細胞都具有藉著在體內循環之激素的節律而和腦部時計同步的內建時鐘。也稱為**生物週期**。

循環	Circulation	血液流通之血管系統。當一種物質「進入循環」代表該物質在血液中行經全身。
輔因子	Cofactor	對酵素執行其作用所需的一種物質（並不是酵素作用的對象）。
補體	Complement	一群由肝臟生成的二十五種不同蛋白質，是先天性免疫系統的一部分。補體經由與病原體表面結合發揮作用，有時能直接殺死病原體，還能夠吸引其他免疫細胞。
相關性	Correlate	統計學用語，意思是兩件事以同樣的模式進行測量。雖然相關性並不足以證明因果關係（只是因為兩件事相關並不必然表示一件事導致另一件），這一般表示兩件事之間的連結被加以測量，甚至在並非直接連結的情況下。
皮質醇	Cortisol	主要的壓力激素。皮質醇在人體內扮演多樣化的角色，包括控制代謝及免疫系統。皮質醇同時也是重要的生理時鐘激素。
交互作用抗體	Cross-Reactive Antibody	會與非特定一種蛋白質抗原結合的一種抗體，反而能在兩種或更多種蛋白質上找到。
交互作用物	Cross-Reactor	當一種抗體與超過一種蛋白質結合時，任何抗體形成時拮抗之主要蛋白質以外的蛋白質都稱為交互作用物。例如如果一種拮抗麩質的抗體形成後也會和牛奶中的蛋白質結合，那麼牛奶就是一種交互作用物。
隱窩	Crypt	小腸絨毛之間的深谷。是小腸的重要結構外觀。
細胞激素	Cytokines	發炎反應的化學信使。有一些細胞激素是做為促炎性訊號以開啟發炎反應，有一些則是做為抗炎性訊號，用來終止發炎反應。
細胞毒性T細胞	Cytotoxic T Cells	白血球細胞（T淋巴球），是適應性免疫系統的成員之一，專門攻擊體內被病毒和某些細菌感染的細胞。
樹突細胞	Dendritic Cells	駐在體內障壁組織內（像是腸道和皮膚）的免疫細胞，做為哨兵之用。樹突細胞也是吞噬細胞。
二十二碳六烯酸	DHA	超長鏈omega-3多元不飽和脂肪酸，有許多重要功能，特別是在調節發炎反應和神經健康方面。
分化	Differentiation	與細胞成熟類似。細胞轉變為最終應該成為的細胞類型的過程（被稱為幹細胞或前驅細胞的一類細胞，能分化成為許多不同類型的細胞）。
雙醣	Disccharide	兩個糖分子組成的簡單碳水化合物。比如說，蔗糖是由一個葡萄糖和一個果糖分子所組成。
十二指腸	Duodenum	小腸的第一段。

內分泌	Endocrine	與激素有關，尤其是會分泌激素的器官或腺體。內分泌系統包含體內與激素相關的一切。
胞飲作用	Endocytosis	細胞藉由將表層細胞膜包裹在目標周圍，形成氣泡狀結構後，從外界輸送物質到細胞內部的過程（表層細胞膜接下來會封閉目標分子周圍，然後泡狀物便進入細胞內部）。當這個「氣泡」被內化，此結構便可稱為內體、囊泡或液泡（取決於泡狀物的大小、細胞膜確切的組成，以及泡狀物的內容物為何）。
內生的	Endogenous	在體內製造的，不然就是源自於體內的。與外生性相對。
腸道上皮細胞	Enterocyte	形成腸道障壁的主要細胞類型，也叫做小腸吸收性細胞，腸道上皮細胞是上皮細胞一種，負責將營養素由腸道內部輸送到身體內部。
酵素	Enzyme	功能為協調、刺激，或除此之外控制特定化學反應的一種蛋白質。
二十碳五烯酸	EPA	長鏈omega-3多元不飽和脂肪酸，在體內有許多重要功能，尤其是在調節發炎反應方面。
流行病學	Epidrmiology	醫學的分支，處理疾病的發生、分佈以及控制，大部分是根據統計學。流行病學家會尋找族群和疾病間的關係。
上皮障壁	Epithelial Barrier	主要由上皮細胞構成的屏障。腸道障壁是上皮障壁的一種。
上皮細胞	Epithelial Cell	一種能在所有障壁組織中找到的特殊細胞類型。上皮細胞的特徵是具有頂部（也被稱為細胞的頂端，此處的細胞膜會形成被稱為絨毛的指狀突起）、側邊，以及底部（也稱為細胞的基底側；細胞藉由緊密連接分辨頂部與基底）。
上皮	Epithelium	主要由上皮細胞構成的組織。腸道上皮是腸道障壁或腸道上皮障壁的另一個稱呼。
病因學	Etiology	疾病或症狀的肇因。
真核生物	Eukaryote	也稱為真核細胞，細胞內具有包裹於膜中的複雜結構。所有的動物和植物細胞都屬於真核細胞。
胞吐作用	Exocytosis	與胞飲作用相反。在胞吐作用中，被膜構造包裹的氣泡狀結構（內體、囊泡或液泡）融合到細胞表面之細胞膜，在融合過程中將內容物排出細胞之外。參見胞飲作用。
外生的	Exogenous	源自於體外的。與內生的相對。

表現	Expression	基因表現的意思是基因被用來製造出具功能性的產物，通常是蛋白質。蛋白質表現則是指被製造出的蛋白質會經過適當的修改，並會被輸送到應該發生作用的區域去。
爆發	Flare	自體免疫疾病症狀的突然出現或惡化。
自由基	Free Radical	具高度化學活性的分子，通常含有氧（如果該分子含氧，那也可以稱之為氧化物）。
腸道相關淋巴組織	GALT	有圍繞在腸道周邊的免疫組織。
屬	Genera	屬的複數形。
屬	Genus	分類（根據常見特徵將生物分群的學門）群組中倒數第二低的階層。最低階層為種。
飢餓肽	Ghrelin	主要的飢餓感刺激激素。也是免疫系統重要的調節物。
穀膠蛋白	Gliadin	出現在小麥和數種其他穀類中的一類蛋白質。麩質的蛋白質片段。
麩質	Gluten	出現在小麥、裸麥和大麥中的一種醇溶蛋白。
配糖生物鹼	Glycoalkaloid	皂素（具有類清潔劑特性的分子）的一種，見於具有佐劑性質的茄科植物中。
糖外被	Glycocalyx Layer	由黏性分子（醣蛋白、醣脂、蛋白聚醣還有多醣）形成的外被層。做為半通透性障壁及結構支持之用的糖外被是由多種不同類型的細胞所製造，包括腸道上皮細胞。
醣脂	Glycolipid	由一類被稱為脂質的脂肪和一個碳水化合物組合而成的分子。
醣蛋白	Glycoprotein	由蛋白質和一個碳水化合物組成的分子。
顆粒性白血球	Granulocyte	含有被稱為分泌性顆粒（這些顆粒中含有能夠被顆粒性白血球釋放的蛋白水解酵素，是顆粒性白血球攻擊外來入侵者能力的一部分）之胞器的一群白血球細胞。為先天性免疫系統的一員。舉例來說，有中性球、嗜鹼性球、嗜伊紅性球。
腸道黏膜	Gut Mucosa	小腸內壁的內襯，屬於黏膜的一類。黏液是由位於腸道上皮細胞間、被稱為杯狀細胞的特殊細胞所分泌。
重鏈	Heavy Chain	蛋白質複合體，例如抗體，較大的多胜肽次單元。抗體的分類是基於其所具有的五種不同重鏈：免疫球蛋白A、免疫球蛋白D、免疫球蛋白E、免疫球蛋白G、免疫球蛋白M。

輔助型T細胞	Helper T Cell	對引導先天性及適應性免疫系統中的其他細胞十分重要的一群T細胞。不同的輔助型T細胞子類型包括Th1、Th2、Th3、Th9、Th17、Th22、Tr1以及Tfh。
人類白血球抗原基因	HLA Gene	人體的主要組織相容性複合體，通常與**主要組織相容性複合體**可混用。
毒物興奮效應	Hormesis	暴露在低劑量毒素和其他壓力源下所產生的任何一般而言有益的生物學反應。
激效作用	Hormetic Effect	見毒物興奮效應。
激素	Hormone	以脂肪為基礎的分子，由體內許多不同器官生成（內分泌器官，統稱為內分泌系統），做為全身的訊號分子之用，控制各種不同的功能。身體的遠距離溝通系統。
下視丘-腦垂腺-腎上腺軸	HPA Axis	有時被稱為邊緣系統-下丘腦-垂體-腎上腺軸，描述的是下視丘、腦下垂體及腎上腺間的交流。
體液性免疫系統	Humoral Immune System	免疫系統的構成成分，並非細胞，而是被分泌出的蛋白質，例如抗體、細胞激素，和補體蛋白。
免疫系統	Immune System	包含身體所有採取的保護自身免受病原體侵害措施的複雜系統。
免疫耐受性	Immune Tolerance	使抗原免於免疫系統攻擊的步驟。免疫耐受性在懷孕期間（如此免疫系統不會攻擊胎兒）、器官移植，以及預防對食物抗原之過度敏感都十分重要。可與**免疫耐受**混用。
免疫力	Immunity	抵抗特定病原體感染的能力。身體在適應性**免疫系統**「記憶」何種病原體曾感染身體（藉由記憶型B和T細胞）後便產生免疫力，也被稱為免疫記憶。疫苗藉由刺激適應性免疫系統生成拮抗特定抗原（疫苗中的減活或死病毒或細菌）的抗體賦予身體免疫力。
免疫記憶	Immunological Memory	參見免疫力。
免疫調節物	Immunomodulator	調整免疫反應到令人滿意程度的物質。免疫調節物能刺激或抑制免疫系統全體或其中之子集合（免疫調節物能夠在刺激一個子集合的同時抑制另一個）或導致免疫耐受性的喪失或獲得。
免疫調整物	Immunoregulator	調整免疫系統使其發揮正常功能的物質。
免疫抑制物	Immunsupprssant	會抑制免疫系統的事物，會阻礙或降低免疫系統的活性；通常是藥物或像是放射線之類的療法。
免疫抑制	Immunospprssion	免疫抑制物的作用。對免疫系統的抑制，通常是經由藥物或放射線。

免疫毒素	Immunotoxin	對免疫系統有毒性的物質，會改變（通常是抑制）免疫功能。
先天性免疫系統	Innate Immune System	免疫系統反應最迅速的一部分，但對入侵的病原體並無專一性。發炎反應主要是這部分免疫系統的作用。
小腸障壁	Intestinal Barrier	腸道的內襯，能為腸道內部及身體內部之間提供一道物理性屏障。與腸道障壁還有**腸道黏膜障壁**可混用。
腸道通透性	Intestinal Permeability	腸道障壁通透程度的量化表示方法。當腸道通透性增加，通常無法跨越腸道障壁的物質變得可跨越。這也被稱為**腸漏症**。
空腸	Jejunum	小腸的中間段，介於十二指腸和迴腸之間。
腸漏症	Leaky Gut	參見腸道通透性。
凝集素	Lectin	數量眾多的一類碳水化合物接合蛋白，這意思是說這些蛋白質會與特定的碳水化合物結合（像是膜碳水化合物）。
瘦體素	Leptin	一種飢餓與肥胖激素，對抑制食欲及調節免疫系統很重要。
白血球	Leukocyte	白血球（white blood cell）的術語。
白三烯	Leukotriene	一群類激素的分子，用於自體分泌及旁分泌。白三烯藉由做為促炎性訊號分子的活動，在發炎反應的發生扮演重要角色。
淋巴	Lymph	淋巴是由本質上為循環再利用的血漿和淋巴球所組成。當血液循環至體內最小的血管，即**微血管**時，血漿會被過濾出血管之外，使所有體內的細胞浸浴在所謂的組織間隙液中。組織間隙液隨後便被重新收集進入淋巴系統（淋巴的液體成分）等待被送回血液中。
淋巴系統	Lymphatic System	由器官、淋巴結、淋巴管以及淋巴管道構成的網路，會製造並運輸淋巴入血流中。淋巴系統是人體免疫系統的主要部分，對脂肪酸和脂肪從消化系統的輸送很重要。
淋巴球	Lymphocyte	白血球細胞的一種，主要見於淋巴系統，也會出現在血液及受感染的組織當中。淋巴球在骨髓中製造。
溶酶體	Lysosome	細胞內的一種胞器，其中含有降解酶。溶酶體對分解廢棄產物以及消化經由吞噬作用或胞飲作用進入細胞內的物質都很重要。類似於細胞的胃。
降解酶	Lysozyme	能夠分解細菌細胞壁構成成分（稱為肽聚醣）的酵素。

主要營養素	Macrontrients	食物中的化學構成成分，需要大量攝取以維持生命所需：碳水化合物、脂肪和蛋白質。
巨噬細胞	Macrophages	常駐在體內結締組織和器官中的免疫細胞，做為哨兵之用。巨噬細胞也是吞噬細胞。
主要組織相容性複合體	Major Histocompatibility Complex	位於每顆細胞表面的一組蛋白質，會展示由細胞內而來的蛋白質片段，包括正常蛋白質的片段以及由入侵的微生物而來的片段。假設細胞受到感染時發出警訊的一種方式。MHC為其縮寫。
發炎反應標誌物	Markers of Inflammation	由於發炎反應無法被直接測量，因此在研究報告中，發炎反應是藉由測量像是C活性蛋白等標誌物還有特定促炎性細胞激素而做出推論的。
M細胞	M Cell	腸道障壁中的一種特殊細胞類型，負責測試腸道內的環境，並向免疫系統回報任何所發現的病原體或其他會造成麻煩的物質。
媒介物	Mediator	會刺激或活化其他細胞內功能的化合物，做為訊號或指令之用。
細胞膜受體	Membrane Receptor	鑲埋在細胞膜內的特化類型蛋白質，能夠使細胞間及細胞與外界間的溝通成為可能。做為訊號的分子（例如激素、神經傳導物質、細胞激素，以及旁分泌激素）會黏附到受體上，誘發細胞功能產生改變。**細胞膜受體、細胞表面受體**，還有**跨膜受體**幾個詞彙可以互相混用。
甲基化	Methylation	轉譯後修飾的一種，特定胺基酸（離胺酸或精胺酸）會被加上一個甲基，加上甲基可能會將蛋白質活化或去活化（視何種蛋白質而定），也會影響蛋白質與受體或受質結合的能力。
甲基循環	Methyl Cycle	為一複雜之系統，在此系統中甲基會被身體輸送並循環全身。可與**甲基化循環**混用。
甲基	Methyl Group	由甲烷衍生而來的分子，由一個碳原子和三個氫原子構成（CH3），被用來將蛋白質甲基化。
微量營養素	Micronutrient	需求微量但卻是維持生命所必須的化學元素或物質。微量營養素包括礦物質、維生素，還有其他有機化合物，像是植化素和抗氧化物。
粒線體	Mitochondria	細胞內負責產生能量的胞器（通常在大多數細胞中的數量眾多）。粒線體使用葡萄糖和氧氣產生能量（以三磷酸腺核苷，即ATP分子的形式）並在過程中釋放出二氧化碳和水。
單核球	Monocyte	白血球細胞的一種類型，是先天性免疫系統的一部分。
單醣	Monosaccharide	一種由單一一個糖分子構成的簡單碳水化合物。

黏膜障壁	Mucosal Barrier	參見小腸障壁。
黏膜	Mucous Membrane	由特殊細胞所分泌的黏液構成之內襯或層。**黏膜**一詞可與**黏液層**和**黏液**混用。
自然殺手細胞	Natural Killer Cell	白血球細胞的一種類型——是先天性免疫系統的一部分——會被召喚到受感染的位置，能專一摧毀體內病毒性感染的細胞。與細胞毒性T細胞類似，但自然殺手細胞的反應更為迅速。
神經傳導物質	Neurotransmitter	由神經細胞釋放的化學物質，能傳送訊號到其他神經細胞。
中性球	Neutralphil	顆粒球的一種，先天性免疫系統的一部分。中性球也是吞噬細胞。
胞器	Organelle	細胞內被膜包裹的特殊構造，種類有很多，每一種在細胞內都有特定的功能，類似於小器官。
氧化物	Oxidant	一種具有高度化學反應性的含氧分子。**可與氧自由基**還有**活性氧物種**混用。氧化物是自由基的一種，但不是所有的自由基都是氧化物。
氧化壓力	Oxidative Stress	作用在細胞和組織上的壓力，是因氧化物造成的損傷與身體迅速將跟氧化物反應產生的化學物質解毒並修補所造成損傷的能力間的失衡而引起。
氧自由基	Oxygen Radicals	參見氧化物。
類泌素	Paracrine	一種脂肪為基礎的分子，做為溝通附近細胞的訊號之用（由細胞到鄰近細胞）。
病原體	Pathogen	會讓你生病的外來生物體。舉例來說，病毒、細菌，或寄生蟲。
病因	Pathogenesis	疾病的產生或起源；也就是說，疾病是如何開始和發展的。
病理；病理學	Pathology	因疾病引起的不正常或被疾病所影響。也被用來指稱對疾病起因和影響的研究，以及負責分析樣品以評估疾病存在的醫學分支。
胜肽	Peptide	一段短序列的胺基酸，像是迷你蛋白質。有些蛋白質是由數條胜肽，也就是多胜肽，綑綁在一起所組成的。胜肽通常具有三十個或更少的胺基酸，不過分辨胜肽和多胜肽，或是小型蛋白質（**胜肽**和**多胜肽**可混用）並沒有嚴格的區分點。有些鏈長有五百個胺基酸被認為是胜肽，基於它們會和其他胜肽組合在一起生成蛋白質的事實（像是抗體）。

蠕動	Peristalsis	小腸肌肉波浪狀的收縮和放鬆，能夠將食物推送通過消化道。也用來指稱任何體內的其他肌肉管道所做的相同運動。
通透性	Permeability	某一物質通透程度的量化；這意思是說該物質讓液體或氣體通過的難易程度。
可通透的	Permeable	允許液體或氣體通過的。
吞噬細胞	Phagocytes	能吞噬並且摧毀病原體的細胞，類似於將病原體吃掉。
吞噬作用	Phagocytosis	病原體（例如細菌）由吞噬細胞吸收（變形蟲也會這麼做）。吞噬細胞吞噬病原體的過程稱為吞噬作用。
血漿	Plasma	血液的液體部分，紅血球與白血球懸浮其中。
多胜肽	Polypeptide	比胜肽更長的胺基酸序列（通常長度有三十到五十個胺基酸）。 有時會和**胜肽**一詞混用，因為分辨胜肽和多胜肽，或是小型蛋白質並沒有嚴格的區分點。舉例來說，重鏈是抗體的多胜肽構成成分，長度在四百五十到五百五十個胺基酸之間。
多醣	Polysacchride	由許多糖分子構成的碳水化合物鏈。例如澱粉和纖維素。
飯後的	Postprandial	在餐後發生的。
轉譯後修飾	Post-translational Modification	在蛋白質生成後對其所做的各式修飾（這意思是，由你細胞中的蛋白質工廠所建構），這會影響蛋白質的功能。
益菌生	Prebiotics	能促進小腸中有益微生物生長的不消化性食物成分（像是纖維素）。
乳品原始飲食法	Primal Diet	包含了高品質乳製品的原始飲食方式；通常被認為是原始飲食的同義詞。
益生菌	Probiotics	居住在身體裡面的有益微生物（主要是在消化道當中）。
前驅細胞	Progenitor Cell	幹細胞的一種，能分化為少數幾種不同的細胞。舉例來說，胸腺細胞是能分化為一或多種T細胞的前驅細胞。
促炎性的	Proinflammatory	會促進或刺激發炎反應的。
醇溶蛋白	Prolamin	凝集素的一種。醇溶蛋白是穀類作物中的植物儲存蛋白，含有大量脯胺酸。
繁殖	Proliferation	細胞經由細胞分裂再生或增殖。

前列腺素	Prostaglandin	一群類激素分子，做為自體分泌及旁分泌之用。前列腺素通過其做為訊號分子的作用，主要出現在凝血、疼痛訊號、細胞生長、腎臟功能、胃酸分泌，以及發炎反應中。
蛋白酶	Protease	分解或水解蛋白質的酵素。**蛋白酶**和**蛋白質分解酵素**兩者可以混用。
蛋白聚醣	Proteoglycans	帶負電的醣蛋白。是腸道糖外被的重要組成成分。
蛋白質水解作用	Proteolysis	蛋白質分解或水解的過程。
蛋白質分解酵素	Proteolytic Enzymes	參見蛋白酶。
活性氧物種	Reactive Oxygen Species	參見氧化物。
受體	Receptor	一種特化類型的蛋白質，參與細胞和外界之間或單一細胞內部的溝通。做為訊號的分子（像是激素、神經傳導物質、細胞激素、自泌素和類泌素）會連接到受體上，誘發細胞功能產生改變。細胞膜受體是受體的一種。
徵召	Recruitment	白血球細胞離開血管進入組織的過程。這是一個複雜、多步驟的過程，牽涉到許多蛋白質的交互作用，包括位於白血球細胞表面的蛋白質和血管內壁的細胞，以及細胞激素。
調節性T細胞	Regulatory T Cell	T細胞的一種，會抑制免疫及發炎性細胞的活性，從而在免疫反應接近尾聲時使免疫反應關閉（只要病原體已經被消滅）。
反胞移作用	Retrotranscytosis	胞移作用的一種，就是將小分子物質由細胞的一側移到另一側。在反胞移作用中，輸送的方向與該特定物質正常運輸方向相反。舉例來說，免疫球蛋白A抗體正常是由身體內部經胞移作用送到腸道中，做為正常免疫防禦的一部分。當抗體被回收回到體內時，其跨越細胞的運輸方向是相反的，這被稱為反胞移作用。同時參見胞移作用。
皂素	Saponin	在許多植物中都可發現的物質，具有類清潔劑的特性。
半通透的	Semipermeable	能夠讓部分液體或氣體通過，但其他的不行。
血清	Serum	與血漿相似，但是所有牽涉到凝血的物質都已經被移除。

幹細胞	Stem Cell	這是一種非常重要的細胞類型，具有分化（成熟）成為許多不同細胞類型的能力。此類細胞對身體的正常細胞更替（細胞死亡並有新生的細胞替補）、細胞生長和修復是必需的。前驅細胞即為幹細胞的一種，能分化為少數幾種不同類型的細胞。
類固醇激素	Steroid Hormone	激素的一類，具有特定分子結構（稱為類固醇結構），包括皮質醇、雌激素，以及睪固酮。
受質	Substrate	酵素作用之分子。
T細胞	T Cells	白血球細胞，會活化B細胞、發炎性細胞、殺滅受感染的細胞，還能直接殺滅病原體。T細胞是與細胞型適應性免疫系統有關係的兩大細胞類型之一。
凝血脂素	Thromboxane	一群類激素分子，做為自體分泌及旁分泌之用；為凝血作用的重要調節物。
胸腺細胞	Thymocyte	生活在胸腺的一類前驅細胞。胸腺細胞能分化成許多類型的T細胞。
胸腺	Thymus Gland	免疫系統中的特化器官，負責控制T細胞的分化和存活。
緊密連接	Tight Junction	兩個細胞間的特殊連接，由特殊蛋白質互相交織形成。緊密連接將細胞緊緊相連，而且協助細胞將細胞膜分隔成不同區域（這對像是腸道上皮細胞之類的障壁細胞功能十分重要）。
類鐸受體	Toll-Like Receptor	一種特殊的膜受體種類，位於先天性免疫系統的細胞中（尤其是巨噬細胞和樹突細胞），會與僅見於微生物的蛋白質結合。對病原體的初步辨識很重要。
胞移作用	Transcytosis	一種讓小分子物質跨越細胞的運輸方式，為數不清的各式各樣的細胞功能所必需，包括營養素跨越腸道障壁的吸收。物質分子（例如蛋白質）被細胞經由胞飲作用所捕捉，並藉由胞吐作用在細胞另一側被排出。
絨毛	Villi	小腸結構當中的一個重要面向。小腸絨毛指的是排列在小腸內壁的上皮細胞上的任一微小指狀分枝，是由柱狀排列的細胞所構成的，統稱為小腸絨毛。

圖表資料出處

1. J. F. Bach, "The Effect of Infections on Susceptibility to Autoimmune and Allergic Diseases," New England Journal of Medicine 347 (Sep 19, 2002): 911 - 920. Copyright © 2002 Massachusetts Medical Society. Reprinted with permission from Massachusetts Medical Society.

2. Reprinted with permission from L. Cordain et al., "Origins and Evolution of the Western Diet: Health Implications for the 21st Century," American Journal of Clinical Nutrition 81 (2005): 341 - 354.

3. Data was obtained from the USDA database.

4. Data from the USDA Economic Research Service, Food Availability (Per Capita) Data System (www.ers.usda.gov).

5. Reprinted with permission of L. S. Gross et al., "Increased Consumption of Refined Carbohydrates and the Epidemic of Type 2 Diabetes in the United States: An Ecologic Assessment," American Journal of Clinical Nutrition 79 (2004): 774 - 779.

6. Reprinted with permission from R. J. Johnson et al., "Potential Role of Sugar (Fructose) in the Epidemic of Hypertension, Obesity, and the Metabolic Syndrome, Diabetes, Kidney Disease, and Cardiovascular Disease," American Journal of Clinical Nutrition 86 (2007): 899 - 906.

7. Reprinted with permission from T. L. Blasbalg et al., "Changes in Consumption of Omega-3 and Omega-6 Fatty Acids in the United States during the 20th Century," American Journal of Clinical Nutrition 93 (2011): 950 - 962.

8. Reprinted with permission from G. A. Bray et al., "Consumption of High-Fructose Corn Syrup in Beverages May Play a Role in the Epidemic of Obesity," American Journal of Clinical Nutrition, Errata for 79 (2004): 537 - 543.

9. Burger, J. and Gochfeld, M., Selenium and mercury molar ratios in commercial fish from New Jersey and Illinois: variation within species and relevance to risk communication. Food Chem Toxicol. 2013; 57: 235-45.

10. Kaneko, J. J. and Ralston, N. V. Selenium and mercury in pelagic fish in the central north Pacific near Hawaii. Biol Trace Elem Res. 2007; 119(3): 242-54.

11. Olmedo, P., et al., Determination of essential elements (copper, manganese, selenium and zinc) in fish and shellfish samples. Risk and nutritional assessment and mercury-selenium balance. Food Chem Toxicol. 2013; 62C: 299- 307.

12. Data from the USDA Economic Research Service, Food Availability (Per Capita) Data System (www.ers.usda.gov).

13. Adapted from G. Wu et al., "Understanding Resilience," Frontiers in Behavioral Neuroscience 7 (February 15, 2013): 10.

Smile68

Smile68